Thomas Hardtmuth · Mikrobiom und Mensch

THOMAS HARDTMUTH

Mikrobiom und Mensch

Die Bedeutung der Mikroorganismen und Viren in Medizin, Evolution und Ökologie

Wege zu einer systemischen Perspektive

2., überarbeitete und erweiterte Auflage

salumed VERLAG

Bibliografische Information der Deutschen Nationalbibliothek
Die Deutsche Nationalbibliothek verzeichnet diese Publikation in der Deutschen Nationalbibliografie; detaillierte bibliografische Daten sind im Internet über http://dnb.d-nb.de abrufbar.

© **Salumed Verlag GmbH**
c/o Gemeinschaftskrankenhaus Havelhöhe
Kladower Damm 221, 14089 Berlin
www.salumed-verlag.de
info@salumed-verlag.de

2. Auflage 2024
ISBN: 978-3-928914-52-9

Lektorat: Dr. Jette Anders, Prof. Dr. Ulrich Meyer
Gestaltung: www.ninapolumsky.de

Bildnachweis
Cover von links nach rechts: SARS-CoV-2, E. coli, Candida albicans (Quelle: Wikipedia). Es war nicht in allen Fällen möglich, die Rechteinhaber zu ermitteln. Berechtigte Ansprüche werden selbstverständlich im Rahmen der üblichen Vereinbarungen abgegolten.

Printed in Latvia (Jelgavas Tipogrāfija, Jelgava, Lettland)

Inhalt

KAPITEL IV

KAPITEL V

Geleitwort zur 2. Auflage

In dem vorliegenden Buch Mikrobiom und Mensch, das nun bereits in der zweiten und erheblich erweiterten Auflage erscheint, stellt Thomas Hardtmuth sehr umfassend Zusammenhänge zwischen Prokaryonten, vor allem Bakterien, aber auch Viren und Pilzen, die zusammen das Mikrobiom umfassen, und dem menschlichen Organismus her. Anhand einer Fülle von Beispielen macht er unter Einbeziehung der aktuellen Literatur deutlich, in welchen bis vor wenigen Jahren noch unvorstellbaren engen Wechselbeziehungen Mikroben mit faktisch allen menschlichen Organen stehen. Man kann sogar sagen, dass sie eigentlich als ihr integraler Bestandteil zu betrachten sind. Die Wirkung dieser Wechselbeziehungen geht aber vielfach über die Organe hinaus, zeigt sich auch im menschlichen Immunsystem, der Abgrenzung des menschlichen Organismus von und in der Auseinandersetzung mit der Außenwelt, und in seelischen Äußerungen. Diese Wechselwirkungen manifestieren sich bis in das menschliche Individuum. Der besondere Wert dieses Buches liegt darin, dass Thomas Hardtmuth sinnhafte, systemische Zusammenhänge zwischen Mikroben, dem Mikrobiom und einer Fülle von Aspekten des menschlichen Organismus hinsichtlich Gesundheit, Alter, aber auch psychischen Einflüssen, z. B. Stress, und Epidemien aufzeigt. Solche äußerst wichtigen Zusammenhänge bleiben vielfach in Darstellungen der Fachliteratur unerkannt, wenn der Blick eingeschränkt nur auf bestimmte Kontexte gerichtet und der systemische, sinnstiftende Zusammenhang nicht hergestellt wird. Die systemische Wirksamkeit des Mikrobioms erhält gerade durch die Darstellung auf anthroposophischer Grundlage einen sehr erhellenden Sinnzusammenhang. Das Buch vermittelt Fachleuten aus allen Bereichen der Gesundheitswissenschaften eine reiche Quelle zu vielen Fragen des Mikrobioms des Menschen, oft im Vergleich zu natürlichen Ökosystemen, bietet aber auch interessierten Laien eine gut verständliche Darstellung.

PROF. DR. MEINHARD SIMON, pensionierter Leiter der Arbeitsgruppe Biologie geologischer Prozesse / Aquatische Mikrobielle Ökologie, Institut für Chemie und Biologie des Meeres, Universität Oldenburg und Biologie des Meeres, Carl von Ossietzky Universität Oldenburg

Vorwort

Obwohl uns die moderne Mikrobiomforschung und Genetik eine Fülle an Detailwissen bereitstellen, bleiben die Zusammenhänge im Ganzen offen.

Die Frage „Was ist Leben?" gehört noch immer zu den größten Rätseln der Wissenschaft[1] und wird uns wohl in Zukunft zunehmend beschäftigen – ja, es wird wohl eine erkenntnistheoretische Zentralfrage im 21. Jahrhundert werden. So ist es für die anthroposophisch orientierte Naturwissenschaft ein besonderes Anliegen oder geradezu ein Auftrag, eine Brücke von den stofflich-biochemischen zu den Lebens- und den Geisteswissenschaften zu bauen. Im mikrobiologischen Bereich spannt sich eine solche Brücke von dem, was wir fest gewordene Strukturen wie Membranen und Genome nennen, hin zu dem, was wir im Flüssig-Plastischen als reine Tätigkeit oder Prozessualität bezeichnen.

Wie jede Brücke von beiden Seiten aufeinander zu gebaut wird, so scheint es aktuell auch einen starken Trend in der etablierten Naturwissenschaft zu geben, die strikt deterministischen und reduktionistischen Positionen zu verlassen[2] – weil sie essenzielle Fragen einfach nicht beantworten können – und stattdessen neue, integrale sowie vielfach geforderte transdisziplinäre Betrachtungsweisen zu entwickeln, wie sie uns beispielsweise in den systemisch orientierten Lebenswissenschaften (Life Sciences) begegnen. Ein systemwissenschaftlicher Ansatz, wie er in dieser Schrift verfolgt wird, überwindet daher die bisher als ontologisch und formal für gegeben gehaltene Aufteilung der verschiedenen Wissensgebiete.[3]

Die Mikrobiomforschung lehrt uns wie kaum eine andere Wissenschaft, dass im Lebendigen Alles mit Allem zusammenhängt und führt uns die Grenzen eines biomechanistischen Kausaldenkens, wie es in der dualistischen Tradition der Naturwissenschaften seit mehr als 200 Jahren gepflegt wird, deutlich vor Augen.

Vor diesem Hintergrund möchte die vorliegende Arbeit einen goetheanistisch-anthroposophisch inspirierten Beitrag zu den Fragen der modernen Mikrobiologie und Genetik beisteuern, der gerade auch Studierenden in Gesundheitsberufen einen erweiterten Blick ermöglicht.

Der Text enthält zum Teil überarbeitete und erweiterte Fassungen von bereits an anderer Stelle veröffentlichten Artikeln. Kernaussagen wiederholen sich hierbei in den verschiedenen Kontexten, sodass die einzelnen Kapitel auch für sich stehen bzw. gelesen werden können. Entsprechende Querverweise sind eingefügt.

Der erste Teil behandelt die Erkenntnisse der modernen Mikrobiomforschung mit einem Schwerpunkt hinsichtlich der Bakterien, Archaeen und Pilze. Es werden zunächst phänomenologisch die Mikroorganismen in der äußeren Natur und danach das Mikrobiom des Menschen und seine Rolle bei verschiedenen Krankheitsbildern beschrieben. Hier wird eine ganz neue Perspektive durch die aktuelle Forschung sichtbar: Es ist weniger das Vorhandensein von Bakterien – im Sinne von Robert Koch (1843–1910) und Louis Pasteur (1822-1895) – sondern ihr Fehlen mit pathologischen Prozessen assoziiert. Die Anwesenheit einer möglichst individuellen und vielfältigen Bakteriengesellschaft in unserem Organismus gilt heute als ein zuverlässiger Gesundheits-Indikator.

Im zweiten Kapitel geht es um die Viren und ihre zentrale Bedeutung in der Genetik. Mit dem Coronaereignis kamen neue Fragen auf, welche die virologische Forschung in vielerlei Hinsicht impulsiert haben. Unsere Kenntnisse über die systemische Bedeutung des menschlichen Viroms stehen noch am Anfang, die Zahl der Publikationen ist im Vergleich zu den exponentiell wachsenden Mikrobiomstudien recht bescheiden. Aber auch hier zeichnet sich momentan ein Paradigmenwechsel ab, der das tradierte „Feindbild" der Viren überwindet und zu einem gänzlich neuen Verständnis führt: Viren als elementare, unverzichtbare Komponenten des Mikrobioms und ihre Integration in die gesamte Physiologie des Menschen.

Der dritte Teil befasst sich mit den ökologischen und psychosozialen Rahmenbedingungen der Seuchen und leitet zu einem systemwissenschaftlichen Verständnis der Mikroorganismen im vierten Teil über. Hier wird deutlich gemacht, dass eine reduktionistische, auf die Analyse der einzelnen Komponenten aufbauende Wissenschaft vom Mikrobiom unzureichend ist und wir geradezu genötigt sind, den vielfach geforderten Anspruch auf Ganzheitlichkeit konkret einzulösen. Abschließend beleuchtet das fünfte Kapitel die mikrobiologischen Phänomene vor dem Hintergrund eines geisteswissenschaftlich-anthroposophischen Menschen- und Evolutionsverständnisses. Ein Kernthema bildet hier die Darm-Gehirn-Achse, die in den letzten Jahren kaum für möglich gehaltene Wechselwirkungen von Mikrobiom und Psyche ans Licht gebracht hat, wodurch sich ganz neue erkenntnistheoretische Implikationen für unser Gehirn-Verständnis und damit auch für das klassische Leib-Seele-Problem ergeben.

Seit dem Erscheinen der Erstauflage von „Mikrobiom und Mensch" im Juni 2021 sind neue Kapitel, beispielsweise über die Stärkung des Immunsystems hinzugekommen, andere Themen wie „Die Rolle des Viroms in der Ökologie und Physiologie" wurden erheblich ergänzt unter Berücksichtigung jüngster Forschungsresultate. Darstellungen von Krankheitsbildern wie Alzheimer, Depressionen, Reizdarmsyndrom u.a. wurden durch neuere Untersuchungsergebnisse angereichert, Abschnitte über Magersucht, Zöliakie u.a. sind neu aufgenommen. Das Problem der mikrobiellen, immunologischen und auch psychischen Langzeitfolgen von Antibiotikatherapien ist an vielen Stellen umfangreicher bearbeitet. Die bislang weit unterschätzte Bedeutung der Mikrobiompflege durch Ernährung, Verhalten, Stressreduktion und Selbstregulation für die gesunde Entwicklung des Immunsystems ist in mehreren Abschnitten, auch hinsichtlich der Krebsproblematik ausführlicher dargestellt.

Nicht zuletzt vertieft Kapitel 5 über „Mikroorganismen aus anthroposophischer Perspektive" den für das Verständnis der Mikrobiom-Gehirn-Beziehung essentiellen Umstülpungsgedanken sowie das Mikro-Makrokosmos-Prinzip weiter. Anmerkungen und Literaturhinweise sind für jedes der fünf Kapitel jeweils am Ende gesondert aufgeführt.

Die Mikrobiomforschung lässt uns immer mehr erstaunen über die Vielfalt und Dynamik im Leben der kleinsten Organismen und es ist zu hoffen, dass die vorliegende Schrift einen anregenden Beitrag zu neuen, grundsätzlichen Fragestellungen und zu einem konstruktiven, interprofessionellen und fairen Diskurs liefert.

Literatur und Anmerkungen

1 Von der umfangreichen Literatur zu der Thematik seien nur genannt: Jonas, H.: Das Prinzip Leben. Insel Verlag Frankfurt am Main 1994. Margulis, L., Sagan, D.: Leben. Vom Ursprung zur Vielfalt. Spektrum Akademischer Verlag Heidelberg Berlin 1999. Kather, R.: Was ist Leben? Philosophische Positionen und Perspektiven. Wissenschaftliche Buchgesellschaft Darmstadt 2016. Ebersbach, R., Weinzirl, J., Heusser, P. (Hrsg .): Was ist Leben? Aktuelles zu Wirkursache und Erkenntnis des Lebendigen. Verlag Königshausen & Neumann Würzburg 2018.

2 Auf der im Mai 2014 von James Shapiro, Raju Pookottil und Denis Noble gegründeten Website „The Third Way – Evolution in the era of genomics and epigenomics" sind zahlreiche Wissenschaftler vertreten, um einerseits die Eindimensionalität eines neodarwinistischen Evolutionsverständnisses, das die modernen Erkenntnisse der Genomforschung hartnäckig zu ignorieren scheint, zu überwinden und andererseits nicht einem „prä-wissenschaftlichen" Kreationismus zu verfallen. http://www.thethirdwayofevolution.com/ (Abfrage Mai 2020).

3 In seinem Buch „Die Wurzeln der Welt, eine Philosophie der Pflanzen" (München 2021, S. 141–147) gibt der Philosoph Emanuele Coccia eine aufschlussreiche Kritik an der epistemologischen Beschneidung, welche die traditionelle (universitäre) Separierung der verschiedenen Wissenschafts-Disziplinen geschaffen hat. Sein Plädoyer: „Im Meer des Denkens kommuniziert alles mit allem."

KAPITEL I

Bakterien, Archaeen, Pilze

1. Einführung

Als 2001 die erste vollständige Sequenzierung des menschlichen Genoms veröffentlicht wurde, hatten 1000 Wissenschaftler aus 40 Ländern zehn Jahre geforscht und etwa drei Milliarden Dollar verbraucht.[1] Heute haben wir Apparate, die nicht viel größer als ein Smartphone sind und die eine solche Sequenzierung in wenigen Stunden mit einem Kostenaufwand von weniger als 1000 Dollar bewältigen.[2]

Inzwischen sind unzählige Genome von Menschen, Tieren und Pflanzen bekannt, und die Zahl der Publikationen im Bereich der Mikrobiomforschung stieg in den letzten 20 Jahren nahezu exponentiell an. Im August 2023 waren bei der medizinische Literatur-Datenbank PubMed 148.421 Publikationen zum Thema Mikrobiom bzw. Mikrobiota gelistet. Trotz einer überwältigenden Daten- und Faktenfülle scheinen hier dennoch mehr Fragen als Antworten aufzutauchen, denn die neuen Erkenntnisse weisen auf höchst komplexe Zusammenhänge und Wechselwirkungen hin, die unserem biologischen und medizinischen Denken eine ganz neue Orientierung geradezu aufnötigen: Es wächst die Einsicht, die kausal-analytische Methodik durch einen integral-systemischen Denkansatz zu erweitern. Nach Ansicht von Elizabeth Costello, Abteilung für Mikrobiologie und Immunologie der Stanford University, sei es an der Zeit, die Erkenntnisse der Mikrobiomforschung für einen Paradigmenwechsel in der Medizin zu nutzen. Für die amerikanische Wissenschaftlerin lassen sich die von den Ökologen entwickelten Prinzipien zur Erforschung des Makrokosmos Erde auf den Mikrokosmos Darmmikrobiom übertragen.[3]

Den Begriff Mikrobiom prägte der US-amerikanische Mikrobiologe Joshua Lederberg 2008 in Anlehnung an das Wort Genom; er bezeichnete ursprünglich die Gesamtheit aller im menschlichen Organismus vorkommenden mikrobiellen Gene. Nach Lederberg ist das Mikrobiom also zum Genom des Menschen hinzuzurechnen, da ihm als integraler Bestandteil unserer Physiologie Organcharakter zukommt. Der Begriff Mikrobiota bezeichnet die Gesamtheit aller in einem bestimmten Bereich (z. B. Darm oder Lunge) vorkommenden Mikroorganismen. Inzwischen werden beide Begriffe – Mikrobiom und Mikrobiota – weitgehend synonym verwendet.

Das Mikrobiom setzt sich im Wesentlichen aus Bakterien, Viren, Archaeen, Pilzen und anderen eukaryotischen Einzellern zusammen und umfasst die Keimbesiedlung des Mund-Magen-Darm-Kanals, der Haut, des Respirations- und des Urogenitaltrakts.

Unser gesamtes Mikrobiom besteht nach neuesten Schätzungen[4] aus etwa 38 Billionen Prokaryonten[5] – was in etwa der Gesamtzahl unserer Körperzellen entspricht – mit etwa 2000 verschiedenen Arten, wobei die Zahl der bekannten Spezies mit der Verbesserung der Nachweismethoden ständig ansteigt. Insgesamt wurden durch die Analysen aller Genome des Mikrobioms, des Metagenoms, 9,88 Millionen nicht redundante (ohne Wiederholungssequenzen) mikrobielle Gene identifiziert[6], wobei das Repertoire Gene einschließt, welche nicht nur die Synthese von Enzymen, anderen Proteinen und Vitaminen, sondern auch von Hormonen, Neurotransmittern und anderweitigen psychoaktiven Substanzen umfassen.[7]

Es war ja die große Überraschung im Rahmen der Sequenzierung des menschlichen Genoms, dass der evolutionsbiologisch hoch entwickelte Mensch mit einem vergleichsweise bescheidenen Genom ausgestattet ist: Etwa 25.500 Gene – so viel wie ein Spulwurm, weniger als ein Wasserfloh! Unter diesem Aspekt erscheinen die vielen Millionen Gene des Mikrobioms in einem ganz neuen Licht. Wir sprechen heute vom „zweiten Genom" oder vom „erweiterten Genotyp." Überspitzt formuliert ist weniger als 10 % des menschlichen Genoms wirklich menschlich, d. h. der Mensch ist genetisch weit weniger determiniert als bislang gedacht, er ist genetisch sozusagen mit der äußeren Natur vernetzt.

Berücksichtigen wir nun zudem, dass die Mikrobiome von Mensch zu Mensch eine hoch unterschiedliche, individuelle Zusammensetzung zeigen, die sich wiederum bei jedem Individuum in Abhängigkeit von Verhalten, Ernährung, Umwelteinflüssen, psychischem Befinden sowie tagesrhythmischen und jahreszeitlichen Schwankungen verändert, so lässt sich erahnen, mit welch dynamischer Komplexität wir es hier zu tun haben.

Wir wollen es an einem Beispiel[8] verdeutlichen: Ein isolierter Bakterienstamm in einer Nährlösung gibt etwa 2000–3000 verschiedene organische Substanzen in die Umgebung ab, die wir in ihrer Summe als Exometabolom bezeichnen. Ein zweiter, genetisch verschiedener Bakterienstamm, ebenfalls isoliert in einer Nährlösung, sezerniert ein ebenso charakteristisches Gemisch von Molekülen. Gibt man nun beide zusammen in eine gemeinsame Nährlösung, so addieren sich die Substanzgemische nicht nur, sondern es entstehen auch neue Stoffe, die in den Einzelkulturen nicht nachzuweisen sind. Mit anderen Worten interagieren die beiden verschiedenen Spezies und bilden so eine Art neuen, aus zwei Zelltypen bestehenden „Organismus" mit einem eigenen Exometabolismus. Es organisiert sich ein neues System, das andere, neue Fähigkeiten aufweist, die aus den Einzelkomponenten nicht herleitbar sind. Der alte Satz des Aristoteles (384–322 v. Chr.), dass das Ganze mehr als die Summe der Teile ist, wird dadurch bestätigt, bzw. das Dogma des Reduktionismus widerlegt, dass ein System aus seinen Einzelteilen vollständig bestimmt sei.[9]

Ein weiterer Faktor, der die Komplexität des mikrobiellen Systems ansteigen lässt, ist der horizontale Gentransfer der Prokaryonten: Sie geben ihr Erbmaterial nicht nur an die Nachkommen weiter (vertikaler Gentransfer), sondern können ihre Gene untereinander austauschen – auch unter verschiedenen Spezies, wodurch das Spezifische der einzelnen Arten erheblich verwischt und damit der Artbegriff überhaupt bei den Prokaryonten relativ unscharf wird [→ Kapitel II.9]. Bei *Escherichia coli*, einem der besterforschten Darmbakterien aus der Familie der *Enterobacteriaceae*, kann der genetische Unterschied einzelner Individuen innerhalb ihres Habitats bis zu 40 % betragen[10], was hauptsächlich auf den Austausch von Genen zurückzuführen ist.[11] Zwei Menschen, beispielsweise ein Südafrikaner und ein Inuit, sind zu 99,9 % genetisch identisch, Mensch und Schimpanse zu 98,7 %, Mensch und Hund etwa zu 85 %. Das Kerngenom, das sich in allen Coli-

Stämmen wiederfindet, macht lediglich 6% der Genfamilien aus, über 90% der Gene sind also variabel.[12] Das bedeutet, dass morphologisch identische Colibakterien funktionell völlig unterschiedlich sein können.

Unter veränderten Umständen evolvieren sie in verschiedene Richtungen und können damit auch zum Krankheitserreger werden.[13]

Ein ganz normales Darmbakterium wie *E. coli* kann also kontextabhängig ganz andere, auch pathogene Eigenschaften annehmen.

Ein anderes Enterobakterium, *Shigella X*, das die Durchfallerkrankung Ruhr auslöst, zeigt eine nahezu hundertprozentige genetische Übereinstimmung mit *E. coli*, obwohl beide verschiedenen Gattungen angehören.[14] Der Genotyp eines einzelnen Bakteriums ist also im phänotypischen Kontext einer Mikrobengemeinschaft eigentlich von untergeordneter Bedeutung und sagt vor allem über die Pathogenität wenig aus.[15] Wir sprechen von phänotypischer Plastizität, wenn genetisch identische Organismen unter verschiedenen Umweltbedingungen unterschiedliche Formen und Verhaltensweisen annehmen.

Ein bekannt gewordenes Beispiel soll dies verdeutlichen: 2011 brach in Niedersachsen eine Seuche namens EHEC aus. EHEC bedeutet Enterohämorrhagischer *Escherichia coli*. Es handelt sich um eine genetische Variante des bekannten Darmbakteriums, die ein Gift produziert (Shigatoxin), welches blutige Durchfälle mit Nierenversagen verursacht. 53 Menschen starben damals. Als Quelle der Infektion geriet ein Biohof in Niedersachsen unter Verdacht, der Bockshornklee-Keimlinge züchtete, den einige der später Erkrankten konsumiert hatten. Der Erreger war in den Bockshornklee-Samen nachzuweisen, welche die Biobauern aus Ägypten importiert hatten, wo die Pflanzen mit Vogelkot gedüngt worden waren. Erstaunlich war nun, dass bei mehreren hundert Proben, die auf dem Biohof selbst gezogen wurden, der pathogene Erreger nicht nachweisbar war. In sämtlichen Kulturen wuchs kein einziges Toxin produzierendes Colibakterium! Was war hier geschehen? Offensichtlich lebte auf dem hygienisch einwandfreien Bauernhof eine gesunde Mikrobengemeinschaft, innerhalb derer das toxinproduzierende Gen *abgeschaltet* war [→ Kapitel IV.1].

Das Verhalten der Bakterien ist also stark vom Umwelt-Kontext abhängig und weniger genetisch determiniert. Leider thematisierten die für die Epidemie-Bekämpfung zuständigen Ämter und die Medien die eigentlich interessante Frage nicht, welche Begleitumstände, Risikofaktoren und Vorerkrankungen bei den Erkrankten möglicherweise vorlagen, was einen wichtigen Beitrag zur Aufklärung der schweren bzw. tödlichen Verläufe geliefert hätte.[16]

Halten wir also nochmals fest: Bereits zwei verschiedene Bakterienspezies in einer gemeinsamen Nährlösung addieren sich nicht zu einer bloßen Mischkultur, sondern organisieren sich zu einem neuen System mit Fähigkeiten, die aus den Einzelkomponenten nicht herleitbar sind. Bei weit über tausend individuell zusammengesetzten Bakterienarten innerhalb des menschlichen Mikrobioms ist von einer Komplexität der Wechselwirkungen auszugehen, die im klassischen wissenschaftlichen Sinne nicht mehr analysierbar, sondern nur systemisch, das heißt in größeren Zusammenhängen fassbar ist. Der Organismusbegriff muss hier neu überdacht werden.

Wie jüngste Untersuchungen zeigten, *„kann jede Spezies von Darmkeimen in subtil unterschiedlichen Stämmen vorkommen, die jeder Mensch in einer individuellen Kombination beheimatet. Und nun belegen neue Untersuchungen auch noch, was Mikrobiologen bisher nur vermutet haben: Die einzelnen Bakterien der Arten entwickeln sich im Darm ihres Menschen weiter und mutieren, wobei sie sich in typische Subpopulationen aufspalten.“*[17]

Es findet also im Darm der Menschen eine ganz individuelle „adaptive Evolution“ der Mikrobiome statt.[18] Eine wesentliche Rolle spielt dabei das Immunsystem. *„Mit dem Beginn der Mikrobiomforschung wurde deutlich, dass unser Immunsystem weniger die Mikrobiota aus dem Körper entfernt als vielmehr ihre* [individuelle] *Zusammensetzung reguliert.“*[19] Neben diesen intrinsischen gibt es auch die unterschiedlichsten extrinsischen Faktoren wie Ernährung, Klima, Wohnort, psychosoziales Umfeld und andere, die das Mikrobiom beeinflussen.

„Verstärkt durch Massenkontakte, etwa durch Massentierhaltung und viele Menschen auf engstem Raum, sowie durch ständigen Kontakt mit Antibiotika hat nun in den letzten Jahrzehnten in den Därmen von Mensch und Tier ein munteres Evolutionstreiben stattgefunden. Eine Reihe von krankheitsauslösenden Varianten von E. coli hat sich herausgebildet, beispielsweise die UPEC-Stämme. Sie sind ‚uropathogen‘: Millionenfach rufen sie Blasenentzündungen hervor. Es gibt APEC-Stämme, die Geflügel befallen, und ETEC-Stämme (enterotoxigene E. coli) rufen Reisedurchfall (‚Montezumas Rache‘) hervor.“[20]

Wie sich einzelne Bakterien oder Mikroben-Gesellschaften verhalten, hängt maßgeblich vom jeweiligen Organismus bzw. Ökosystem ab, in dem sie sich befinden.

2. Taxonomie

Die hohe genetische Variabilität der Prokaryonten durch die verschiedenen genetischen Austauschprozesse macht eine taxonomische Gliederung der Bakterien grundsätzlich problematisch. Je nach Umgebungsmilieu verändern sie sich sowohl geno- wie auch phänotypisch oft erstaunlich schnell. Eine genetische Momentaufnahme des Mikrobioms lässt noch keine sicheren Aussagen über die systemischen und dynamischen Stoffwechselfunktionen von Bakteriengesellschaften unter verschiedenen Umweltbedingungen zu. Bisher stützte sich die Erforschung der Bakterien vor allem auf Reinkulturen, d.h. man untersuchte einzelne Spezies isoliert in einer künstlichen Nährlösung, was angesichts der hoch dynamischen Wechselwirkung der Mikroorganismen untereinander bzw. ihrer damit zusammenhängenden Wandlungsfähigkeit die realen Verhältnisse nicht vollständig abbildet. Zum Vergleich: Die Isolierung und Anzucht von Nervenzellen des Gehirns würde ebenso keinerlei Aufschluss über die systemische Hirnfunktion erbringen.

Die Vielfalt bakterieller Lebens- und Stoffwechselformen ist viel größer als es jede Klassifikation wiedergeben kann.[21] Eine grundsätzliche Frage dabei ist, ob wir die Mikroorganismen überhaupt als isolierte Einzellebewesen betrachten dürfen oder ob wir es bei den Mikrobiomen nicht vielmehr mit prä-organismischen Lebensformen im Sinne von funktionell kohärenten Systemen zu tun haben. Wir kommen auf diesen Punkt noch ausführlich zurück.

Wir wollen die gängigen Klassifizierungen kurz skizzieren.

Früher teilte man die Bakterien nach ihrer Form ein: stäbchenförmig (altgriechisch baktērion bedeutet „Stäbchen"), kugelförmig (Kokken), schraubenförmig (Spirillen oder Spirochäten) oder keulenförmig (Corynebakterien). Spirillen besitzen immer Bewegungsorgane (Flagellen), auch Stäbchen sind häufig begeißelt. Die Anordnung und Anzahl dieser Fortbewegungsorgane dienen als Unterscheidungsmerkmale. Manche Bakterien, aber auch Pilze, Moose und Farne bilden Sporen: Einzellige, stoffwechselreduzierte Formen zur asexuellen Verbreitung, die oft riesige Zeiträume überdauern (siehe unten), wenn die Umweltbedingungen für das Überleben zu trocken, kalt, heiß oder zu salzig sind.

Ein wichtiges Differenzierungsmerkmal führte der dänische Bakteriologe Hans Christian Gram (1853–1938) ein, bei dem die Bakterien nach dem unterschiedlichen Färbeverhalten ihrer Zellwand in Abhängigkeit von deren Dicke (Mureinhülle) in grampositive (dicke Mureinhülle, 20–80 nm) und gramnegative (unter 10 nm) eingeteilt werden. Die vier wichtigsten Bakterienstämme in unserem Darm, die etwa 95 % der Flora ausmachen, sind die gramnegativen Bakteroidetes (44 %) und Proteobakterien (13 %) sowie die grampositiven Firmicutes (33 %) und Actinobakterien (5 %).[22,23]

Das Färbeverhalten nach Gram korreliert mit der Wirksamkeit einzelner Antibiotika, ansonsten lassen die Gramfärbung wie auch die verschiedenen Zellformen und Bewegungsorgane nur sehr wenige Aussagen über die funktionelle Bedeutung der Bakterien in ihren jeweiligen Lebensräumen zu. Es gibt auch gramvariable und gramunbestimmte Arten.

Die heute gängige Klassifizierung erfolgt molekulargenetisch durch das relativ stabile und für jede Art sehr spezifische 16S rRNA-Gen[24], das in Kombination mit anderen Merkmalen zur zuverlässigen Erstellung von Stammbäumen bzw. Verwandtschaftsverhältnissen der Organismen dient. Wenn die 16S rRNA-Gensequenzen bei Bakterien zu 97–98 % übereinstimmen, geht man davon aus, dass sie derselben Art angehören. Allerdings gibt es Beispiele, die zeigen, dass Bakterien mit einer Sequenzähnlichkeit des 16S rRNA-Gens von sogar mehr als 99 % so unterschiedliche Stoffwechseleigenschaften haben, dass sie verschiedenen Arten zugeordnet werden.[25] Rückschlüsse auf das metabolische und ökologische Verhalten der Mikroorganismen sind also auch durch die 16S rRNA-Klassifizierung nur sehr begrenzt möglich. Überhaupt geht heute der Trend dahin, vom Metabolom, d.h. vom Stoffwechsel-Verhalten insgesamt innerhalb des Wirts oder des Ökosystems, statt vom Mikrobiom zu sprechen, denn es zeigt sich immer deutlicher, dass die Analyse einzelner Komponenten für das Verständnis der Funktion des gesamten Systems nicht ausreichend ist.

Für unsere folgenden Betrachtungen fügen wir hier einen weiteren Aspekt einer prinzipiellen Unterteilung in plastisch wandlungsfähige Urformen einerseits und hoch adaptierte Spezialformen andererseits, wie wir sie im Lebendigen grundsätzlich vorfinden, hinzu. In unserem Organismus gibt es beispielsweise Knochenmark-Stammzellen, die sich in zahlreiche spezielle Blutzellen ausdifferenzieren. Bei der Pflanze sind es die Meristemzellen, die als pluripotente Urformen alle späteren Differenzierungen (in

Blatt, Blüte, Stängel, Same usw.) enthalten. Je jünger ein Organismus, umso reicher an Stammzellen ist er. Die Entwicklung zu Spezialformen geht parallel mit der Adaptation an spezifische Umweltverhältnisse.

Alle Lebewesen sind mehr oder weniger umweltadaptiert. Einen Organismus zu verstehen, setzt voraus, auch seinen Lebensraum zu kennen. Steinböcke leben nur in felsigen Berglandschaften und Biber finden wir nur dort, wo Bäume an fließenden Gewässern stehen. Älteres Obst in einer Schale zieht in gleicher Weise Fruchtfliegen an wie auf einem bestimmten Hautmilieu bestimmte Mikroben gedeihen oder ein immungeschwächter Mensch von bestimmten Pilzen besiedelt wird.

„Mikroorganismen suchen ihre natürliche Umgebung, das erkrankte Gewebe; sie sind aber genauso wenig Ursache der Erkrankung wie Mücken, die zwar stehendes Wasser benötigen und aufsuchen, um sich vermehren zu können, aber nicht die Ursache sind, dass das Wasser still steht.“[26] Diese spezifische Lebensraum-Bezogenheit ist für die jeweiligen Mikrobengesellschaften am größten und nimmt mit der Höherentwicklung der Arten zugunsten von wachsender Autonomie ab.[27] Einzelne Bakteriengattungen wie zum Beispiel Streptokokken sind weit verbreitet, aber in besonderen Habitaten bilden sich spezifische Arten und Unterarten heraus. Die Bakteriengesellschaften sind für quasi jedes „Plätzchen“ auf der Erde hochspezifisch, wie wir noch zeigen werden.

Der Mensch hat hinsichtlich dieser polaren Gliederung der Organismen in pluripotente Urformen und angepasste Spezialformen eine Sonderstellung, weil er beides in sich vereinigt; als einerseits weltoffenem, in hohem Maße bildsamem und wandlungsfähigem Universalwesen gehören Flexibilität und Plastizität zu seinen ureigensten Merkmalen, was ihm andererseits auch ein enormes Spektrum an Freiheitsgraden ermöglicht, hoch spezialisierte Eigenschaften und Fähigkeiten autonom auszubilden. Sein Repertoire an Handlungs- und Verhaltensmöglichkeiten ist nahezu unbegrenzt.

Ähnliches trifft nun für die Mikroorganismen in ihrer Ganzheit zu. Als Urbiosphäre stellen sie die plastische Urform allen Lebens dar, dabei ist ihre Anpassungsfähigkeit auch an exotische Umweltnischen phänomenal.

Es gibt also hochspezialisierte Arten von Mikroorganismen wie beispielsweise die Extremophilen, die zu den Archaeen gehören. Sie haben einen sehr spezialisierten Stoffwechsel, sind an die ungewöhnlichsten Lebensräume angepasst, bilden z. B. Methan oder leben bei hohen Salzkonzentrationen oder extremen Temperaturen. Sie besitzen viele unbekannte Gene und enthalten relativ stabile DNA-Viren mit zum Teil sehr sonderbaren Formen, die Flaschen, Stangen oder Zitronen ähneln.[28] Extremophile Bakterien wie beispielsweise *Deinococcus radiodurans* finden sich sogar in menschlichen Mägen (siehe unten).

Die Archaea bilden neben den Bacteria die andere große Domäne der Prokaryonten. Ihr Wandaufbau unterscheidet sich von dem der Bakterien, weswegen sie auch unempfindlich gegen die meisten Antibiotika sind. Ihre Bedeutung für die Physiologie des Darmmikrobioms ist noch weitgehend ungeklärt. Archaeen kommen im anoxischen Verdauungstrakt von Säugetieren vor und machen beim Menschen durchschnittlich knapp 10 % der Darmmikrobiota aus. Neben der Methanproduktion sind sie an der Feinverdauung beteiligt. Pathogenität ist von ihnen nicht bekannt.[29]

Ein weit verbreiteter und wichtiger Stamm der Bacteria sind die Proteobakterien. Sie sind nach Proteus, dem wandlungsfähigen Meeresgott der Antike, benannt, weil sie im Gegensatz zu den Extremophilen äußerst flexibel und anpassungsfähig sind. *Escherichia coli* ist einer der bekanntesten Verwandlungskünstler unter den Proteobakterien.[30] Interessanterweise sind bei Schwangeren und Frühgeborenen die Proteobakterien dominierend, sie stellen aber auch die Mehrzahl der menschlichen Pathogene dar: neben E. coli Salmonellen, Shigellen, Pseudomonas, Helico- und Campylobacter, Neisserien, Rickettsien, Meningokokken u.v.m. Offenbar sind die weniger spezialisierten Arten wandlungsfähiger, d. h. sie adaptieren leichter an systemische, auch pathologische Zustände. Oft werden kommensale Mikroben erst durch extrinsische, d.h. systembedingte Faktoren zu Pathogenen [→ Kapitel IV.1].

Wir gehen heute wie selbstverständlich davon aus, dass diese Erreger kausal für zahlreiche Krankheiten sind. Für ein systemisches Verständnis, das nicht nur mit linear-kausalen Erklärungsmustern arbeitet, müssen wir auch den umgekehrten Gedankengang im Blick haben: Dysbalancen im System – ob Ökosystem oder einzelner Mensch – schaffen Lebensräume oder Nischen, in denen solche hochadaptiven Mikroorganismen wie die Proteobakterien (aber auch andere) in einer ganz bestimmten Richtung evolvieren und zu Repräsentanten spezieller Pathologien werden. Zweifellos induzieren Bakterien ab einer gewissen Anzahl entzündliche Veränderungen, aber die Präsenz der Mikroben ist dabei nicht die Ursache der Krankheit, sondern die Folge der pathologisch veränderten Bedingungen. Auch dieser Aspekt gehört zu einem systemischen Verständnis der Infektionserkrankungen.

3. Prokaryonten in der äußeren Natur

Über die Vielfalt der Mikroorganismen in der freien Natur können wir nur Vermutungen anstellen; nicht einmal 1% dieser Lebewesen ist überhaupt erforscht, was auch damit zu tun hat, dass sich die meisten Prokaryonten nicht einzeln als isolierte Kolonien in Nährmedien kultivieren lassen. Ein internationales Forscherteam fand bei einer aktuellen Metagenom-Analysen aus 82 verschiedenen Habitaten, darunter menschliche Därme, Proben aus Meeren und Abwässern, knapp 400 Millionen mikrobielle Gene, darunter 413.335 neue, bislang unbekannte Proteinfamilien.[31]

Nach neuesten Schätzungen machen die Prokaryonten einen wesentlichen Teil der gesamten Biomasse der Erde aus (Bakterien 12,8 %, Pilze 2,2 %, Archaeen 1,5 %, Protisten 0,7 %, Viren 0,04 %, alle Tiere nur 0,4 %, Pflanzen 82,4 %).[32] Die Gesamtheit der Mikroorganismen beträgt also das etwa 40-fache der Biomasse der gesamten Tierwelt. Ihr Vorkommen erstreckt sich von den höchsten Luftschichten oberhalb von 15 km Höhe bis hinunter in 5000 Meter tiefe Erdschichten, wo sie in Millionen Jahre alten Sedimenten überdauern. „*Wir verstehen überhaupt noch nicht, wie die Bakterien so lange Zeit überleben können.*"[33] *Desulforudis audaxviator* („einsamer Reisender") beispielsweise ist ein Mikroorganismus, der in der Goldmine Mponeng in Südafrika in 2700 Metern Tiefe existiert. Er überlebt dort völlig isoliert in 60°C heißem Salzwasser in 20 Millionen Jahre alten Felshohlräumen, wo sich kein Licht, kein Sauerstoff, kein CO_2 und keinerlei organisches Material befindet. Sein Stoffwechsel ist rein chemotroph, das heißt er lebt von der Reduktion anorganischen Sulfats, wobei er seine Energie aus der radioaktiven Strahlung bezieht, die in diesen Tiefen herrscht und aus Wasser Wasserstoffperoxid als Elektronenspender freisetzt.

Desulforudis audaxviator gehört zu den sogenannten Endolithen, wie wir sie innerhalb von Gesteinen finden, wo sie unter extrem kargen Bedingungen oft riesige Zeiträume überdauern. Ihre Stoffwechselenergie beziehen sie aus der Umwandlung von anorganischen Substanzen wie Schwefel-, Eisen- und Manganverbindungen, in einzelnen Fällen Uran- und Arsenmineralien. Häufig ist die chemische Oxidation von Eisen-Schwefel-Mineralien. Endolithe können die Verwitterung und Korrosion von Gesteinen beschleunigen. Ihre Generationszeiten betragen in manchen Fällen 1000 Jahre und mehr, bei dem Darmbakterium *Escherichia coli* zum Vergleich liegen sie bei 20 Minuten. Man geht heute davon aus, dass die Mikroorganismen der Erdkruste (Tiefe Biosphäre) einen beträchtlichen Teil der Biomasse der Erde ausmachen. Sie sind noch weitgehend unerforscht.

Zu diesen außergewöhnlichen Prokaryonten gehört auch *Deinococcus radiodurans*, der in der Stratosphäre oberhalb der Ozonschicht – niemand versteht, wie er dort hinaufkommt und was er dort macht – ebenso existiert wie in den Kühlwasserkreisläufen von Kernkraftwerken, aber auch auf Blättern verschiedenster Pflanzen, die recht hoher UV-Strahlung ausgesetzt sein können. Er überlebt Strahlendosen von über 10 000 Gray, wobei seine DNA-Stränge regelrecht zerschossen und durch rätselhafte „Reparatur-Mechanismen" wieder zusammengefügt werden. Weit weniger als ein Tausendstel dieser Strahlendosis ist bereits absolut tödlich für den Menschen. Dass dieser Organismus im Inneren des havarierten Kernkraftwerks Tschernobyl munter gedeiht, ist eigentlich ein evolutionsbiologisches Kuriosum, denn nirgendwo auf der Erde herrschen oder herrschten nur annähernd so hohe Strahlendosen, an welche sich dieses Lebewesen hätte anpassen können. Erstaunlicherweise kommt *Deinococcus radiodurans* auch im Magen des Menschen vor und wird vermutlich mit der Nahrung aufgenommen![34] Es stellt sich allerdings die Frage, welche Funktion ein Organismus, der solche außergewöhnlichen, an extreme Bedingungen angepassten Eigenschaften besitzt und hoch über den Wolken in kosmischer Strahlung, aber auch auf Blättern von Pflanzen lebt, gleichzeitig im menschlichen Verdauungstrakt hat.

Wir wissen heute, dass nicht nur viele geologisch-mineralogische Vorkommen wie Kalk, Apatit, Kieselgesteine, Kohle u. a. biogenen Ursprungs sind, sondern dass auch bestimmte Erzlager (Bändererze) auf die Wirksamkeit sauerstoffproduzierender Prokaryonten aus dem Archaikum (3,8–2,5 Milliarden Jahre) zurückzuführen sind. Die sogenannten Stromatolithen, wie sie beispielsweise an den Küsten (Shark Bay) Australiens zu sehen sind, gelten als die ersten erkennbar durch Prokaryonten aufgebauten Gesteinsformationen. Auch sie existieren seit mehr als 3,5 Milliarden Jahren.

Das Vorkommen dieser einfachsten Lebensformen ist ubiquitär, „sterile" Bereiche gibt es – mit Ausnahme von flüssigem Lavagestein – auf der Erde nicht. Ein Gramm Humus enthält etwa eine Milliarde Prokaryonten, darunter bis zu 50.000 Arten. Ein Teelöffel Meerwasser enthält etwa eine Million und ein Kubikmeter Luft je nach Bedingungen 1000 bis zu mehreren Millionen, ein Milliliter Regen, Hagel oder Schnee im Durchschnitt

1700 Prokaryonten.[35] Es gibt in jüngster Zeit Untersuchungen, die zeigen, dass Prokaryonten auch bei der Regenbildung bzw. Wetterentstehung eine wichtige Rolle spielen.[36]

Auf der japanischen Insel Hokkaido fand man auf einem heißen, sauren Vulkanboden ein Urbakterium (Archaeon) namens *Picrophilus torridus*, das bei einer Temperatur von 60 °C und bei einem pH-Wert von 0,7 gedeiht. Dieser Lebensraum entspricht einer heißen, verdünnten Schwefelsäure, die auf unserer Haut sofort schwere Verätzungen hervorrufen würde.

Thermophile Archaeen wie *Methanopyrus kandleri* oder *Geogemma barossii* vermehren sich bei 121 °C im Bereich von Vulkanschloten am Meeresgrund, Temperaturen, die zur Sterilisation von Laborinstrumenten genutzt werden. *Deinococcus aetherius* überlebte ein Jahr an der Außenwand der Raumstation ISS im offenen Weltraum, wo er neben dem Vakuum extremen Temperaturschwankungen und Strahlungen ausgesetzt war.[37] Die jüngsten Ergebnisse dieser Untersuchungsreihe auf der ISS mit verschieden dicken Kolonien aus *Deinococcus*-Bakterien zeigten, dass bei einer Schichtdicke von 0,5 Millimetern die Mikroben an der Oberfläche nach acht Jahren zwar abgestorben, aber die darunterliegenden immer noch wohlauf waren. Sie könnten eine Reise zum Mars durchaus überleben.[38]

Im Jahr 2000 wurden bei Carlsbad im US-Staat New Mexico auf der Suche nach einem Endlager für Atommüll innerhalb eines Kristalls aus einem Salzstock Flüssigkeitseinschlüsse gefunden, in denen sich 250 Millionen Jahre[39] alte Bakteriensporen befanden, die wieder zum Leben zu erwecken waren.[40]

Wir kennen Prokaryonten (*Cupriavidus metallidurans*), die aus einer hochgiftigen Goldchlorid-Lösung reines Gold in Form von Nanopartikeln herstellen oder das ebenfalls höchst giftige Arsen in ihren Stoffwechsel einbauen. Für die Gewinnung der für die modernen Technologien immer häufiger verwendeten Seltenen Erden werden in Zukunft Mikroorganismen eine wichtige Rolle spielen, weil die herkömmlichen Verfahren der chemischen Auslaugung eine extrem schlechte Ökobilanz aufweisen. Bioleaching nennt sich das Verfahren, bei dem man mit Hilfe von Mikroorganismen Metalle aus Gesteinen extrahiert.[41]

Das Stoffwechselrepertoire dieser Organismen und ihre Anpassungsfähigkeit an extremste Lebensräume scheinen unbegrenzt. Es gibt auf der Erde kaum natürliche Substanzen, die der Stoffwechsel der Prokaryonten nicht verarbeitet. Ihre Vitalkräfte wirken unerschöpflich: In den Prokaryonten scheint das Leben den Stoff in nahezu vollkommener Weise zu bezwingen, ja zu beherrschen.

Nur selten führen wir uns die Bedeutung dieses unsichtbaren Lebens vor Augen. Gäbe es keine Prokaryonten, wäre die Erde nach kurzer Zeit übersät mit mumifizierten Leichen und abgestorbenen Pflanzen. Die Substanzkreisläufe der Natur wären blockiert und das Leben würde nach kurzer Zeit unter seinen eigenen Erzeugnissen ersticken. Die Prokaryonten bilden eine Art Urbiosphäre auf der Erde als Grundlage allen Lebens. Wir können von einer Umwelt-Homöostase sprechen, wenn wir die Milieustabilität in Erde, Wasser und Luft, wie sie hauptsächlich durch die Prokaryonten aufrechterhalten wird, ins Auge fassen.

Wie die Haut- und Darmflora für unsere Gesundheit essenzielle Bedeutung haben, so scheinen diese Kleinstlebewesen eine unabdingbare Voraussetzung für die Gesundheit der Natur zu sein. Im normalen Alltag sind wir uns nicht bewusst, welche Leistungen diese Lebewesen nicht nur für Böden, Gewässer und die Frische der Luft, sondern auch in Kläranlagen, Kompostierwerken und auf Müllhalden sowie in der Geruchseliminierung vollbringen. Über die Zersetzungsprozesse führen die Mikroorganismen die Substrate der abgestorbenen Tier- und Pflanzenformen in die allgemeine Biosphäre des Erdorganismus zurück.

Bei der aktuellen Erderwärmung hat neben dem Kohlendioxid auch das Treibhausgas Methan eine Bedeutung. Der globale atmosphärische Gehalt nimmt derzeit um etwa zehn Millionen Tonnen pro Jahr zu. Sowohl bei der Produktion als auch bei der Verstoffwechslung spielen methanogene bzw. methanotrophe Archaeen eine wichtige Rolle.[42] Die mikrobielle Oxidation in ungesättigten Böden war bislang der einzige bekannte biologische Prozess, bei dem Methan aus der Atmosphäre entfernt und im Erdreich gebunden wird. In jüngster Zeit kultivierte man nun in der Luft lebende Archaeen, die nicht nur Methan, sondern auch atmosphärisches Kohlendioxid, Kohlenmonoxid, Wasserstoff, Sauerstoff und Stickstoff als Stoffwechselgrundlage nutzen.[43] Hierin liegt ein wichtiger Verständnis-Schlüssel für die Regulation der atmosphärischen Homöostase durch Kleinstlebewesen.

Wir können den Prokaryonten durchaus gewisse Immun- und Homöostasefunktionen für den Erdorganismus zuschreiben, weil sie wie unsere eigenen Immunzellen Fremdleben bzw. Fremdstoffliches soweit verarbeiten und in die natürlichen Stoffwechselkreisläufe der Erde zurückführen, dass damit die Milieustabilität und Gesundheit der jeweiligen Lebensräume gewährleistet wird. Bakterienkolonien (Biofilme, siehe unten) bilden die Grundlage aller natürlichen Selbstreinigungsprozesse.

Wenn man heute die Menschen fragt, welche spontanen Assoziationen sie bei dem Wort Bakterien haben, so nennen sie in den meisten Fällen Begriffe wie Krankheit, Seuche und Fäulnis, was aber an der eigentlichen Natur dieser Wesen völlig vorbeigeht. Von den relativ wenigen Spezies, die wir überhaupt kennen, wirken nicht einmal 1% überhaupt pathogen; vielmehr sind sie für die Gesundheit von Erde und Mensch von weit größerer Bedeutung.

Bei den in der neueren Zeit vorkommenden enormen Ölverschmutzungen durch Tanker- und Bohrinselhavarien verhinderten sogenannte hydrocarbonoklastische Bakterien immer wieder größere Katastrophen. *Alkanivorax borkumensis* ist ein Einzeller, der unter normalen Verhältnissen im Meer kaum nachweisbar ist, sich aber im Fall einer Ölpest rasant vermehrt und bis zu 90% der Gesamtpopulation in der entsprechenden Region ausmachen kann. Vor allem in südlichen, wärmeren Gewässern trägt er durch die Aufspaltung des Rohöls und durch die Rückführung der Abbauprodukte in natürliche Kreisläufe zu einem erstaunlich schnellen Abbau der Verschmutzung bei.

Ohne Organismen wie *Alkanivorax* wären die meisten Strände unserer Meere mit Schweröl verpestet und es gäbe vermutlich keinen Strand-Tourismus und keine Schönheit der Küsten mehr. Aber diese Lebewesen sind in der Öffentlichkeit unbekannt. Als im April 2010 die Bohrinsel „Deepwater Horizon" im Golf von Mexiko abbrannte und versank, strömten wochenlang Millionen Liter Rohöl ins Meer. Täglich berichteten die Medien mit Satellitenbildern von gigantischen Ölteppichen, die gegen die US-Küste zogen, und Horrorszenarien wurden an die Wand gemalt. Über die Prokaryonten, sowohl

Bakterien als auch Archaeen, die einzigen wirklichen Helfer und Retter bei dieser Katastrophe, verlor man kein einziges Wort. Hier wird eine gewisse Schieflage im allgemeinen Wertebewusstsein sichtbar, was die geoökologische Bedeutung dieser zellkernlosen Mikroorganismen betrifft. Berücksichtigt man zudem, dass Rohöl aus etwa 17.000 verschiedenen chemischen Verbindungen besteht, dann lässt sich erahnen, zu welch erstaunlich komplexen Stoffwechselprozessen *Alkanivorax*, dieser nur ein Mikrometer große Organismus (10.000 Exemplare in einer Reihe ergeben eine „Schlange" von einem Zentimeter) und seine stoffwechselähnlichen Verwandten befähigt sind. *Alkanivorax borkumensis* ist ja nur einer von vielen hydrocarbonoklastischen Prokaryonten bzw. eine von Milliarden mikrobiellen, noch weitgehend unbekannten Spezies im Meer. Mittlerweile sind auch Plastik abbauende Bakterien in skandinavischen Seen nachgewiesen.[44] Eine niederländisch-deutsche Arbeitsgruppe konnte belegen, dass das marine Bakterium *Rhodococcus ruber* in der Lage ist, etwa 1% eines Kunststoffs (Polyethylen) in einer Lösung pro Jahr zu CO_2 abzubauen, worin aber sicher keine Lösung des Plastikproblems in den Ozeanen liegt.[45]

Wir dürfen nicht vergessen, dass die Natur den weitaus größten Zeitraum innerhalb der Evolution mit der Entwicklung der mikrobiellen Stoffwechselfähigkeiten zugebracht hat; rund 3 Milliarden Jahre währte die Entwicklung des Lebens bereits, bevor die ersten „sichtbaren" Pflanzen und Tiere, wie wir sie heute kennen, entstanden. Mit anderen Worten: Wenn wir die Evolution in eine Woche verpacken, hat sich die Natur von Montag bis Samstag nur mit den Mikroorganismen befasst – warum?

Von einem umfassenden, integralen Verständnis der metabolischen und genetischen Diversität der Mikroorganismen und ihrer gesamtökologischen Bedeutung sind wir noch weit entfernt. Nach einer verbreiteten Vorstellung stellen Fäkalien eine Verunreinigung dar und manche Bakterien werden als Indikatoren für die „Verseuchung" von Gewässern betrachtet. Der Beitrag von bakterienreichen Ausscheidungen für die mikrobielle Diversität und Stabilität ganzer Ökosysteme ist aber noch wenig erforscht. So zeigte sich bei Flußpferden in Afrika, dass die Mikrobiome ihrer Fäkalien einen erheblichen Einfluss auf die umliegenden Ökosysteme haben und so eine Art „Meta-Darm" entsteht.[46] Auch Pinguinkot im Südpolarmeer trägt zum Weltklima bei, weil die in ihm enthaltenen Eisenionen das Phytoplanktonwachstum fördern, das einerseits die Grundlage der Nahrungskreisläufe bildet und andererseits große Mengen Kohlendioxid aus der Atmosphäre bindet.[47]

Bei einer Untersuchung der Diversität der Bakteriengemeinschaften in verschiedenen Lebensräumen im Uferbereich des Hallwilersees in der Schweiz stellte sich heraus, dass die dortigen Habitate (Seewasser, Biofilme auf Schilf, Blattstreu und Sediment) jeweils von charakteristischen Lebensgemeinschaften besiedelt sind, wobei sich aber auch die Mikrobiome in gleichen Habitaten an nur wenige Meter voneinander entfernten Standorten zum Teil deutlich unterscheiden.[48] Ebenso zeigte sich, dass relativ eng benachbarte Regionen eines Meeres mit ganz unterschiedlichen Mikroben besiedelt waren.[49] In der Meeresmikrobiologie spricht man inzwischen von „Biogeografischen Provinzen", weil es in den Ozeanen regional sehr unterschiedliche Mikrobengemeinschaften mit jeweils eigenen Stoffwechsel-Charakteristika gibt.[50]

Mikrobiologische Lebensgemeinschaften in oberen Bodenschichten können sogar Aufschluss über Mineralvorkommen in tieferen Schichten geben; so ließen sich Kimberlite, die als CO_2-Speicher und diamanthaltige Minerale gelten, in Tiefen von mehreren Dutzend Metern anhand oberflächlicher Mikrobiom-Analysen präzise nachweisen.[51]

Mikrobiom-Analysen von Wischtests im öffentlichen Nahverkehr in 60 Metropolen der Welt zeigen charakteristische Profile. Anhand von Schuhsohlen lässt sich mit 90%er Sicherheit die Heimatstadt seines Besitzers bestimmen.[52] Bienen, die als „lebende Abstrich-Tupfer" mit verschiedensten Umweltbereichen in Kontakt kommen und in ihren Stöcken repräsentative Mikrobenkulturen ansammeln, werden heute in der Wissenschaft eingesetzt, um die mikrobielle Diversität in Städten zu erfassen.[53]

Also nicht nur das menschliche Mikrobiom zeigt eine hoch individuelle Differenzierung, sondern nahezu jeder Ort auf dieser Welt wird in seiner Einmaligkeit repräsentiert durch eine spezifische Komposition von Kleinstlebewesen, die gewissermaßen den Umkreis in ihrer Zusammensetzung widerspiegeln.

Ein Milliliter Meerwasser enthält etwa eine Million Prokaryonten, zehnmal so viele Viren und unzählige Makromoleküle, freie RNA- Partikel und Fragmente, die alle als Botenstoffe und genetische Signalträger in einem vielschichtig interagierenden und wechselwirkenden Informationsaustausch stehen, um das ökologische Gleichgewicht zu halten. Die Kenntnis der Einzelkomponenten – soweit überhaupt möglich – gehört zwar zum wissenschaftlichen Gesamtbild dazu, aber ohne Einsicht in die tiefe Sinnhaftigkeit und organische Gesamtgestalt dieser Prozesse bleibt das Bild fragmentarisch und damit unvollständig. Reduktionistische Erklärungsmodelle, die solche Prozesse aus der Eigengesetzlichkeit der Einzelsubstanzen heraus zu verstehen versuchen, sind letztlich unbefriedigend und lähmen im Grunde den Fortschritt in den systemischen Lebenswissenschaften.

Unsere bisherigen Betrachtungen legen die Frage nahe, ob wir es bei den funktionell so eng vernetzten Prokaryontengesellschaften nicht mit „Lebewesen" in einem erweiterten Sinne zu tun haben. Mehrzellige Organismen, wie wir sie als sichtbare Erscheinungen kennen, zeichnen sich letztlich nur dadurch aus, dass sie einen mehr oder weniger festen Zellverbund und damit eine anatomische Grenze zur Umwelt aufweisen. Aber aus systemischer bzw. biokommunikativer Perspektive sind die Porkaryonten funktionell-organisch miteinander verbunden. Neben ihren metabolischen, regulatorischen und genetischen Austauschprozessen verfügen sie auch über ein chemisches Kommunikationsnetz, das als „Quorum sensing" bezeichnet wird. Das Quorum war im römischen Senat die Mindestzahl an Mitgliedern, um eine Abstimmung durchzuführen. Mit diesem Begriff ist also ein Abstimmungsverhalten der Prokaryonten untereinander gemeint, um anhand der Zelldichte systemische Prozesse wie beispielsweise eine Biofilm-Bildung oder gemeinsame Bewegungsmuster durch Flagellen zu initiieren, zu koordinieren und zu synchronisieren. Das Quorum sensing ist Teil einer Gestaltungspotenzialität der Prokaryonten, auf das wir im Folgenden näher eingehen wollen.

4. Gestaltpotenzialität

Wir hatten anfangs gezeigt, wie zwei Bakterienspezies in einer gemeinsamen Nährlösung sich in ihrem nach außen gerichteten Stoffwechsel (Exometabolismus) nicht nur addieren, sondern als System kooperieren und dabei neue Fähigkeiten hervorbringen, die aus den Einzelkomponenten nicht verstehbar sind. [54]

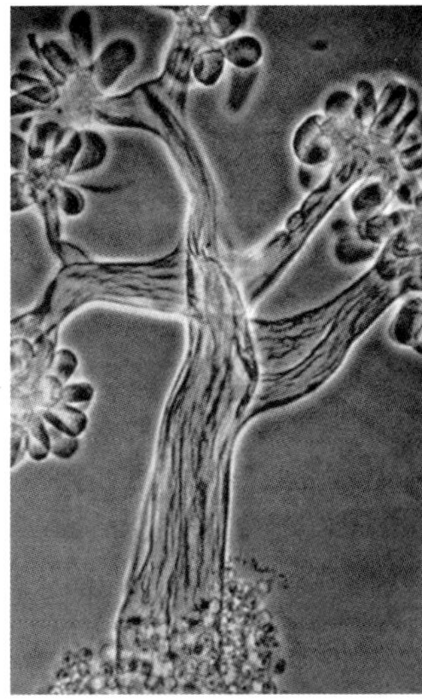

Aneinandergelagerte Myxobakterien[52]

Die Abbildung zeigt eine Gruppe von Myxobakterien, die sich hier im wässrigen Milieu zu einem baumartigen Gebilde zusammenlagern. Solche Myxokokken treten einzeln (planktonischer Zustand) oder als Schwärme von Millionen Zellen auf, wobei sie durch das Quorum sensing zu einer Ganzheit koordiniert werden. Ab einer bestimmten Schwarmgröße und Zelldichte tauschen die Einzeller dabei Botenstoffe aus und koordinieren dadurch ihr Verhalten. Bilden beispielsweise verschiedene Spezies einen Biofilm (siehe unten), bauen sie über sogenannte Autoinducer ein Kommunikationsnetz auf. Es kommt zu veränderten Genexpressionsmustern in den einzelnen Zellen, wodurch unter anderem über die Produktion von Antibiotika die Populationsdichte der einzelnen Spezies aufeinander abgestimmt wird.

Bei Wasser- oder Nährstoffmangel geben die verschiedenen Zellen ihr Einzeldasein auf und organisieren sich kooperativ zu einer Gestalt (Fruchtkörper) mit einer effizienteren Stoffwechselökonomie. Bei üppigerem Wasser- und Nährstoffangebot kann sich die Form auch wieder auflösen. Myxobakterien, sie gehören zum Stamm der Proteobakterien (siehe oben), sind als Übergangsformen von ein- zu mehrzelligen Organismen zu verstehen. Die stabile Form vielzelliger, höherer Organismen bleibt hier fakultativ im Sinne einer Gestaltpotenzialität. Bemerkenswert ist, dass der isolierte Einzelzustand im nährstoffreichen Milieu der vitalere ist und das Formelement erst bei reduzierter Stoffwechsellage in Erscheinung tritt. Die Gestaltbildung wird hier ganz durch die äußeren Bedingungen, durch das umgebende Milieu, und nicht durch eigene, intrinsische Faktoren angeregt, die bei allen mehrzelligen, gestaltbildenden Eukaryonten die Hauptrolle spielen. Wir kommen auf diesen wichtigen Punkt noch zurück.

Die Farbgestaltung solcher Fruchtkörper ist sehr unterschiedlich. Ein ähnliches, aber noch ursprünglicheres Verhalten finden wir bei den ältesten Prokaryonten, den Photosynthese betreibenden Cyanobakterien (Blaualgen). Sie treten in grundlegenden geometrischen Elementarformen auf: freischwimmend einzeln als Punkt gewissermaßen, in langen Fäden aneinandergereiht als Linie (z.B. *Anabaena*), in flächiger Anordnung bei der Gattung *Merismopedia* oder als dreidimensionale Körper bei *Microcystis*, einem kugelig bis unregelmäßig geformten Aggregat aus Cyanobakterien, die eine Gallertmasse zusammenhält. Da die Cyanobakterien neben dem Chlorophyll a auch andere Substanzen zur Photosynthese besitzen, erscheinen sie nicht nur im gewohnten Blattgrün, sondern auch in verschiedenen anderen Farben. Es sind vor allem blaugrün (Phycocyanin) und rot (Phycoerythrin). Dazu kommen noch Lichtschutzpigmente, die sie z. T. dunkelbraun bis schwarz erscheinen lassen.

Insgesamt entsteht der Eindruck, als ob hier das Gestaltprinzip noch in einem ursprünglich-plastischen Spiel zwischen dem Flüssigen und Geformten hin und her schwingt bzw. die Gestaltungspotenziale noch lose, in einer Art Experimentalmodus mit dem Substrat verbunden sind.

Die Hauptmasse der pro- und eukaryontischen Mikroorganismen findet sich in der Natur in Form von Biofilmen. Jeder kennt den glitschigen Belag auf Steinen in einem Bach oder an der Innenwand von Wasserleitungen. Auch in Benzintanks und in den radioaktiv hoch belasteten Kühlwasserkreisläufen von Atomreaktoren sind sie zu finden. Grundsätzlich sind nahezu alle natürlichen Oberflächen von mehr oder weniger dicken Biofilmen überzogen. Die Mikroorganismen bilden ein lebendiges Grenzphänomen zwischen festen, flüssigen und gasförmigen Zuständen. Auch die Grenzfläche von Öltropfen in Wasser wird von Mikroben besiedelt. Schwebstoffe in Gewässern sind meist Biofilme, die sich um ein winziges Sandkörnchen oder andere Partikel angelagert haben.

Verschiedene Spezies von Mikroorganismen formen bei der Biofilmentstehung eine gemeinsame Schleimschicht, innerhalb derer die Mikroben eine ganz bestimmte Struktur ausbilden; sie organisieren sich in verschiedene Lagen, wobei auch andere Einzeller wie Amöben oder Flagellaten, bei Licht auch Algen eingegliedert werden können. Je nach Abstand zur Oberfläche liegen aerobe und anaerobe Organismen dicht beieinander. Die gesamte Matrix des Biofilms ist dann von Poren, Kavernen und Transportkanälen durchzogen, in denen die Nährstoffe, die an der Oberfläche sitzende, meist begeißelte Mikroben aufnehmen, wie in einem Kreislauf- bzw. Stoffaustauschsystem verarbeitet werden.

Auch hier begegnet uns wieder diese Neigung der Mikroorganismen, sich zu vielzelligen Organisationsformen zusammenzuschließen, wobei wir aber bei den Biofilmen nicht von eigenständigen Organismen, sondern mehr von symbiontischen Aggregaten sprechen müssen. Sie können sich im klassischen Sinne als Ganzes nicht fortpflanzen und sind auch nicht sterblich im Sinne eines Lebewesens. Sie lassen sich dennoch den ältesten mehrzelligen Lebensformen zurechnen. Bei den bereits erwähnten uralten Stromatolithen handelt es sich um biogenes Sedimentgestein, das primär von Biofilmen abstammt.

Welche Bedeutung diese Gestaltpotenzialität der Mikroorganismen für den Menschen hat, behandeln wir in Kapitel V weiter.

5. Das Darmmikrobiom des Menschen

Wir werden im Folgenden die Rolle der Darmmikrobiota für den Menschen in Gesundheit und Krankheit darstellen und legen dabei die in der Anthroposophischen Medizin bewährte Dreigliederung des Menschen (Nerven-Sinnes-System, Rhythmisches System und Stoffwechsel-Gliedmaßen-System) zugrunde.

„Seit dem Zweiten Weltkrieg gab es einen dramatischen Anstieg von Stoffwechsel-, Immun- und kognitiven Erkrankungen, einschließlich Fettleibigkeit, Diabetes, Asthma, Allergien, entzündlichen Darmerkrankungen und Autismus. Ihre Inzidenz ist zunächst in der industrialisierten Welt und in jüngerer Zeit in Entwicklungsländern gestiegen. Zusätzlich zu den gesundheitlichen Auswirkungen entstehen enorme Kosten für diese Krankheiten: Fettleibigkeit verursacht weltweit Kosten von 2,0 Billionen und Diabetes 1,3 Billionen US-Dollar pro Jahr. Da diese Krankheiten in Entwicklungsländern fortschreiten, verschlechtert sich das Problem rapide. Die Kosten für Gesundheit und Wirtschaft werden nicht mehr tragbar, da chronisch kranke Erwachsene mit der Vorsorge für die nächste Generation überfordert sind. Sind all diese unterschiedlichen Krankheiten unabhängig oder gibt es einen gemeinsamen Grundfaktor? Wir glauben, dass Veränderungen der menschlichen Mikrobiota, die gleichzeitig mit der Industrialisierung auftreten, der zugrunde liegende Faktor sein können. Die Veränderungen beinhalten den Verlust unseres angestammten mikrobiellen Erbes, dem wir durch Millionen von Jahren der Evolution ausgesetzt waren."[55]

Der Verdauungskanal erstreckt sich von der Mundhöhle bis zum Anus und hat durch die feine Fältelung der Schleimhaut bzw. der Epithelzellen eine Oberfläche von weit über 100 m^2. In jedem seiner Abschnitte weist er eine charakteristische Keimbesiedlung auf. Sowohl die Keimzahl als auch ihre Diversität (die sogenannte α-Diversität gibt die Artenvielfalt innerhalb eines Individuums an) ist im Magen mit etwa 1000 Zellen pro Milliliter und relativ wenigen Arten (*Helicobacter pylori, Streptokokken, Prevotella*) am geringsten und nimmt zum Enddarm bzw. zur Mundhöhle hin kontinuierlich zu. Die Mundhöhle hat mit die größte Bakteriendiversität. Die Abstriche von den Zahnbelägen zeigen, dass hier bis zu 10.000 verschiedene Spezies leben und jeder einzelne Zahn sowohl an der Innen- wie an der Außenseite eine ganz eigene Flora aufweist.[56]

Der Zwölffingerdarm enthält etwa 10^4 Zellen pro Milliliter, am terminalen Dünndarm sind es 10^7 bis 10^8 und in den Endabschnitten des Dickdarms 10^{11} bis 10^{12} Zellen pro Milliliter. Der Speichel beherbergt etwa eine Milliarde Prokaryonten pro Milliliter mit 500–700 verschiedenen Arten, im Dickdarm sind es über 1000 verschiedene Arten.

Die Wechselwirkungen des Mikrobioms mit unserem Organismus sind äußerst vielfältig. Einerseits hat der konzertierte Stoffwechsel der Mikroorganismengemeinschaft Einfluss auf unsere Gesundheit und das Befinden, andererseits passt sich die Darmflora den ganz individuellen, wechselnden Zuständen und Bedingungen des Menschen an.

Wir haben in unserem Darm eine hoch diverse, bei jedem Menschen individuell zusammengesetzte Mikrobenflora, die an zahlreichen physiologischen Prozessen beteiligt ist. Sie unterstützt die Verdauung in vielerlei Hinsicht und ist essentiell für die Ernährung und damit für die Barrierefunktion des Darmepithels. Mehr als 70 % des Energiestoffwechsels der Epithelzellen des Darms werden durch den mikrobiellen Ballaststoff-Metabolismus geliefert.[57]

Ohne Darmmikrobiota kann sich kein gesundes Immunsystem entwickeln. Etwa 30 % der im Blut zirkulierenden Stoffwechselzwischenprodukte sind mikrobieller Herkunft[58]; hauptsächlich handelt es sich dabei um Abbauprodukte von Ballaststoffen zu kurzkettigen Fettsäuren (Butter-, Essig- und Propionsäure), deren Mangel bei zahlreichen pathologischen Prozessen eine wichtige Rolle spielt, wie wir noch sehen werden. Aus der anaeroben Verstoffwechslung von Proteinen entstehen verzweigtkettige Fettsäuren wie Isovalerian- und Buttersäure, daneben noch Produkte wie Thiole (Mercaptane), Indole, Amine und Schwefelwasserstoff (H_2S). Auch Vitamine wie Thiamin, Riboflavin, Pyridoxin, B_{12} und K hätten wir ohne die Mikroorganismen nicht zur Verfügung.

Die genannten Substanzen beeinflussen die Entwicklung und Physiologie sämtlicher Organfunktionen und haben auch für unsere seelische Gesundheit elementare Bedeutung.[59] Insgesamt stellt ein stabiles, individuelles Mikrobiom mit hoher Diversität ein dynamisches Gleichgewicht (Homöostase) dar, das die Ausbreitung von Parasiten verhindert.

Grundsätzlich gilt, dass Mikrobiomanalysen das Vorhandensein eines bestimmten Prokaryonten oder eines Virus nachweisen. Allerdings gilt nicht der Rückschluss, dass ein spezieller Prokaryont nicht vorhanden ist, wenn er nicht nachgewiesen wird, denn das kann z. B. methodische Gründe haben, wenn dessen Häufigkeit unter der Nachweisgrenze der vielleicht sehr kleinen Probenmenge liegt [zu den seltenen Arten → Kapitel III.2]. Man kann nicht beweisen, dass ein spezieller Mikroorganismus in einer Probe *nicht* vorhanden ist. Daher ist anzunehmen, dass unser Mikrobiom unter gesunden Bedingungen mehr sogenannte „Pathogene“ enthält, als bislang angenommen und der alte Satz des Paracelsus (1493–1541), dass allein die Dosis das Gift ausmacht, auch für das Mikrobiom zutrifft. Vermeintlich pathogene Mikroorganismen sind bei geringer Dichte unter Umständen auch gesundheitsfördernd [→ Kapitel II.12[. Eine Spezies, die unter Normalbedingungen unterhalb der Nachweisgrenze liegt, kann sich unter bestimmten Bedingungen (z. B. Ernährungsumstellung) innerhalb kurzer Zeit zu einem dominanten Keim auswachsen (wie *Alkanivorax borkumensis* im Meer, siehe oben). Bei Generationszeiten von unter 30 Minuten, wie sie bei vielen Darmbakterien üblich sind, vermehrt sich ein einzelner Prokaryont bei entsprechenden Bedingungen innerhalb eines Tages milliardenfach.

Das Mikrobiom ist außerordentlich dynamisch in seiner Zusammensetzung. Es lassen sich heute schon relativ genaue Altersangaben durch Mikrobiomanalysen erstellen. In einer Untersuchung wurden Darmbakterienproben von 1165 Personen aus aller Welt analysiert. Von 90 % der Testpersonen wurden die Daten über einen Algorithmus erfasst und damit die Proben der restlichen 10 % ausgewertet. Bis auf vier Jahre genau konnte das Alter der Probanden anhand der Stuhlproben bestimmt werden. Spezielle Keimarten wie *Eubacterium hallii* korrelierten in ihrer Häufigkeit dabei recht genau mit dem Alter, andere wie *Bacteroides vulgatus* waren mit den Jahren eher rückläufig.[60]

Inwieweit Stuhlproben für die Diagnostik bestimmter Krankheiten relevant sind, ist zum Teil noch in der Diskussion. Für manche Krankheiten gibt es relativ zuverlässige Korrelationen [→ Kapitel I.5.1.3 ff.]. Wir wissen, dass die Mikroorganismen innerhalb der Mucinschicht der Darmschleimhaut eine andere Zusammensetzung und einen anderen Metabolismus haben, weil sie mit den Epithelzellen in unmittelbarem Kontakt bzw. Austausch stehen. Ihre Zusammensetzung ist z. B. bei chronisch entzündlichen Darmerkrankungen diagnostisch spezifischer als eine bloße Stuhlprobe.[61] Die Analyse von Stuhlproben ist mittlerweile ein lukratives Geschäft und wird von zahlreichen Labors angeboten. Die Kosten betragen bis zu 1000 Euro, werden aber von den Krankenkassen nicht erstattet. Aus den Ergebnissen ließen sich Ernährungs- und Handlungsempfehlungen zur Gesundheitsprävention ableiten, so das Versprechen der Anbieter. Die Deutsche Gesellschaft für Gastroenterologie, Verdauungs- und Stoffwechselkrankheiten (DGVS) rät allerdings davon ab, Stuhltests zur Untersuchung des Mikrobioms ohne konkrete medizinische Fragestellung zu nutzen. Es fehle derzeit die wissenschaftliche Grundlage, so die Experten der Fachgesellschaft.[62] Auch hinsichtlich des Einsatzes von Probiotika ist die Frage noch nicht geklärt, ob sich die zugeführten Bakterien tatsächlich dort ansiedeln, wo man sie haben möchte, oder ob sie mit dem Stuhl einfach durchwandern und wieder ausgeschieden werden. Wahrscheinlich ist beides der Fall und hängt von zahlreichen anderen Faktoren ab [→ Kapitel I.10].

Bei den meisten Krankheiten, die mit Mikrobiomveränderungen einhergehen, ist die Frage noch offen, ob es sich dabei tatsächlich um einen kausalen Zusammenhang handelt. Ist der Mensch krank, weil das Mikrobiom nicht stimmt oder ist das veränderte Mikrobiom Folge der Krankheit? Da in unserem Organismus alles in einer gewissen Wechselbeziehung steht, gibt es für ein systemisches Krankheitsverständnis keine solchen monodirektionalen Kausalitäten; in der Regel gilt beides. Wir werden auf diesen Punkt später [→ Kapitel. IV Systemwissenschaften] noch zurückkommen.

5.1 Darmmikrobiom und Nerven-Sinnes-System – Die Darm-Gehirn-Achse

Die vielschichtigen Wechselwirkungen von Darmflora und Gehirn sind in den letzten Jahren Gegenstand intensiver Forschung und haben unser Verständnis v.a. im Hinblick auf die psychischen Erkrankungen revolutioniert. Die äußere Ähnlichkeit von Darm und Gehirn mit ihren Windungen ist kein Zufall. Im Grunde handelt es sich um zwei Verdauungsorgane, wobei es der Darm mit Ponderabilien, also mit Dingen zu tun hat, die ein Gewicht besitzen. Das Gehirn dagegen „verdaut" die unwägbaren Dinge, Imponderabilien wie Bilder, Klänge, Erinnerungen, Ideen, Erlebnisse usw. Der Dichter Novalis (1772–1801) bemerkte einmal:

„Schlafen ist Verdauen der Sinneneindrücke. Träume sind Exkremente; sie entstehen durch die peristaltische Bewegung des Gehirns."[63]

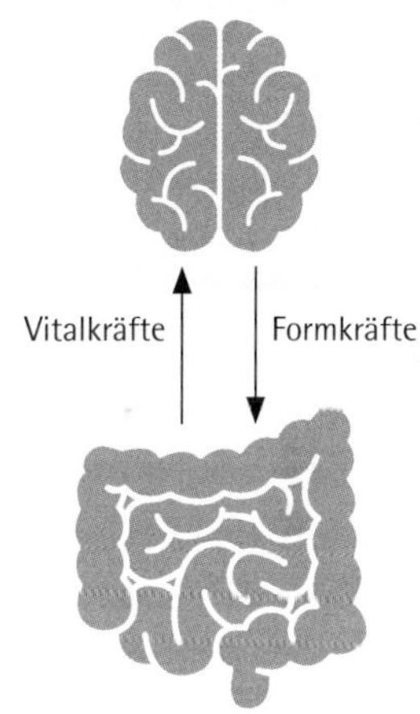

Darm-Gehirn-Achse (T. Hardtmuth)

Wenn wir vom Darm alles Stoffwechsel-Gliedmaßen-Artige, d.h. das Bewegliche und Drüsige in Form der Muskulatur und der Schleimhaut ganz entfernen würden, dann bliebe eine Art Gehirn, ein Konglomerat aus Nerven- und Immunzellen (Glia) übrig.

Unsere Darmwand ist durchzogen von einem zweischichtigen Geflecht aus hunderten Millionen Nervenzellen. Dieses sogenannte Enterische Nervensystem unterscheidet sich hinsichtlich der Zellmorphologie, Physiologie, Rezeptoren und Neurotransmitter kaum von der Funktionsweise des Zentralnervensystems. Manche Autoren sprechen daher auch vom Bauchgehirn[64] bzw. vom „Second Brain", weil das Enterische Nervensystem im Grunde einem lediglich flächig ausgezogenen Gehirngewebe entspricht. Die Redewendung von der „Entscheidung aus dem Bauch heraus" ist mehr als nur eine Metapher, denn die funktionelle Verflechtung beider Systeme ist so eng, dass es eigentlich keinen Grund gibt, die neurobiologischen Grundlagen unseres Erlebens und unserer kognitiven Leistungen allein im Großhirn zu verorten. Zahlreiche Neurotransmitter, wie sie im Gehirn vorkommen, werden im Darm mit Hilfe der Mikroorganismen produziert. Über solche Botenstoffe „kommunizieren" die Darmbakterien über das Enterische Nervensystem und den Vagusnerv mit dem Gehirn bzw. mit dem ganzen Organismus. Die peristaltischen Bewegungen der Darmwand, die für eine gesunde Verdauung Voraussetzung sind, werden maßgeblich über die Kommunikation der enterischen Nervenzellen mit den Darmbakterien reguliert.[65]

Die innere Oberfläche unserer Darmschleimhaut entspricht etwa dem Hundertfachen der Körperoberfläche und über die Darmzotten „züngeln" nun die Zellfortsätze des Enterischen Nervensystems[66] schmeckend und wahrnehmend in dieses ständige „Gemurmel und Geflüster"[67] der Darmbakterien hinein. Hier entsteht ein permanenter Informationsfluss vom Darm zum Gehirn, an dem neben dem Enterischen Nervensystem auch das Immunsystem mit seinen zahlreichen Botenstoffen (Zytokine) beteiligt ist. Dadurch bekommt unser ganzes Erleben und Befinden qualitative Nuancierungen, von deren Verständnis im Zusammenhang mit dem Mikrobiom wir noch weit entfernt sind. Neuere Untersuchungen machen immer plausibler, dass vor allem Depressionen und Angstzustände häufig auf ein gestörtes Darmmikrobiom bzw. einen reduzierten „Vitalstrom" zum Gehirn zurückzuführen sind.[68]

Gegenläufig wirkt ein neuroendokriner bzw. neurovegetativer Fluss von Botschaften vom Gehirn auf den Verdauungskanal. Redensarten wie „schon wenn ich dran denke, wird mir schlecht" oder etwas „schlägt mir auf den Magen" weisen in diese Richtung. Auch Krämpfe, heftiger Stuhldrang und Durchfall bei Aufregung, zum Beispiel vor einer Prüfung, deuten auf diesen Signalfluss vom Gehirn zum Darm. Im Gegensatz zu den Vitalkräften (von unten nach oben) haben wir es bei der umgekehrten Flussrichtung vom Gehirn zum Darm mehr mit Formkräften zu tun. In der Regel arbeitet die Darm-Gehirn-Achse bidirektional, wobei etwa 90 % der Vagusfasern vom Darm zum Gehirn ziehen.

5.1.1 Zur allgemeinen Physiologie und Pathologie der Leibgrenzen[69]

Grundsätzlich gilt, dass eine dysbiotische Zusammensetzung der Mikroflora auf der Haut und den Schleimhäuten zu einer Störung der Barriere- bzw. Schutzfunktion des entsprechenden Epithels führt. Auf der Haut kommt es dabei zu Erkrankungen wie beispielsweise der Neurodermitis (siehe unten). Beim Darm sprechen wir von einem Leaky-Gut-Syndrom („löchriger" Darm). Einige Autoren vermissen zwar sichere wissenschaftliche Belege für diesen Begriff, was aber für unseren Zusammenhang nicht relevant ist, denn es geht im Wesentlichen um das systemische Phänomen bzw. um die Pathologie der mangelnden Grenzbildung zwischen Organismus und Umwelt. Im anthroposophischen Kontext haben wir es dabei mit der Ich-Organisation zu tun. Ich-Sein im Sinne von Autonomie setzt eine Abgrenzungsfähigkeit nicht nur auf der seelisch-geistigen, sondern auch auf der physiologischen Ebene voraus; beides ist nicht zu trennen. Wie so oft bringt der Sprachgenius in psychosomatischer Hinsicht treffsichere Begriffe hervor: Wir sprechen von *dünnhäutig* und meinen damit eine erhöhte Durchlässigkeit und Vulnerabilität, die uns seelisch und körperlich anfällig macht. Dem sog. Mucus auf unseren Schleimhäuten kommt hierbei eine besondere Rolle zu. In dieser Grenzschicht zur Umwelt schafft sich der Organismus eine relativ stabile mikrobielle Individualzone: *„Die Polymere von intaktem Mucus sind sehr gut darin, Mikroben daran zu hindern, große Kolonien zu bilden – ohne sie dabei abzutöten. Dadurch vermischen sie sich mit anderen Spezies und Infektionen durch Pathogene können sich nicht so leicht aufbauen. So vergrößert sich auch die Biodiversität des Mikrobioms.“*[70] Der Organismus gestaltet also über den hoch komplex aufgebauten Mucus – die schleimbedeckten Oberflächen des Menschen machen etwa 200 Quadratmeter aus – ein günstiges Milieu für eine reiche, kommensale Bakterienvielfalt.

Das Darmepithel ist nicht nur ein resorbierendes Organ, sondern reguliert auch den Transport von Makromolekülen zwischen der Umwelt und dem Wirt über eine sensible Barrierefunktion. Zusammen mit dem Darm-assoziierten Lymphgewebe und dem neuroendokrinen Netzwerk steuert die Darmepithelbarriere mit ihren interzellulären engen Verbindungen das Gleichgewicht zwischen Toleranz und Immunität gegenüber Nicht-Selbst-Antigenen – im Grunde eine zwar unbewusste, aber dennoch aktive *Wahrnehmungs*funktion. Wie das Netzhautepithel des Auges nicht nur ein Organ der passiven „Lichtresorption“ ist, sondern von zahlreichen intrinsischen Faktoren beeinflusst wird (Adaptation, Kontrastierung u.a.), so ist das Verhältnis von Darmepithel und Darminhalt bzw. Mikrobiota sensibel interaktiv. Beispielsweise können miRNA-Elemente aus den dendritischen Zellen der Darmschleimhaut in die Genregulation von Darmbakterien wie *Akkermansia muciniphila*[71] eingreifen.[72]

Das theoretische Konzept beim Leaky-Gut-Syndrom[73] besagt, dass es durch eine Dysbiose im Darm, v.a. durch einen Mangel an Bacteroidetes bzw. einen Überschuss an Firmicutes, zu einer Fehlernährung des einschichtigen Darmepithels kommt, mit der Folge einer insgesamt erhöhten Permeabilität. Firmicutes finden sich vermehrt bei westlichem Ernährungsstil mit viel Zucker und tierischen Fetten. Bacteroidetes hingegen verarbeiten Ballaststoffe und finden sich vermehrt bei überwiegend pflanzlicher Nahrung. Steigt das Verhältnis der beiden Bakterienstämme zugunsten der Firmicutes an, wird in den Epithelzellen vermehrt Zonulin gebildet, ein Protein, das die sogenannten Tight Junctions, d.h. die Verbindung der Zellen lockert.[74]

Durch die erhöhte Durchlässigkeit kommt es nun zum unphysiologischen Übertritt von Bakterien und ihren teilweise toxischen Metaboliten vom Darm ins Blut, aber auch von Viren und unvollständig abgebauten Nahrungsbestandteilen und Makromolekülen mit der Folge einer inadäquaten Immunreaktion und einer insgesamt inflammatorisch veränderten Stoffwechsellage im Organismus. Ein „löchriger Darm“ kann als Begleiterscheinung bei verschiedenen Autoimmunerkrankungen, wie z.B. Zöliakie, Typ-1-Diabetes, rheumatoider Arthritis oder Multipler Sklerose, aber auch bei einer Anorexia nervosa [→ Kapitel V.1.11], auftreten.[75]

Auch allergische Nahrungsunverträglichkeiten beruhen darauf, dass die Verdauungstätigkeit innerhalb des Darmes nicht richtig zu Ende geführt wird und sich jenseits der Epithelgrenze nach innen fortsetzt, wo sie nicht hingehört. Hier kommt es zu entzündlichen Erscheinungen bis hin zur Anaphylaxie, bei der dieser Verdauungsprozess zu stark ins Blut „durchschlägt".[76] Bei der Allergie sind unsere Leibgrenzen zu durchlässig.

Wir dürfen die Verdauungs- und Immunprozesse nicht getrennt betrachten. Die Verdauungsaktivität im Darm geht an den Epithelgrenzen in die Immuntätigkeit des Blutes über. Verdauungs- und Immunvorgänge sind nicht nur Abbauprozesse, sondern immer auch Wahrnehmungs-, Lern- und Verarbeitungsvorgänge, die auf einer feinen Wechselwirkung von Umwelt und Organismus beruhen. Alle Epithelien sind sensibel, auch bei den Verdauungsorganen. Was im Gehirn die kognitiven Prozesse und Gedächtnisleistungen sind, findet seine Entsprechung im Stoffwechselsystem in der Wahrnehmung und Verarbeitung – ja im „Erleben" der Nahrungsstoffe. Die Gedächtnisfunktionen sind hier vor allem in Form der T- und B-Gedächtniszellen des Immunsystems ebenso vorhanden, nur auf einem weitgehend unbewussten Niveau.

Dass diese sensiblen Epithelien grundsätzlich mehr oder weniger von Mikroorganismen besiedelt sind, gehört zu den essentiellen Verständnisgrundlagen für das Wesen des Mikrobioms: Epithelgrenzen sind nicht physikalisch im Sinne einer strikten Innen-Außen-Trennung, sondern sie agieren lebendig-dynamisch. Die Mikroorganismen auf unseren Körperoberflächen erinnern an frühe Zustände der Evolution, in denen die Leibgrenzen offener waren und das Innen sich vom Außen noch nicht so scharf abgegrenzt bzw. immunisiert hatte. Durch die Mikrobiome auf unseren Epithelien findet ein noch fließender, interaktiver Übergang zwischen Umwelt und Organismus statt. Die hoch individuelle Zusammensetzung des Mikrobioms auf unseren inneren und äußeren Körperoberflächen ist Ausdruck dieser interaktiven Zone, bei der unsere Ich-Organisation die mikrobielle Besiedelung von innen her ständig individualisiert.

Wenn wir eine Sinneswahrnehmung haben, einen Baum sehen zum Beispiel, und fragen uns: Wo sehe ich diesen Baum – Auf dem Netzhaut-Epithel meines Auges? Auf dem visuellen Cortex des Gehirns? Oder bin ich mit meinem Bewusstsein draußen bei dem Baum? – die Frage lässt sich nicht definitiv klären, alle drei Antworten sind richtig. Die Innen-Außen- bzw. die Subjekt-Objekt-Dichotomie löst sich hier auf. Daran festzuhalten stiftet die größten, v. a. neurowissenschaftlichen Konfusionen, solange wir keinen wirklichen Begriff vom rein Lebendigen haben. Dieses Ätherische, auf das wir im Kapitel V noch ausführlich eingehen werden, kennt keine physischen Grenzen, es ist die Matrix unserer Weltverbundenheit. Es bildet die gemeinsame „Grundsubstanz", aus der das Leben und das Er-Leben gewoben sind. Das Mikrobiom mit seiner „Übergangsphysiologie" zwischen Organismus und Umwelt baut uns hierzu eine konkrete Verständnisbrücke.

Ein ähnliches Phänomen wie beim Leaky-Gut-Syndrom findet sich im Bereich der Blut-Hirn-Schranke; hier sprechen wir analog von einem „Leaky Blood-Brain Barriere Syndrom". Beide Pathologien hängen zusammen.

Die Blut-Hirn-Schranke ist eine fein regulierte Schnittstelle zwischen den Blutkapillaren und den Nervenzellen. In den meisten Organen findet der Austausch zwischen Blut und Parenchym über den Extrazellulärraum statt; nur im Gehirn setzen sich an diese Stelle die Astrozyten. Sie sind gleichermaßen immunologische Wächter, die streng selektiv die Stoffaufnahme und -abgabe so steuern, damit im Gehirn ein hoch konstantes

Binnenmilieu erhalten bleibt. Physiologische Schwankungen des pH-Werts, der Elektrolyte, der Hormone, Neurotransmitter und zahlreicher anderer Substanzen, wie sie im Blut normal sind, dürfen nicht ins Gehirn übergehen, da es sonst zu folgenschweren mentalen Funktionsstörungen kommt. Auch Krankheitserreger, Toxine, Botenstoffe und arzneiliche Wirkstoffe werden von der Blut-Hirn-Schranke zurückgehalten; ein pharmakotherapeutisches Problem bei vielen neurologischen Erkrankungen. Spritzt man einem Menschen Methylenblau, einen ungiftigen, abbaubaren Farbstoff, intravenös, dann färbt sich der gesamte Organismus blau an mit Ausnahme des Gehirns. Die hermetische Isolation des Gehirns aus dem allgemeinen Stoffwechselgeschehen ist eine biologische Voraussetzung für die potenzielle Umweltunabhängigkeit und Autonomie des Denkens und Vorstellens.

Physiologie und Pathologie der Leibgrenzen sind für die lebenslange Ontogenese des Menschen von besonderer Bedeutung. Im menschlichen Leben ist Krankheit kein Selektionsprinzip wie im Tierreich, sondern ein individuelles Evolutionsprinzip. Das Verhältnis von Organismus und Umwelt gestaltet sich beim Menschen immer wieder neu, weil sich beide beständig entwickeln. Das lebenslange Lernen, Leiden, Erfahrungen machen, Lehren ziehen usw. hat nicht nur eine seelische, sondern auch eine immunologische Seite, die sich in vielfältiger Weise an den Leibgrenzen offenbart. Wir werden darauf noch zurückkommen.

5.1.2 Neuroglia und Immunsystem

Nun ist die Entwicklung einer intakten Blut-Hirn-Schranke an das Darmmikrobiom gebunden. Um den Zusammenhang von neurodegenerativen Erkrankungen wie Alzheimer, Multipler Sklerose, Morbus Parkinson u. a. mit den Darmbakterien besser zu verstehen, müssen wir etwas weiter ausholen und uns die prinzipiell immunologische Natur des Gehirns vor Augen halten. Etwa die Hälfte unserer Gehirnzellen sind Gliazellen, die wir uns als eine Art Übergangsform vom Immun- zum Nervengewebe vorzustellen haben. Rudolf Virchow (1821–1902) entdeckte sie Mitte des 19. Jahrhunderts und hielt sie für eine Art Stützgewebe, welches die Nervenzellen zusammenhält. „Glia" ist das griechische Wort für „Leim". Sie sind aber weit mehr als ein bloßes Gerüst für die Nervenzellen.

Wir unterscheiden im Wesentlichen drei verschiedene Arten von Gliazellen: Mikroglia, Astrozyten und Oligodendrozyten. Letztere bilden die Myelinscheiden um die Axone der Nervenzellen. Myelin ist eine weitgehend inerte, d. h. „leblose" Biomembran mit hohem Lipidanteil, vergleichbar einem Wachspapier. Daher erscheint Myelin in der makroskopischen Sicht weiß, weshalb stark myelinisierte Regionen im Zentralnervensystem auch „weiße Substanz" heißen. Die Myelinmembranen werden von den Oligodendrozyten in bis zu 50-fachen Lagen um die Nervenzellfortsätze herumgewickelt, wodurch die Nervenleitgeschwindigkeit mit jeder Lage ansteigt. Je dicker die Myelinscheide, umso mehr Bewusstsein liegt in den entsprechenden Funktionen. Ein strampelndes Baby hat noch sehr wenige Myelinschichten im Bereich der Beinnerven. Mit dem Laufen-Lernen und zunehmend bewusster Bewegungskontrolle nimmt die Dicke der Myelinschicht zu. Mit anderen Worten: Die Bewegungsautonomie setzt einen hermetischen Isolationsprozess gegen das allgemeine Stoffwechselgeschehen voraus. Mit der Myelinschicht schiebt sich eine Art Todeszone zwischen Nerv und Umgebung, damit eigenständiges Bewusstsein in den Funktionen möglich wird – das ist ein gesteigerter Immunprozess. Man kann die morphologische Dynamik der Oligodendrozyten beim „Einwickeln" von Nervenfasern mit einem gestauten Phagozytose-Vorgang vergleichen, der aber nicht zu Ende geführt wird – die Nervenfaser wird nicht eliminiert, aber vollständig isoliert.

Die Mikroglia sind nun die einzigen Zellen des Gehirngewebes, die nicht vom Ektoderm, der ursprünglichen Anlage für das Nerven-Sinnes-System, abstammen. Sie wandern erst sekundär während der Embryonalzeit, etwa in der 4.–5. Schwangerschaftswoche, aus dem Dottersack, dem Ur-Organ des Stoffwechsels und der Verdauung, in das Gehirn und bilden dort eine Art Zwischenform von Nerven- und Immunzelle. Als Makrophagen sind sie, zumindest in frühen Entwicklungsstadien, die einzigen beweglichen Zellen des Gehirngewebes. Mit ihren flexiblen Zellfortsätzen tasten sie wie ein Oktopus durch das neuronale Netzwerk, wo sie abgestorbenes Zellmaterial, im Krankheitsfall auch pathogene Keime phagozytieren. Auch bei Schlaganfällen und Hirnblutungen bauen sie Gerinnsel und nekrotisches Gewebe ab; das ist ihre Verdauungs- und Immunfunktion.

Neuere Forschungen haben nun gezeigt, dass die Mikroglia zudem ganz wesentliche neurophysiologische Funktionen hat.[77] Ihre Zellfortsätze legen sich dabei über die Synapsen. Bei Mäusen dauert dieser Kontakt etwa fünf Minuten und wiederholt sich jede Stunde.[78] Die Mikroglia-Zellen verstärken dabei die Synapse oder lösen sie auf, was bei jeder Form von Lernvorgängen, aber auch bei dem so wichtigen Vergessen von bestimmten Inhalten Bedeutung hat. Die sogenannte neuronale Plastizität, eine für das menschliche Denkvermögen essentielle Eigenschaft, wird auf der zellulären Ebene wesentlich durch die Mikroglia ermöglicht. Als Abkömmling aus dem Stoffwechselsystem bringt sie „Leben" und Wandlungsfähigkeit in das ansonsten wenig vitale Hirngewebe. Durch ihre dynamische Aktivität und Beweglichkeit hat die Mikroglia einen hohen Energieverbrauch, d.h. einen gesteigerten Stoffwechsel gegenüber dem übrigen Hirngewebe.[79]

Mikroglia-Zellen sind Makrophagen, also Immunzellen mit gleichzeitig wichtigen neurologischen Funktionen. Bei Autoimmunprozessen wie bei der MS (siehe unten) kommt ihnen eine entscheidende Rolle zu.

Wenn Körperzellen ihre Nerven-Sinnes-Tätigkeit verstärken, bilden sie zunehmend Zellfortsätze aus, mit deren Hilfe sie die Umgebung sensibel abtasten und auch Fremdpartikel phagozytieren. Die Lichtrezeptoren der Sehzellen beispielsweise befinden sich an solchen Zellfortsätzen. Monozyten haben noch keine solchen Ausläufer, aber sie sind die Vorläufer der Gewebsmakrophagen und der dendritischen Zellen, die auf allen Körperoberflächen zu finden sind und beispielsweise auf dem Darmepithel ihre dünnen und verzweigten Ausläufer durch die Tight Junctions hindurchstrecken und gleichsam mit den Mikroorganismen kommunizieren. Sie können sich als sogenannte follikuläre dendritische Zellen in den Follikeln des Lymphgewebes sammeln und sich dort mit ihren Zellfortsätzen kommunikativ vernetzen, was von der Entwicklungsdynamik in Rich-

tung Gehirnbildung weist. Sie bilden dabei regelrechte Immunsynapsen aus, die funktionell mit neuronalen Synapsen verwandt sind.[80]
Die sensorischen mobilen Ausläufer der Immunzellen sind gewissermaßen der Anfang dessen, was im Gehirn mit seinem hoch komplexen Netzwerk aus Axonen und Dendriten zu Ende kommt.

Um die Physiologie und Pathologie der Darm-Gehirn-Achse zu verstehen, gilt es, die funktionelle Verwandtschaft von Verdauungssystem/Mikrobiom – Immunsystem – Endokrinem System und Zentralnervensystem im Bewusstsein zu halten. Die embryonale Einwanderung der Mikroglia vom Dottersack ins Gehirn ist quasi das Urbild der Darm-Gehirn-Beziehung, die lebenslang erhalten bleibt. Von zentraler Bedeutung ist nun, dass die Funktion der Mikroglia entscheidend durch die Darmbakterien beeinflusst wird.[81] Das Immunsystem entwickelt sich quasi komplementär zum individuellen Mikrobiom, entsprechend bildet sich die Mikroglia als Immunsystem des Gehirns unter dem Einfluss der Darmflora heran. Die mikrobiell erzeugten, kurzkettigen Fettsäuren (Short-Chain Fatty Acids, SCFA) als Botenstoffe zwischen Darm und Gehirn sind hierbei ein wesentlicher Faktor, da sie die Blut-Hirn-Schranke nicht nur überwinden, sondern deren Funktion selbst beeinflussen und damit an der Homöostase des ZNS maßgeblich beteiligt sind. Neben der Gehirnphysiologie insgesamt beeinflussen sie auch die Regulation und das Zusammenspiel neuroimmunoendokriner Funktions-Netzwerke.[82] Fehlgesteuerte Mikroglia spielen bei mehreren neurologischen Erkrankungen wie Alzheimer, Parkinson und MS eine wichtige Rolle. Keimfrei aufgezogene Mäuse[83] entwickeln eine unreife, verkümmerte Mikroglia, was sich aber bei einer entsprechenden Restitution des Mikrobioms normalisieren kann. Auch Tiere, deren Darmbakterien durch eine vierwöchige Antibiotikatherapie abgetötet worden waren, wiesen eine gestörte zerebrale Immunphysiologie auf. „*Je größer die Vielfalt der Darmbakterien war, desto besser entwickelte sich auch die Mikroglia … Unsere Ergebnisse weisen darauf hin, wie wichtig für die geistige Gesundheit eine ausgewogene Ernährung ist, die zur bakteriellen Bildung von kurzkettigen Fettsäuren beitragt.*“[84]

Nun zeigen die keimfrei aufgezogenen Mäuse nicht nur eine unreife Mikroglia, sondern auch ein „Leaky Blood-Brain Barriere Syndrom“ mit histologisch nachweisbaren Lockerungen der „Tight Junctions“ im Bereich der entsprechenden Strukturen zwischen Gefäßendothel und Astrozyten. Die erhöhte Blut-Hirn-Schranken-Permeabilität blieb bei keimfreien Mäusen nach der Geburt und im Erwachsenenalter erhalten und war mit einer verringerten Expression der Tight Junction-Proteine Occludin und Claudin-5 verbunden, von denen bekannt ist, dass sie die Barrierefunktion in Endothelgeweben regulieren.[85]

Bei antibiotisch behandelten Mäusen kommt es infolge der mikrobiellen Dysbiose zu histologisch nachweisbaren Myelinisierungsstörungen im Bereich des Vorderhirns mit Auffälligkeiten im Sozialverhalten. Dieselbe Pathologie tritt auch bei keimfrei aufgezogenen Mäusen auf. Führt man diesen entsprechende physiologische Bakterienkulturen zu, normalisiert sich das Verhalten.[86] Das Expressionsmuster von 200 Genen, die hauptsächlich an den Myelinisierungsprozessen beteiligt sind, ist bei dysbiotischen Mäusen krankhaft verändert.[87] Der Verdacht liegt nahe, dass auch nach Antibiotikatherapien im frühen Kindesalter mit solchen Störungen zu rechnen ist. Neuere Arbeiten bestätigen, dass die Mikrobiota das Sozialverhalten von Zebrafischen beeinflusst, indem sie den mikroglialen Umbau von Frontalhirnschaltkreisen während der frühen neuronalen Entwicklung stimuliert. Damit lassen sich neue Möglichkeiten der Prävention und Intervention bei multiplen neurologischen Entwicklungsstörungen eröffnen.[88]

Die mangelnde Grenzziehung zwischen den einzelnen Funktionsbereichen bzw. zwischen Organismus und Umwelt führt zu pathologischen Erscheinungen. Dies ist ein grundsätzliches Prinzip, welches nicht nur für biologische und ökologische, sondern auch für soziale Systeme gilt.[89]

Die vermehrte Durchlässigkeit der Blut-Hirn-Schranke führt zum Übertritt von Substanzen und „Qualitäten“ ins Gehirn, die unser Wachbewusstsein, unsere Denkfähigkeit sowie unser gesamtes psychisches Befinden negativ beeinflussen. Die Integrität des zentralnervösen Binnenmilieus wird dadurch nachhaltig gestört, was den Zusammenhang von psychiatrischen Erkrankungen mit der Dysbiose des Darms plausibler macht. Psychische Leiden und funktionelle gastrointestinale Probleme wie beispielsweise das Reizdarmsyndrom haben eine hohe Komorbidität.[90]

Wir müssen also die Funktionszusammenhänge von Neuroglia, der Blut-Hirn-Schranke und des Darmmikrobioms in einem immunologischen Kontext sehen. Die Einhaltung von Grenzen ist eine elementare Voraussetzung für autonomes Leben und damit auch für die Gesundheit. Unter diesem Aspekt kann man sich die Frage stellen, ob es für die immunologische Barrierestörung der epithelialen Grenzflächen, wie sie sich bei den modernen Krankheiten – Krebs, Allergien, Autoimmunerkrankungen – auf der biologischen Ebene zeigt, nicht auch ein Pendant auf der psychosozialen Ebene im Sinne einer Abgrenzungs- bzw. Autonomieproblematik gibt. Krebs ist eine Erkrankung, die von den Epithelien ihren Ausgang nimmt.[91] Wir werden auf diesen Punkt im Kapitel V.4 (Darmmikrobiom und Immunsystem) noch zurückkommen.

5.1.3 Neurologische Erkrankungen

Bei zahlreichen neurologischen Erkrankungen lassen sich inzwischen pathologische Mikrobiomveränderungen bzw. eine reduzierte Diversität nachweisen, wobei hier die kausalen Beziehungen noch nicht gänzlich verstanden sind. Überhaupt stand bislang ein Zusammenhang der Darmmikrobiota mit den Erkrankungen des Zentralnervensystems nicht im Fokus des Interesses, zumal die Fachdisziplinen der Gastroenterologie und der Neurologie bisher wenige Berührungspunkte hatten. Das ändert sich gerade, v. a. im Hinblick auf die chronischen, neurodegenerativen Erkrankungen. In manchen Fällen scheinen, zumindest tierexperimentell, direkte Kausalitäten durch mikrobielle Dysbiosen im Darm vorzuliegen. Andererseits spielen hierbei Wechselursachenverhältnisse im Sinne eines multifaktoriellen Geschehens vermutlich die entscheidende Rolle.

Regelhaft lassen sich pathologisch gefaltete Proteine und ihre Aggrgate bei neurodegenerativen Leiden wie Alzheimer, Parkinson und Prionen-Erkrankungen nachweisen. Viren haben hierbei offenbar eine Art Triggerfunktion[92], was uns wiederum auf die erhöhte Durchlässigkeit der Leibgrenzen und die damit verbundene Infektpathologie verweist, wie wir im Folgenden noch zeigen.

Die hier behandelten Befunde werden in Kapitel V aus der Perspektive der Anthroposophischen Medizin und Menschenkunde weiter vertieft.

5.1.4 Morbus Alzheimer

Der M. Alzheimer ist mit etwa 60% die häufigste Demenzursache und zeichnet sich durch eine chronisch fortschreitende Degeneration der Großhirnrinde mit entsprechendem Verlust der kognitiven Fähigkeiten aus. Die Ursachen sind nicht geklärt. Noch immer ist die gängige Meinung verbreitet, die Krankheit würde durch Ablagerungen von Beta-Amyloid-Plaques mit konsekutivem Untergang der Nervenzellen verursacht, obwohl die sogenannte Nonnenstudie von David Snowden[93] bei 600 hochbetagten Ordensschwestern keine Korrelation von Amyloid-Plaques mit kognitiven Defiziten ergab. In jüngster Zeit wird ein Zusammenhang von Paradontitis und Alzheimer diskutiert, weil sich in den Gehirnen der Betroffenen Stoffwechselprodukte (Gingipaine) von *Porphyromonas gingivalis*, einem typischen Bakterium, das bei Zahnfleischentzündungen auftritt, zeigten.

Für unser Thema bedeutend ist eine 2016 von dem Harvard-Neurologen Robert Moir publizierte Studie.[94] Er konnte zeigen, dass Beta-Amyloid ein hochwirksames antimikrobielles Peptid des Immunsystems darstellt, dessen bakterizide Wirkung die von Penicillin um ein Vielfaches übertrifft. Amyloide sind als Infektionsschutz in der Tierwelt weit verbreitet. Ihre Ablagerungen sind also nicht als Ursache, sondern als Symptom einer chronischen Immunreaktion im Gehirn aufzufassen. Hierdurch erklärt sich auch die hohe Rate von Infekt-Komplikationen, die auftraten, nachdem man versucht hatte, Antikörperbildung gegen β-Amyloid durch Impfungen zu induzieren.[95, 96] Die Pathogenese der Alzheimererkrankung hängt auf der biologischen Ebene mit gewissen Strukturkomponenten der Blut-Hirn-Schranke zusammen, deren erhöhte Durchlässigkeit für bestimmte Metaboliten und Viren zu entsprechender Neuroinflammation und oxidativen Stress führt.[97]

2018 entdeckten Forscher im Hirngewebe von verstorbenen Alzheimerpatienten hohe Konzentrationen von Herpesviren, die zwar häufig bei gesunden Menschen im Nervengewebe zu finden sind, aber nicht in dieser Menge. Infiziert man hirnähnliches Gewebe mit Herpes-simplex-Viren, entwickeln sich Amyloid-Plaque-ähnliche Formationen, vergleichbar denen, die das Gehirn von Menschen mit Alzheimerkrankheit aufweisen.[98] Die Aktivität von Herpesviren im Organismus wird heute als Indikator für die Stressbelastung eines Patienten im Speichel gemessen [→ Kapitel II.11].

Interleukin-6 (IL-6) ist ein multifunktionelles Zytokin des Immunsystems, das eine wichtige Rolle in der Pathogenese der Alzheimerdemenz spielt.[99] Die IL-6-Spiegel bei den Patienten sind im Mittel knapp viermal so hoch wie bei der Kontrollgruppe ohne Demenz.[100] Dieser Botenstoff des Immunsystems ist nicht nur bei inflammatorischen Stoffwechsellagen oder bei akuten Infekten, sondern auch bei Dauerstress erhöht.[101] Eine Grunderkenntnis der Psychoneuroimmunologie besagt, dass unser Immunsystem keinen Unterschied macht, ob es auf einen physikalischen (z.B. Lärm), einen biologischen (Infektion) oder einen psychischen Stressor reagiert. Chronische seelische Belastungen führen zu denselben, auf Dauer pathologischen Immunstimmulationen wie anhaltende Infektionen. Eine integrale Medizin kommt ohne das Verständnis für solche biografischen und psychosozialen Einflussfaktoren bei der Alzheimerkrankheit nicht aus.[102, 103] Studien über die psychosomatischen Hintergründe zeichnen ein relativ homogenes Bild: Es lassen sich charakteristische Angst- und Abhängigkeitsmuster in der Vorgeschichte von Demenzpatienten zeigen. Der Wiener Psychiater Ulrich Kropiunigg attestiert den Betroffenen ein ephemer fragiles Selbst, also ein flüchtiges, kurzlebig zerbrechliches Ego. Man könnte auch von einer leicht verletzbaren, schnell in Depression verfallenden Persönlichkeitsstruktur sprechen. Dominanz des Partners in der Beziehung war eines der markantesten Merkmale in der Biografie der später an Demenz Erkrankten. *„Sie wurden als mitfühlend, anteilnehmend und weich geschildert, dabei aber auch als wenig couragiert und unfähig, sich gegen Widerstände durchzusetzen."*[104]

Bei Alzheimer-Patienten liegt ein verminderter Spiegel des neurotropen Wachstumsfaktors (BDNF = Brain Derived Neurotopic Factor) vor, ein für die Gehirnplastizität und -gesundheit essentieller Botenstoff, der für Lernprozesse eine wichtige Rolle spielt und beispielsweise durch positive Emotionen stimuliert wird. Seine Produktion hängt zudem wesentlich vom Mikrobiom ab. Auch hier zeigen Tierversuche, dass sich die Entwicklung der Alzheimerkrankheit durch eine dysbiotische Flora beschleunigt und durch ein gesundes Mikrobiom bzw. eine ausgewogene Ernährung mit Obst, Gemüse, Vollkornprodukten und Grüntee sich die für die Degeneration des Nervengewebes relevanten Amyloid-Plaques sogar teilweise wieder auflösen lassen.[105]

Ein wesentlicher Faktor bei den Demenzerkrankungen ist vor dem Hintergrund der aktuellen Mikrobiomforschung auch in dem enorm ansteigenden Medikamentenverbrauch, insbesondere bei älteren Menschen, zu sehen. Bei Einnahme von mehr als fünf Medikamenten pro Tag sprechen wir von Polypharmazie. In Deutschland nehmen die 70- bis 80-Jährigen im Durchschnitt 8,6 Tabletten am Tag, die über 80-Jährigen durchschnittlich 9,3 Tabletten ein.[106] Bei Kenntnis der hochkomplexen Wechselwirkungen der Wirkstoffe untereinander und der gravierenden Beeinflussung des Darmmikrobioms, nicht nur durch Antibiotika, sondern auch durch zahlreiche andere Wirkstoffe wie Antidiabetika, Statine, Schmerzmittel, Antidepressiva, Säureblocker u.v.m.[107], ist hier von unkalkulierbaren Folgen bzw. Risiken auszugehen. Eine Testung von 1000 auf dem Markt befindlichen Arzneistoffen ergab, dass 24 % davon einen hemmenden Einfluss auf mindestens einen von vierzig verschiedenen Bakterienstämmen hatten.[108]

Unerwartet sind jüngste Erkenntnisse über die hohe antibiotische Wirkung von Antipsychotika.[109] Die Wirksamkeit des häufig verabreichten Antidepressivums Sertralin ist laut Hans Förstl vom Münchner Klinikum rechts der Isar zumindest teilweise über eine Veränderung des Mikrobioms infolge der antibiotischen Wirkung zu erklären.[110] Die unerwünschte Gewichtszunahme als Nebenwirkung von Serotonin-Wiederaufnahmehemmer wie Duloxetin ist nachweislich durch Mikrobiomveränderungen verursacht. Bei medikamenteninduziertem Verlust der Orientierung bei alten Menschen sprechen wir auch von Pseudo-Demenz, die sich durch das entsprechende Absetzen der Medikation oft erstaunlich schnell beheben lässt.[111]

Arzneiststoffe beeinflussen nicht nur das Mikrobiom, umgekehrt wirkt das Mikrobiom auf ihre Verstoffwechslung und damit ihre pharmakologische Aktivität [→ Kapitel I.5.5]. Aus der Zusammenschau der Befunde ergibt sich für unser Thema Folgendes: Wir finden bei der Alzheimererkrankung eine präinflammatorische Stoffwechsellage mit erhöhter Permeabilität der Darmbarriere sowie der Blut-Hirn-Schranke.[112] Die Dysbiose der Darmmikrobiota ist dabei Teil einer systemischen Pathologie der Leibgrenzen, die sich auch in psychischen und psychosozialen Charakteristika ausspricht [→ Kapitel I.5.1.1].

5.1.5 Multiple Sklerose (Enzephalitis disseminata)

Bei der MS handelt es sich um eine Autoimmunerkrankung, bei der das Immunsystem die Myelinscheiden der Nervenfasern, aber auch andere Strukturen des Hirngewebes angreift[113], wodurch es zu verschiedenen neurologischen Ausfällen kommt. Dabei spielt die Mikroglia eine zentrale Rolle; durch veränderte Genexpressionsmuster, die mit Dysbiosen der Darmmikrobiota in Zusammenhang stehen, nehmen die Zellen ein pathologisches Verhalten an und sind entscheidend an den zentralnervösen Autoimmunprozessen beteiligt.

Die Krankheit tritt in Schüben auf und verläuft individuell sehr unterschiedlich. Wie die meisten Autoimmunerkrankungen ist die MS stress-assoziiert und zeigt eine steigende Inzidenz in den letzten 70 Jahren, wobei ein deutliches Nord-Süd-Gefälle besteht; das Erkrankungsrisiko nimmt mit der Nähe zum Äquator ab. Risikofaktoren sind Rauchen, Übergewicht, keine Geschwister, hoher Kochsalzkonsum u.a. Schon in den 1950er Jahren zeigten Untersuchungen, dass die Küstenbewohner Norwegens seltener als die Inlandsbewohner an MS erkrankten, was nachweislich auf den verminderten Konsum von Fleisch, Zucker und langkettigen Fettsäuren zurückzuführen war.[114]

Psychische Dauerbelastung verändert die Zusammensetzung der Darmmikroben und auch ihre jeweiligen Genexpressionsmuster. Setzt man Mäuse unter Dauerstress, indem man sie mit besonders aggressiven Artgenossen zusammensperrt, vermehren sich in ihrem Darm Bakterienarten (*Bilophila* und *Dehalobacterium*), die auch bei MS-Patienten gehäuft gefunden werden. Die veränderte Genexpression führte zu einem Anstieg der T-Zell-vermittelten Autoimmunreaktionen, womit sich die stressbedingte Symptomverstärkung zahlreicher Autoimmunerkrankungen erklären lässt.[115]

Bei MS-Patienten finden sich regelhaft veränderte Mikrobiomverhältnisse mit verminderter Diversität und vermehrtem Vorkommen bestimmter Bakterienstämme wie *Akkermansia muciniphila* und *Acinetobacter calcoaceticus*.[116] Hierbei sind auch bestimmte Bakterienarten vermehrt, die dieselben Proteine (in diesem Fall GDP-L-Fucose-Synthase) produzieren wie der Mensch selbst. Indem sich das Immunsystem des Darms gegen das Überhandnehmen dieser Keime wendet, kommt es u.a. zur autoimmunologischen Entzündung körpereigener Nervengewebe, die eben dieses Protein enthalten.[117] Lactobazillen, die u.a. durch erhöhte Salzzufuhr dezimiert werden, sind bei MS-Patienten häufig vermindert, woraus ein Mangel der für das Zentralnervensystem so wichtigen kurzkettigen Fettsäuren resultiert. Die Ernährung und Wiederherstellung eines intakten Mikrobioms sind daher wichtige Säulen in der Therapie der MS.[118]

Im Stuhl sowie im Serum von MS-Patienten finden sich signifikant erniedrigte Spiegel an Propionsäure, einem wichtigen mikrobiellen Metaboliten aus Ballaststoffen. Unter Substitution ließen sich sowohl die Schubrate als auch die Zunahme des Behindertengrades senken.[119]

Das Risiko einer Lymphopenie, die unter Dimethylfumarat, einem häufig verwendeten Medikament bei der MS, als Nebenwirkung auftreten kann, ist vom Mikrobiom abhängig. Patienten, deren Mikrobiom vor Behandlungsbeginn *Akkermansia muciniphila* aufwiesen und denen *Prevotella copri* fehlten, entwickelten eine Lymphopenie. Studienteilnehmer, bei denen es umgekehrt war, also bei denen *Akkermansia muciniphila* fehlten und *Prevotella copri* vorhanden waren, entwickelten keine Lymphopenie. Günstiger war auch, wenn beide fehlten oder gleichzeitig vorhanden waren.[120]

Im Tiermodell konnte durch antibiotische Suppression der Darmflora die Symptomatik der MS komplett unterbunden werden. Einen deutlichen Hinweis, dass die Darmbakterien eine kausale Rolle bei der MS spielen, ergab eine Studie mit einer Gruppe eineiiger Zwillinge, von denen je einer an MS erkrankt war. (Die Koinzidenz in diesen Fällen liegt nur bei etwa 30 %). Eine Stuhlübertragung von den Erkrankten auf Mäuse führte in 60 % der Fälle zu einer MS-Symptomatik, Stuhl von den nicht erkrankten Zwillingen nur in 20 %.[121]

Es gibt Einzelfallberichte, nach denen sich die neurologische Symptomatik von MS-Patienten durch Stuhlübertragung von Gesunden bessern ließ.

5.1.6 Morbus Parkinson

Der Morbus Parkinson ist die zweithäufigste neurodegenerative Erkrankung, weltweit sind etwa 1 % der über 60-Jährigen betroffen. Der Zellabbau, bei dem auch autoimmune Prozesse eine Rolle spielen, betrifft hauptsächlich die Dopamin produzierenden Zellen der Substantia nigra, einem Teil des extrapyramidal-motorischen Systems, also der unbewussten Bewegungssteuerung. Es kommt zu zahlreichen motorischen, sensorischen, psychischen und vegetativen Störungen. Die betroffenen Patienten klagten häufig schon viele Jahre vor Ausbruch der Krankheit über Magen-Darm-Probleme.

Zwar ist der Zusammenhang von neurodegenerativen Erkrankungen mit dem Darmmikrobiom noch bei weitem nicht vollständig erforscht, aber zumindest in Tierversuchen ließ sich zeigen, dass die Parkinson'sche Erkrankung oft im Darm beginnt und erst sekundär das Gehirn befällt.[122]

Einen starken Hinweis ergaben Studien über Menschen, die wegen Magengeschwüren eine komplette operative Durchtrennung des Vagusnervs erhalten hatten: eine Methode, die man heute nicht mehr anwendet. Diese Patienten hatten ein signifikant geringeres Parkinson-Risiko im Vergleich zu der Gruppe, bei denen nur eine selektive Durchtrennung der zum Magen führenden Vagusfasern durchgeführt wurde.[123] Die Hypothese, dass durch bakterielle Dysbiosen im Magen-Darm-Trakt pathogene Proteine über einen retrograden, vagalen Transport ins Gehirn gelangen, ließ sich in Tierversuchen bestätigen.[124] Alpha-Synuclein (SNCA) ist ein kleines, lösliches Protein im Gehirn und in den endokrinen Zellen der Magen- und Darmwand von Wirbeltieren, das unter anderem die Dopamin-Ausschüttung reguliert. Bei Dysbiosen kommt es im Darm zu einer pathologischen Faltung dieses Proteins, die sich dann sekundär ins Gehirn überträgt und dort zu einer Verklumpung mit entsprechendem Zelluntergang führt – so die pathogenetische Theorie.[125] Durch Stuhlproben lassen sich heute schon solche sog. Body-First-Formen bei noch symptomfreien Patienten, die lediglich von lebhaften Träumen mit ungewöhnlichen Körperbewegungen als möglicher Vorstufe der Erkrankung berichten, diagnostizieren.[126]

Als Ursache für die Parkinsonerkrankung kommt auch die längerfristige Aufnahme von Pestiziden in Betracht; in Frankreich ist der Morbus Parkinson eine anerkannte Berufskrankheit bei Landwirten. Ob der pathologische Effekt primär nur neurotoxisch durch die Pestizide oder über zusätzliche Mikrobiomveränderungen entsteht, ist nicht zu sagen; vermutlich addieren sich die Wirkungen. Füttert man Ratten mit einer für den Menschen als unbedenklich eingestuften Dosis an Glyphosat, dann zeigen sich bei den Jungtieren deutliche Mikrobiomveränderungen[127] – ein Befund, der auch in der aktuellen Diskussion um die Kanzerogenität von „Roundup" zu berücksichtigen ist [→ Kapitel III.2].

5.1.7 Psychische Erkrankungen

Die erhöhte Permeabilität des Darmepithels infolge von Dysbiosen führt zur abnormen Aufnahme unvollständig abgebauter Eiweißstoffe. Erhöhte Werte solcher bioaktiver Peptide im Blut und Urin lassen sich bei Schizophrenie und Autismus[128], Depressionen[129] und bei ADHS nachweisen. Bei fehlernährten Kinder finden sich sogar EEG-Veränderungen.[130] In Tierversuchen zeigten sich Veränderungen der weißen Hirnsubstanz in Abhängigkeit von der Ernährung.[131]

Bei etwa 85 % der Menschen wirkt sich psychischer Stress negativ auf die Verdauung aus.

Ein Hormon wie Serotonin wird im Darm produziert und regt dort die Peristaltik und die Verdauung an. Es sorgt für mehr „Leben" im Darm. Im Gehirn ist Serotonin ein wichtiger Botenstoff, der v. a. bei geistiger Aktivität und Glücksgefühlen ausgeschüttet wird. Bei Depressionen ist der Serotoninspiegel im Gehirn erniedrigt, d. h. die „Verdauung der Imponderabilien" erschöpft sich in gewissem Sinne und wird zu einer Art mentalen „Obstipation". Die *Lebendigkeit* des inneren Erlebens ist bei der Depression geschwächt.

5.1.8 Depressionen und Erschöpfungszustände

Aktuell leiden weltweit über 300 Millionen, entsprechend einer Lebenszeitprävalenz von 11-15 %, an einer Major Depression; Niedergeschlagenheit, innere Leere, Verlust von Interesse und Freude auf allen Lebensfeldern sind die Hauptsymptome. Neben den Angststörungen gehören die Depressionen zu den häufigsten psychischen Erkrankungen mit steigender Tendenz in den Industrienationen und in beängstigendem Ausmaß vor allem bei jüngeren Menschen. Offenbar liegen hier auch Inkompatibilitäten der menschlichen Psyche mit der modernen hektischen Konkurrenzgesellschaft zugrunde.

Chronische Überforderungen durch wachsenden Leistungsdruck sowie gnadenlose, sozialdarwinistisch geprägte Ausleseprozesse haben v. a. in den USA dazu geführt, dass von amerikanischen Studenten 40 % unter depressiven und 60 % unter Angststörungen leiden.[132]

Auch hier dürfen wir nicht in eindimensionales Kausaldenken verfallen. Psychosozialer Stress führt zu Mikrobiomveränderungen, und mikrobielle Dysbiosen infolge falscher Ernährung haben psychische Folgen. Die Darm-Gehirn-Beziehung ist bidirektional. Auch die Zusammensetzung des Mundhöhlen- bzw. Speichelmikrobioms ist hoch signifikant mit Ängsten und Depressionen korreliert.[133]

Bei den verschiedenen Ethnien gibt es Unterschiede hinsichtlich ihrer Mikrobiome, aber auch die depressiven Symptome variieren bei den verschiedenen Volksgruppen erheblich. Die ethnischen Mikrobiom-Charakteristika erklären das depressive Risiko aber nur teilweise; sowohl mangelnde Bakterienvielfalt im Darm einer Person (α-Diversität) als auch mangelnde Unterschiede in den Mikrobiomen verschiedener Menschen (β-Diversität) sind mit depressiven Symptomen korreliert über die verschiedenen Ethnien hinweg.[134]

Mehrere Studien zeigten, dass Fastfood-Ernährung das Risiko, an einer Depression zu erkranken, signifikant erhöht.[135, 136] Bereits nach einer 30-tägigen „Burger-Diät" ist die Diversität des Mikrobioms erheblich reduziert, was neben Depressionen auch eine Gewichtszunahme, schlechtes Hautbild, Müdigkeit und Leistungsschwäche zur Folge haben kann.[137]

Der umfangreichen europäischen Predimed-Studie zufolge senkt eine mediterrane Kost mit wenig Fett und Zucker, viel frischem Obst und Gemüse auch die Depressivität.[138] Immer mehr Studien belegen den Zusammenhang von guter Ernährung und psychischer Gesundheit, nicht nur hinsichtlich der Depressionen, sondern auch bei Stress und Ängsten.[139]

95 % des „Glückshormons" Serotonin, das bei Depressiven erniedrigt ist, werden im Darm mit Hilfe von *Bifidobacterium infantis* gebildet. Bakterielle Gene sind an der Produktion von GABA (Gamma-Amino-Buttersäure) beteiligt, einem Neurotransmitter, der hauptsächlich an hemmenden, sogenannten inhibitorischen Synapsen wirkt und somit bei allen Formen von Übererregung einschließlich der Angst heilsame Bedeutung hat. Auch andere Botenstoffe des Zentralnervensystems, Hormone und Immunmodulatoren hängen mit dem Mikrobiom zusammen. Insgesamt sind mittlerweile 13 Bakterienspezies bekannt, die mit der Synthese von Glutamat, Butyrat, Serotonin und GABA, den Schlüssel-Neurotransmittern bei der Depression, in Zusammenhang stehen.[140]

Eine belgische Studie an über 2000 Personen ergab, dass das Auftreten der Butyrat-produzierenden Spezies der Gattungen *Faecalibacterium* und *Coprococcus* insgesamt im Darmmikrobiom zu einer erhöhten Lebensqualität führte. Bakterienarten der Gattungen *Coprococcus* und *Dialister* kamen bei Personen mit Depression vermindert vor.[141] Das ausreichende Vorkommen von *Coprococcus*-Bakterien, die den Dopamin-Metaboliten 3,4-Dihydroxyphenylacetat synthetisieren, war in der Studie mit guter psychischer Gesundheit assoziiert.

Bei der Depression liegt nicht nur eine Mikrobiom-Dysbiose[142], sondern auch eine Dysregulation der Hypothalamus-Hypophysen-Nebennieren-Achse (HHN- oder auch

Stress-Achse) vor, die vor allem infolge von chronischer Stressbelastung zu einer Überstimulation der Nebennierenrinde führt. Die Mikrobiota-Darm-Hirn-Achse und die HHN-Achse hängen funktionell zusammen.[143] Die mehr akute Stressreaktion wird durch das vegetative Nervensystem über die Katecholamin-Ausschüttung aus dem Nebennierenmark gesteuert. Die Folgen von Dauerstress sind permanent erhöhte Cortisolspiegel mit konsekutiver Immunsuppression und entsprechender Disposition für zahlreiche Erkrankungen. Immunologisch kommt es zu einer Dysbalance von zellulärer und humoraler Abwehr (TH1/TH2-Shift), was beispielsweise die natürlichen Killerzellen (NKZ) reduziert und die Aktivität der Antikörper-produzierenden Zellen erhöht. Dadurch steigt das Risiko für Allergien und Autoimmunerkrankungen, der Mangel an NKZ verstärkt die Disposition für Infekte und Krebserkrankungen.

Wir stoßen hier auf ein grundsätzliches Prinzip beim Verständnis der psychischen Erkrankungen. Befund und Befinden – das sind die zwei Perspektiven, die wir im medizinischen Denken immer gleichwertig im Blick haben müssen. Beides ist verbunden durch das, was wir im weitesten Sinne als „Lebenskräfte" bezeichnen können, auch wenn der Begriff im modernen Sprachgebrauch etwas antiquiert klingt. Was wir mit Hormonen, Neurotransmittern, Zytokinen und mikrobiellen Metaboliten als Befund messen, spiegelt sich bei gesunden Verhältnissen in unserem Befinden als Erfahrung des Wohlseins, der Motivation und Fitness wider, im Krankheitsfall als Kraftlosigkeit, innere Leere und Depression. Hormone und Neurotransmitter haben zwei Seiten; Dopamin stimuliert biologisch den Kreislauf, psychologisch ist es mit positiven Gefühlen wie Motivation und Fitness verbunden; Oxytocin ist einerseits ein Milchbildungs- und Wehenhormon, andererseits wird es bei kooperativem Verhalten und seelischen Zuständen wie Vertrauen und Zuwendung gebildet; Serotonin regt im Darm die Peristaltik und Verdauung an, psychisch wirkt es über das Gehirn antidepressiv – aus Leben wird Er-Leben oder wie es der Neurobiologe und Psychotherapeut Joachim Bauer nennt: Das Gehirn macht aus Biologie Psychologie. Wir werden auf diesen menschenkundlich zentralen Aspekt in Kapitel V noch zurückkommen.

Wir wissen heute sehr genau, dass das sogenannte *Sickness Behavior*, das Gefühl von Schwäche, Mattigkeit, Müdigkeit, Muskel- und Gelenkschmerzen, Appetitverlust und depressiver Verstimmung nicht nur eine meist als diagnostisch irrelevant bewertete Begleiterscheinung von viralen und bakteriellen Infekten ist, sondern eine evolutionsbiologisch hoch sinnvolle Reaktion, die uns auf proinflammatorische Zustände in unserem Organismus hinweist und uns Schonung, Ruhe, Diät und manchmal auch eine Neuorientierung in der Lebensführung gebietet.[144] Physiologisch werden diese Zustände über die Zytokine des Immunsystems dem Gehirn vermittelt und nicht nur durch Infekte und Mikrobiom-Dysbiosen, sondern auch von seelischen Dauerbelastungen und Krisensituationen angestoßen. Eine Depression ist nicht nur ein medikamentös zu beseitigendes Übel, sondern ein Hinweis darauf, dass etwas nicht stimmt im weitesten Sinne. Dieses subjektive Schwäche- und Krankheitsgefühl wird ohne konkrete Befunde meist zu wenig ernst genommen, was nicht selten zu schwereren Krankheitsbildern führt, solange das nötige Innehalten und gewisse Korrekturen im Leben nicht stattfinden.

Wohlbefinden und psychische Gesundheit sind ganz wesentlich Kräfte-Erfahrungen. Auch Panikattacken und die ohne äußere Veranlassung auftretenden, sogenannten Binnenängste wurzeln nicht selten in einer unbewussten Wahrnehmung vegetativer Schwäche oder latenter Krankheitsdispositionen.

Das chronische Müdigkeitssyndrom (CFS), auch Myalgische Enzephalomyelitis (ME) genannt, ist gekennzeichnet durch unerklärliche schwächende Müdigkeit, kognitive Dysfunktion, gastrointestinale Störungen und orthostatische Intoleranz. Die Diagnose eines Chronic Fatigue Syndroms (CFS) lässt sich heute mit einer 83-prozentigen Sicherheit durch eine Stuhlanalyse stellen.[145] Vor allem an *Faecalibacterium prausnitzii* und *Eubacterium rectale*, beide als normalerweise reichlich vorhandene, gesundheitsfördernde Butyratproduzenten im menschlichen Darm bekannt, mangelt es den Patienten.[146] Die Millionen, in unsere ganze Physiologie integrierten mikrobiellen Gene sind nicht nur ein biologisches Faktum, sondern verbinden uns mit den Lebenskräften der gesamten Natur. In der Regel bemerken wir nur das Fehlen dieser „verborgenen" Kräfte.[147] Unsere Vitalität wurzelt letztlich in unserer Weltverbundenheit, wofür das Mikrobiom ein besonderes Organ ist, weil es immer Umwelt und Organismus zugleich ist.

Man implantiert heute schon Schrittmacher an den Vagusnerv – er stellt die Hauptverbindung zwischen Darm und Gehirn dar –, um hartnäckige Depressionen zu behandeln! Der abebbende „Vitalstrom" vom Darm zum Gehirn soll damit künstlich stimuliert werden.[148]

Es liegt auf der Hand, dass eine gesunde Ernährung zu den Grundlagen jeder Therapie seelischer Schwächezustände gehört; insbesondere die mediterrane Diät mit reichlich pflanzlichen Ballaststoffen und Fisch hat in zahlreichen Untersuchungen positive Effekte gezeigt.[149] Körperliche Aktivität hat bei Depressionen sogar einen doppelten Effekt, wie eine Studie der Ruhruniversität Bochum belegt.[150] Nicht nur die Depressionssymptome gingen nach einem dreiwöchigen Bewegungsprogramm, das weder Wettbewerbs- noch Prüfungscharakter hatte, signifikant zurück, sondern auch die Neuroplastizität des Gehirns, die bei Depressiven reduziert ist und wiederum mit dem Darmmikrobiom zusammenhängt, reichte anschließend an Werte von Gesunden heran.

Welche Auswirkungen eine regelmäßige meditative Praxis auf das Darmmikrobiom und die Psyche haben kann, zeigt eine aktuelle Studie aus China, bei der man das Darmmikrobiom von 56 tibetischen Mönchen mit einer Gruppe von Menschen aus der Umgebung verglich, die einen ähnlichen Lebens- und Ernährungsstil, aber ohne Meditation pflegten. Es zeigte sich, dass Bakterienstämme wie *Prevotella*, die bei Menschen mit Ängsten und Depressionen sehr selten vorkommen, bei den Mönchen vermehrt zu finden waren. Außerdem ergaben die Blutanalysen der Mönche verbesserte Parameter des Immunsystems und des Fettstoffwechsels, was das Risiko für Herz-Kreislauf- und zahlreiche andere Erkrankungen senkt.[151]

5.1.9 Autismus

Auch bei den Autismus-Spektrum-Störungen (ASD) zeigt sich eine deutliche Zunahme in den vergangenen Jahren, v. a. in den westlichen Industrieländern. Es handelt sich um eine tiefgreifende Entwicklungsstörung, die bereits vor dem 3. Lebensjahr einsetzt und zu Defiziten in der sozialen Kontaktfähigkeit und der sprachlichen und nonverbalen Kommunikation führt. Die Interessenslage der Patienten ist stark eingeschränkt bzw. einseitig fokussiert, und es kommt zu stereotypen Verhaltensweisen. Eine allgemein anerkannte ursächliche Erklärung gibt es derzeit nicht.

Neuroanatomisch findet sich ein reduziertes Konnektom[152], d.h. die Verbindungsstrukturen zwischen den verschiedenen Hirnarealen sind reduziert. Die Komorbidität mit Anfallsleiden, psychiatrischen Auffälligkeiten und Magen-Darm-Störungen, unter denen etwa 70 % der autistischen Kinder leiden, ist hoch. Dysbiosen bei ASD sind in der Literatur vielfach belegt. Manche Kinder zeigen eine sehr schmerzhafte sogenannte Autismus-Enterokolitis. Zusammenhänge mit einer gestörten Entwicklung der Darm-Gehirn-Achse sind also hoch plausibel.[153] Die Begeisterungsfähigkeit und Weltoffenheit – also das Gegenteil des Autismus – von Kleinkindern scheinen mit einer vielfältigen Darmflora zusammenzuhängen.[154] Bei der Stuhlanalyse von ASD-Kindern fand sich neben einer reduzierten Diversität eine auffällige Dominanz von Clostridien bzw. das Auftreten von bis zu neun Clostridien-Arten, die bei gesunden Kindern nicht nachweisbar waren.[155] Das Überhandnehmen von Clostridien kann Folge von Antibiotikatherapien sein. Das erklärt, dass sich in manchen Fällen die Autismussymptomatik unter Vancomycin, dem einzigen gegen Clostridien wirksamen Antibiotikum, bessert.[156]

Die Entwicklung einer gesunden Darmflora durch Stillen, entsprechende Ernährung und Vermeidung Mikrobiom-schädigender Medikamente, v. a. während der Schwangerschaft – antibiotische Therapien während dieser Zeit sind ein Risikofaktor für ASD – sollte daher zur Basistherapie bei Autismus gehören. Die Verabreichung von Probiotika (meist eine Mischung aus Bifidobakterien, Streptokokken und Laktobazillen) stellt ebenfalls eine vielversprechende Therapieergänzung dar.[157]

Es gibt auch Untersuchungen zu Stuhlübertragungen von Gesunden auf ASD-Kinder (Fäkaler Mikrobiomtransfer, FMT), die zu einer Verbesserung der psychischen und intestinalen Symptome führten.[158]

5.1.10 ADHS

5–6 % der Kinder und Jugendlichen sind weltweit von der Aufmerksamkeitsdefizit/Hyperaktivitatsstörung betroffen – ein unscharfes Krankheitsbild, das durch Verhaltens- und emotionale Störungen geprägt ist und einen fließenden Übergang zur Normalität zeigt. Zahlreiche Faktoren erhöhen das Erkrankungsrisiko: Alkohol während der Schwangerschaft, Exposition mit Blei und PCB (Polychlorierten Biphenylen), andere Schadstoffe, kompliziertes soziales Umfeld. Auch bei ADHS lassen sich oft neurobiologische Veränderungen (reduziertes Hirnvolumen, funktionelle Defizite im dopaminergen Belohnungs- und Motivationssystem sowie im Striatum) nachweisen. Die weiße

Substanz zeigt wie beim Autismus gewisse Abnormitäten[159], sodass auch hier mikrobiomvermittelte, gliale Entwicklungsstörungen in Betracht kommen. Bei Stuhlanalysen von ADHS-Kindern finden sich vermehrt Bifidobakterien, die zur Synthese eines Enzyms beitragen, das über Vorstufen die Dopaminsyntheserate erhöht.[160]

Wie bei vielen, mit mikrobiellen Dysbiosen assoziierten neurologischen und psychischen Erkrankungen sollte vor der medikamentösen Behandlung ein diätetischer Therapieansatz stehen, der in vielen Fällen zu einer Verbesserung der Symptomatik führt.[161] Bewährt hat sich die sogenannte Eliminationsdiät. Hierbei wird zunächst mit einer antigenarmen Basisdiät mit ausschließlich Reis, Gemüse, Obst und Kartoffeln begonnen. Um präinflammatorische Stoffwechsellagen, wie sie nahezu ausnahmslos mit Dysbiosen vergesellschaftet sind, einzudämmen, sollten potentiell allergene Nahrungsmittel wie Milch, Ei, Nüsse, Soja, Schokolade und Fisch zunächst vom Speiseplan gestrichen werden. Insbesondere Nahrungszusatzstoffe wie Azofarbstoffe (in Süßigkeiten) und Natriumbenzoat, ein unter der Bezeichnung E 211 häufig verwendeter Konservierungsstoff, sollte man bei ADHS-Kindern generell vermeiden, weil sie unter dem Verdacht stehen, die Symptomatik zu verstärken. Unter dieser in der Regel gut verträglichen Diät hat sich in einer Studie bei 10 von 16 Kindern die Symptomatik um mehr als 40 % verbessert.[162] Nach etwa 4 Wochen wird unter strenger Beobachtung schrittweise die Ernährung wieder aufgebaut, wodurch sich die symptomverstärkenden Bestandteile erkennen und eliminieren lassen.

5.1.11 Anorexia nervosa

Die Anorexia nervosa ist ein komplexes Krankheitsbild, das neben somatischen Dysbalancen (Kachexie, immunologische und hormonelle Störungen, Amenorrhö, Osteoporose) auch mit zahlreichen psychischen Problemen (Körperunzufriedenheit, Adoleszenz-Probleme, Ängste, Depressionen, Alexithymie, d.h. Schwierigkeiten, Gefühle zu äußern) vergesellschaftet ist. Die Prävalenz liegt bei 1-4 % der 12- bis 18-jährigen Mädchen. Häufig wird die Krankheit durch Stress in der Schule oder am Arbeitsplatz oder durch Beziehungskonflikte ausgelöst. Mit 5-15 % hat sie die höchste Mortalität unter den psychischen Erkrankungen.

Die Betroffenen fühlen sich vom eigenen Körper entfremdet, ihr ganzes Dasein ist von Verunsicherung und mangelndem Ich-Erleben geprägt. Nicht selten führt ein radikaler Wandel in den stressbelasteten Lebens- und Beziehungskonstellationen zu einem neuen Freiheitserleben und damit zu einem gesundenden Neuanfang – ein Phänomen, das sich auch bei anderen Krankheiten mit autoaggressiver Komponente beobachten lässt. Dass die tiefgreifenden Stoffwechsel- und Hormonveränderungen (Stresshormone wie Cortisol sind erhöht, Östrogene erniedrigt) im Rahmen der Anorexia nervosa mit Mikrobiomstörungen assoziiert sind, liegt auf der Hand.[163]

Stuhltranspantationen (FMT) von Patientinnen mit Anorexia nervosa auf Muttertiere von Nagern führte bei deren Nachwuchs zu entsprechenden Effekten hinsichtlich Nahrungsaufnahme, Gewicht, Angst- und Zwangssymptomen. Häufig findet sich auch ein Leaky-Gut-Syndrom mit inflammatorischer Stoffwechsellage und immunologischer Überstimulation. Interessanterweise weisen die Patienten/innen auch Autoantikörper gegen Hunger- und Sättigungshormone wie Leptin, Ghrelin und Orexin auf, was wiederum mit dem Mikrobiom zusammenhängt. Die Produktion des „Brain Derived Neurotroic Factor" (BDNF), der für die Neubildung von Neuronen, Synapsen und überhaupt für die lebendige Konnektivität der Gehirnfunktionen eine wichtige Rolle spielt, ist von bestimmten Darmbakterien abhängig. Bei der Anorexia nervosa ist der BDNF-Spiegel ebenso erniedrigt wie bei M. Alzheimer, Depressionen, Angstzuständen oder auch nach Antibiotikabehandlungen.[164] Eine probiotische Begleittherapie, z.B. mit Bifidobacterium und Lactobacillus, kann neben der Ernährungsrehabilitation durchaus hilfreich sein, ersetzt aber nicht die psychotherapeutische Primärtherapie. Auch bei Normalisierung des Gewichts bleibt die Dysbiose des Mikrobioms ohne eine integrative Therapie mehr oder weniger erhalten.[165] Durch fäkalen Mikrobiomtransfer (FMT) konnten in Einzelfällen positive Effekte erzielt werden, so ließ sich bei einer Patientin mit zweijähriger Krankheitsanamnese eine Gewichtszunahme von über sechs KG innerhalb von sechs Monaten erreichen.[166]

5.1.12 Zusammenfassung

Psychische Erkrankungen hängen mit Veränderungen des Darmikrobioms zusammen. Eine Metaanalyse von 34 Studien ergab bei 1519 Patienten mit schweren Depressionen, bipolaren Störungen, Psychosen, Schizophrenie, Anorexia nervosa, Angst- und Zwangsstörungen, posttraumatischen Belastungsstörungen, ADHS im Vergleich zu einer Kontrollgruppe signifikant weniger entzündungshemmende, Butyrat-produzierende Bakterien (*Fäkalibakterium* und *Coprococcus*), dagegen fand sich bei Patienten mit Depressionen, Schizophrenie, Angst- und bipolaren Störungen eine Anreicherung von entzündungsfördernden Bakterien.[167]
Die komplexe bidirektionale Kommunikation zwischen Darm und Gehirn wird von verschiedenen Systemen, einschließlich des endokrinen, immunen, vegetativen und enterischen (Nerven)-Systems, fein koordiniert und stellt eine ganz wesentliche Schnittstelle für das Verständnis psychoneuroimmunologischer Prozesse bzw. psychosomatischer Erkrankungen dar.

Es gibt eine zunehmende Evidenz für die Rolle des Mikrobioms und den von Mikroorganismen gebildeten Substanzen bei der Regulierung dieser hochkomplexen Wechselwirkungen. Die physiologischen Einzelheiten, die diesen vielfältigen Interdependenzen zugrunde liegen, sind bei weitem noch nicht verstanden. Angesichts der immer deutlicher werdenden Rolle der Darm-Gehirn-Achse bei Angstzuständen und Depressionen ist es wichtig, den Beitrag der Darmbakterien zu dieser bidirektionalen Wechselwirkung zu kennen. Der Magen-Darm-Trakt ist das größte endokrine Organ des Menschen und sezerniert eine Vielzahl verschiedener Signalmoleküle, einschließlich Peptide. Darmpeptide im systemischen Kreislauf können an verwandte Rezeptoren der Immunzellen und der fein verzweigten Vagusfasern binden und so die indirekte Kommunikation zwischen Darm und Gehirn ermöglichen.[168] Die subjektive Erfahrung von „Lebenskräften" im weitesten Sinne bzw. das Erleben ihres Mangels als *Sickness Behavior* stellt eine Verständnisbrücke für diesen so bedeutsamen Leib-Seele-Zusammenhang dar. In Kapitel V werden wir diese Thematik vertiefen.

5.2 Darmmikrobiom und Rhythmisches System

Wir geben hier einen Überblick über die physiologischen und pathologischen Zusammenhänge zwischen der Darmmikrobiota einerseits und dem Atmungstrakt bzw. dem Herz-Kreislauf-System andererseits. Das Mikrobiom der Lunge wird weiter unten gesondert behandelt.

5.2.1 Kardiovaskuläres System

Die Erkrankungen des Herz-Kreislauf-Systems stellen die häufigste Todesursache in den westlichen Industrienationen dar.

Patienten mit kardiovaskulären Erkrankungen (CVD) bzw. mit koronarer Herzerkrankung (KHK) zeigen regelhaft bestimmte Veränderungen ihrer Darmmikrobiota. Das Verhältnis der Stämme Firmicutes – hier vor allem die Laktobazillen – und Bacteroides, auch als Firmicutes/Bacteroides-Quotient bezeichnet, ist grundsätzlich ein Indikator für Dysbiosen und steigt bei den genannten Erkrankungen an. Auch Streptokokken und Enterobacteriaceae sind bei KHK-Patienten vermehrt nachweisbar.[169]

Bacteroides sind grundsätzlich wichtig für ein gesundes Darmökosystem; bei Patienten mit zerebralen Durchblutungsstörungen oder Schlaganfall sind sie reduziert. Die meisten Probiotika enthalten neben Laktobazillen auch Bacteroides. Die hohen Erwartungen, durch Supplementierung das Fortschreiten der Arteriosklerose günstig zu beeinflussen, müssen erst durch weitere Studien untermauert werden.

Fäkalibacterium prausnitzii gehört zum Stamm der Firmicutes und ist mit durchschnittlich 5 % eine der häufigsten Spezies im menschlichen Darm. Der Keim hat immunmodulatorische und entzündungshemmende Wirkungen und ist bei Patienten mit koronarer Herzerkrankung signifikant verringert[170], aber beispielsweise auch bei Morbus Crohn.[171]

Zahlreiche mikrobielle Metaboliten haben Einfluss auf das Herz-Kreislauf-System und seine Erkrankungen. An erster Stelle ist hier das Trimethylamin (TMA) zu nennen, das bei der Verdauung von Fisch, Fleisch, Eiern usw. unter mikrobieller Beteiligung entsteht und dessen Oxid (TMAO) im Blutplasma das Arteriosklerose-Risiko erhöht. Mehrere aktuelle Studien[172] (siehe unten) zeigen übereinstimmend einen Zusammenhang des TMAO-Spiegels mit kardiovaskulären Erkrankungen. Vor allem die methanogenen Archaeen im Colon sind maßgeblich am Abbau von TMAO beteiligt, weil sie es als Elektronenakzeptor zur Methanherstellung verwenden.

Indoxylsulfat, ein mikrobielles Stoffwechselprodukt aus dem Tryptophan-Abbau, hat einen proinflammatorischen Effekt auf Muskel- und Bindegewebszellen des Herzens und spielt in der Blutdruckregulation eine Rolle.[173]

Sulfide aus dem Bakterienstoffwechsel – sie kommen auch in verschiedenen Lauch-Gemüsen vor – zeigen einen günstigen Einfluss auf Blutdruck, Blutgerinnung, Cholesterin sowie Blutzucker und stimulieren die Bildung von Glutathion, einem wichtigen Antioxidans, dessen Mangel in den Industrieländern weit verbreitet ist und zu einer allgemeinen Immunschwäche und zum Arteriosklerose-Risiko beiträgt.[174,175]

Das metabolische Syndrom (Übergewicht, Bluthochdruck, Diabetes, Fettstoffwechselstörungen), an dem mittlerweile jeder vierte Deutsche leidet, stellt eine Hauptursache für Herzinfarkte und Schlaganfälle dar. Jüngste Untersuchungen zeigen, dass eine fünftägige Fastenkur mit anschließender Ernährungsumstellung auf „mediterrane" Kost (oder eine sogenannte DASH-Diät mit Obst, Gemüse, Hülsenfrüchten, Vollkornprodukten, Nüssen, fettarmen Fleisch- und Milchprodukten, wenig Salz und Zucker) zu einer dauerhaften Normalisierung v. a. von Blutdruck und Body-Mass-Index führt.[176]

Chronischer Stress ist einer der wirkmächtigsten Faktoren sowohl für Mikrobiomveränderungen als auch für Herz-Kreislauf-Erkrankungen. Einen eindrucksvollen Beleg lieferten die Obduktionsergebnisse von gefallenen US-Soldaten im Koreakrieg, die alle über Monate an der Front täglicher Todesangst ausgesetzt waren. 77 % der jungen Männer im Alter von 20–22 Jahren wiesen deutliche Verkalkungen der Herzkranzgefäße mit zum Teil höhergradigen Stenosen auf.[177] Arterienverkalkung gibt es normalerweise in dieser Altersgruppe nicht.

Bisher war die Stressforschung auf das sympathische Nervensystem und die Hypophysen-Nebennieren-Achse sowie auf die nachgeschalteten immunsuppressiven Wirkungen hauptsächlich durch Cortisol fokussiert. Inzwischen wissen wir, dass Dauerstress auch erhebliche Auswirkungen auf die Darmmikrobiota und ihre Diversität hat.[178] Das Mikrobiom ist maßgeblich an der stressinduzierten Immunmodulation beteiligt. Es kommt zu veränderten Genexpressionsmustern von Bakterien und zu deren Translokation in die sekundären Lymphorgane (Peyer-Plaques[179], Lymphknoten, Milz), wo das adaptive Immunsystem aktiviert wird mit entsprechenden inflammatorischen Folgezuständen: Anstieg von verschiedenen Zytokinen, darunter Interleukin-6, das ein hoch zuverlässiger Prädiktor für Arteriosklerose, Alterung und Sterblichkeit ist. Die Höhe des IL-6-Spiegels bei über 65-Jährigen korreliert eng mit deren Lebenserwartung.[180] Die Aktivierung der Zytokine ist für die Gesunderhaltung wichtig in der Infektabwehr und bei anderen akuten Stressereignissen. Wirkt aber ein Stressor dauerhaft mit entsprechend erhöhtem IL-6-Spiegel, dann „verbrennt" sich der Organismus mit der Zeit in einem immunologisch überstimulierten inflammatorischen Dauerzustand. Der Alterungsprozess beschleunigt sich, Endzustände sind sklerotische Prozesse, v. a. in den Arterien mit Herzinfarkten, Schlaganfällen und anderweitigen Durchblutungsstörungen.

Vorhofflimmern, eine weltweit zunehmende, v.a. bei älteren Menschen auftretende, stress-assoziierte Herzrhythmusstörung, ist offenbar – wie auch erhöhter Blutdruck und Herzinsuffizienz – mit dem vermehrten Vorkommen von bestimmten Darmbakterien assoziiert, die sich in Zukunft möglicherweise zur Risikovorhersage und entsprechender Prävention eignen.[181] Dass vermehrter Salzkonsum den Blutdruck erhöht, ist hinlänglich bekannt. Die Ursachen wurden bisher in den Nieren vermutet. Studien haben nun gezeigt, dass zu große Salzmengen zu Dysbiosen mit Aktivierung der T-Helferzellen (Th 17) führen mit entzündlichen Zuständen und Blutdruckanstieg.[182] Dieser

Effekt führt auch bei der MS zur Verschlechterung der Symptomatik. Außerdem werden durch Salz bestimmte Milchsäurebakterien (*Lactobacillus murinus*) dezimiert. Untersuchungen an Probanden ergaben nun, dass bei einer Salzzufuhr von 14 Gramm pro Tag (die durchschnittlich täglich zugeführte Menge beträgt in Deutschland 8–9 Gramm, empfohlen sind 5–6 Gramm) die Laktobazillen abnahmen und der Blutdruck anstieg. Bei den Probanden, die zusätzlich Laktobazillen in Form eines Probiotikums zu sich nahmen, blieb der Blutdruck unverändert.[183]

Die Mundflora spielt für die Blutdruckregulation eine wichtige Rolle. Stickstoff-Monoxid (NO) ist ein Schlüsselregulator der vaskulären Integrität und Gefäßspannung. Menschliche Zellen können das mit der Nahrung aufgenommene Nitrat nicht verarbeiten. Nur die Mund- und Hautflora vermag Nitrat zu Nitrit zu reduzieren und dies letztlich in NO umzuwandeln, das im Mund Karies und Paradontitis entgegenwirkt; auf der Haut reduziert es Pyodermie-assoziierte Spezies. Wird NO ins Blut aufgenommen, senkt es den Blutdruck und schützt die Gefäße. Durch nitratreiche Kost (Salat, Gemüse, Rote Beete u. a.) kultivieren wir damit eine nitratreduzierende Mundflora mit zahlreichen Gesundheitseffekten. Antimikrobielle Mundspüllösungen sollten daher kritisch hinterfragt werden.[184]

5.2.2 Lunge und Darmmikrobiom

Da die Ausbildung des Immunsystems eng mit einem intakten Darmmikrobiom zusammenhängt, ist die Gesundheit auch anderer, stark umweltexponierter Organe wie der Lunge davon abhängig.

Alle Schleimhäute unseres Organismus sind mehr oder weniger mit immunaktivem Lymphgewebe ausgestattet (MIS = Mukosales Immunsystem). Im Verdauungstrakt sind das die Tonsillen, die Peyer-Plaques im Dünndarm, der Wurmfortsatz des Blindarms u.v.m., wo eine Konzentration des Lymphgewebes mit entsprechender Entzündungsdisposition gegeben ist. Auch der Respirationstrakt ist mit einem Mukosa-assoziierten Lymphgewebe (MALT=Mucosa Associates Lymphoid Tissue) ausgestattet. In der Nase sprechen wir von NALT (N=nasal), im Bronchialsystem von BALT, GALT steht für Gut und VALT für vulvovaginal.

Alle Epithelien und Schleimhäute sind von Mikroorganismen besiedelt und gleichzeitig mit immunkompetentem Lymphgewebe ausgestattet. Beide stehen grundsätzlich in einem interdependenten, ja komplementären Wechselverhältnis, sie sind funktionell ineinander verwoben. Entscheidend für das Verständnis der systemischen Zusammenhänge ist nun die Tatsache, dass sich *sensibilisierte Immunzellen durch die Blut- und Lymphbahnen des Organismus von einem zum anderen Epithel bewegen können.*[185] Bakterien aus dem Darm, die durch Phagozytose in Dendritische Zellen und Makrophagen aufgenommen werden, generieren naive (nicht aktive) B- und T-Zellen, die dann in die Lunge wandern oder in den Darm zurückkehren können.[186] Dadurch wird verständlich, dass mikrobielle Dysbiosen und damit Irritationen des Immunsystems selten lokal begrenzt auftreten. Entsprechend der Darm-Gehirn-Achse sprechen wir von einem bidirektionalen Crosstalk von Lunge und Darm (Gut-Lung-Axis). So sind pathogene Einflüsse auf ein spezielles Schleimhaut-Epithel regelmäßig von immunologischen und funktionellen Störungen in anderen Organen begleitet. Daher beeinflusst das Darmmikrobiom auch die Immunaktivität der Leber[187] und des Pankreas.[188] Das macht auch verständlich, warum Autoimmunerkrankungen häufig multifokal auftreten, zum Beispiel eine Psoriasis mit gleichzeitiger Arthritis.

Es sei hier nochmals ausdrücklich betont, dass mikrobielle Dysbiosen kein lokales oder auf spezielle Organe begrenztes Problem sind. Sie können sich zwar in einzelnen Organen vornehmlich manifestieren, sind aber für ein integrales medizinisches Denken immer unter dem Leitgedanken einer allgemeinen Pathologie der Leibgrenzen zu betrachten.

Durch eine vorwiegend pflanzliche Ernährung nehmen Laktobazillen und Bifidobakterien im Darm zu, was u.a. einen Anstieg der kurzkettigen Fettsäuren (SCFA) zur Folge hat. Gleichzeitig gehen pathologische Keime wie *Clostridium perfringens* und *Bacteroides fragilis* zurück. Durch den genannten Crosstalk lassen sich nun bei einer solchen Ernährung bestimmte Effekte in der Lunge nachweisen: Stabilisierung der mucosalen Barriere, Entzündungshemmung,, Anstieg der regulatorischen T-Zellen usw.[189] Ein Übermaß an tierischen Eiweißen in der Ernährung hat entsprechend gegenteilige Folgen. Dysbiosen des Darmmikrobioms sind daher häufig mit respiratorischen Infekten und anderen Lungenerkrankungen assoziiert.[190, 191] Nochmals sei betont, dass die Wechselwirkungen von Lungen- und Darmmikrobiom bidirektional sind. Asthma bronchiale, zystische Fibrose (Mukoviszidose) und verschiedene Allergien sind häufig mit einem gestörten mikrobiellen Ökosystems des Darms vergesellschaftet.

Bei kindlichem Asthma ist die Zahl von Bifidobakterien im Darm verringert und die von Clostridien erhöht.[192] Antibiotikatherapien während der Schwangerschaft erhöhen das kindliche Asthmarisiko um 89 %.[193] Ebenso nimmt die Erkrankung mit der Häufigkeit der Antibiotikatherapien in der Kindheit zu.[194] Prospektive Kohortenstudien an größeren Populationen zeigen einen parallelen Rückgang der Asthma-Inzidenz mit Abnahme der Antibiotikaverschreibungen im ersten Lebensjahr.[195]

Zumindest in Tierversuchen hat sich gezeigt, dass die Reduktion bestimmter Darmbakterien nach Antibiotikatherapien mit Neomycin zu einer erhöhten Anfälligkeit der Bronchialschleimhaut für Influenzaviren führt.[196] Auch umgekehrt gehen bronchopulmonale Infekte mit einem Anstieg der Enterobacteriaceen bzw. einem Abfall der Laktobazillen im Darm einher.[197]

Aktuelle Studien belegten ebenso, dass die Diversität der Darmmikrobiota bei Covid-19-Patienten reduziert ist. *Ruminococcus gnavus*, *Ruminococcus torques* und *Bacteroides dorei* waren vermehrt, Bifidobakterien, *Eubacterium rectale* und *Faecalibacterium prausnitzii* dagegen vermindert.[198] Die Schwere der Atemwegsinfektionen und deren Verlauf scheinen direkt mit dem Darmmikrobiom und dem Ausmaß der Darm-Barriere-Störung korreliert zu sein, infolge derer es auch zu gastrointestinalen Störungen und zum Befall der inneren Organe mit Sars-CoV-2 kommen kann.[199] Andere Untersuchungen bei schweren Covid-19-Verläufen ergaben vorbestehende Dysbiosen der Darm-Mykobiota mit Vermehrung opportunistischer Pilze (*Candida*, *Aspergillus*).[200] Dieselben mikrobiellen Kofaktoren, die im Rahmen von Adipositas, Asthma, Diabetes und Bluthochdruck auftreten, sind auch bei schweren Covid-19-Fällen zu beobachten. Intensivmedizinisch behandlungsbedürftige und letale Verläufe scheinen also in hohem Maße mit immunologischen Defiziten auf dem Boden von intestinalen Dysbiosen korreliert zu sein.[201]

5.3 Darmmikrobiom und Stoffwechsel-Gliedmaßen-System

Der Magen-Darm-Trakt ist ein Hauptmanifestationsort für psychosomatisch beeinflusste Erkrankungen (Gastritis, Magengeschwüre, Reizdarmsyndrom, Morbus Crohn, Colitis ulcerosa u.a.). Warum das so ist, wird verständlich, wenn wir uns die vielschichtigen, wechselseitigen Beziehungen vergegenwärtigen, die wir als Darm-Gehirn-Achse bereits beschrieben haben.

Es zeigt sich immer mehr, dass viele westliche Zivilisationserkrankungen mit einem gestörten Mikrobiom (Dysbiose) und auch mit einer ungünstigen Ernährungsweise zusammenhängen.
Insgesamt findet sich bei Menschen aus den Industrienationen ein sogenanntes präinflammatorisches Profil der Darmflora, also eine Zusammensetzung, die in Richtung einer entzündlichen Darmerkrankung weist. Das hängt im Wesentlichen mit einer unnatürlichen Ernährung aus industrieller Produktion zusammen. In der EU sind weit über 300 Lebensmittelzusatzstoffe wie Konservierungsmittel, Geschmacksverstärker, Farbstoffe, Emulgatoren, Süßstoffe[202], Säureregulatoren u.v.m. zugelassen, die zwar alle einzeln getestet sind, sich aber in ihren Wechselwirkungen, auch in Verbindung mit medikamentösen Einflüssen, zu unkalkulierbaren Effekten aufsummieren können. Speiseeis beispielsweise enthält bis zu zehn verschiedene Emulgatoren. Setzt man Mäusen nur zwei von diesen über einen Zeitraum von 12 Wochen dem Trinkwasser zu, sinkt die Diversität der Mikrobiota deutlich ab, die für die Barrierefunktion wichtige Schleimschicht wird zerstört und es entwickelt sich ein metabolisches Syndrom mit Adipositas, erhöhten Entzündungswerten und bei prädisponierten Mäusen eine Colitis.[203]

Bei aktuellen In-vitro-Tests mit 20 verschiedenen Emulgatoren induzierten die meisten Substanzen eine Mikrobiomveränderung. Bedenklich muss erscheinen, dass häufig verwendete Emulgatoren wie Polysorbat 80 (wird Lebensmitteln, Kosmetika und Arzneistoffen zugesetzt), Agar Agar (dient in der Lebensmittelindustrie als Verdickungsmittel) und Iota-Carrageen (temperaturbeständiges Geliermittel in Schlankheits- und Lightprodukten) zu einer signifikanten Reduzierung der *Faecalibacteriae* führen, die für ihre entzündungshemmende Wirkung bekannt sind und beispielsweise bei Patienten mit Morbus Crohn fehlen.[204]

Da die Darmbakterien wesentlich an der Ernährung der Darmschleimhaut und damit an ihrer Schutz- und Barrierefunktion beteiligt sind, führt die Reduktion bestimmter Bakterien (v. a. der Butyratbildner) zu einer Permeabilitätsstörung, die wir auch als *Leaky Gut* (löchriger Darm) bezeichnet haben. Dadurch kommt es zum Übertritt von bestimmten Substanzen ins Blut, der normalerweise von einer gesunden Darmbarriere verhindert wird. Solche Metaboliten sind dann im Blut und im Urin von Menschen vermehrt nachweisbar und führen zu systemischen, inflammatorischen Veränderungen.

5.3.1 Adipositas

Seit 1975 hat sich die Zahl der Adipösen laut WHO weltweit verdreifacht, vor allem in wohlhabenden Industrieländern. 2014 waren 1,9 Milliarden Menschen übergewichtig, davon 600 Millionen stark (BMI > 30). Es sind aber auch zunehmend Schwellenländer wie Indien und China betroffen. Auffallend ist die Korrelation von Fettleibigkeit mit sozialer Ungleichheit. Vor allem bei Menschen mit niedrigem Sozialstatus ist das Problem besonders evident; Frauen aus den unteren sozialen Schichten haben im Vergleich zur Oberschicht ein 4,4-fach erhöhtes Adipositasrisiko.[205]

Als ursächlich für die Adipositas-„Pandemie" (WHO) kommen zahlreiche Faktoren in Betracht: Bewegungsmangel in einer zunehmend motorisierten und automatisierten Gesellschaft, sitzende Tätigkeiten und bewegungsarme Freizeitgestaltung (Fernsehen, PC-Spiele), Fastfood-Kultur mit hohem Fett-, Zucker- und Salzgehalt, appetitanregende und geschmacksverstärkende Zusatzstoffe wie Glutamat, Farb- und Geruchsstoffe, Prägung von ungesunden Ernährungsvorlieben durch gezieltes Kinder-Marketing, aber auch durch Werbestrategien, die auf Essen als Ersatz für Zuwendung abzielen. Psychologisch handelt es sich vor allem im Kindesalter um regelrechte Konditionierungen, die lebenslange Gesundheitsprobleme wie Diabetes, Bluthochdruck, Arthrosen und auch Krebs nach sich ziehen.

Faktoren wie die Genetik des Kindes, Art der Geburt, Stillen versus Flaschennahrung und der Einsatz von Antibiotika spielen eine wichtige Rolle in der initialen Entwicklung der Diversität des Darmmikrobioms, die wiederum einen entscheidenden protektiven Faktor gegen Fettleibigkeit und andere Stoffwechselerkrankungen darstellt.

Die Rolle des Mikrobioms bei der Adipositas ist in den letzten Jahren zunehmend in den Fokus der Aufmerksamkeit gerückt. Lange war unklar, ob Mikrobiomveränderungen Ursache oder Folge des Übergewichts sind. Man fand dann, dass steril aufgezogene Mäuse bei Übertragung der Darmflora von fettleibigen Mäusen trotz normaler Ernährung dick werden.[206]

Die Abnahme der Mikrobiom-Diversität und der gleichzeitige Anstieg der Adipositas-Prävalenz in den vom westlichen Lebensstil geprägten Industrieländern ist ein in zahlreichen Studien belegtes Faktum.[207]

Bei Einwanderern aus Thailand in die USA zeigte sich ein unmittelbarer Rückgang der mikrobiellen Diversität, der sich im Lauf der Zeit verstärkte und auch auf die Nachkommen überging.[208]

Eine Nahrungsumstellung bei Erwachsenen kann innerhalb von drei Tagen zu messbaren Veränderungen der Darmmikrobiota führen, die kurzfristig reversibel sind.[209] Bei Verzicht auf gewisse Nähr- oder Ballaststoffe über längere Zeit kommt es zu nicht reversiblen Veränderungen der mikrobiellen Zusammensetzung.[210]

Die sogenannten Ballaststoffe – der Begriff *Ballast* geht an der eigentlichen Bedeutung dieser Stoffe völlig vorbei – stellen gewissermaßen die Basisernährung für eine gesunde Darmflora dar. Diese für uns unverdaulichen Substanzen bauen die Mikroorganismen zu kurzkettigen Fettsäuren (SCFA = Short Chain Fatty Acids) ab, die wiederum wichtige Stoffwechselprozesse, v. a. in Leber und Gehirn, beeinflussen. Insbesonders die Butyrate (Anionen der Buttersäure) sind essentiell für die Ernährung der Darm-

Epithelzellen und damit für eine regelrechte Barrierefunktion der Darmschleimhaut [→ Kapitel V.1.1.].

Darmbakterien beeinflussen den Fettstoffwechsel in vielerlei Hinsicht. Anomalien des Sphingolipidhaushalts stehen im Zusammenhang mit Stoffwechselstörungen wie Insulinresistenz und Fettleber. Neuere Studien konnten zeigen, dass Sphingolipide, die eine wichtige Rolle beim Aufbau von Zellmembranen und Signalmolekülen spielen und damit auch eine relevante Funktion in der Hirnphysiologie ausüben, zu 30–40% von menschlichen Darmbakterien produziert werden.[211]

Bei Vegetariern ist die Diversität der Darmmikrobiota in der Regel höher als bei einer Mischkost-Ernährung – obwohl der Verzicht auf tierische Nährstoffe auch zu einer selektiven Reduktion einzelner Mikrobenenarten führen kann. Unabhängig von der Art der Ernährung ist es in den letzten 50 Jahren zu einer starken Reduktion der Vielfalt der Lebensmittel gekommen[212], was interessanterweise mit dem starken Anstieg von Adipositas und Typ-2-Diabetes korreliert. Eine möglichst vielseitige Ernährung ist also wichtig, um ein gesundes, diverses Darmmikrobiom zu erhalten, das die metabolische Gesundheit unterstützt.

Die Reduktion des Körpergewichts durch Fasten und andere diätetische Maßnahmen führt regelhaft zu Mikrobiomveränderungen.[213] Nach Rauchentwöhnung nehmen 80% der Menschen im Durchschnitt sieben bis acht Kilogramm an Gewicht zu, was auch mit einer Zunahme der Firmicutes-Stämme und der damit verbundenen höheren Kalorienausbeute zusammenhängt.[214]

Als Indikatoren für die Adipositas-Pathogenese und für die Abschätzung der Erfolgsaussichten diätetischer Maßnahmen hat sich in den letzten Jahren die Einteilung nach bestimmten Enterotypen bewährt.[215] Dominieren Bakterien der *Prevotellaceae* das Mikrobiom, reagieren die Personen erfolgreich auf ballaststoffreiche Ernährungsformen wie Vollkornkost. Sind dagegen die *Bacteroides* vorherrschend, hat diese Diätform weniger Erfolg. Dagegen sind in diesen Fällen präbiotische Ernährungsinterventionen mit inulinreicher Kost (Chicorée, Artischocken, Pastinaken, Schwarzwurzel, Topinambur-Knollen u.a.) in der Lage, eine Gewichtsreduktion zu unterstützen.[216] Beim häufigsten Enterotyp 3, der bei etwa 70% der Bevölkerung vorliegt, dominieren die *Ruminokokkus*-Arten. Er tritt typischerweise bei „Allesessern" auf, hier ist nur die Nahrungsreduktion insgesamt erfolgversprechend.

Wie wir noch sehen werden, legen die Ergebnisse der Mikrobiomforschung den Schluss nahe, die Indikationen für Antibiotikatherapien vor allem im Kindesalter noch sehr viel kritischer als bisher zu stellen. Es gibt inzwischen über 100 Studien, die den Zusammenhang von Adipositas und Antibiotikaeinnahmen belegen.[217, 218] Vor allem Kleinkinder, die Breitbandantibiotika erhielten, sind später vermehrt von Übergewicht mit Folgeproblemen betroffen. In der Massentierhaltung kommen Antibiotika als Mastbeschleuniger nicht zuletzt deshalb in so großen Mengen zum Einsatz, weil sich durch die damit verbundene Gewichtszunahme der Tiere ein höherer Ertrag erwirtschaften lässt [→ Kapitel III].

„Die Koevolution von Mensch und Mikrorganismen ist in Gefahr, vor allem durch den Einsatz von Antibiotika."[219]

5.3.2 Diabetes mellitus

Diabetes ist eine durch Insulinmangel oder -resistenz bedingte Stoffwechselerkrankung, an der in Deutschland etwa 6,5 Millionen Menschen (7,2 % der Bevölkerung zwischen 18 und 79 Jahren) leiden. Seit 1995 hat sich die Prävalenz weltweit von 100 auf knapp 400 Millionen nahezu vervierfacht. 5–10 % davon sind Typ-1-Diabetiker, bei denen es bereits im Kindes- und Jugendalter durch Autoimmunprozesse zu einer meist vollständigen Zerstörung der insulinproduzierenden Zellen im Pankreas kommt, wodurch sie lebenslang auf eine Insulinsubstitution angewiesen sind. Wie die meisten Autoimmunerkrankungen hat der kindliche Typ-1-Diabetes (T1D) eine wachsende Inzidenz, die jährlichen Steigerungsraten liegen bei 3–4 %.

Laut dem Bericht der Deutschen Diabetes Gesellschaft (DDG) 2022 ist mittlerweile jeder fünfte Todesfall in Deutschland (ca. 200.000 pro Jahr) mit Diabetes assoziiert.[220] Die sogenannte EPIC-Studie, bei der europaweit über 500.000 Menschen über 20 Jahre hinsichtlich Ernährung, Gesundheitsdaten und Lebensstil beobachtet wurden, ergab, dass bei Einhaltung von vier Gesundheitsfaktoren – nicht Rauchen, normales Körpergewicht, gesunde Ernährung und 3,5 Stunden körperliche Aktivität oder Sport pro Woche – das Risiko, an Diabetes zu erkranken, um 93 % sinkt.[221] Typ-2-Diabetes ist also ein bei entsprechender Lebensführung weitgehend vermeidbares Problem. Eine präventive Gesundheitspolitik müsste hier das gezielte Kinder-Marketing mit Nachdruck kritisch ins Visier nehmen, was in jüngster Zeit auch geschieht. Kinder sind den psychologischen Werbestrategien schutzlos ausgeliefert. Es werden dabei Vorlieben für Süßes, Fettiges und Salziges mit entsprechenden Mikrobiomveränderungen geradezu anerzogen, die nicht nur langfristige Gesundheitsprobleme, sondern auch enorme Kosten generieren.[222]

Werden Mäuse zuckerreich ernährt, zeigen sie bereits nach vier Wochen deutliche Mikrobiomveränderungen mit Gewichtszunahme, Glucoseintoleranz und Insulinresistenz. Im Tierversuch verändert sich das Mikrobiom dahingehend, dass eine bestimmte Clostridien-Art, die sog. segmentierten filamentösen Bakterien (SFB), vermindert vorkommen und andere dagegen gehäuft. Die SFB induzieren normalerweise die Bildung von T-Helferzellen (TH 17), die u. a. dafür sorgen, dass aus dem Darm weniger Fett aufgenommen wird. Ein gesundes intestinales Mikrobiom schützt also vor der Entwicklung von Fettleibigkeit, metabolischem Syndrom und Diabetes.[223]

Fettleibigkeit und Diabetes beim Menschen sind bekanntlich mit erhöhten Angst- und Depressionsraten verbunden, was durch die gleichzeitigen Mikrobiom-Dysbiosen verständlicher wird [› Kapitel I 5.1.7].[224]

Das Verhältnis von *Prevotella* und *Bacteroides* im Darm ist ein Indikator dafür, wie leicht oder schwer eine Gewichtsreduktion zu erreichen ist. Menschen mit einer Dominanz von *Prevotella* nehmen leichter ab. Studien zeigen, dass es bereits nach einer dreitägigen gerstereichen Kost zu einer Verbesserung des Blutzuckerspiegels und der Insulinantwort kam, wenn sich dabei gleichzeitig der *Prevotella*/*Bacteroides* Quotient erhöhte.[225]

Auch Kuren mit Hafer sind vor allem bei Insulinresistenz sehr wirkungsvoll. Eine vierwöchige Kost mit dreimal täglich jeweils etwa 75 Gramm Haferflocken kann die Blutzuckerwerte und damit die gesamte Stoffwechsellage wieder normalisieren.[226]

Ruminococcus ist ein Bakterium, das im Darm von Pflanzenfressern vorkommt und eine wichtige Rolle in der Zelluloseverdauung und für den Kohlenhydrat-Stoffwechsel spielt. Beim Menschen gilt er allgemein als Indikator für ein gesundes Darmmikrobiom. Bei Patienten mit Diabetes, aber auch bei Darmkrebs und Lebererkrankungen ist seine Anzahl deutlich reduziert.[227]

Diabetes mellitus Typ 2, aber auch Adipositas, Herz-Kreislauf-Erkrankungen und Darmkrebs sind regelhaft mit einem Butyratmangel vergesellschaftet. Butyrate gehören zusammen mit den Propionaten und Acetaten zu den kurzkettigen Fettsäuren (SCFA). In gesunden Därmen wurden mittlerweile 20 verschiedene Butyrat produzierende Bakterien identifiziert, die bei den genannten Krankheiten reduziert sind oder gar fehlen.[228] Ihre Anzahl steigt mit pflanzlicher und fällt bei fleischlicher Nahrung.

Eine ballaststoffreiche Vollwertkost mit hohem Anteil an Obst und Gemüse hat deshalb auf viele Krankheitsprozesse einen günstigen Einfluss und stellt gleichsam die Basis einer gesunden Ernährung dar, wobei SCFA auch eine wichtige Rolle für die Entwicklung regulatorischer T-Zellen und damit für die Ausbildung des Immunsystems spielen.[229]

Die hoch individuelle Zusammensetzung der Darmmikrobiota bringt es mit sich, dass der Verlauf des Blutzuckerspiegels nach dem Essen (postprandial) sehr unterschiedlich sein kann.[230] Mikrobiomanalysen könnten daher in Zukunft eine wichtige Rolle in der personalisierten Ernährungstherapie bei schwer einstellbarem Diabetes spielen.

Die Reduktion von Zucker und Stärke bei der Behandlung von Diabetikern sollte in jedem Fall durch Zufuhr von unverdaulichen Kohlenhydraten, also Ballaststoffen, begleitet werden, um einer Reduktion der mikrobiellen Diversität entgegenzuwirken.[231]

Der Typ-1-Diabetes ist die häufigste Stoffwechselerkrankung bei Kindern und Jugendlichen und kann als Beispiel gelten, warum ein systemisches Denken, zu der uns die Mikrobiomforschung immer mehr auffordert, für das Verständnis unentbehrlich ist.

Bei der Suche nach den Ursachen gelten Viren schon länger als Auslöser. In den Inselzellen des Pankreas, die im Rahmen des Typ-1-Diabetes (T1D) vom Immunsystem angegriffen werden, finden sich Proteinstrukturen, die mit denen des Coxsackie-B-Virus (CVB1) übereinstimmen, wodurch bei einer Infektion mit CVB1 eine Kreuzreaktion des Immunsystems mit den Inselzellen auftreten kann, so die Vermutung. Allerdings reduziert eine Infektion mit anderen Coxsackie-Viren (CVB3, CVB6) über eine Kreuzimmunität gegen CVB1 das Risiko der T1D-Entwicklung bei prädiabetischen Kindern.[232]

Eine kürzlich durchgeführte prospektive Studie an Säuglingen mit erhöhtem Risiko für T1D führte eine Längsanalyse des Darmmikrobioms durch und zeigte, dass eine erhöhte Bakterienvielfalt das Fortschreiten der Krankheit verhindert. Bei den weniger gefährdeten Kindern war auch die Vielfalt der Viren im Stuhl erhöht; überraschend fanden sich häufig Enterovirus-, Kobuvirus-, Parechovirus-, Parvovirus- und Rotavirus-Sequenzen, die aber nicht mit Infektionszeichen oder Autoimmunitätsprozessen in Verbindung standen [→ Kapitel II.12].[233] Die mikrobielle Vielfalt ist auch bei Autoimmunerkrankungen ein protektiver Faktor, der wiederum von zahlreichen anderen, insbesondere psychosozialen Faktoren abhängt [→ Kapitel I.5.3.7].

Eine Studie mit über 17.000 Familien in Schweden ergab einen hoch signifikanten Zusammenhang der frühkindlichen Stressbelastung durch soziale, psychische und andere Probleme im Elternhaus mit dem Risiko für T1D. Bereits im frühen Säuglingsalter waren die Diabetes-assoziierten Antikörper im Blut erhöht.[234, 235]

5.3.3 Kolorektales Karzinom

Darmkrebs ist vor allem in den Industrienationen eine der häufigsten Krebsarten, bei der Inzidenz liegt er an dritter, bei der Mortalität an zweiter Stelle. Die Inzidenz hat in den westlichen Industriestaaten von 1988 bis 2015 um 63 % zugenommen, jeder zehnte Patient ist unter 50 Jahren. Falsche Ernährung mit zu viel Fett und rotem, prozessiertem Fleisch, raffiniertem Getreide, zu viel Zucker und zu wenig Obst, Gemüse und Ballaststoffen, Fettleibigkeit, Alkohol- und Nikotinmissbrauch sowie Bewegungsmangel gelten als Hauptrisikofaktoren, die gleichermaßen negativen Einfluss auf das Mikrobiom haben. Die ungesunde Ernährung, aber auch Antibiotika führen zu Mikrobiomveränderungen, die mit Darmkrebs assoziiert sind.[236] Stuhlunregelmäßigkeiten, Meteorismus und ungeformte, übelriechende Stühle können Hinweise auf eine Dysbiose sein. Bei Blutbeimengungen sollte immer eine Abklärung zum Ausschluss eines Karzinoms erfolgen.

Karzinome gehen grundsätzlich von Epithelien aus, die wiederum in direktem Kontakt bzw. in direkter Wechselwirkung mit den Mikroorganismen stehen. Immer mehr Untersuchungen zeigen, dass das Darmmikrobiom an der Entstehung, am Verlauf und am Ansprechen der Therapie des kolorektalen Karzinoms (CRC) beteiligt ist.[237] Es finden sich charakteristische Veränderungen, insgesamt nehmen die Anaerobier zu. *Ruminococcus bromii, Clostridium clostridioforme* und *Bifidobacterium longum* weisen im Vergleich zur Normalbevölkerung eine geringere Dichte auf.[238] Dagegen beschrieben verschiedene Studien eine deutlich erhöhte Anzahl der *Bacteroides*- und *Fusobacterium nucleatum*-Populationen bei CRC-Patienten.[239] Inwieweit spezifische Bakterien in Zukunft eine Rolle als Biomarker für Screening und Prognose beim Dickdarmkarzinom haben, ist noch in der Diskussion. Für das Pankreaskarzinom sind inzwischen relativ hoch spezifische Mikrobiomveränderungen nachgewiesen.[240]

In einer Metaanalyse ließen sich 29 mikrobielle Spezies nachweisen, die bei CRC signifikant vermehrt auftraten. 17 davon dienten als Leitkeime bei mikrobiellen Screeninguntersuchungen, wobei sich in über 80 % die Tumore vorhersagen ließen.[241] Vorbeugende – vor allem bei Risikopatienten – und auch therapiebegleitende Modulationen des Mikrobioms durch Verhaltens- und Ernährungsumstellungen sind wohl in Zukunft vielversprechende Strategien in der Prävention und Therapie des CRC. Die regelmäßige Einnahme von Acetylsalicylsäure (ASS) ist bei den Patienten mit einer längeren Lebenserwartung korreliert und auch das Risiko zu erkranken wird einigen Fallkontrollstudien zufolge durch ASS um etwa 22–25 % gesenkt.[242] Der positive Effekt scheint mit einer günstigen Veränderung der Darmmikrobiota durch ASS zusammenzuhängen. Es kommt zu einer Vermehrung derjenigen Spezies (*Akkermansia, Prevotella, Ruminococcus*), die bekanntermaßen das Erkrankungsrisiko senken.[243]

Verbesserungen des Mikrobioms tragen auch zur Reduzierung der medikamentösen, v. a. der chemotherapeutischen Nebenwirkungen bei.[244]

Ein hoch diverses und individuelles Mikrobiom schützt nicht nur vor Infektionen, sondern offensichtlich auch vor tumorösen Erkrankungen. Neuere Arbeiten im Rahmen von Tierversuchen zeigten, dass bei CRC (auch bei anderen Tumoren wie dem Melanom) ein Mangel an bestimmten Keimen vorliegt und sich durch die Verabreichung von vier verschiedenen Clostridien-Stämmen (*Roseburia intestinalis, Eubacterium hallii, Faecalibacterium prausnitzii,* und *Anaerostipes caccae*) das antitumoröse Immunpotential und damit auch das Ansprechen auf Immuntherapien deutlich steigern ließ.[245] Allerdings sind 97 % der CRC refraktär gegen Immuntherapien – ein für das Verständnis der Krebserkrankung bedeutsames Faktum; die T-Zellen (CD 8) sind zwar aktiviert, können aber nicht in die Tumorumgebung eindringen oder *„der Tumor befindet sich in einer ‚Immunwüste' und wird von den zytotoxischen T-Zellen nicht mehr erkannt."*[246] Was hier auf der immunologischen Beschreibungsebene als mangelndes „Erkennen" offensichtlich wird, hat im Sinne einer systemischen Onkologie auch sein Korrelat auf der psychischen Ebene. Das Immunsystem als biologisches Selbst bemerkt nicht mehr, wie sich eine fremde Autonomie im Organismus etabliert und der Mensch von einem Übermaß an Nicht-Selbst-Einflüssen überfordert wird [→ Kapitel I.5.4]. Wenn wir in der Onkologie von mangelndem Missmatch Repair (MMR) sprechen, das heißt von der ungenügenden Kraft des Organismus, sog. Kopierfehler der DNA mit entsprechender Hypermutabilität (Mikrosatelliten-Instabilitäten) zu kontrollieren und zu korrigieren, beschreiben wir letztlich die Fähigkeiten der Selbstregulation in der molekularbiologischen Sprache. Patienten, die auf eine Immuntherapie gut ansprechen, besitzen offenbar intrinsische Faktoren, die durch Immunstimulationen (Mikrobiota, Immuntherapien) angeregt werden. Sind aber solche übergeordneten, salutogenetischen Potentiale erschöpft, bleiben alle biomedizinischen Therapieversuche fruchtlos. In Kapitel I.5.5 gehen wir auf Krebserkrankungen allgemein im Zusammenhang mit dem Darmmikrobiom weiter ein.

5.3.4 Morbus Crohn und Colitis ulcerosa

Chronisch entzündliche Darmerkrankungen (CED) wie Morbus Crohn und Colitis ulcerosa gehören zu den klassischen, psychosomatisch beeinflussten Erkrankungen, die regelhaft mit einer massiv gestörten Flora bzw. einer reduzierten Diversität des Darmmikrobioms einhergehen. Betroffen sind meist junge Erwachsene im Alter von 15–30 Jahren. Über Wochen anhaltende blutig-wässrige Durchfälle mit krampfartigen Bauchschmerzen, meist nach dem Essen, Fieber und Leistungsschwäche sind die führenden Symptome. Die Krankheiten verlaufen schubweise und sind stressassoziiert. Weltweit nimmt die Prävalenz der chronisch entzündlichen Darmerkrankungen weiter zu. Vor allem bei 14- bis 18-Jährigen ist ein starker Anstieg zu verzeichnen. In Deutschland leiden etwa 450.000 Menschen an CED. Beiden Erkrankungen liegen Autoimmunprozesse zugrunde. Beim Crohn können prinzipiell alle Abschnitte, auch mehrere Segmente, des Verdauungskanals vom Mund bis zum After befallen sein, meistens sind die Endabschnitte des Dünndarms primär betroffen. Im Gegensatz zur Colitis ulcerosa, bei der in der Regel nur die Schleimhaut des absteigenden Dickdarmschenkels befallen ist, durchdringen die Crohn-Herde die gesamte Darmwand; es kommt zu Stenosen, Fisteln, Abszessen und Darmverschlüssen, die oft eine aufwendige chirurgische Therapie erforderlich machen. Etwa ein Drittel der Crohn-Patienten weist auch Entzündungsherde außerhalb des Darmes, in Gelenken, Haut, Leber, Gallenwegen und Augen auf, bei der Colitis ulcerosa ist der extraintestinale Befall etwas seltener. Die Ursachen der Erkrankungen sind multifaktoriell; neben genetischen Faktoren haben der Lebensstil, das Rauchen, die Ernährung, aber auch psychosoziale Stressoren Einfluss auf Entstehung und Verlauf.

Die viel diskutierte Frage, ob es sich bei der Dysbiose um die Ursache oder die Folge der Erkrankung handelt, ist aus systemischer Sicht mit einem klaren Sowohl-als-auch zu beantworten, denn für beides gibt es starke Hinweise. Eine erfolgreiche Therapie einschließlich diätetischer Maßnahmen führt nicht nur zu einer klinischen Verbesserung, sondern steigert auch die mikrobielle Diversität.[247] Dass dem Mikrobiom eine entscheidende ätiologische Rolle zukommt, belegt die chirurgische Beobachtung, dass nach operativer Entfernung eines oder mehrerer Crohn-Herde die Rezidivrate deutlich geringer ausfällt, solange eine künstliche Stuhlableitung über ein vorgeschaltetes Stoma erfolgt. Bei operierten Patienten ohne Stoma treten nach 6 Monaten in 70 % der Fälle bereits wieder Rezidive auf, was bei Ausschaltung der Stuhlpassage nicht der Fall war.[248]

Antibiotikatherapien, vor allem im frühen Kindesalter, scheinen das Risiko, an M. Crohn zu erkranken, ebenfalls zu erhöhen. In einer groß angelegten dänischen Studie fand man heraus, dass früh an Crohn erkrankte Kinder mit einer 84 % höheren Wahrscheinlichkeit Antibiotika erhalten hatten. Bei ihnen war das Erkrankungsrisiko dreifach erhöht.[249] Auch andere Untersuchungen bestätigen diesen Trend.[250] Bei einer Studie aus Schweden wurden knapp 24.000 Menschen mit chronisch entzündlichen Darmerkrankungen (15.951 Fälle mit Colitis ulcerosa und 7.898 mit M. Crohn) hinsichtlich früherer Antibiotikatherapien analysiert. Zum Vergleich betrachteten die Wissenschaftler, wie häufig 117.827 gesunde Personen gleichen Alters und Geschlechts Antibiotika erhielten. Im Unterschied zur gesunden Kontrollgruppe hatten die Patienten mit CED fast doppelt so häufig Antibiotika verschrieben bekommen. Das Risiko, an einem chronisch-entzündlichem Darmleiden zu erkranken, stieg der Studie zufolge mit der Anzahl der Antibiotikaverordnungen an. Insbesondere erhöht sich das Risiko durch Breitbandantibiotika wie Tetracycline, insbesondere Doxycyclin, die eine Vielzahl von Darmbakterien abtöten.[251]

CED sind grundsätzlich mit schweren Dysbiosen verbunden. Ihr Schweregrad korreliert oft mit der Aktivität bzw. Symptomatik der Erkrankung. Die Vertreter der Proteobakterien sind bei Crohnpatienten vermehrt, dagegen *Akkermansia* und *Oscillospira* vermindert. Manche Taxa wie die Butyrat-produzierenden *Rosburia*, *Faecalibacterium prausnizii* und *Alistipes* scheinen ganz zu fehlen. Das unterstreicht die Bedeutung der metabolischen Kapazität der Butyratbildung für die Homöostase des Darms.[252] Dennoch ist ein spezifischer Therapieansatz bisher problematisch, weil sich eine einheitliche Zielstruktur nicht sicher ausmachen läßt. Zum einen sind auch Veränderungen von Pilzen, Viren und verschiedenen Parasiten bei CED-Patienten nachzuweisen[253], die das Krankheitsgeschehen möglicherweise beeinflussen. Zum anderen zeigen Studien, dass die hoch komplexe metabolische Aktivität der Darmmikrobiota nicht zwingend von der Präsenz bestimmter Spezies abhängt[254], sondern offensichtlich auch von übergeordneten, systemischen Faktoren beeinflusst wird, die einen individualisierten Therapieansatz nahelegen.

Während der Remissionsphasen verbessert sich in der Regel auch das mikrobielle Milieu.[255]

In jedem Fall ist während eines ruhenden Morbus Crohn eine ausgewogene Ernährungsweise je nach individueller Verträglichkeit anzustreben. Dazu gehört eine ausreichende Versorgung mit frischem Obst und Gemüse, gesunden Fetten zum Beispiel aus Nüssen und Samen sowie Vollkornprodukten und Hülsenfrüchten.

Oft sind Patienten mit CED mangelernährt, sodass man auf ausreichende Zufuhr von Eisen, Calcium, Vitamin A, Vitamin B_{12}, Vitamin D, Folsäure, Zink und Magnesium achten sollte.

In schweren Fällen von chronisch entzündlichen Darmerkrankungen kann eine vorübergehende enterale (über Magensonde) oder parenterale Ernährung erforderlich sein.

Es gibt Untersuchungen, welche die therapeutischen Effekte von Stuhltransplantationen vor allem bei der Colitis ulcerosa belegen.[256] Bei der jüngsten Studie (2022) zeigte sich bei 59,3 % ein Ansprechen und bei 40,7 % eine klinische Remission innerhalb eines Jahres. Bei M. Crohn sind die Wirkungen deutlich geringer, abhängig von der Zahl der Behandlungseinheiten. Hierbei wird der Stuhl von gesunden Personen als verdünnte Suspension über eine Magensonde, eine Coloskopie oder ein Darmrohr in den zuvor gereinigten Darm des Patienten eingebracht.[257] Es gibt auch erfolgversprechende Versuche, bei denen Stuhl-Kapseln zur Therapie der Colitis ulcerosa zum Einsatz kamen.[258]

Für einen Nutzen durch den Einsatz von Probiotika bei M. Crohn gibt es keine überzeugenden Daten, bei der Colitis ulcerosa lassen sich dagegen durchaus positive Effekte erzielen; v. a. durch den Einsatz von *Escherichia coli Nissle* in der Rezidivprophylaxe.[259]

5.3.5 Pseudomembranöse Colitis

Die *Clostridioides-difficile*-Infektionen haben in den letzten Jahren stetig zugenommen. Sie gehören mittlerweile zu den häufigsten nosokomialen Infektionen. Antibiotika stellen den Hauptrisikofaktor dar.[260] In den USA erkranken jährlich eine halbe Million Menschen, bei 29.000 Patienten ist der Verlauf tödlich.

Eine gefürchtete Komplikation einer längerfristigen Antibiotikatherapie bei Schwerkranken auf Intensivstationen ist die sogenannte pseudomembranöse Colitis, eine häufig lebensbedrohliche Entzündung des Dickdarms, meist durch eine hochdosierte Antibiotikagabe induziert. Diese tötet einen Großteil der Darmflora ab und selektioniert dadurch toxinbildende, antibiotikaresistente Keime (Clostridien) heraus, die nun den Darm überwuchern und schwere Entzündungen der Schleimhaut erzeugen. Bislang erhielten diese Patienten zusätzliche Antibiotika wie Vancomycin , die wiederum die Clostridien abtöten sollten. Mittlerweile erwies sich die Übertragung von Fäkalbakterien von gesunden Spendern mit einer Erfolgsquote von nahezu 90 % als hoch wirksam.[261]

5.3.6 Reizdarmsyndrom

Das chronische Reizdarmsyndrom (RDS) ist mit einer Prävalenz von 20-30 % eines der häufigsten Krankheitsbilder, vor allem in internistisch-gastroenterologischen Praxen. Das weibliche Geschlecht ist etwa dreimal so häufig betroffen. Die Diagnose sollte nach Ausschluss anderer Erkrankungen gestellt werden.

Das RDS kann nach schweren Infekten (z. B. EHEC), nach Antibiotikatherapien, bei falscher Ernährung oder infolge von chronischem, psychosozialem Stress auftreten. Wechsel zwischen Diarrhoe und Obstipation, Bauchkrämpfe, Völlegefühl, Blähungen, Nahrungsmittelunverträglichkeiten, imperativer Stuhldrang und vieles mehr zeichnen dieses unscharfe Krankheitsbild aus. Die Kombination eines RDS mit stressinduzierten, psychischen Auffälligkeiten ist eine der am häufigsten gleichzeitig gestellten Diagnosen. Oft sind junge Menschen im Alter zwischen 20 und 30 betroffen, die vor einem neuen beruflichen oder familiären Lebensabschnitt mit besonderen, stressbesetzten Herausforderungen stehen.

Die sogenannte Psychomikrobiotik entwickelt sich mittlerweile zu einer neuen medizinischen Fachdisziplin.

Zu den wichtigen pathologischen Befunden gehören unter anderem die erhöhte Durchlässigkeit der Darmbarriere, die vermehrte Freisetzung von verschiedenen Neurotransmittern (Serotonin u. a.), Peptiden und proinflammatorischen Zytokinen, die Aktivierung des Immunsystems mit Mikroentzündungen in der Darmschleimhaut, Motilitätsstörungen (beschleunigte oder verzögerte Transitzeiten, Spasmen) und emotionale Auffälligkeiten, besonders die pathologische Perzeption von Schmerzsignalen aus dem Darm.[262]

Patienten mit RDS haben regelhaft eine schwere Dysbiose, vor allem sind die Bacteroidetes vermindert und die Clostridien erhöht. Eine Studie ergab, dass durch eine Stuhlübertragung (Fäkaler Mikrobiomtransfer, FMT) bei 65 % der Patienten eine Besserung der klinischen Symptomatik zumindest für den Zeitraum eines Jahres zu erzielen war.[263] Eine weitere Untersuchung mit 243 RDS-Patienten in 25 Arztpraxen erzielte nach zwölfwöchiger Verabreichung von *Lactobacillus plantarum* (LP299V) eine Besserung bei allen Reizdarmtypen.[264] Eine Metaanalyse, die 13 verschiedene Ernährungsformen beim RDS verglich, zeigte für die Low-FODMAP-Diät die beste Evidenz, insbesondere beim Diarrhoe-dominanten Typ. Diese Ernährung enthält kaum fermentierbare Oligo-, Di- und Monosaccharide sowie wenig Polyole.[265]

Der primäre Therapieansatz sollte jedoch in psychotherapeutischen und ernährungsphysiologischen Maßnahmen liegen. Auch Probiotika aus hitzeinaktivierten Bifidobakterien sowie Kombinationen aus Pfefferminz- und Kümmelöl zeigen lindernde Effekte.[266] Eine ganzheitliche Therapie sollte immer individuell mit einer psychotherapeutischen Begleitung erfolgen.[267]

5.3.7 Zöliakie

Die Zöliakie ist eine autoimmunvermittelte Enteropathie durch eine Unverträglichkeit von Gluten, ein Klebereiweiß, das in verschiedenen Getreidearten vorkommt, weshalb die glutenfreie Kost als Standardtherapie gilt. Nun gibt es Hinweise, dass die Pathogenese auch mit dem Mikrobiom des oberen Dünndarms zusammenhängt, das sich wiederum hauptsächlich aus dem Speichelmikrobiom rekrutiert, von dem wir wissen, dass es ein hohe Diversität und auch Potentiale für den Abbau von Gliadin (Untereinheit des Glutens) besitzt. Säugetieren und Menschen fehlen im Gegensatz zu den Bakterien die nötigen Enzyme (Proteasen) zum Gliadin-Abbau. Zöliakie-Patienten haben nicht nur eine gestörte Darm-, sondern auch Mundflora. Für die Prävention und auch für bereits Betroffene ist es daher ratsam, einen sehr bewussten Umgang mit ihrer Ernährung zu pflegen, sich Zeit und Ruhe zu nehmen, die Nahrung bewusst in Geschmack und Qualität wahrzunehmen und gut zu kauen, um dem Speichelmikrobiom die Möglichkeit zu geben, sein hohes Stoffwechselpotential als „Vorspiel" der gesamten Verdauung zu entfalten. Dadurch intensivieren wir den Verarbeitungs- und Aneignungsprozess und damit die Individualisierung des Mikrobioms, die ein wichtiger Faktor für eine stabile Gesundheit ist, wie wir noch zeigen werden [→ Kapitel I.6. über das Hautmikrobiom].

Für einen systemischen Ansatz erübrigt sich die Diskussion darüber, ob die Dysbiose Ursache oder Folge der Erkrankung ist. Wir haben es bei der Zöliakie mit einem beispielhaften Synergismus aus verschiedenen Komponenten zu tun, die in die Mikroökologie des komplexen Darm-Milieus hineinspielen: Ernährung, Umwelt, Mikrobiom, Immunsystem und Psyche.[268]

5.3.8 Gliedmaßensystem

Autoimmunerkrankungen am Beispiel der rheumatoiden Arthritis und der Fibromyalgie

Unsere bisherigen Betrachtungen haben gezeigt, dass das Mikrobiom eine Art Spiegel der Gesundheit allgemein darstellt und dass die Dysbiosen mit zahlreichen pathogenen Einflüssen (Ernährung, Medikamenten, psychosozialen Faktoren wie Angst und Stress, Leaky-Gut-Syndrom u. v. m.) in Zusammenhang stehen. Für das Verständnis der Autoimmunprozesse ist die enge funktionelle Verflechtung des Mikrobioms mit dem Immunsystem entscheidend.

Die Autoimmunerkrankungen (AIK), von denen es mittlerweile etwa 80 verschiedene gibt, haben zusammen mit den Allergien in den letzten 50 Jahren kontinuierlich zugenommen und zeichnen sich durch autoreaktive T-Helferzellen aus, die gegen körpereigenes Gewebe gerichtet sind und zum Teil lebensbedrohliche Entzündungsreaktionen auslösen. Nach den Herz-Kreislauf- und den Tumorerkrankungen bilden sie inzwischen die dritthäufigste Krankheitsgruppe. In Deutschland sind 5–8 % der Bevölkerung, darunter zu 80 % Frauen, von mindestens einer AIK betroffen. In den USA konnten 2012 bei 15,9 % der Bevölkerung (hochgerechnet 41 Millionen) antinukleäre Antikörper als Biomarker für AIK nachgewiesen werden, mit seit Jahren steigender Tendenz.[269]

Die ersten Symptome setzen meist im frühen Erwachsenenalter ein. Insgesamt sind Frauen mit einem Anteil von fast 80 % häufiger betroffen, was weniger genetisch bedingt ist, sondern mit höheren psychosozialen Belastungen im Rahmen der immer noch ungleichen Geschlechterrollen zu tun hat. Die Erkrankungen sind in ihrer Symptomatik durch seelischen Stress getriggert und auffallend häufig mit psychischen Belastungen in der Kindheit assoziiert. Pathophysiologisch haben die AIK Ähnlichkeiten mit der Posttraumatischen Belastungsstörung (PTBS): erhöhte Entzündungsparameter, Störungen der sogenannten Stressachse zwischen Gehirn und Nebennieren, beschleunigte Alterung bzw. veränderte Genexpression der Immunzellen u. a. Aufgrund dieser Erkenntnisse werden die AIK von manchen Autoren zusammen mit den PTBS unter dem Begriff der stressassoziierten Erkrankungen subsummiert.[270]

Hinsichtlich des Bewegungsapparats kommen hier in erster Linie die entzündlichen Erkrankungen aus dem rheumatischen Formenkreis in Betracht. Die rheumatoide Arthritis (RA) gehört zu den häufigsten systemischen Autoimmunerkrankungen, die etwa 1 % der Menschen betrifft, Frauen etwa dreimal so häufig. Die Ursachen sind multifaktoriell. Die Krankheit verläuft in Schüben und führt langfristig zur Destruktion und Deformierung meist der Fingergrund- aber auch anderer Gelenke. Oft sind die entzündlichen Gelenkaffektionen mit anderen AIK vergesellschaftet.

Mehrere Studien zeigen regelhaft Dysbiosen und eine reduzierte Diversität der Darmmikrobiota bei den Patientinnen mit rheumatoider Arthritis.[271, 272] Andere Arbeiten fanden bei RA-Patienten Antikörper gegen Bakterien aus der Familie der *Lachnospiraceae* und *Ruminococcaceae*, die gleichzeitig für die Autoimmunreaktionen an den Gelenken verantwortlich waren, also eine Reaktion auf Mikrobiomkomponenten und Körpergewebe zugleich. Knapp 20 % der RA-Patienten wiesen ein bislang unbekanntes Bakterium (*Subdoligranulum didolesgii)* auf, das bei Gesunden nicht zu finden war und gegen welches das Immunsystem ebenfalls Antikörper produzierte, die gleichzeitig die Gelenke angriffen.[273] Übersetzen wir solche Phänomene in die Sprache der Psychosomatik, bedeutet dies, dass das Mikrobiom als Spiegel unserer Lebenskräfte-Organisation [→ Kapitel V] Fremdelemente enthält, die das Immunsystem zu autoaggressivem Verhalten veranlasst. Das biologische Selbst kämpft unbewusst gegen eine nicht bewältigte traumatische Erfahrung, die in dem Spiegel des Mikrobioms ihr Korrelat in Form von bestimmten Mikrobenkonstellationen findet, gleichsam eine Art ätherischer Hohlraum, der nicht ausreichend individualisiert ist. Die Frage, ob die Mikrobiomveränderungen Ursachen oder Folgen der Erkrankung bzw. ihrer medikamentösen Therapie sind – die Autoimmunprozesse sind meist schon Jahre vor dem Auftreten manifester klinischer Erscheinungen vorhanden – ist nicht vollständig geklärt, es dürfte auch hier ein Wechselursachenverhältnis vorliegen. Eine Studie fand bei zuvor nicht behandelten RA-Patienten eine auffällige Häufung von *Prevotella copri*[274], die im Tierversuch über die Stimulation von bestimmten T-Lymphozyten (TH17) die Autoimmunprozesse anregen. Nach Untersuchungen an keimfreien Mäusen scheint dagegen die Art *Prevotella histicola* einen präventiven bzw. eher heilsamen Einfluss zu haben.

Oft sind Erkrankungen aus dem rheumatischen Formenkreis mit einer Fibromyalgie (FM) vergesellschaftet; dabei handelt es sich um ein diffuses Schmerzsyndrom, das sich über den gesamten Bewegungsapparat erstreckt und zusätzlich mit Müdigkeit, Schlafstörungen, Erschöpfung und depressiver Verstimmung einhergeht. Auch hier spielen traumatische Kindheitserfahrungen eine ursächliche Rolle; 57 % der FM-Patientinnen wurden in der Kindheit einmalig oder mehrfach körperlich und/oder sexuell missbraucht.[275]

Die Möglichkeiten kindlicher Traumatisierung sind äußerst vielschichtig und in jedem Fall individuell zu untersuchen. Allgemein lässt sich sagen, dass bei Autoimmunerkrankungen in den meisten Fällen ein verborgener seelischer Konflikt vorliegt, ohne dessen Aufdeckung und Bewältigung ein sinnvoller Therapieansatz nicht auskommt. Es geht darum, das Verletzungsmuster durch einen Menschen, von dem der Patient als Kind abhängig war, zu erkennen und durch einen Akt des „Verzeihens und Versöhnens" zur Heilung zu bringen.[276]

In Studien zum Mikrobiom bei Fibromyalgie-Patientinnen waren allein 19 Bakterienspezies signifikant vermindert, darunter wichtige Butyrat-Produzenten wie *Faecalibacterium prausnitzii*, das auch bei vielen anderen intestinalen Erkrankungen reduziert ist. *Bacteroides uniformis* und *Prevotella copri* wurden ebenfalls mit Arthritis in Zusammenhang gebracht und lassen sich auch im Gewebe arthritischer Gelenke bzw. in der Synovialflüssigkeit bei rheumatoider Arthritis nachweisen. (Originalzitat)[277]

Wir wissen heute, dass sich chronische Schmerzsyndrome durch eine Ernährungsumstellung bzw. eine Veränderung des Mikrobioms behandeln lassen[278] – eine Tatsache, die im klinischen Alltag, wo man es häufig mit unklaren, therapieresistenten Schmerzzuständen zu tun hat, viel zu wenig berücksichtigt wird. Statt der oft abenteuerlichen Schmerzmittel-Cocktails, die das Problem durch eine zusätzliche Mikrobiomschädigung weiter verschärfen, ist hier primär der Versuch mit diätetischen Maßnahmen in Verbindung mit körperlicher Aktivität, Wärmeanwendungen, seelischer Stützung und künstlerischer Therapie das meist sinnvollere Vorgehen.[279] Allein eine Umstellung auf ballaststoffreiche Ernährung führt schon zu einem Rückgang der proarthritischen Zytokin-Konzentationen.

Untersuchungen in operativen Fachbereichen haben sogar gezeigt, dass ein gesundes Darmmikrobiom den Erfolg orthopädisch chirurgischer Eingriffe verbessert und Osteoporosen, Arthrosen und Muskelatrophien positiv beeinflusst. Ein gestörtes präoperatives Darmmikrobiom erhöht die Wahrscheinlichkeit einer Gelenkinfektion im Bereich von implantierten Prothesen. In Zeiten zunehmender Überalterung der Gesellschaft und entsprechend erhöhter Arthrose-Prävalenz könnten hier entsprechend vorbeugende Maßnahmen erhebliches Leid und auch Kosten reduzieren.

Abschließend sei noch ein wichtiger präventiver Aspekt hinsichtlich chronischer Schmerzsyndrome im Gliedmaßenbereich erwähnt.

In der Anamnese von Patientinnen mit rheumatoider Arthritis lassen sich häufig gemeinsame Charakteristika ermitteln. Zum einen sind die Betroffenen oft bewegungsliebende, sportlich aktive Menschen, die auch einen entsprechenden Bewegungsfreiraum zu ihrer Entfaltung suchen und brauchen. Zum anderen waren sie in ihrer Kindheit oft Erziehungsmethoden ausgesetzt, die eben solche Bewegungsimpulse unter Strafandrohung rigoros unterbunden haben; das autoritär andressierte Stillsitzen beim Essen und in der Schule führt bei Kindern zu einer unbewussten, schuldbehafteten Hemmung ihrer natürlichen Bewegungsautonomie, wodurch eine chronisch stressbeladene Ambivalenz zwischen der eigentlich ersehnten Mobilität und der gleichzeitigen inneren Not entsteht, das eigene Spontanverhalten „schmerzhaft" unterdrücken zu müssen, um die für Kinder elementar wichtige Beziehung zu Eltern oder Lehrern nicht zu gefährden. Solche chronischen Konflikte wirken bei Kindern konstitutiv und somatisieren sich meist erst im höheren Lebensalter in Form einer Auseinandersetzung zwischen entzündlichen Auflösungs- und sklerotischen Verhärtungstendenzen.[280]

Die meisten Schmerzzustände im Bewegungsapparat gehen auf stressinduzierte Verspannungszustände oder auf dauerhaft unphysiologische Körperhaltungen und Bewegungsabläufe zurück. Die Waldorfschul-Pädagogik achtet sehr bewusst auf solche Zusammenhänge. Unsensibles und unprofessionelles Erziehungsverhalten des Lehrers, beispielsweise durch ungezügelte Cholerik, disponiert vor allem Kinder im Alter von 9–10 Jahren zu rheumatischen Erkrankungen im 40. bis 50. Lebensjahr.[281]

Dass solche Konstellationen in der Kindheit auch über die Stressphysiologie ihre Spuren im Mikrobiom hinterlassen, erscheint naheliegend und unterstreicht die Notwendigkeit der integralen Sichtweise zum Verständnis der chronischen Erkrankungen. Studien an 1100 ehemaligen Waldorfschülern ergaben im Vergleich zu Erwachsenen, die eine Regelschule besucht hatten, eine signifikant geringere Prävalenz von Arthrosen (-30 %), Gleichgewichtsstörungen (-45 %), Gelenk- (-40 %) und Rückenschmerzen (-20 %).[282] Ursächlich spielen hierbei neben den reduzierten Stressfaktoren (weniger Leistungsdruck) besondere Unterrichtskonzepte mit Betonung der künstlerischen Betätigung wie der Eurythmie eine Rolle.

5.4 Darmmikrobiom und Immunsystem

Eine zentral wichtige, aber erstaunlich wenig thematisierte Frage für unser Thema muss lauten: Warum haben wir es in den westlichen Industrienationen seit etwa 60–70 Jahren mit einem kontinuierlichen Anstieg immunologisch bedingter Erkrankungen zu tun? Beim Krebs reagiert das Immunsystem zu schwach, bei den Allergien zu stark und bei den Autoimmunleiden greift es den eigenen Organismus an. Gegenläufig ist ein steter Rückgang der Infektionskrankheiten zu verzeichnen. Im gleichen Zeitraum stieg der Verbrauch von Antibiotika, Antipyretika, Desinfektionsmitteln und Impfstoffen an. Mit dem Rückgang der mikrobiell vermittelten Krankheiten traten die immunologisch bedingten Pathologien in den Vordergrund. Woher rührt also diese breite Irritation der Immunsysteme, die erstmals 1989 der englische Epidemiologe David Strachan unter dem Begriff „Hygienehypothese" thematisierte.. Wir kommen darauf noch zurück.

Bei keimfrei aufgezogenen Mäusen bleibt das Immunsystem unterentwickelt: Sie haben niedrigere Immunglobulin-Spiegel, kleinere Peyer-Plaques im Darm, eine erniedrigte Zytokinproduktion und weniger intraepitheliale Lymphozyten.[283] Insgesamt verschlechtert sich das Blutbild; im Knochenmark und in anderen Geweben sind weniger Monozyten und Granulozyten nachweisbar.

Ein intaktes Mikrobiom trägt entscheidend zur Ausbildung des Immunsystems bei. Schon das Mekonium bei Neugeborenen gibt Aufschluss über das Allergierisiko im späteren Leben; je weniger verschiedene Metaboliten im Mekonium nachzuweisen sind, umso geringer ist die Diversität der Darmmikrobiota und umso größer die Allergierate im ersten Lebensjahr.[284]

Das erhöhte Risiko für neurologische Schäden bei extremen Frühchen (unter 1000 Gramm) hängt mit einem übermäßigen Wachstum von Klebsiellen zusammen, wodurch bestimmte T-Zellen zunehmen, die wiederum einen proinflammatorischen Zustand des Immunsystems induzieren und damit das unreife Gehirn ungünstig beeinflussen.[285] Die Forscher hoffen, durch diese Entdeckung Hirnschäden in Zukunft besser entgegenwirken zu können. Die Darmflora hat unterschiedliche modulatorische Wirkungen auf das Immunsystem des Wirts innerhalb von bestimmten Entwicklungsfenstern, was auch als *window of opportunities* bezeichnet wird.[286] Beispielsweise produzieren die B-Lymphozyten von steril aufgezogenen Mäusen vermehrt Immunglobulin E (Ig E), wodurch sich die Allergiedisposition erhöht. Dieser Effekt lässt sich nur durch eine frühe Kolonisation innerhalb eines begrenzten Zeitfensters verhindern.

Ballaststoffe in der Ernährung stärken auch das Immunsystem; ihr mikrobieller Abbau zu kurzkettigen Fettsäuren (Acetat, Butyrat, Propionat) dient nicht nur einer intakten Darmbarriere und beugt damit einem Leaky-Gut-Syndrom vor [→ Kapitel I. 5.3], sondern stimuliert auch die Bildung von regulatorischen T-Zellen. Diese bezeichnete man früher auch als Suppressorzellen, sie haben wesentlichen Einfluss auf die Immuntoleranz und verhindern damit z. B. die Entstehung von Autoimmunerkrankungen.

Eine möglichst vielfältige Mikrobenexposition in der frühen Kindheit ist mit dem Schutz vor immunvermittelten Leiden wie Asthma, entzündlichen Darmerkrankungen u. a. assoziiert.[287] Durch frühzeitigen Keimkontakt erfährt das Immunsystem eine Art Grundausbildung. Ob in dem zeitlichen Nacheinander der Kinderkrankheiten eine chronobiologische Sinnhaftigkeit bezüglich der differenzierten Ausreifung des spezifischen Immunsystems liegt oder ob die komplette Durchimmunisierung im Säuglingsalter gleichwertig ist, muss angesichts des Anstiegs der immunogenen Erkrankungen sorgfältig geprüft werden.

Wir wissen heute, dass Immunität nicht nur spezifisch auf bestimmte Antigene erworben wird, sondern bei jeder Infektion nimmt die immunologische Kompetenz insgesamt zu. Wenn Kinder beispielsweise eine Virusinfektion mit einem Influenzavirus durchmachen, sind sie auch besser gegen andere Subtypen immunisiert, was als heterosubtypische Immunität bezeichnet wird – ein Faktor, der nach Impfungen im Vergleich zu durchgemachten Infektionen möglicherweise nicht in dem Maße auftritt.[288] Wir sprechen auch von Kreuzimmunität, wenn nach Kontakt mit einem bestimmten Erreger die immunologische Kompetenz auch anderen Keimen gegenüber zunimmt. Hierin liegt offensichtlich der protektive und damit evolutionsbiologisch sinnvolle Effekt der Kinderkrankheiten.

Auch Fieber ist eine uralte, immunstimulierende Reaktion, die nahezu in der gesamten Tierwelt vorkommt. Die immer noch verbreitete frühzeitige Verabreichung von Antipyretika entspricht nicht mehr dem aktuellen Forschungsstand der Fieberphysiologie.[289] Gerade während der Coronakrise zeigten immunologische Untersuchungen, dass das geringe Erkrankungsrisiko bei Kindern mit ihrer höheren Körpertemperatur und ihrer niederschwelligen Fieberbereitschaft zusammenhängt. *„Schon ein Grad Unterschied bei der Körpertemperatur genügt, um die antiviralen Gene anzuschalten. Es ist bemerkenswert, mit welcher Präzision das funktioniert"*, sagte der Biochemiker Florian Heyd, der mit seinem Team an der Universität Berlin zeigte, dass warme Körper Erkältungsviren besser abwehren und somit der alte großmütterliche Rat *„Zieh dich warm an, sonst erkältest du dich"* eine wissenschaftliche Aktualisierung und Bestätigung bekommt.[290] Fieber hat im Verständnis der anthroposophischen Medizin eine integrative Funktion, die mit der Ich-Organisation zusammenhängt [→ Kapitel V.4]. Um es durch einen einfachen Vergleich deutlich zu machen: Wenn wir eine Suppe nicht warm machen, dann essen wir lauter Einzelheiten, die in einem kalten Wasser herumschwimmen. Zu einer „Ganzheit" und daher zum „Eigentlichen" wird die Suppe erst durch die integrative Qualität der Wärme. In diesem Sinne lässt sich das Fieber als eine Art Schmelztiegel betrachten, der Kohärenz und Integrität im Organismus und daher auch im Immunsystem erzeugt. Die Reduktion auf eine bloße Antigen-Antikörper-Logik wird dem Wesen des Immunsystems nicht gerecht.

Wenn wir Sprachen lernen, nehmen wir nicht nur einzelne Worte auf, sondern wir lernen das *Sprechen*. Der Erwerb einzelner spezifischer immunologischer Antworten auf spezifische Antigene erhöht insgesamt die Immunkompetenz, wie das Verarbeiten von Einzelheiten auch die *Fähigkeiten* im Ganzen steigert.

Der vor der Geburt noch weitgehend keimfreie Darm erfährt seine Primärbesiedelung über die vom Kind oral während des Geburtsvorgangs aufgenommenen Milchsäurebakterien aus der Scheidenflora der Mutter. Bei Kaiserschnittkindern – heute etwa ein Drittel aller Geburten – findet diese „Kontamination" nicht in der Weise statt mit der Folge einer abnormen Primärbesiedelung, so dass diese Kinder im späteren Leben ein leicht erhöhtes Risiko für eine ganze Reihe von Krankheiten haben: Allergien, Asthma, Autoimmunleiden, Leukämien, Adipositas, Diabetes und andere. Zu berücksichtigen ist dabei allerdings, dass insbesondere ältere Mütter und solche mit Vorerkrankungen häufiger Kaiserschnittentbindungen haben; die leicht erhöhten Erkrankungsrisiken ihrer Kinder hängen möglicherweise auch damit zusammen.

Manche Geburtskliniken gehen daher dazu über, Kaiserschnittkinder im Gesicht mit einer zuvor in die Scheide der Mutter eingelegten Kompresse einzureiben, um die physiologischen Verhältnisse zu simulieren. Vaginal entbundene Kinder weisen deutlich mehr gesundheitsfördernde *Bacteroides*- und *Bifidobacterium*-Spezies auf und zeigen auch eine robustere Immunantwort auf Impfungen.

Ein relativ stabiles Darmmikrobiom entwickelt sich bis etwa zum dritten Lebensjahr, wobei hier dem Stillen eine wichtige Bedeutung zukommt; es kann die Defizite durch eine Kaiserschnittgeburt bis zu einem gewissen Grad kompensieren. Gestillte Kinder haben mehr Bifidobakterien, Flaschenkinder mehr *E. coli* und *Clostridium difficile*. Die Muttermilch enthält unter anderem spezielle Zucker (Oligosaccharide), die für die Entwicklung der Flora und für den Infektionsschutz essentiell sind. Außerdem bietet die Milch in Abhängigkeit von der mütterlichen Darmmikrobiota eine Vielzahl von immunologisch wirksamen Komponenten wie Antikörper, Zytokine und Immunzellen, die das Kind passiv immunisieren und damit für den sogenannten Nestschutz sorgen.[291]

Die mütterlichen Antikörper in der Milch dämpfen zudem die kindlichen T-Zellreaktionen gegen die Darmflora, was die Immuntoleranz fördert und eine Dysregulation des Immunsystems verhindert.[292] Es wird wohl auch in Zukunft nicht gelingen, die komplexe und auch individuelle Zusammensetzung der bioaktiven Substanzen in der Muttermilch für die Prägung des kindlichen Immunsystems nur annähernd nachzubilden, weshalb das Stillen konkurrenzlos bleibt.

Verschiedene Studien legen sogar nahe, dass mütterliche Darmbakterien über bestimmte Immunzellen (dendritische Zellen der Darmschleimhaut) in die bislang vermeintlich sterile Muttermilch transportiert werden und damit dem gestillten Kind eine Grundlage zur gesunden Entwicklung seines Darmmikrobioms liefern.[293] Verabreicht man Kaiserschnittkindern ein fäkales Mikrobiom-Transplantat von der Mutter mit der Milch, kommt es zu einer Angleichung an die Besiedlung von vaginal entbundenen Kindern.[294]

Eine gesunde immunologische Entwicklung in der ersten Lebensphase hängt daher entscheidend vom Mikrobiom der Mutter, ihrer Ernährung, dem Geburtsmodus und dem Stillen ab.[295] Kommt es also in der Frühphase der kindlichen Entwicklung, etwa von der Geburt bis zum Abstillen, zu einem Diversitätsverlust des sich entwickelnden Mikrobioms, resultiert ein sogenanntes „pathologisches Imprinting" des Immunsystems mit oft lebenslangen Folgen. Vor allem die im Rahmen der Coronakrise massiv forcierten Hygienemaßnahmen tragen zum ohnehin schon seit Jahren fortschreitenden Verlust der mikrobiellen Vielfalt bei [→ Kapitel III.6].[296]

Auch Antibiotikagaben in den ersten 24 Lebensmonaten führen nicht nur zu einer Fehlprägung des Mikrobioms mit oft lebenslangen Folgen, sondern auch zu immunologischen Defiziten. Eine Studie an 560 Kleinkindern zeigte mit hoher Signifikanz, dass Antibiotika den Impfschutz gegen Diphterie, Tetanus, Polio, Keuchhusten, Influenza und Pneumokokken aushebeln können. Bei der Gruppe, die während der ersten beiden Lebensjahre Antibiotika erhalten hatten, lagen die Antikörperlevel unter den Konzentrationen, die generell für einen Immunschutz als relevant gelten.[297]

Es können auch nach dem dritten Lebensjahr noch langfristige Veränderungen der Zusammensetzung des Mikrobioms auftreten, je nach Alter, Umwelt, Lebens- und Verhaltensweisen sowie in Abhängigkeit unserer psychischen Verfassung. Vor allem die negativen Auswirkungen von chronischem Stress auf die Darmflora sind mittlerweile gut erforscht (siehe oben).

Der verlässlichste Indikator für die gesunde Entwicklung des Immunsystems ist die Diversität des Mikrobioms. Die Regel, dass die Stabilität eines Ökosystems mit der Diversität seiner Lebensgemeinschaft zusammenhängt, trifft nicht nur für Wälder, Wiesen und Gewässer, sondern auch für das Mikrobiom zu; zahlreiche Krankheiten gehen mit einer reduzierten Keimvielfalt im Darm einher.

In der äußeren Natur stellt das Artensterben langfristig die größte Gefahr für das ökologische Gleichgewicht dar. Das Insektensterben beispielsweise lässt ganze Funktionsketten, oder sagen wir besser Lebensgeflechte, in der Natur (Bestäubung, Bodenökologie, Nahrungsgrundlage für zahlreiche Tierarten, deren Rückgang wieder ganze Kaskaden von Folgeproblemen nach sich ziehen) zusammenbrechen. Die Störanfälligkeit der Ökosysteme nimmt bei schwindender Diversität immer mehr zu und die Kompensationsmöglichkeiten bei sich ändernden Umweltbedingungen nehmen ab. Durch den Artenschwund wird das Repertoire an Adaptionsstrategien zunehmend eingeschränkt. Dasselbe Problem scheint sich in den Därmen der Menschen abzuspielen; vor allem die rapid zunehmenden Allergien, Nahrungsmittelunverträglichkeiten, Reizdarmsyndrome und Autoimmunerkrankungen lassen sich als immunologische Krise durch ein zunehmendes mikrobielles Artensterben deuten. Differenzierte Immunsysteme brauchen hoch diverse Bakterienkulturen. Was auf der Stoffwechselseite die Robustheit unserer Verdauungs- und Immunkräfte sind, ist auf der psychischen Ebene die Resilienz als seelische Widerstandskraft. Auch hier sind die modernen Anfälligkeiten (Angststörungen, Burn-out-Syndrom, Depressionen) mit einem Vitalitäts- bzw. Diversitätsverlust des mikrobiellen Lebens in uns verbunden.

5.5 Darmmikrobiom und Krebserkrankung

Vor diesem Hintergrund noch eine grundlegende Bemerkung zu den Krebserkrankungen, die bekanntlich ein anwachsendes medizinisches Problem in modernen Gesellschaften darstellen. Wir haben auch als gesunde Menschen ständig eine Vielzahl von Krebszellen in uns, die aber ein intaktes Immunsystem permanent eliminiert. Bei Obduktionen von Frauen im Alter zwischen 40 und 50 Jahren, die nach einem Unfallereignis verstorben waren, fanden sich bei 39 % der Betroffenen kleinste Krebsherde in der Brust, obwohl in dieser Altersgruppe die Erkrankungsrate für Brustkrebs nur bei 1 % liegt.[298] Ähnliche Phänomene kennen wir vom Schilddrüsen- und Prostatakarzinom. Der Nachweis von Krebszellen begründet also nicht unbedingt das Vorliegen einer Krankheit, wie das auch für Viren und Bakterien gilt. Wie bei den Mikroben im Rahmen von Infekten ist das „pathologische Wachstum" von Krebszellen weniger in ihnen selbst, sondern in den systemischen Immunkonstellationen zu suchen, die wiederum eng mit dem Mikrobiom zusammenhängen.

Bei den meisten Karzinomen, v. a. bei denen des Verdauungstrakts, finden wir eine reduzierte Diversität mit konsekutiver Barrierestörung des Darm-Epithels im Sinne einer Pathologie der Leibgrenzen [→ Kapitel I 5.1.1]. Hierin liegt ein wesentlicher Aspekt zum Verständnis dieser Erkrankung. Im anthroposophischen Kontext sprechen wir bei den Karzinomen, die bekanntlich von den sensiblen epithelialen Grenzflächen des Organismus ihren Ausgang nehmen, von „Sinnesorganen an der falschen Stelle". Was bei einem Sinnesorgan mit seiner hohen Durchlässigkeit für Außenweltqualitäten physiologisch ist, wird bei Epithelien im Stoffwechselbereich pathologisch. Den Krebspatienten überwältigen quasi die Außenwirkungen – das können dauerhafte physikalische, biologische und psychosoziale Stressoren sein, die seine Ich-Organisation und damit seine Immunfunktionen überfordern und erschöpfen. Das Auge mit seinem Netzhautepithel setzt den Außenwirkungen, in diesem Fall dem Licht, nur wenig entgegen, sodass wir die Umwelt „unverarbeitet" so aufnehmen können, wie sie ist. Im Darm darf das nicht passieren; das Leaky-Gut-Syndrom ist im Grunde als eine Präkanzerose zu betrachten, weil hier die Grenzfläche mit ihrer Verdauungs- und Immunfunktion zu schwach wird, die Umweltwirkungen daher zu stark eindringen. In Tumorgeweben finden sich vermehrt Bakterien und Pilze [→ Kapitel I.5.11], denen das Immunsystem nicht ausreichend begegnet und die im Kontext einer Überfremdung des Organismus zu betrachten sind. Interessanterweise finden sich bei der Mehrheit der Patienten mit Colonkarzinomen Fusobakterien im Darm, die bei Gesunden dort nicht vorhanden sind und nur in der Mundhöhle vorkommen, sozusagen am Kopfpol des Verdauungskanals, wo die Nerven-Sinnes-Tätigkeit vorherrscht. Auch die verstärkte Aktivität von viralen Genen in den Krebszellen [→ Kapitel II.9, Anm. 82] lässt sich vor diesem Hintergrund besser verstehen. Die Emanzipation von Fremdleben jenseits der Leibgrenzen ist nicht die Ursache, wie häufig angenommen wird, sondern Symptom der Tumorerkrankung, die in der mangelnden Grenzbildung ihre wesentliche Ursache hat. Es resultiert eine chronische präinflammatorische Stoffwechsellage im Organismus, welche die Immunfunktionen auf Dauer dekompensieren lässt. Das gesunde Mikrobiom als intermediäres Verdauungs- und Immunorgan zwischen Umwelt und Organismus puffert diese Wirkungen gleichsam ab, indem es funktionell an der Bildung individueller Sphären an unseren Leibgrenzen beteiligt ist. Nicht nur die Diversität, auch die individuelle Einzigartigkeit unseres Mikrobioms ist ein zuverlässiger Indikator für ein gesundes Leben [→ Kapitel III. 4. Anm. 44]. Der Wärmeregulation durch die Ich-Organisation kommt hier ein entscheidender Einfluss zu. Auf der seelischen Ebene fehlt dem krebskranken Menschen oft das innere Wärmegefühl der Authentizität, wir können auch von einer Freiheitsmangelkrankheit sprechen. Der Psychoonkologe Elmar Reuter nennt dazu vier auffällige Gemeinsamkeiten in der Selbstentwicklung nach schwerer Krebserkrankung:[299]

- authentischer (Krankheit als Ehrlichmacher)
- sinngeleiteter (mehr von innen bestimmt als von außen gelenkt)
- bedürfnisnäher (weg vom Funktionieren)
- selbstfürsorglicher (Respekt vor SELBST und Körper)

Das Mikrobiom als Spiegel unserer Lebensverhältnisse repräsentiert auch die karzinomatöse Disposition. Entindividualisierte, dysbiotische Mikrobiome schaffen nicht nur den Nährboden für karzinomatöse Erkrankungen, sondern beeinflussen auch den Therapieerfolg; wir wissen heute, dass vorausgegangene Antibiotikatherapien das Ansprechen mancher Immun- oder Chemotherapien verschlechtern [→ Kapitel I.10]. Das Fehlen bestimmter Bakterienarten gefährdet den Behandlungserfolg; beispielsweise ist das gute Ansprechen auf eine Immunbehandlung mit der Gegenwart von *Akkermansia muciniphila* assoziiert, bei Therapieversagern fehlte diese Art fast vollständig.[300]

Es versteht sich von selbst, dass die Pflege des Mikrobioms [→ Kapitel III.6] durch gesunde Ernährung, Stressreduktion und Aktivitäten zur inneren Stärkung der seelischen Balance zu den unverzichtbaren Basismaßnahmen einer sinnvollen Krebsbehandlung gehört.

Bei allem, was wir über die vielfältigen Stoffwechselfähigkeiten der Mikroorganismen wissen, darf es nicht verwundern, dass auch oral aufgenommene Arzneistoffe bereits vor der Resorption im Darm auf komplexe, schwierig zu überschauende Weise verändert bzw. metabolisiert werden. Der Lipidsenker Lovastatin und der bei entzündlichen Darmerkrankungen häufig verwendete Wirkstoff Sulfasalazin werden erst durch Bakterien in ihre aktive Form umgewandelt. Umgekehrt zeigen jüngste Analysen, dass gängige Medikamente das Mikrobiom stärker beeinflussen, als bisher angenommen: „*Wir haben die Wirkungen von 28 verschiedenen Medikamenten und mehreren Wirkstoffkombinationen analysiert*", erklärte Peer Bork, Direktor am EMBL (European Molecular Biology Laboratory) Heidelberg, „*Viele Medikamente wirken sich negativ auf die Zusammensetzung und den Zustand der Darmbakterien aus, aber andere, einschließlich Aspirin, können einen positiven Einfluss auf das Darmmikrobiom haben. Wir fanden heraus, dass Medikamente eine ausgeprägtere Wirkung auf das Mikrobiom des Wirts haben können als Krankheit, Ernährung und Rauchen zusammen.*"

Während die negativen und dauerhaften Auswirkungen von Antibiotika auf Darmbakterien bereits bekannt sind, zeigte diese Studie, dass sich solche Effekte im Laufe der Zeit wahrscheinlich akkumulieren. „*Wir fanden heraus, dass das Darmmikrobiom von Patienten, die über einen Zeitraum von fünf Jahren mehrere Antibiotikakuren einnahmen, weniger gesund war.*"[301]

Beispiele für Medikamente, die nachweislich einen erheblichen Einfluss auf das Darmmikrobiom haben:

- Antibiotika
- Osmotische Laxantien
- Medikamente zur Behandlung chronisch-entzündlicher Darmerkrankungen
- Hormonpräparate, z.B. orale Kontrazeptiva
- Benzodiazepine
- Antidepressiva
- Antihistaminika
- Protonenpumpen-Inhibitoren (PPI)
- Statine
- Betablocker
- Opioide
- Metformin
- ACE-Hemmer
- Thrombozytenfunktionshemmer
- Nichtsteroidale Antirheumatika (NSAR)

Bereits im Kapitel über die Demenz hatten wir erwähnt, dass bei gleichzeitiger Einnahme von zahlreichen verschiedenen Wirkstoffen mit unkalkulierbaren psychischen und anderen Effekten infolge von Mikrobiomveränderungen zu rechnen ist. Viele Arzneistoffe werden in individuell unterschiedlicher Weise von verschiedenen Darmbakterien intrazellulär gespeichert (Bioakkumulation), was wiederum ihren Exometabolismus so verändert, dass dadurch andere Bakterienspezies in ihrem Wachstum angeregt werden. Das veränderte bakterielle Gleichgewicht beeinflusst nicht nur die Pharmakokinetik und die Bioverfügbarkeit der Arzneistoffe – wodurch sich unterschiedliche Ansprechraten bzw. Wirksamkeiten erklären – sondern auch das Nebenwirkungsprofil.[302]

Die bisher praktizierte Untersuchung des Einflusses von einzelnen Wirkstoffen auf isolierte Kulturen von Darmbakterien ist sicher nicht repräsentativ und kann über die systemischen Effekte nicht viel aussagen.

Um den Einfluss der Darmmikrobiota auf den Arzneistoff-Metabolismus zu untersuchen, entwickelte ein Team der Universität Princeton ein optimiertes Kultursystem (MDM = Microbiome-Derived-Metabolism), mit dem sich das gesamte Darmmikrobiom eines Menschen relativ verlustfrei kultivieren lässt und prüfte damit die Metabolisierung von 438 gängigen Arzneistoffen. 57 (13 %) dieser Stoffe erfuhren eine chemische Modifikation, darunter antiinflammatorisch bzw. hormonell wirksame Steroide, Antibiotika, Psychopharmaka, Virostatika, Antiparkinson-Mittel, Immunsuppressiva und Nichtsteroidale Antirheumatika (NSAR). Manche Pharmaka wurden in zwei Schritten zu bisher unbekannten Metaboliten verändert. Besonders bemerkenswert war, dass zehn Arzneistoffe von den Mikroorganismen so vollständig metabolisiert wurden, dass sie als solche nicht mehr nachweisbar waren; z. B. Gichtmittel wie Allopurinol, das Abführmittel Bisacodyl und das Immunsuppressivum Azathioprin.

Bezüglich verschiedener Spender zeigten sich unterschiedliche Metabolisierungsmuster. Zu bedenken dabei ist, dass auch parenteral verabreichte Wirkstoffe, die zum Teil in aktiver Form über die Gallenwege in den Darm gelangen, dieser individuellen Metabolisierung unterliegen.[303, 304]

Zytotoxische und immunsuppressive Pharmaka, wie sie zur Therapie zahlreicher, v.a. maligner Erkrankungen verwendet werden, verstärken regelhaft mikrobielle Dysbiosen, die z. B. bei hämatologischen Erkrankungen ohnehin schon vorliegen. Das Mikrobiom verändert sich während der chemotherapeutischen und oft gleichzeitig auch (prophylaktisch) antibiotischen Behandlung einer akuten Leukämie erheblich und es kommt zur Dominanz von einzelner Bakterienspezies mit entsprechenden Folgen. So zeigte eine Studie zur akuten myeloischen Leukämie, dass die Abnahme der Bakteriendiversität während einer Chemotherapie mit einer Zunahme der Infektkomplikationen verbunden war.[305]

Antibiotikaresistenzen gehören mittlerweile zu den zehn drängendsten Gesundheitsproblemen weltweit. Dass aber Antidepressiva, die beispielsweise in den USA mit 4,8 % einen vergleichbaren Marktanteil wie Antibiotika (5,0 %) haben, wesentlich zu dem Problem beitragen, ist noch wenig bekannt. So erhöhen insbesondere Sertralin und Duloxetin die Anzahl der resistenten Keime um den Faktor 10.000.[306]

Wie sich pharmakologisch induzierte Dysbiosen mit ihren konsekutiven immunologischen und auch psychischen Effekten langfristig auf die Gesundheit der Patienten auswirken, bedarf noch gründlicher Untersuchungen. Vor diesem Hintergrund müssen Therapiekonzepte kritisch betrachtet werden. Es ist zwar immer mehr von personalisierter Medizin die Rede, aber der Begriff *„personalisierte Medizin“ ist unangemessen und* *irreführend. Vielmehr handelt es sich um eine auf genetischen Biomarkern basierte stratifizierende Medizin und nicht um eine patienten- oder personenzentrierte Medizin.*[307]

Unsere wachsenden Kenntnisse über die hoch individuellen Strukturen des Mikrobioms, des Immunsystems sowie der epigenetischen Muster und ihrer Prägung durch zahllose biografische und individuelle seelisch-geistige Einflüsse zeigen die Grenzen einer auf linear-kausale Biomechanismen fixierten Medizin auf und verweisen uns auf die Realität höherer Organisationsebenen, auf die wir im Folgenden, hauptsächlich in Kapitel V, noch ausführlich eingehen.

6. Das Mikrobiom der Haut

Hätten die diversen Mikrobengemeinschaften unserer Haut unterschiedliche Farben, würden wir wie bunte Paradiesvögel erscheinen. Jede einzelne Körperregion beherbergt eine spezifische Population an Mikroorganismen (Bakterien, Viren, Pilze), wobei die jeweilige Anzahl und Diversität unterschiedlich ist. Das Humane Microbiome Project (HMP)[308] zeigte, dass die Diversität am Unterarm mit durchschnittlich 44 Arten am höchsten ausfällt, dagegen ist sie hinter den Ohren mit nur 14 Arten relativ gering. Die Besiedlung ist abhängig von Alter, Geschlecht, pH-Wert, Durchblutung, Feuchtigkeit, Zahl der Talgdrüsen, Haarfollikeln, Hygieneverhalten und vielem mehr; auch der Lebensraum, ob mehr ländlich oder in der Stadt, mit oder ohne Haustiere, hat einen Einfluss.

Im Rahmen der Pubertät vermehren sich beispielsweise die fettliebenden *Propionibakterien* im Gesicht (Akne) oder die *Brevibakterien* in den Achselhöhlen, die, neben anderen Faktoren, durch Zersetzung des an sich geruchlosen Schweißes den typischen Körpergeruch ausmachen. Manche Bakterien bauen den Hauttalg zu Fettsäuren ab, so dass der pH-Wert sinkt, was wiederum für den Säureschutzmantel der Haut Bedeutung hat.

Auch die auf der Haut lebenden Viren, Archaeen und Pilze sind in ihrer Zusammensetzung variabel und verändern sich dynamisch mit den inneren und äußeren Lebensumständen des Menschen. Ein weiteres Ergebnis im Rahmen des HMP war, dass es keine einzige Bakterienart gibt, die bei allen Testpersonen auf sämtlichen Hautarealen zu finden ist. Die interindividuellen Unterschiede sind bei den selteneren Arten am größten.

Insgesamt leben auf unserer Haut etwa 200 Milliarden Mikroorganismen, wobei diese Zahl naturgemäß erheblichen interindividuellen Schwankungen unterliegt. Wir unterscheiden auf der Haut sogenannte transiente, d. h. nur kurzzeitig auf ihr verweilende, von residenten Keimen im Sinne eines mikrobiellen Fingerabdrucks.

Die Hautflora ist hoch individuell. Im Rahmen einer Untersuchung wurden Menschen über einige Stunden in eine isolierte Klimakammer gesetzt und dabei die Luft abgesaugt und mikrobiologisch analysiert. Jede Versuchsperson hinterließ eine individuelle, auf Atemluft und Hauttranspirat basierende „Mikrobenwolke", anhand derer jeweils eine sichere Identifizierung möglich war.[309]

Der US-amerikanische Biologe Noah Fierer führte eine Metagenom-Analyse an den Händen von 51 Studenten durch und fand insgesamt 4700 verschiedene Bakterienspezies, wobei nur fünf Arten auf allen Händen zu finden waren.[310, 311] Die genetische Übereinstimmung der Handmikrobiome von zwei Versuchspersonen lag bei nur 13 % und sogar bei nur 17 % von rechter und linker Hand desselben Menschen. Bei Frauenhänden ist die Diversität noch größer, was vermutlich mit einem höheren pH-Wert der Haut zusammenhängt.

Erstaunlich ist die Konstanz der individuellen Zusammensetzung, die sich nach Verunreinigung, Waschen, Duschen und trotz Verwendung von Handcremes und Lotionen immer wieder herstellt. Selbst nach kompletter Desinfektion der Hände ist nach einem Tag die residente Population wieder anzutreffen. Allerdings bringt ein dauerhaftes Übermaß solcher Maßnahmen auch die stabilste Flora ins Wanken. Vor allem bei kleinen Kindern kann ein Zuviel an Hygiene, zum Beispiel tägliches Baden und Verwendung von Desinfektionsmitteln, zu chronischen Hautproblemen und anderen Erkrankungen führen. Ein gesundes Immunsystem ist an ein individuelles Mikrobiom mit hoher Diversität gebunden. Wird die Hautflora ständig irritiert, kommt es in der Folge auch zu immunologischen Funktionsstörungen.[312] Der forcierte Gebrauch von Desinfektionsmitteln im Rahmen der Corona-Maßnahmen hatte diesbezüglich negative Auswirkungen.[313]

Die Hautflora ist so individuell, dass sie zunehmend für forensische Zwecke untersucht wird. Selbst die genetische Identität von eineiigen Zwillingen vermindert die Individualität von Haut- und Darmflora nur wenig. Wie Fierer zeigte, lassen sich auf PC-Tastaturen und Computer-Mäusen auch nach 14 Tagen die letzten Benutzer noch anhand des mikrobiellen Abdrucks identifizieren. Die Zuverlässigkeit dieser Analysen ist mit der des Genoms oder mit Fingerabdrücken vergleichbar.

Im Rahmen eines Home Microbiome Projects untersuchten Wissenschaftler um Jack Gilbert, Mikrobiologe an der Universität von Chicago, die Bakteriengemeinschaften innerhalb der Wohnungen und Häuser von Familien. Es handelte sich um zehn Familien, von denen drei innerhalb des Beobachtungszeitraums umzogen. Es erfolgten über sechs Wochen regelmäßig Abstriche von Fußböden, Türklinken, Handrücken und Lichtschaltern. Aus vier Millionen Erbgutsequenzen identifizierten die Forscher rund 22.000 verschiedene Bakterienarten – pro Familie zwischen 2000 und 20.000. Hier zeigte sich, dass jede Familie eine spezifische Mikrobengemeinschaft beherbergt, die sogar mit umzieht. Eine Familie zog aus einem Hotel in eine Wohnung, wobei bereits nach 24 Stunden die familieneigene Flora auf Fußböden, Wasserhähnen, Fliesen usw. nachweisbar war.[314]

Wie im Darm nimmt die Diversität des Hautmikrobioms zur Lebensmitte hin zu und mit zunehmendem Alter wieder ab. Die Stabilität hingegen ist im Alter am höchsten.

Die Hautflora bildet zusammen mit anderen Faktoren eine wichtige Schutzfunktion; sie unterstützt Stoffwechselprozesse, reguliert den pH-Wert und sorgt damit für einen ausreichenden Säureschutzmantel. Ein in seiner Vielfalt ausgewogenes Hautmikrobiom verhindert das Eindringen pathogener Keime und hilft damit auch bei der Wundheilung. Kommensale Hautbakterien wie *Staphylococcus epidermidis* beispielsweise können antibiotikaähnliche Substanzen, sogenannte antimikrobielle Peptide (AMPs), produzieren, die das Wachstum von fakultativ pathogenen Keimen wie *Staphylococcus aureus* hemmen. Solche Substanzen, die menschliche Hautzellen interessanterweise auch selbst bilden, regulieren in Verbindung mit dem Immunsystem und anderen Faktoren wie beispielsweise den Viren die komplexe, mikrobielle Populationsdynamik auf der Haut und sorgen damit für die bereits dargestellte individuelle Homöostase, welche die Basis der Infektabwehr darstellt. Keime wie *Staphylococcus hominis*, aber auch *Staphylococcus epidermidis* aktivieren T-Lymphozyten und dendritische Zellen, die wiederum über die Produktion von AMPs die Zahl potentiell pathogener Mikroben eindämmen. Hauterkrankungen wie Neurodermitis, Psoriasis oder Akne sind regelhaft mit einer pathologischen Besiedlung bzw. mit einer reduzierten Diversität assoziiert. Insbesondere bei der atopischen Dermatitis (gleichbedeutend mit Neurodermitis) kommt es durch eine Dysregulation zum Überhandnehmen von *Staphylococcus aureus*, der sich dabei nicht nur unangemessen vermehrt, sondern auch sein Genexpressionsmuster verändert und zahlreiche Toxine produziert – die essentielle Aminosäure Tryptophan wird beispielsweise zu einem entzündungsfördernden Metaboliten abgebaut –, welche die inflammatorischen Hautveränderungen weiter anfeuern. Die antimikrobiellen Peptide (AMPs) sind bei der Neurodermitis vermindert.[315] Erste Transplantationen des Hautmikrobioms führten bei Betroffenen zu einer deutlichen Symptomreduktion. Durch UV-Strahlung als zusätzliche nebenwirkungsarme Therapieoption kommt es auf der Haut zu einer Aktivierung und Akkumulation von T-Zellen, die Dichte von *Staphylococcus aureus* geht zurück und die Expression von antimikrobiellen Peptiden steigt an.[316] Insgesamt scheint ein intaktes Hautmikrobiom auf eine ausreichende Sonnenlicht-Exposition angewiesen zu sein.

Eine gesunde Hautflora erzeugt eine sogenannte „Kolonisationsresistenz“, beispielsweise schützt sie vor *Hämophilus ducreyi*, dem Erreger der Geschlechtskrankheit „weicher Schanker“ (Ulcus molle). In einer Studie wurden Freiwillige am Oberarm mit dem Erreger beimpft, unmittelbar zuvor erfolgten Mikrobiomanalysen der entsprechenden Hautareale. Infektionen in Form von Pusteln traten nur bei den Probanden auf, deren Hautmikrobiome schon vorher charakteristische Veränderungen im Sinne einer Dysbiose aufwiesen.[317] Vergleichbare Befunde gibt es auch auf den Schleimhäuten; so zeigen Studien, dass bei Patienten, die wegen mittelschwerem oder schwerem Covid-19 hospitalisiert werden mussten, sowohl eine Reduktion der Artenvielfalt als auch eine Dysbiose des Mikrobioms im oberen Respirationstrakt vorliegt.[318] Sogar die Anfälligkeit gegenüber Stechmücken hängt mit dem Hautmikrobiom zusammen; solche mit hoher Diversität sind für die Überträgerin der Malaria weniger attraktiv.[319]

Ein stabiles Hautmikrobiom senkt möglicherweise auch das Risiko von malignen Hauterkrankungen. Zumindest in Tierversuchen zeigte das kommensale Hautbakterium *Staphylococcus epidermidis* eine Schutzfunktion vor malignen Melanomen.[320] Die Stabilitätsdeterminanten sind entscheidend für die gesunde Flora der Haut.

Wir hatten beim Darm vom Leaky-Gut-Syndrom gesprochen, das eine mangelnde Grenzziehung zwischen Organismus und Umwelt bzw. Darminhalt bezeichnet. Analog liegt den genannten Hauterkrankungen eine gestörte Barrierefunktion zugrunde, deren Stabilität wesentlich von einer gesunden Hautflora abhängt. Der Schweregrad der Erkrankung hängt mit dem der Dysbiose und damit der Barrierestörung zusammen.[321] Die gesunde Schutzschicht der Haut, der sogenannte Hydrolipidfilm, entsteht aus einem systemischen Zusammenspiel von Talgproduktion, Schweißdrüsensekretion, Wassergehalt, Immunsystem und Mikroorganismen.

Allgemein gilt, dass bei den meisten Hauterkrankungen die absolute Zahl der Mikroben gleichbleibt, aber die Diversität nimmt ab und einzelne Spezies überwuchern das System im Sinne einer pathologischen Monokultur. In der Regel sind dies residente Keime wie *Staphylococcus aureus* wie bei der Neurodermitis, Hefepilze wie *Malassezia* und *Candida albicans*, die sich oft infolge einer Immunschwäche oder von Dysbiosen nach Antibiotikatherapien ausbreiten und entzündliche Hautveränderungen verursachen, oder die Propionibakterien bei der Akne.

Bei den meisten Hauterkrankungen sind nicht nur die betroffenen Stellen, sondern die gesamte, also auch die vermeintlich gesunde Haut mit einer veränderten Flora besiedelt. Bei Patienten mit atopischer Dermatitis zeigen zudem nicht entzündete Hautareale eine pathologische Besiedlung, die auf den betroffenen Hautstellen nur stärker ausgeprägt ist: Insgesamt ist die Diversität reduziert, mit der Schwere der Dermatitis nimmt *Staphylococcus aureus* zu und *Staphylococcus epidermidis* ab – interessanterweise gerade diejenigen Arten, welche die antimikrobiellen Peptide produzieren und damit die Überbesiedlung durch *Staphylococcus aureus* verhindern. Sowohl bei Neurodermitis- wie auch bei Psoriasispatienten findet sich ein Mangel an Fillagrin, einem strukturbildenden Hautprotein, das wiederum auf die Mikrobenbesiedlung Einfluss hat.[322]

Nach den Ergebnissen des Humane Microbiome Projects (HMP) sind weniger als 1 % der Hautmikroben überhaupt als pathogen einzustufen, wobei der Begriff der Pathogenität von einzelnen Spezies ohnehin problematisch ist. Auf einer überdüngten Wiese, auf der nur noch Löwenzahn gedeiht bzw. alles andere überwuchert, wäre es falsch, den Löwenzahn als „Pathogen" zu bezeichnen, denn die eigentlichen Krankheitsfaktoren liegen in der Dysbiose infolge der Überdüngung und nicht in der daraus resultierenden Monokultur.

Ein gewisser Paradigmenwechsel in der modernen Dermatologie besteht darin, nicht mehr einzelne Bakterien durch Antibiotika und Desinfektionsmittel zu bekämpfen, wodurch letztlich das gesamte dermale Mikrobiom geschädigt wird, sondern im Sinne der Salutogenese das mikrobielle Gesamtsystem zu stärken und zu unterstützen. Durch Vermeidung von Reizstoffen in der Ernährung[323], konsequente Anwendung von Basispflegeprodukten wie Feuchtigkeitscremes, ggf. mit Zusatz von probiotischen Bakterienspezies, und Tragen von Funktionstextilien lassen sich die Symptome bei zahlreichen Hauterkrankungen verbessern.[324] Konservierungsmittel, wie sie in vielen Cremes und Lotionen enthalten sind, töten Bakterien ab und schaden damit dem Hautmikrobiom. Dagegen benötigen Öle keine Konservierungsmittel; v.a. Jojoba- und Kokosöl gelten als mikrobiomfreundliche Substanzen.[325]

Alopecia areata, der kreisrunde Haarausfall, an dem in Deutschland etwa 1,5 Millionen, meist junge Menschen leiden, mit steigender Tendenz seit Jahren, ist mit einer erheblichen seelischen Belastung verbunden. Auch hier zeigen Untersuchungen nicht nur ein verändertes Hautmikrobiom, sondern auch eine ungewöhnliche Vermehrung von Darmbakterien wie *Lachnospiraceae*. Umstellung auf vornehmlich vegetarische Ernährung, lokale Behandlung der betroffenen Stellen mit einem immunmodulierenden Knoblauch-Gel, aber auch Stuhltransplantationen zeigen hier therapeutische Effekte.[326, 327]

Aus systemischer Perspektive spielen selbstverständlich auch psychische Faktoren eine gewichtige Rolle. Die meisten chronischen Hauterkrankungen werden durch Stress getriggert. Gerade für das Verständnis der kindlichen Neurodermitis – 30 % der Kinder sind mehr oder weniger von der Neurodermitis betroffen – hat die psychoneuroimmunologische Forschung wichtige Grundlagenerkenntnisse geliefert. Zwischenmenschliche Bindungsstile bilden sich in endokrinen Systemen ab[328], was beispielsweise über die immunmodulierende Oxytocin-Wirkung Einfluss auf das dermale Mikrobiom hat. Haare sind sehr stressabhängig in ihrem Wachstumsverhalten. Durch Analyse von Haarfollikeln lassen sich heute zahlreiche Indikatoren (BDNF, Neurotropin, Cortisol, auch epigenetische Marker) erfassen, die Auskunft über die Stressbiologie der Haut und damit hilfreiche Hinweise für die Therapie geben.[329] Wichtig für unsere weiteren Betrachtungen ist die Tatsache, dass die Hautmikrobiota sich nicht nur auf der Oberfläche (Epidermis) befindet, sondern auch bei gesunden Verhältnissen bis in tiefere Schichten (Dermis und Subkutis) nachweisbar sind, die bei Hautverletzungen als „Ur-Mikrobiom" an die Oberfläche zurückkommen.[330] Das Mikrobiom setzt seine Wirksamkeit über die Organismusgrenze gewissermaßen zentripetal nach innen fort. Umgekehrt wird die Populationsdynamik der oberflächlichen Bakterien zentrifugal vom Organismus über die Immunfunktionen (T-Zellen, dendritische Zellen) und andere regulatorische Prozesse (Salzgehalt des Schweißes, Fettproduktion, pH-Wert u. a.) maßgeblich beeinflusst.[331] In den ersten Lebenswochen durchflutet ein „Schwarm regulatorischer T-Zellen" die Haut[332], ohne den sich kein individuelles Mikrobiom und damit kein gesundes Immunsystem entwickeln würde. Das bedeutet, dass die Grenze zwischen Umwelt und Organismus unscharf wird.

Wie auf allen Epithelien ist das Mikrobiom der Haut sowohl ein Teil der Umwelt und gleichzeitig Organ des Menschen. Im Mikrobiom durchdringen sich Inneres und Äußeres, die innere Physiologie und die äußere Mikrobenökologie schieben sich ineinander und bilden ein gemeinsames Milieu. Behalten wir diesen Aspekt der fließenden Subjekt-Objekt-Grenze für die folgenden Ausführungen im Bewusstsein.

7. Das Mikrobiom der Lunge

Mit der Atmung nehmen wir neben Duftstoffen, Umweltgiften, Stäuben und anderen Schwebstoffen ständig Mikroorganismen aus der Luft und den oberen Atemwegen (Mund, Nase, Rachen) auf. Auch durch Mikroaspirationen, z. B. durch Aufstoßen, gelangen immer wieder Keime aus dem oberen Verdauungs- in den Respirationstrakt.

Das Flimmerepithel einer gesunden Bronchialschleimhaut befördert die inhalierten Partikel kontinuierlich mundwärts (mukoziliäre Clearance), wo sie verschluckt oder abgehustet werden. Die Lungenbläschen sind mit den Alveolarmakrophagen besiedelt, die all die tief inhalierten Kleinstpartikel, die durch das Flimmerepithel nicht eliminiert werden, aufnehmen und verstoffwechseln. Diese komplexe Selbstreinigungsfunktion verleitete noch bis vor wenigen Jahren zu der Annahme, die Lunge sei ein weitgehend steriles Organ. Man bezog sich dabei auf die Ergebnisse klassischer, kulturbasierter Studien, von denen wir heute wissen, dass sie nur einen sehr geringen Teil der kommensalen Mikroorganismen überhaupt erfassen. Die modernen Verfahren der Genomanalysen haben nun gezeigt, dass das Spektrum an Bakterien, Pilzen, Viren und anderen Keimen in der Lunge viel größer ist, als bisher angenommen. Auch vermeintlich reine Krankheitserreger wie *Streptococcus pneumoniae, Hämophilus influencae* und *Moraxella catharalis* sind unter gesunden Bedingungen nachweisbar und gehören zu den Kommensalen, d. h. zu den angestammten Bewohnern des physiologischen Lungenmikrobioms. Es besteht ein konstantes Gleichgewicht zwischen mikrobieller Einwanderung und Elimination.[333]

Die richtige, regelmäßig tiefe Atmung ist für die Eubiose wichtig. In schlecht belüfteten Lungenarealen (Dystelektasen) steigt die Sekretretention und damit die Infektgefahr.

Das Lungenmikrobiom ist von Mensch zu Mensch hoch variabel und setzt sich aus etwa 140 unterschiedlichen Mikrobenfamilien zusammen.[334] Im Vergleich zum Dickdarm hat es eine relativ geringe Dichte: Pro Quadratzentimeter Bronchialschleimhaut finden sich etwa 2000 Bakterienarten, die sich aus den vier Hauptphyla Bacteroidetes, Firmicutes, Proteobacteria und Actinobacteria rekrutieren. Die häufigsten Gattungen sind *Prevotella, Fusobakterien, Neisseria, Streptokokken, Hämophilus* und *Veillonella.*[335]

Ein Gramm Lungengewebe enthält etwa 10^4 Mikroorganismen, im Colon sind es 10^{11}–10^{12}.

Das Lungenmikrobiom scheint im Vergleich zum Darm wie auf niedrigem Niveau gebändigt, nur im Krankheitsfall können die Keimzahlen erheblich nach oben gehen.

Bei keimfrei aufgezogenen Mäusen zeigen sich morphologische Veränderungen der Darmschleimhaut. In der Lunge ist ein solcher Effekt weniger nachweisbar, allerdings bleibt die Anzahl der sich entwickelnden Alveolen deutlich geringer.[336]

Ein gesundes Referenzmikrobiom der Lunge gibt es nicht. Das Vorhandensein bestimmter Spezies lässt sich nicht als Indikator für die Gesundheit der Lunge heranziehen.[337]

Wie diese fein ausgewogene Homöostase, d.h. die Populationsdichte der einzelnen Spezies durch verschiedenste Regulationsprozesse auf einem individuellen, dynamisch-stabilen und damit gesunden Niveau gehalten wird, wissen wir nicht. *„Trotz Fortschritten der Mikrobiomforschung bleiben 85 % der Varianz des menschlichen Mikrobioms bis auf Weiteres unerklärt.*“[338] Diese kommensale „Mischkultur“ schafft jedenfalls ein robustes Milieu, das uns vor der Pathologie einseitiger Monokulturen und damit vor chronisch-inflammatorischen Prozessen und Infektionen in der Lunge schützt. Die im gesunden Fall hoch diverse und individuell zusammengesetzte Population von Mikroorganismen stellt den besten Schutz vor Parasiten dar. Die inflammatorischen Vorgänge auf dysbiotisch besiedelten Epithelien lassen sich als immunologischer Versuch des Organismus verstehen, die kommensale Flora bzw. das individuelle Milieu wiederherzustellen.

Wie es auf der seelisch-geistigen Ebene des Menschen individuelle Autonomiefaktoren und Selbstregulationsprozesse gibt, die für ein gesundes, individuelles Leben unverzichtbar sind, so sind es *ähnliche Kräfte*, die auf der immunologischen Ebene die mikrobielle Homöostase herbeiführen. Man muss sich vorstellen, dass dieses Gleichgewicht ständig neu erzeugt bzw. wie eine fortlaufende Komposition aktiv aufrechterhalten wird. Es ist die Wirksamkeit der Ich-Organisation, die sich eben auf verschiedenen Ebenen geltend macht. Während ihrer Entwicklung sind die Lungen von Neugeborenen bakteriellen Reizen ausgesetzt, welche die Reifung des Lungengewebes beeinflussen und die Anfälligkeit für Lungenerkrankungen wie allergisches Asthma erhöhen können.[339] Schon während der Schwangerschaft spielt die Ernährung hier eine protektive Rolle; werden schwangere Mäuse mit faserreicher Kost ernährt, verhindert dies das Risiko für entzündliche Atemwegserkrankungen und für Asthma bronchiale.[340] Dass ein ausgeglichenes Mikrobiom während der Schwangerschaft mit einer verringerten Bereitschaft für metabolische und allergische Erkrankungen verbunden ist, ließ sich auch in Studien bei Menschen nachweisen.[341]

Asthma und andere allergische Leiden hängen mit einer fehlentwickelten Mikroflora zusammen. Das natürliche Mikrobiom auf der Bronchialschleimhaut zeigt bei Asthmakindern eine reduzierte Vielfalt.[342] Dass Kinder, die auf dem Bauernhof aufwachsen und frühzeitig reichen Kontakt mit verschiedensten Mikroben haben, immunologisch gesünder sind und weniger unter Allergien leiden, ist allgemein bekannt. Pollen auf dem Land haben einen anderen Mikrobenbesatz mit höherer Diversität als in der Stadt.[343] Beispielsweise sind in den Städten bis zu 95 % der Beifußpollen mit Endotoxin produzierenden und damit entzündungsfördernden Bakterien besiedelt.[344]

Ein wesentlicher Allergieschutzfaktor auf dem Land scheint von den Kühen in Verbindung mit anderen Tieren, also einer höheren Viehdiversität auszugehen.[345] Kühe wirken gleichsam antiallergisch.

Im Tierversuch zeigen Mäuse in den ersten Lebenswochen ein erhöhtes Maß an allergischen Atemwegsentzündungen.[346] Die mikrobielle Primärkontamination der Lunge unmittelbar nach der Geburt ist offenbar mit einer physiologischen Entzündungsreaktion verbunden, worin eine initiale Phase in der Ausbildung der spezifischen Immunfunktionen – ähnlich wie bei den Kinderkrankheiten – zu sehen ist.

Vielfältige, frühkindliche Expositionen gegenüber Mikroben aus der Umwelt oder im Essen erhöhen gleichsam das Repertoire immunologischer Fähigkeiten und Antwortmöglichkeiten und schützen damit vor Autoimmunkrankheiten, Allergien, Neurodermitis und Bronchialasthma. Dieser als Hygienehypothese bezeichnete Zusammenhang ist mittlerweile durch zahlreiche epidemiologische Daten untermauert.[347]

Eine Studie mit 690 Teilnehmern ergab, dass das Asthmarisiko für Kinder im ersten Lebensjahr direkt mit einem unreif entwickelten Darmmikrobiom in Zusammenhang mit Antibiotikatherapien ansteigt.[348] Bereits 2007 zeigte eine Studie bei über 13 000 kanadischen Kindern, dass eine Antibiotikatherapie im ersten Lebensjahr das Risiko an Asthma zu erkranken um 86 % erhöht.[349] Deshalb warnen die deutschen Lungenärzte vor einem unüberlegten Antibiotikaeinsatz bei Kindern.[350]

Eine 2016 durchgeführte Metaanalyse aus 22 Studien mit insgesamt 394.517 Personen ergab, dass bereits eine einzige Antibiotikagabe in den ersten beiden Lebensjahren das Heuschnupfenrisiko je nach Studie zwischen 14 und 56 %, für Neurodermitis zwischen 15 und 41 % ansteigen lässt.[351]

Die Mundflora beherbergt bis zu 1000 verschiedene Bakterienspezies, die in ihrer Zusammensetzung je nach Alter und allgemeinem Gesundheitszustand variiert. Ungesunde Ernährung, chronischer Stress, Medikamente oder Schwankungen des pH-Wertes durch vergärbare Zucker aus Süßgetränken können die Diversität reduzieren, wodurch die Infektanfälligkeit in Mund, Rachen, Nase und Mittelohr steigt.

Die Schleimproduktion der Lunge, die einen maßgeblichen Einfluss auf verschiedene Krankheitsdispositionen (COPD, Mukoviszidose) hat, ist von der Gegenwart bestimmter Bakterien abhängig.[352] Der Krankheitsprogress bei der Mukoviszidose ist mit einem Überhandnehmen von speziellen Bakterienarten bzw. einem Rückgang der Artenvielfalt verbunden. In einem zunehmend geschädigten Lungengewebe kann die mikrobielle Eubiose nicht mehr aufrechterhalten werden.[353, 354]

Bei der chronisch obstruktiven Lungenerkrankung (COPD), die weltweit an vierter Stelle bei den Todesursachen steht (und nach Prognosen der WHO bis 2030 an die dritte Stelle vorrücken wird), ändert sich die Mikrobiomstruktur mit zunehmendem Stadium der Erkrankung. Es vermehren sich beispielsweise Keime wie *Streptococcus* auf Kosten von *Prevotella*, einem physiologischen Lungenbewohner. Insgesamt nehmen Vertreter des Phylums *Firmicutes*, zu dem auch *Streptococcus* gehören, bei der COPD deutlich zu. Bei Gesunden machen sie unter 5 % der Lungenflora aus[355] und können in schweren COPD-Stadien auf über 50 % (im Darm 33 %) ansteigen.[356] Insgesamt entsteht der Eindruck, als ob bei entzündlich obstruktiven Erkrankungen der Lunge mit produktivem Husten und Auswurf das Mikrobiom sich tendenziell den Verhältnissen im Darm annähert. Es besteht ein deutlicher Trend, dass der obere Nerven-Sinnes-Pol des Menschen eher von viralen, der Stoffwechsel-Gliedmaßen-Bereich dagegen mehr von bakteriellen Infekten betroffen ist [→ ausführliche Darstellung in Kapitel II und V]. Auch bei der Lunge zeigt sich der Tendenz, dass die oberen Atemwege vornehmlich Virusinfekte mit eher trockenem Husten, die tieferen Lungenabschnitte mehr putride, bakterielle Entzündungen aufweisen – prozessual betrachtet liegt in diesen Fällen ein Überhandnehmen der Stoffwechseltätigkeit bzw. eine zu schwache Kopforganisation vor.

8. Das Mikrobiom des Harntrakts

Vor der Ära der Gensequenzierung galt auch der Urin bzw. der Harntrakt als ein unter gesunden Bedingungen steriles System. Das lag einfach daran, dass mit den standardisierten Kultivierungsverfahren die meisten Bakterien, vor allem die langsam wachsenden Anaerobier, nicht vermehrt werden konnten und daher nicht nachweisbar waren. Der „sterile Urin" als durch Antibiotika anzustrebendes Behandlungsziel geriet damit in die Diskussion. Ein unsteriler Urin ist vor diesem Hintergrund kein Krankheitszeichen mehr.

Das Blasenmikrobiom von Frauen ist heterogener und weist eine größere Diversität auf als jenes von Männern. Bei Frauen dominieren Laktobazillen, bei Männern Enterokokken. Wie in der Lunge hat die Sequenzierung des 16S rRNA-Gens auch auf den Schleimhäuten des Urogenitaltrakts ein reiches, physiologisches Mikrobenspektrum aufgedeckt. Im Vergleich zum Darm- oder Hautmikrobiom gibt es dazu noch relativ wenige Studien. Im Rahmen des Humane Genome Projects 2007–2016 wurde das Blasenmikrobiom nicht untersucht. Mittlerweile zeigt sich, dass die meisten urologischen Erkrankungen (Prostatitis, Steinleiden, Blasenfunktionsstörungen, interstitielle Zystitis, Inkontinenz, Tumorerkrankungen usw.) mit mehr oder weniger spezifischen Mikrobiomveränderungen einhergehen. So gibt es beispielsweise bei der Prostatitis und beim benignen Prostatasyndrom neben anderen Veränderungen einen Anstieg der Laktobazillen.

Steinleiden im Harntrakt lassen eine ätiologisch unklare, weltweit zunehmende Häufigkeit erkennen, die Prävalenz liegt zwischen 5 und 20%. Mikrobiomanalysen zeigen einen Mangel an Laktobazillen und ein vermehrtes Vorkommen von Enterobakterien. Der Verdacht liegt nahe, dass diese langfristige Mikrobiomverschiebung mit einem vermehrten Antibiotikaverbrauch zusammenhängt.[357]

Bei Patienten mit kalziumbasierten Nierensteinleiden ist die Mikrobendiversität reduziert und deren Struktur verändert. Entzündungsassoziierte Bakterien wie *Acinetobacter* sind vermehrt nachweisbar. Die Bildung von Oxalat-Steinen scheint mit der mangelnde Aktivität eines seltenen Bakteriums (*Oxalobacter formigenes*) zusammenzuhängen, das die einzigartige Fähigkeit besitzt, Oxalat als Energiequelle zu nutzen und damit diese Salze auf physiologischem Niveau zu regulieren [→ Kapitel III.2].[358]

Das Mikrobiom der Prostata ist erstaunlich vielfältig und wandelt sich dynamisch mit veränderten Umgebungsbedingungen: saisonal, durch hormonelle Umstellungen, durch Ernährung und Lebensstil u.v.m. Entsprechend wird seine Rolle in der Pathogenese von Entzündungen und Tumorerkrankungen diskutiert.[359]

Interessant sind auch die Befunde bei der überaktiven Harnblase (OAB, früher Reizblase), ein für Betroffene belastendes Krankheitsbild mit ständigem Harndrang, häufigem Wasserlassen und z.T. auch mit Inkontinenzproblemen, bei dem bislang kein organpathologischer Befund zu entdecken war. Bei 68 Patientinnen mit OAB kamen die Bakteriengattungen *Actinobaculum, Actinomyces, Aerococcus, Arthrobacter, Corynebacterium, Gardnerella, Oligella, Staphylococcus* und *Streptococcus* signifikant häufiger vor als in einem Kollektiv von 50 gesunden Frauen.[360]

Auch für das Blasenmikrobiom gilt, dass es eine protektive Schicht und Barriere für pathogene Bakterien darstellt, eine wichtige Stimulation zur Immunabwehr bedeutet und es eine Rolle bei der Ausbildung eines intakten Urothels spielt.[361]

Ein für das Grundverständnis des Mikrobioms sehr aufschlussreiches Phänomen ergab eine Untersuchung beim Prostatakarzinom.[362] Eine häufig genutzte Therapieoption, v.a. bei fortgeschrittener Erkrankung, ist der Androgenentzug, der entweder operativ über eine Orchiektomie oder meist medikamentös durchgeführt wird. Prostatakarzinome wachsen wie die Mammakarzinome unter Hormoneinfluss schneller. Viele Patienten entwickeln aber eine gewisse Resistenz gegen diese Medikamente, wodurch sich das Tumorwachstum wieder beschleunigt. Bei Patienten, die eine Resistenz gegen den Hormonentzug aufwiesen, zeigte sich nun überraschend, dass Bakterienstämme in ihrem Darm die Androgenproduktion übernahmen – diese Bakterien haben offensichtlich auf den Androgenmangel im Organismus kompensatorisch ausgleichend reagiert und damit den Krebszellen eine alternative Hormonquelle geliefert. Die Darmmikrobiome der resistenten Patienten wiesen charakteristische Veränderungen auf; Keime wie *Ruminococcus gnavus*, der bei Gesunden nur in geringen Mengen vorkommt, war stark vertreten. Das Vorkommen des Bakteriums *Prevotella stercorea* war dagegen mit einem günstigeren Verlauf assoziiert.

9. Das Mikrobiom des weiblichen Genitaltrakts

Von allen Mikrobengesellschaften am menschlichen Organismus hat die Scheide die geringste Dichte und Diversität. Sie besteht aus etwa 250 Spezies, davon zu 70 % aus Laktobazillen. Die Hauptvertreter sind *Lactobacillus iners*, *L. crispatus*, *L. gasseri* und *L. jensenii*. Bei einer fünften Gruppe dominieren verschiedene Anaerobier, wie beispielsweise *Prevotella* und *Finegoldia magna*. Je nach Vorherrschen eines dieser Typen werden fünf verschiedene Kombinationstypen (Community State Types, CST 1–5) unterschieden, die sich auch den verschiedenen Ethnien zuordnen lassen. So dominiert bei weißen Frauen der Typ 1 mit *L. crispatus* mit relativ niedrigem pH-Wert (4,0 ± 0,3), bei Asiatinnen Typ 3 mit *L. iners* und einem pH-Wert von 4,4 und bei schwarzen und hispanischen Frauen der Typ 4 mit Dominanz der Anaerobier (pH-Wert 5,3). [363]

Das von Milchsäurebakterien dominierte Vaginalmikrobiom ist nicht nur individuell verschieden und verändert sich beispielsweise nach dem ersten Koitus, es zeigt auch ethnische Charakteristika. Auch hier ist eine hohe Diversität ein salutogenetischer Faktor, indem sie mit einer Reduzierung der Fehlgeburtenrate korreliert.[364] Die Anzahl einer bestimmten Bakterienart (*Lactobacillus iners*) war in Studien signifikant mit der Zahl der Frühgeburten assoziiert. Bestimmte mikrobiomassoziierte Metaboliten lassen sich als Biomarker nutzen, um das Risiko spontaner Frühgeburten besser abzuschätzen.[365]

Das Vaginalmikrobiom ist sehr dynamisch und kann sich im Verlauf des Lebens und auch kurzfristig durch verschiedene Einflüsse (z. B. Rauchen und Stress) ändern. Im Kindesalter ist der pH-Wert meist neutral, der Anteil der Laktobazillen noch gering und steigt vor der Menarche an.[366]

Während der Menorrhoe kommt es neben einem Abfall von Laktobazillen zu einem Anstieg von *Gardnerella vaginalis*, einem unter gesunden Bedingungen nur in geringer Anzahl vorkommenden physiologischen Vaginalbewohner, der aber bei Dysbiosen zunimmt und als Leitorganismus einer bakteriellen Vaginose gilt. Durch die Fehlbesiedlung verliert die sogenannte Döderleinflora aus Laktobazillen ihre Schutzfunktion und es kommt zu übelriechenden, eitrigen Infektionen mit der Gefahr der Ausbreitung in die oberen Genitalorgane.

Sexuelle Aktivität hat einen negativen Einfluss auf die Stabilität des Scheidenmikrobioms. Die alkalische Samenflüssigkeit führt zu pH-Wert-bedingten Dysbiosen. Nachweislich kommt es bei mehr als einem Geschlechtspartner zu ungünstigen Verschiebungen mit Anstieg von *E. coli* und *Gardnerella vaginalis*.[367]

Nach der Menopause sinkt der Östrogengehalt[368] und der Anteil der Laktobazillen geht zurück. Das postmenopausale Mikrobiom hat eine höhere Diversität.[369] Bei einer Hormonersatztherapie im Klimakterium ähnelt die Keimzusammensetzung wieder dem prämenopausalen Zustand.[370] Eine gesunde Schwangerschaft ist durch die Zunahme der Bakterienzahl und tiefgreifende Veränderungen der Zusammensetzung der Darmmikrobiota gekennzeichnet.[371] In der Scheide sinkt sinkt der pH-Wert, der Anteil der Laktobazillen nimmt zu, die Zahl der Keime, v. a. der Anaerobier, und ihre Diversität geht zurück. Auf diesem Niveau ist das Mikrobiom während der Schwangerschaft relativ stabil, was sich post partum abrupt in die Gegenrichtung ändert. Bei zu kurzem Abstand zwischen zwei Schwangerschaften scheint sich das Fehlgeburtsrisiko zu erhöhen, weil das Mikrobiom noch nicht restituiert und damit weniger protektiv ist.[372]

Bei Vaginalmikrobiomen, die von Nicht-Laktobazillen oder von *L. iners* dominiert sind, steigt die Gefahr für Infektionen mit dem Humanen Papilloma Virus (HPV) auf das Drei- bis Fünffache, für High-Risk-HPV und damit für Zervixdysplasien bzw. -karzinome auf das Zwei- bis Dreifache.[373]

Seit einigen Jahren wird diskutiert, ob auch die Plazenta eine eigene mikrobielle Gemeinschaft beherbergt. 2014 wies eine Studie erstmals bakterielle DNA in Plazentagewebe nach.[374] Andere Autoren argumentieren dagegen, dass der Keimnachweis in Geweben mit sehr geringer bakterieller Dichte auf Grund von Kontaminationen prinzipiell problematisch sei.[375] Bei allem, was wir bisher über die systemische Physiologie der Mikroorganismen wissen, scheint es mehr als plausibel, dass Prokaryonten überall zu finden sind, wenn auch in manchen Geweben in kaum nachweisbarer Dichte.

Für Pilzinfektionen [→ auch Kapitel I.11] im Vaginalbereich sind meist Hefepilze der Gattung *Candida* verantwortlich. Zu etwa 90 % handelt es sich dabei um *Candida albicans*, der sich hierbei überproportional vermehrt und zu Juckreiz, Rötung und riechendem Ausfluss führt. Ursächlich liegt meist ein erhöhter pH-Wert infolge einer Dysbiose zugrunde. Das normalerweise durch Milchsäurebakterien saure Vaginalmilieu kann durch erhöhte Östrogenspiegel, z. B. während der Schwangerschaft, aber auch durch Diabetes, zuckerreiche Ernährung und andere Einflüsse basischer werden, was das Wachstum von Pilzen begünstigt. Bei hartnäckigen Vaginalmykosen sollte eine Pilzbesiedlung des Verdauungstrakts, aber auch eine Mykose des Geschlechtspartners ausgeschlossen werden. Neben Antimykotika sind auch ätherische Öle zur Normalisierung der Flora hilfreich.[376]

10. Allgemeines zur Prävention und Therapie

Der Zusammenhang zahlreicher Krankheiten mit bestimmten Mikrobiomveränderungen legt den Schluss nahe, dass sich durch Supplementierung und anderweitige direkte Beeinflussung des Mikrobioms salutogenetische Effekte erzielen lassen. Diese Annahme gilt nur bedingt.

Wir haben gesehen, dass die gesundheitsfördernde Wirkung weniger von einzelnen, speziellen Mikrobenarten, sondern von der Stimmigkeit und der individuellen Ausgewogenheit der Gesamtzusammensetzung der Diversität und der metabolischen Gesamtaktivität ausgeht. Das Darmmikrobiom eines Gesunden kann bei anderen Menschen pathologische Erscheinungen hervorrufen. Wir sollten auch hier von einer individuellen Passung von Organismus und Umwelt ausgehen. Entsprechend gibt es auch scheinbar widersprüchliche Analysen, was den Nachweis von einzelnen Spezies betrifft; beispielsweise finden sich zahlreiche, sogenannte fakultativ pathogene Darmkeime wie *Clostridium difficile* auch bei Gesunden. Insbesondere treten sie in Phasen von Diäten zur Gewichtsreduktion vermehrt hervor, ohne dass ihre Toxine irgendwelche Krankheitssymptome verursachen.[377] Das Mikrobiom von Schwangeren im letzten Trimenon gleicht dem von Patienten mit metabolischem Syndrom.[378] Die Pathogenität oder der Krankheitswert von Mikrobiomveränderungen ist nicht per se gegeben, sondern immer im Zusammenhang mit dem Gesamtzustand und dem Befinden des betreffenden Menschen zu sehen. Es gibt also kein generelles Referenzmikrobiom.

Wir können nur eines mit Gewissheit feststellen: Ein gesundes Mikrobiom ist ein individuelles Mikrobiom mit hoher Diversität.

2008 entdeckte ein Forscherteam vom Helikopter aus ein kleines, bislang unbekanntes Urwalddorf der Yanomami-Indianer in Venezuela im Grenzgebiet zu Brasilien. 2009 stellte ein Ärzteteam Kontakt zu diesen völlig isoliert lebenden Menschen her und einem Mitglied dieses Teams gelang es, die Einwohner zu einer Untersuchung ihrer Mikrobiome aus Mund, Haut und Stuhl zu überreden.[379] Es war bereits bekannt, dass bei ursprünglich lebenden Ethnien eine höhere Diversität der Flora vorliegt. Sie leben eben ausschließlich von regionalen und saisonalen Naturprodukten ohne Kunstdünger, Pestizide und ohne industriellen Zusatz von Konservierungsstoffen, Geschmacksverstärkern, Farbstoffen usw. – eine Ernährungsform, die sich evolutiv über lange Zeiträume im Sinne einer Passung von Mensch und Natur entwickelt hat.

Die Untersuchungsergebnisse bei den Yanomami übertrafen aber alle Erwartungen: Die Anzahl der gesamten mikrobiellen Gene war im Schnitt doppelt so hoch, in Einzelfällen sogar um ein Vielfaches höher als bei US-Amerikanern. Erstaunlicherweise fanden sich sogar Resistenzen gegen modernste Antibiotika, obwohl diese Menschen zuvor nie Kontakt zu solchen Substanzen gehabt hatten. Insgesamt zeigten die Mikrobiome der Indianer keine einseitig vorherrschenden Keimspezies, wie wir es bei Menschen in Industrieländern finden, wo beispielsweise bestimmte Arten wie Staphylokokken, Neisserien und Corynebakterien dominieren, sondern eine relativ homogene Verteilung. Zwar existieren keine sicheren epidemiologischen Daten, aber bei allem, was wir bisher über den Zusammenhang von Gesundheit und Mikrobiom wissen, dürften Diabetes, Arteriosklerose, Allergien, Krebs, Autoimmunerkrankungen wie Rheuma, Multiple Sklerose und andere bei den Yanomami nur selten oder gar nicht zu finden sein. Von den Tsimane, einem indigenen Volk im Tieflanddschungel von Bolivien mit vergleichbaren Lebensbedingungen wissen wir, dass sie die niedrigsten Raten an Arteriosklerose und damit die geringste Sterblichkeit an Herz-Kreislauf-Erkrankungen weltweit haben.[380] Gut erforscht ist der Volksstamm der Hadza, der als einer der letzten Jäger- und Sammlerstämme in der Wiege der Menschheit Tansania lebt und als eine Art „Modell-Ethnie" für die anthropologische Forschung gilt. Die Hazda besitzen außerordentlich differenzierte und vielfältige Mikrobiome. Adipositas, Darmkrebs, Autoimmunerkrankungen, Diabetes und andere Zivilisationserkrankungen sind bei ihnen weitgehend unbekannt.[381] Außerdem stellten die Forscher übereinstimmend eine auffallend heitere und freundliche Lebensart bei diesen Menschen fest.

Unsere präventiven Bemühungen müssen sich also primär auf eine möglichst natürliche, ungestörte Entwicklung des Mikrobioms konzentrieren. Der seit Jahrzehnten zu beobachtende Rückgang der Mikrobiomdiversität, v.a. in den Industrieländern, ist wesentlich auf den im gleichen Zeitraum gestiegenen Antibiotikaverbrauch zurückzuführen. Im Jahr 2010 wurden in den USA 258 Millionen Antibiotikarezepte ausgestellt, bis zum 40. Lebensjahr hat jeder US-Bürger im Durchschnitt 30 antibiotische Behandlungen hinter sich, Kinder in den ersten beiden Lebensjahren – der sensiblen Phase der individuellen Prägung des Mikrobioms – kommen auf drei Therapiezyklen. Aktuelle Experimente zeigen, dass die häufig verwendeten Tetracycline und Makrolide nicht nur bakteriostatisch, sondern auch bakteriozid wirken und ihrem Einsatz etwa 50 % der kommensalen Mikrobiota zum Opfer fallen. Die Restitution setzt zwar nach Absetzen der Antibiotika wieder ein, verläuft aber individuell sehr unterschiedlich und bleibt oft jahrelang unvollständig. Wie eine Prägung während der frühkindlichen Entwicklung oft lebenslange Auswirkungen hat, so führt jede Störung der mikrobiellen Besiedlung zu einer Beeinträchtigung der Immunreifung. Häufig kommen in der Perinatalphase wegen der erhöhten Infektgefahr bei Schwangeren und v. a. auch bei Frühgeborenen Antibiotika zum Einsatz, deren mögliche Folgen meist nicht ausreichend bei der Indikationsstellung berücksichtigt werden. Jede partale Antibiotikaprophylaxe verändert auch das Milchmikrobiom und führt zu einer Beeinflussung des Etablierungsmusters im Darm – gesundheitsfördernde Bifidobakterien und Bakteroidetes sind vermindert, zum Teil komplett ausgerottet wie *Bifidobacterium adolescentis, Enterococcen* vermehrt – mit der Folge, dass das Risiko für Asthma, Allergien, neurologische und kognitive Entwicklungsstörungen, Fettleibigkeit, Diabetes und Immunstörungen ansteigt.[382] Als Alternative zu vielen Antibiotikatherapien rücken in jüngster Zeit die verschiedenen ätherischen Öle in den Fokus. Sie zeigen nicht nur eine antimikrobielle Aktivität, sondern wirken auch auf die bakteriellen Kommunikationssysteme und damit auf die Biofilmbildung, die letztlich allen entzündlichen Belägen zugrunde liegt. V. a. in der Dentalhygiene, der Veterinärmedizin, der MRSA-Prävention und für die Lebensmittel-Konservierung ergeben sich hier vielversprechende Anwendungsgebiete.[383]

Offensichtlich spielen auch die industriegefertigten Nahrungsmittel beim zunehmenden Diversitätsverlust des Mikrobioms eine Rolle. Füttert man Mäusen über vier Generationen eine den westlichen Ernährungsgewohnheiten vergleichbare, ballaststoffarme Diät, halbiert sich die Vielfalt ihrer Darmbakterien.[384] Schon eine einzige Fastfood-Mahlzeit reicht bei gesunden Mäusen aus, um ihr Mikrobiom, die Zusammensetzung der Pfortadermetaboliten und das Genexpressionsmuster in der Leber drastisch zu verändern.[385]

Probiotika

Vor diesem Hintergrund wird nun verständlich, dass mit den Erkenntnissen der Mikrobiomforschung der Markt für probiotische Produkte in den letzten Jahren enorm gewachsen ist. Der Umsatz deutscher Apotheken mit darmspezifischen Probiotika stieg seit 2013 um durchschnittlich 15 % pro Jahr und lag 2021 bei 169 Millionen Euro.[386]

Zahlreiche Forschungslabore arbeiten daran, modifizierte Bakterien herzustellen, die therapeutische Proteine produzieren sollen. Allerdings scheitern die meisten derartigen Versuche daran, dass sich die veränderten Bakterien im individuellen Mikrobiom des Menschen nicht ansiedeln. Ob ein Mikroorganismus in die kommensale „Community" aufgenommen wird, hängt eben vom Organismus und nicht vom zugeführten Präparat ab, das gilt im Grunde für alle Probiotika. Inzwischen gehen die biotechnologischen Bemühungen dahin, Bakterien aus dem Körper der Patienten zu entnehmen, genetisch umzuprogrammieren und sie dann zu replantieren. Das Problem hierbei ist: Die einheimisch gewordenen Spezies, die eine Organismus-spezifische Mikroevolution durchlaufen haben [was auch für Viren gilt → Kapitel II, Anm. 54] sind nicht so leicht manipulierbar, wie beispielsweise *E. coli*-Kulturen aus dem Labor und zeigen sich resistent gegen künstliche Veränderungen[387] – ein Phänomen, das mit der zeitlich-ätherischen Organisation zusammenhängt [→ Kapitel V].

Der Vollständigkeit halber referieren wir im Folgenden einige Studien zu Probiotika als Arzneimittel, teilen aber grundsätzliche Vorbehalte gegenüber einer solchen Therapie, da sie zu der simplifizierenden Vorstellung verleitet, man könne eine differenzierte systemische Behandlung durch die bloße Substitution von Bakterien ersetzen.

Probiotika sind Produkte, die lebensfähige Mikroorganismen enthalten, von denen eine gesundheitsfördernde Wirkung ausgehen soll. Entweder sind sie in vor allem fermentierten Nahrungsmitteln wie Käse, Joghurt, Brot, Sauerkraut u.v.m. enthalten[388] oder werden zusätzlich als Arzneimittel verabreicht. Vielfach bewährt sind natürlicherweise in den Lebensmitteln enthaltene Laktobazillen, Bifidobakterien und Hefen wie Saccharomyces, weil sie schon über einen langen Zeitraum in die menschliche Ernährung im Sinne einer Koevolution integriert sind. Probiotika wirken auf verschiedene Weise: Sie wechselwirken mit der residenten Mikrobiota, modulieren die Immunfunktionen, produzieren organische Säuren und antimikrobielle Verbindungen, bilden Enzyme und verbessern die Integrität der Darmbarriere.

Eine mexikanische, placebokontrollierte Studie mit 300 Teilnehmern zeigte einen günstigen Einfluss von Probiotika auf den Verlauf von Sars-CoV-2-Infektionen.[389] Auch bei Wundheilungsstörungen, Lactose- und Fructoseintoleranz und verschiedenen Infektionen können Probiotika hilfreich sein.[390] Grundsätzlich stehen aber diätetische Maßnahmen und gesunde Lebensweise am Beginn einer jeden Mikrobiomtherapie bzw. -pflege [→ Kapitel I. 5.3.6 und III. 6].

Man sollte Probiotika nicht leichtfertig verordnen, denn sie können auch negative Auswirkungen haben. So zeigte eine Datenanalyse für die Einnahme von Probiotika zur Vermeidung eines Schwangerschaftsdiabetes keine Evidenz, hingegen war das Präeklampsierisiko und die Rate an hypertensiven Störungen signifikant erhöht.[391]

Abzugrenzen von den Probiotika sind Präbiotika, bei denen es sich um unverdauliche Lebensmittelbestandteile handelt, die ihren Wirt günstig beeinflussen, indem sie das Wachstum und/oder die Aktivität einer oder mehrerer Bakterienarten im Dickdarm gezielt anregen und somit die Gesundheit des Wirts fördern.[392] In Chicorée, Schwarzwurzeln, Topinambur, Yacon- und Yamswurzeln (Lichtwurzel) sowie vielen anderen wenig oder gar nicht verarbeiteten pflanzlichen Lebensmitteln sind Präbiotika enthalten. Inulin, ein Fructose-Polysaccharid, das in den Wurzeln der genannten Pflanzen vorkommt, zählt zu den hochwertigen Ballaststoffen. Eine Studie deutet darauf hin, dass Inulin auch den Appetit auf kalorienreiche Nahrung verringert, indem es die Zusammensetzung der Mikrobiota verändert.[393] Beta-Glucane sind in Gerste und Hafer mit bis zu 11 % enthalten und senken den Blutzucker- und Cholesterinspiegel, verbessern die Darmmotilität und beugen damit der Obstipation vor. Durch ihre hohe Wasserbindung erhöhen sie das Volumen des Nahrungsbreis und damit entsprechend das Sättigungsgefühl. Ballaststoffreiche Ernährung sollte daher immer mit ausreichender Flüssigkeitszufuhr verbunden sein.

Kombinationspräparate aus Pro- und Präbiotika werden als Symbiotika bezeichnet.

Für viele intensiv beworbene Probiotika ist die Wirksamkeit durch entsprechende Studien nicht belegt. Im Vergleich zu Placebopräparaten gab es beim Reizdarmsyndrom, bei chronischer Obstipation und bei Gastroenteritis signifikante Ergebnisse.[394, 395] Beim chronischen Reizmagen, der sich durch Völlegefühl, vorzeitige Sättigung und epigastrische Schmerzen und Brennen auszeichnet, führt meist schon eine Änderung des Lebensstils und der Ernährungsgewohnheiten zur Besserung. Wenn das nicht ausreicht, hat eine Therapie mit sporenbildenden Probiotika gute Wirkungen gezeigt.[396] Auch bei Neurodermitis, chronisch entzündlichen Darmerkrankungen, bei einigen Infekten z.B. der Harnwege, Karies und zur Vorbeugung bei Allergien und Infekten von Neugeborenen gibt es Wirksamkeitsnachweise.[397]

Zur Behandlung von rezidivierenden kindlichen Infekten im Mund-Nasen-Rachenraum und Mundgeruch bei Erwachsenen zeigen einige Studien für die Gabe von *Streptococcus salivarius* K12, der als eine Art Leitkeim für eine gesunde Mundflora gilt, positive Effekte.[398] Probiotische Lutschtabletten und Kaugummis mit *Lactobacillus salivarius, Lactobacillus reuteri, Streptococcus salivarius* und *Weissela cibaria* können einer Metaanalyse zufolge den Mundgeruch, unter dem etwa ein Viertel der Menschen leidet, abmildern.[399] Grundsätzlich gilt bei dauerhaft ungewöhnlichen Gerüchen, dass diese auf ein gestörtes Mikrobiom hinweisen, dessen mögliche Ursachen wie ungesunde Ernährung, chronische Entzündungen und andere Erkrankungen abgeklärt werden sollten.

Mikrobiomanalysen und funktionelle Gehirnuntersuchungen mittels MRT konnten bei 15 freiwilligen Probanden nach einer vierwöchigen probiotischen Therapie Veränderungen des kognitiven und emotionalen Verhaltens im Sinne einer Verbesserung der Affekt-Kontrolle und der kognitiven Reaktivität sowie subtile Verschiebungen im Darmmikrobiomprofil zeigen.[400]

Eines der bekanntesten probiotischen Lebensmittel ist der bulgarische Joghurt. Anfang des 20. Jahrhunderts forschte der Biologe Elias Metchnikoff (1845–1916) am Pasteur-Institut in Paris über die Gründe von Alterungsprozessen und ging dabei der Frage nach, warum es in Bulgarien mehr Hundertjährige als an den meisten Orten der Welt gab. Vor allem in bestimmten Gebirgsregionen stieß er auf hochbetagte, gesunde Bergbauern, die sich ihr Leben lang hauptsächlich von Joghurt und Käse ernährt hatten und fand in der Mikroflora ihrer Därme ein Stäbchen-Bakterium (*Lactobacillus bulgaricus*), das aber nur bei dauerhafter Zufuhr im Darm überlebt, also nicht zu den Kommensalen gehört. Das Bakterium schien pathogene Mikroben und Stoffwechselprodukte aus dem Darm dieser alten Menschen zu eliminieren. Die Milchkühe der Bauern grasen dort auf Weiden in einer Höhe von 1500 Metern, wo es eine außergewöhnlich hohe Pflanzen- und Mikrobendiversität gibt.[401] Auch hier zeigt sich, dass wir zur Beurteilung der Qualität von Mikrobengesellschaften, aber auch von einzelnen Spezies wie *L. bulgaricus*, immer den Umkreis mit im Blick haben müssen.

Es ist die langfristige Koevolution von Mensch, Lebensraum, Nahrungsmitteln und Mikrobiom – also ein Zeitphänomen [→ Kapitel V.4], was letztlich den Gesundheitseffekt ausmacht, und weniger die Zufuhr von probiotischen Mikroorganismen in Pulverform. Deshalb sind regionale, saisonale und naturbelassene Nahrungsmittel die Basis einer gesunden Ernährung, weil sie in einem ätherischen Zusammenhang mit uns selbst und unserem Mikrobiom stehen.

Eine abnehmende Diversität bzw. Individualisierung des Mikrobioms gilt als zentraler Indikator vieler Erkrankungszustände [→ Kapitel III.4]. Es versteht sich daher von selbst, dass allein auf Kenntnis der mikrobiellen Zusammensetzung keine validen Ernährungsempfehlungen zu geben sind. Die Ernährung hat zwar einen großen Einfluss auf das Mikrobiom, doch ohne Berücksichtigung individueller Vorlieben und Verträglichkeiten, ethnischer Prägungen, aber auch von soziokulturellen Bedeutungen, die der Mensch mit dem Essen verbindet, sollte man keine pauschal gültigen Empfehlungen aussprechen.

Allgemein gesund sind zweifellos möglichst naturbelassene biologische Erzeugnisse aus der organischen Landwirtschaft, weil diese Böden – und dadurch auch die Pflanzen – deutlich höhere mikrobielle Aktivität besitzen, die vorwiegend regionaler und saisonaler Herkunft sind [→ Kapitel III. 2].

Radikale Umstellungen oder Fastenkuren sind v. a. bei älteren Menschen zu vermeiden. Es liegt in den Gesetzmäßigkeiten der vielfältigen Zeitordnungen des Organismus, dass er Spielräume für Anpassungsvorgänge braucht, ohne die es zu Dysbalancen mit entsprechenden Krankheitsdispositionen kommt. Wir werden beim Thema Seuchen auf diesen Punkt noch zurückkommen [→ Kapitel III.6.3].

Fäkaler Mikrobiomtransfer (FMT)

Der Fäkale Mikrobiomtransfer (FMT), derzeit wegen möglicherweise schädlicher Effekte noch streng reglementiert, wird in Zukunft sicher einen wichtigen Beitrag in der Therapie verschiedenster Erkrankungen liefern. Überzeugende Wirksamkeitsnachweise ließen sich bisher v. a. bei der Pseudomembranösen Colitis und der Colitis ulcerosa erbringen [→ Kapitel I.5.3.5]. Auch beim Reizdarmsyndrom und den Autismus-Spektrum-Störungen [→ Kapitel I.5.3.6 und I.5.1.9] gibt es erste vielversprechende Ergebnisse. Eine Studie mit 18 Teilnehmern, die unter autistischen und gastrointestinalen Störungen litten, erzielte bis zwei Jahre nach einem FMT eine 80-prozentige Reduktion der psychischen und der gastrointestinalen Symptome.[402] Positive Einzelfallberichte gibt es auch zur Anorexia nervosa [→ Kapitel I.5.1.11]. Dass von dem FMT offenbar immunstimulierende Effekte ausgehen, haben Studien beim oft sehr aggressiv verlaufenden Malignen Melanom gezeigt; von 15 Patienten, bei denen die üblichen Behandlungsansätze einschließlich der Immuntherapie gescheitert waren, führte der FMT bei sechs Patienten zu einem plötzlich besseren Ansprechen der Immunbehandlung mit einer entsprechenden Reduktion bzw. Stabilisierung der Tumoren über einen Beobachtungszeitraum von einem Jahr.[403]

Bei vielen malignen Tumoren sind Proteine hochreguliert, die auf sog. inhibitorische Immun-Checkpoints (das sind Rezeptoren auf Immunzellen, sog. ICIs) ansprechen, wodurch die Tumorzellen den Angriffen des Immunsystems entgehen (Immunevasion). Bei der Immuntherapie wird über eine Hemmung der ICIs gleichsam die immunologische „Bremse" gelöst und damit der Zugriff des Immunsystems auf den Tumor verbessert. Das Wirkprinzip setzt ein entsprechend gesundes Mikrobiom voraus. Mittlerweile gibt es Prognosetests, die das Darmmikrobiom vor einer geplanten Immuntherapie bestimmen und mit 80-prozentiger Genauigkeit vorhersagen, wie hoch die Erfolgsaussichten sind. Sind diese gering, lassen sich unnötige Behandlungen mit schweren Nebenwirkungen vermeiden. Bei im Vorfeld antibiotisch behandelten Immuntherapien wird also das Ansprechen auf die Therapie reduziert und das Gesamtüberleben verkürzt.[404]

In diesem Zusammenhang wird auch vor dem Einsatz von Antibiotika bei Diarrhoen im Rahmen von Immuntherapien gewarnt, weil es hierbei durch eine Schädigung der Darmflora zu einer Immunschwächung mit reduzierter Wirkung der eingesetzten Therapeutika kommt.[405]

Der Aufbau von Biobanken, bei denen junge „gesunde" Stuhlproben für autologe FMTs eingefroren werden, soll zukünftige Therapieoptionen verbessern, beispielsweise zur Behandlung von rezidivierenden *Clostridium difficile*-Infektionen.[406]

Vielversprechend sind Untersuchungen zur Wiederherstellung der Mikrobiomdiversität nach Antibiotikatherapien durch autologe FMTs.[407] In einer Studie behandelte man Freiwillige mit einem Antibiotikum, danach wurden drei Gruppen gebildet: Gruppe 1 erhielt keine Intervention, Gruppe 2 bekam ein Probiotikum, Gruppe 3 eine autologe FMT. Nun verfolgte man die Restitution der Darmmikrobiota. Im Vergleich zu Probanden ohne Intervention war der Normalzustand durch autologen FMT bereits am ersten Tag nach Beendigung einer einwöchigen Antibiose (Ciprofloxacin + Metronidazol) wieder hergestellt, ohne FMT dauerte es etwa zwei Monate. Überraschend wurde die Restitution durch Gabe von Probiotika sogar verzögert, dauerte also länger als zwei Monate. Prinzipiell lässt sich sagen, dass ein Diversitätsverlust des intestinalen Mikrobioms die Erfolgsaussichten zahlreicher Therapien (z. B. nach hämatopoetischer Stammzelltherapie mit anschließender Antibiotikabehandlung) verschlechtert.

Der autologe fäkale Mikrobiomtransfer[408] wird in Zukunft sicher an Bedeutung gewinnen, v. a. im Rahmen schwer belastender Therapien wie chirurgischen Eingriffen, Chemo-, immunsuppressiven und antibiotischen Behandlungen.

Welche Maßnahmen wir selbst zur Mikrobiompflege und damit zur Stärkung des Immunsystems ergreifen können, behandelt Kapitel III.6 ausführlich.

Phytotherapie

Mittlerweile zeigt sich immer deutlicher, dass Phytotherpeutika zum einen über eine Modulation des Mikrobioms dessen Stoffwechselaktivität beeinflussen, zum anderen werden aber auch die pflanzlichen Wirkstoffe durch die Mikrobiota in eine therapeutisch effektivere (und individuellere?) Form metabolisiert. Johanniskraut beispielsweise ist ein bewährtes Phytotherapeutikum zur Behandlung von Depressionen. Es enthält 2–4 % Quercetin Glykoside, aus denen im Darm Querecetin entsteht, das wiederum das Wachstum von potentiell pathogenen Bakterien hemmt und von gesundheitsfördernden Arten wie *Bifidobacterium* fördert, sodass die Produktion von kurzkettigen Fettsäuren, die für die Darm-Gehirn-Achse eine essentielle Rolle spielen, steigt.[409] Viele sekundäre Pflanzenstoffe können aufgrund ihrer komplexen Struktur im oberen Darmtrakt nicht metabolisiert und resorbiert werden und treffen erst im Dickdarm auf ein Mikrobiom, das bekanntlich über eine breitere Palette enzymatischer Aktivität verfügt als der Mensch selbst.[410,411] Hier erst entstehen Metaboliten mit höherer Bioverfügbarkeit und besserem pharmakologischen Wirkspektrum als die Vorläuferverbindungen. Wie unser individuelles Mikrobiom im Einzelnen mit diesen

Substanzen umgeht, wird erst in Ansätzen verstanden. In-vitro-Modelle, wie sie mittlerweile in verschiedenen Varianten zur Verfügung stehen, sind zur Erforschung solcher Zusammenhänge aus systemischer Sicht nur begrenzt aussagefähig, da ihnen das lebendig gestaltende Element der Darmmukosa fehlt.[412] Die Erkenntnis, dass der Synergismus von Mikrobiom und Immunsystems auf unseren Schleimhäuten eine individuelle Signatur aufweist, erklärt die oft unterschiedlichen Verträglichkeiten und Wirkungen von Medikamenten.

Eine gute Übersichtsarbeit über die Interaktionen von Mikrobiom und pflanzlichen Heilmitteln liegt aus China vor.[413] Inzwischen gibt es auch interessante Untersuchungen zur Fermentation im Rahmen der Herstellung pflanzlicher Arzneimittel, wo Mikroben das biosynthetische Potential von Kräutertinkturen aktivieren und es zu einer vielfältigeren Mischung von Fermentationsprodukten kommt, die wiederum Einfluss auf die therapeutische Wirksamkeit haben.[414]

11. Pilze

Pilze in ihrer einzelligen Form sind wie die Bakterien allgegenwärtig; wir atmen sie ein, nehmen sie mit der Nahrung auf, und sie besiedeln ausnahmslos alle äußeren und inneren Oberflächen unseres Körpers. Insgesamt existieren auf der Erde rund sechs Millionen verschiedene Pilzarten. Der größte Organismus der Erde ist ein Honigpilz in Oregon/USA, der eine Fläche von neun Quadratkilometer bedeckt, etwa 40 Tonnen wiegt und geschätzt 8500 Jahre alt ist.

Früher ordnete man die Pilze den Pflanzen zu, weil sie sesshafte Gewächse sind. Heute bilden sie ein eigenes Reich zwischen den Tieren und den Pflanzen. Was sie von den Pflanzen unterscheidet: Sie bilden kein Blattgrün (Chlorophyll) und leisten damit keine Photosynthese, sie leben also nicht vom Licht. Sie ernähren sich von abgestorbenem, organischem Material, gehören damit zu den Saprophyten und sind daher heterotroph, d.h. sie sind in ihrer Ernährung auf bereits bestehendes organisches Material angewiesen – im Gegensatz zu den Pflanzen, die autotroph, unabhängig von organischer Substanz als Nahrung leben können. Die Ernährung der Pilze wird als chemoorganotroph bezeichnet, weil sie Verdauungsenzyme an die Umgebung abgeben, welche die organischen Substanzen außen soweit zersetzen, dass sie resorbierbar werden.

Ein besonders bezeichnendes Charakteristikum der Pilze ist das Chitin in ihren Zellwänden, das in der Pflanzenwelt nicht vorkommt, aber bei Insekten die Grundsubstanz ihres Außenskeletts bildet. Chitin ist ein Polysaccharid wie die pflanzliche Zellulose, das aber zusätzlich Stickstoff enthält. Im anthroposophischen Verständnis tritt der Stickstoff im Lebendigen vornehmlich dort auf, wo wir es mit Empfindungsqualitäten zu tun haben. Im Tierreich ist dieses Astralische, auf das wir im Folgenden noch ausführlicher eingehen werden, im Gegensatz zu den Pflanzen in der Eiweißsubstanz verinnerlicht.[415]

Die Pilze speichern keine Stärke als Energielieferant wie die Pflanzen, sondern Glykogen, das die Speicherform des Zuckers im menschlichen und tierischen Organismus darstellt. Sie sind also weder Pflanze noch Tier, eine Art Zwischenwesen. Was wir gemeinhin als (sichtbare) Pilze bezeichnen, sind im Grunde die „Blüten“ oder sporenbildenden Fruchtkörper des Gesamtorganismus, der als Myzel bekanntlich enorm große Flächen im Boden bewohnen kann.[416] Der Blühimpuls der Pilze wird sozusagen nicht dem Licht und dem Kosmos als Farbe, Duft und „Schönheit" entgegengetragen, sondern bleibt sonderbar knollig der feucht-schattigen Bodennähe verhaftet. Der Pilz hat nur sehr wenig Beziehung zum Licht und zur Wärme. Die Astralwirkung, welche die Pflanzen zum Blühen bringt, wirkt beim Pilz unter Umgehung der Licht- und Wärmesphäre direkt auf den Erdboden, daher geht der Impuls nicht ins Aromatisch-Farbig-Duftende, sondern in modrig-toxische Qualitäten hinein – ein Charakteristikum dieser Gewächse.

Eine Vorstufe der Pilze, gewissermaßen ihre Vorwegnahme auf der Ebene der Prokaryonten, stellen die Streptomyceten dar, die zur artenreichen Gruppe der Actinobakterien gehören. Sie bilden zahlreiche Antibiotika, und ihre Zellen wachsen sich zu langen dünnen Filamenten aus, deren Verflechtung wie bei den Pilzen als Myzel bezeichnet wird. Neben dem Substratmyzel, das sich im Nährmedium (Boden, Totholz oder sonstigem abgestorbenen organischen Material) ausbreitet, bilden die Streptomyceten auch ein Luftmyzel, aus dem sich die Sporen absondern.

Die Duftstoffe, die sogenannten Geosmine, die den typischen Geruch eines Waldbodens, von Roter Beete, manchen Rotweinsorten, aber auch den muffigen Schimmelgeruch in feuchten dunklen Räumen hervorbringen, werden von Streptomyceten gebildet.

Viele Pilze sind giftig oder von extrem bitteren Geschmacksstoffen durchsetzt – Qualitäten, die chemisch an den Stickstoff gebunden sind. Gift ist letztlich nichts anderes als ein ins Extrem hinein astralisierter Stoff ohne ätherische Hülle. Der Pilz verliert dadurch seine Beziehung zum belebenden Kosmos. Daher fehlt ihm auch weitgehend eine tagesrhythmische Periodik.[417]

Jede einzelne Hyphe – die fadenförmigen Zellen des Pilzes bzw. des Myzels – ist autark lebensfähig. Damit stellen Pilzmyzele keinen kohärenten ganzheitlichen Organismus, sondern nur ein Scheingewebe (Plektenchym) von einzelnen, verflochtenen oder verfilzten Hyphen dar, die untereinander lediglich über Zellfäden (Plasmodesmen) – ähnlich wie die Nervenzellen – kommunizieren, was ebenfalls auf eine mangelnde Ätherisierung dieser Gewächse hindeutet.

Pilze sind die großen Destruenten in der Natur. Sie zersetzen organisches Material wie abgestorbene Pflanzen, Holz und Exkremente und sind damit gemeinsam mit den Bakterien wesentlich an der Humusbildung beteiligt. Eine aufbauende Stoffwechselleistung vollbringen sie nur im Pflanzenreich an den Wurzeln als Mykorrhiza, eine Symbiose aus Pflanze und Pilz, oder bei den Flechten, ebenfalls eine wechselseitig Nutzen bringende (mutualistische) Symbiose aus Cyanobakterien (Blaualgen) und Pilz. Hierbei „beliefert" der Pilz die Wurzeln bzw. Algen mit Salzen und Wasser und erhält im Gegenzug pflanzliche Assimilate als Nährstoff.

In sehr heißen Sommern sind es die Pilze, die den Bäumen helfen zu überleben. Über das Pilznetzwerk versorgen beispielsweise Douglasien benachbarte Birken mit Kohlehydraten während des Blattaustriebs. Im Lauf der Vegetationsperiode revanchiert sich die Birke und liefert Nährstoffe über das Netzwerk an die Douglasien.[418] Neben dem Nährstofftransport tauschen die Bäume über das Myzel-Netzwerk des Bodens – „The wood wide web" – auch elektrisch codierte, den Aktionspotentialen des Nervensystems vergleichbare Nachrichten aus. So informieren sie etwa ihre Nachbarbäume, wenn sie von

Parasiten befallen werden oder ein Nährstoffmangel droht. Sie tauschen Informationen über verschiedene Gerüche oder die Bodenbeschaffenheit aus. Die Pilzkommunikation soll dabei eine der menschlichen Sprache ähnliche Struktur aufweisen, wie der Computerwissenschaftler Andrew Adamatzky herausfand; mit kleinsten Elektroden analysierte er Muster von elektrischen Signalen in den Myzelen wie in einem neuronalen Netzwerk und fand 50 verschiedene „Wörter", die aus bis zu zehn – den Buchstaben entsprechend – unterschiedlichen Spannungsspitzen bestanden.[419]

Man weiß heute, dass in der Phyllosphäre der Pflanzen, auf Blättern, Blüten und dem Stamm oder Stängel, viele Pilze leben, z.T. als Kommensalen oder als Parasiten, aber auch als für die Pflanze förderliche Organismen, die z.B. durch Antibiotikabildung pathogene Bakterien in Schach halten oder an der Duftstoffbildung beteiligt sind.

Wie es im Pflanzen- und Tierreich einzellige Vorstufen in Form von Cyanobakterien (Blaualgen) oder Protisten (Pantoffeltierchen) gibt, so unterscheiden wir auch im Reich der Pilze einzellige Pilze wie die Hefen, die sich rein durch Zellteilung vermehren, von den sichtbaren Formen.

Die Pilzflora des Menschen in ihrer Gesamtheit wird auch als Mykobiom bezeichnet. Insgesamt schenkte man den Pilzen im Rahmen der Mikrobiomforschung bislang relativ wenig Aufmerksamkeit.

Beim Menschen machen die Pilze nur zwischen 0,001 bis 0,1 % des Darmmikrobioms aus.[420] Pilzzellen sind etwa 100-fach größer als Bakterien, daher ist ihr Volumenanteil entsprechend höher.

Die größte Vielfalt an Pilzen beherbergt der Verdauungstrakt mit seinen unterschiedlichen Nischen und Milieus. Bei gesunden Menschen fanden sich etwa 180 Pilzspezies aus mindestens 66 Gattungen[421], die häufigsten waren *Saccharomyces*, *Candida* und *Cladosporium*, die zu jeweils 89, 57 bzw. 42 % in den Proben gefunden wurden. Auch hier gilt die Regel, dass die Gesundheit mit einer hohen Diversität korreliert: Bei Dysbalancen im System wachsen sich auch bei den Pilzen einzelne Spezies zu Monokulturen aus und erzeugen damit Krankheitsbilder.

Der häufigste fakultativ pathogene Pilz des Mund-Magen-Darm-Kanals ist die Hefe *Candida albicans*. Er kann infolge einer oralen Antibiotikatherapie oder einer Immunschwäche die Mundschleimhaut in Form von weißen Belägen überwuchern. Oder er vermehrt sich im Bereich von feuchter, wenig lichtexponierter Haut z.B. in den Hautfalten adipöser Menschen (Intertrigo) oder als Windeldermatitis bei Säuglingen.

Auf der Haut des Erwachsenen dominiert meist der lipophile Hefepilz *Malassezia*. Da er von langkettigen Fettsäuren lebt, vermehrt er sich hauptsächlich auf talgreicher, seborrhoischer Haut. Besonders reich besiedelt sind Kopfhaut, Schweißrinnen und der äußere Gehörgang.[422] Bei Kindern, die weniger Talgproduktion haben, ist die Diversität des Hautmykobioms insgesamt höher, sie umfasst neben *Malassezia* auch Schimmelpilze wie *Aspergillus*, *Epicoccum* und *Phoma* [423], die auch allergen wirken können. Pilze sind auch daran beteiligt, ob wir jemand gut riechen können oder nicht.[424]

Eine der häufigsten Dermatomykosen auf dem Boden einer mikrobiellen Dysbiose ist die Pityriasis versicolor, bei der sich *Malassezia* inadäquat vermehrt und regelrechte Pilzrasen im Bereich der Hautfollikel bildet. Die an sich harmlose Erkrankung führt lediglich zu kosmetischen Problemen in Form von über- oder unterpigmentierten Hautflecken. Sie wird durch Hitze, Schweiß, fettige Haut und wenig atmungsaktive Kleidung begünstigt.

In der Lunge sind Pilze unter gesunden Bedingungen kaum nachweisbar. Sie gelangen lediglich durch die Atemluft (Sporen) oder durch Mikroaspirationen aus der Mundhöhle in die Alveolen und werden dort in der Regel durch das Immunsystem eliminiert.[425] Nur bei immungeschwächten Patienten (AIDS oder Immunsuppression nach Organtransplantationen) kann es zu schweren Pilzpneumonien, beispielsweise mit *Candida, Aspergillus, Cryptococcus* oder *Pneumocystis carinii* kommen.

Bei Tuberkulosepatienten entstehen durch die entzündliche Destruktion oft Hohlräume innerhalb des Lungengewebes (Kavernen), in denen sich sekundär bestimmte Pilzspezies (meist Aspergillen) ansiedeln. Sie ernähren sich dort von Schleim und dem zerstörten Lungengewebe und bilden nicht selten bis zu mandarinengroße Knäuel aus Myzel, sogenannte Aspergillome, die innerhalb der Kavernen wie Wollknäuel als lebendige Fremdkörper „herumkullern".

Bezeichnend für das Mykobiom ist, dass die Pilze am Aufbaustoffwechsel kaum beteiligt sind. Als reine Destruenten treten sie hauptsächlich bei Abbauprozessen in Erscheinung. Auf der Haut ernähren sie sich vom Detritus, dem abgestorbenen, fetthaltigen Zellmaterial.

In Verbindung mit einer bestimmten Streptokokkenart sind sie an der Kariesentstehung beteiligt. Auf den Biofilmen gesunder Zähne findet sich normalerweise kein *Candida albicans*.[426] Insbesondere durch saccharosehaltige Nahrungsmittel und Getränke kann es v. a. bei Kindern durch die erhöhte Acidität zu einer aggressiven Kariesform kommen, bei der die Zähne neben *Streptococcus mutans* auch mit *Candida albicans* besiedelt sind.

Unter dem Einfluss des Pilzes nehmen die Bakterien vermehrt fremdes Genmaterial auf. Der Pilz produziert Signalmoleküle, welche die Gene des Bakteriums zur Produktion zelleigener Antibiotika anregen, was andere kommensale Bakterien und damit die Diversität reduziert. Auch die Produktion von klebrigen Substanzen wird vermehrt, wodurch sich die Adhäsion der Keime an den Zähnen verstärkt. Insgesamt verändern sich die Virulenz und die Genexpression von *Streptococcus mutans* bei Karies unter dem Einfluss von *Candida albicans*.[427] Im Tierversuch mit Nagern lässt sich diese aggressive Kariesform unter zuckerhaltiger Ernährung unmittelbar beobachten.[428]

Bei bestimmten Infektionen des Darms mit dem Hefepilz *Saccharomyces cerevisiae* können pathologische Gärungsprozesse entstehen, die zu reichlicher Produktion von Alkohol führen, mit entsprechend unangenehmen und überraschenden Folgen für den Patienten.

Pilze zersetzen nicht nur altes, organisches Material, sie können auch durch die Produktion von Antibiotika das Wachstum von Bakterien hemmen. Die meisten Antibiotika stammen von Pilzen oder pilzartigen Mikroorganismen (Streptomyces) ab. Unter physiologischen Bedingungen dienen natürlich vorkommende Antibiotika nicht als „Zerstörer" der Bakterien, wie wir das aus ihrer medizinischen Anwendung kennen, sondern geringste Mengen in Form von antimikrobiellen Peptiden sind an der habitatspezifischen Regulation der Populationsdynamik beteiligt. Im individuellen gesunden Mikrobiom besteht in jeder Nische ein ausgewogenes Mengenverhältnis unter den einzelnen

Spezies. Die Regulation dieses Gleichgewichts ist ein hochkomplexer, *systemischer* Vorgang, an dem neben dem Immunsystem, bakteriellen und körpereigenen, antimikrobiellen Substanzen auch Viren und Pilze beteiligt sind. Die Beschreibung einzelner, linearer Funktionsketten machen solche systemischen Homöostasen nur bedingt verständlich.

Im Vergleich zu medizinischen Antibiotikadosierungen sind die Konzentrationen innerhalb des Mikrobioms geradezu homöopathisch. Selbst in hoher Verdünnung hat Penicillin noch systemische biokommunikative Effekte, die sich bei Staphylokokken nachweisen lassen. Bereits in einer Verdünnung von 1:84 Millionen zeigte Penicillin eine Wirkung auf Bakterien.[429] Antibiotika sind natürlicherweise keine „Kampfstoffe", sondern Botenstoffe des Mikrobioms, die an der Regulation der mikrobiellen Homöostase (Eubiose) beteiligt sind.[430]

Bei vielen Erkrankungen, die bekanntermaßen mit Mikrobiomveränderungen korreliert sind, lassen sich inzwischen auch Dysbiosen des Mykobioms nachweisen[431], wobei hier die Forschung noch am Anfang steht. Residente Pilze im Magen-Darm-Trakt (*Candida, Saccharomyces, Rhodotorula, Trichosporon, Geotrichum*) können sowohl physiologische (Produktion von Carotinoiden und Fettstoffen, probiotische Regulation der Bakterienflora, Immunstimulation, Abbau von prokanzerogenen Substanzen) als auch pathologische Wirkungen (Schädigung des Darmepithels im Rahmen von bakteriellen Dysbiosen, Verstärkung bereits bestehender entzündlicher Prozesse, Adipositasentwicklung) entfalten.[432]

Die spezifische Rolle der Darmpilze in der Kommunikation mit dem Gehirn (Darm-Gehirn-Achse) ist noch weitgehend unbekannt, es wird jedoch zunehmend plausibler, dass Pilze und ihre Metaboliten einen Einfluss auf das Gehirn haben. Kommensale Pilze wie *Saccharomyces cerevisiae* und *Penicillium chrysogenum* produzieren Noradrenalin, das an zahlreichen Gehirnleistungen beteiligt ist. *Candida albicans* synthetisiert Histamin, das auf die Appetitregulation, den Schlaf-Wach-Rhythmus und die kognitive Aktivität Einfluss hat.[433]

Bei Patienten mit chronisch entzündlichen Darmerkrankungen kann die Verabreichung von *Saccharomyces boulardii*, ein in Früchten vorkommender probiotischer Pilz, die Infektsymptomatik abmildern und die Produktion von proinflammatorischen Zytokinen wie Tumornekrosefaktor alpha und Interleukin-6 reduzieren. Bei Colitis durch *Clostridium difficile* hat dieser Pilz eine protektive Wirkung und erhöht die Produktion von IgA-Antikörpern.[434]

Wie alle Mikroorganismen haben auch die Pilze wichtige Funktionen bei der Entwicklung des Immunsystems:

In jüngster Zeit entdeckte man, dass *Candida albicans* das Immunsystem zur Bildung spezifischer TH 17-Immunzellen stimuliert, die wiederum bei der Immunreaktion gegen zahlreiche andere Mikroben wirken.[435] TH 17-Zellen stimulieren das Wachstum von bestimmten Abwehrzellen (neutrophile Granulozyten) und spielen bei der Entstehung von Autoimmunerkrankungen wie der rheumatoiden Arthritis eine Rolle.

Es ist an dieser Stelle nochmals zu betonen, dass Analysen einzelner, isolierter Mikrobenspezies und ihrer Funktionen (Stoffwechsel, Genexpression, Freisetzung von Botenstoffen usw.) ohne Bezug auf den Gesamtorganismus und seinen jeweiligen, momentanen Zustand in einem speziellen Umweltkontext eine hohe Fehleranfälligkeit zeigen und zu Befunden führen können, die keine Systemrelevanz haben. Ein Verständnis des individuellen Mikrobioms beim Menschen ist ohne Berücksichtigung biografischer (Ätherleib), psychosozialer (Astralleib) und autonomer Selbstgestaltungs-Einflüsse (Ich-Organisation) nicht möglich.

In neuerer Zeit mehren sich Hinweise auf einen Bakterien- und Pilzbefall von Tumoren, wobei nicht klar ist, wie sie dort hingelangen. Eine israelische Untersuchung konnte in sämtlichen Proben aus 35 verschiedenen Tumorarten jeweils verschiedene Pilzspezies nachweisen.[436] So haben beispielsweise Brustkrebspatientinnen, in deren Tumore sich Pilze der Gattung *Malassezia globosa* befinden, eine deutlich geringere Überlebensrate als Patientinnen ohne diesen Pilz. Die Zusammensetzungen der Mykobiome hängen wie auch die der Mikrobiome von zahlreichen Faktoren (Alter, Rauchen u.v.m.) ab und korrelieren auch miteinander; so weisen Aspergillus-besiedelte Tumore andere Bakterien auf als Malassezia-bewachsene. Der Pilzbefall von therapierefraktären malignen Melanomen unterscheidet sich von denen, die gut auf Immuntherapien ansprachen. So können in Zukunft die Tumormikro- bzw. -mykobiome diagnostische und prognostische Hinweise geben. Dass der Organismus von Tumorpatienten in seinen Abgrenzungs- und Immunfunktionen geschwächt und somit anfällig für Fremdleben ist, hatten wir bereits angesprochen. [→ Kapitel I.5.5].

Allgemein lässt sich sagen, dass Pilze in der äußeren Natur mehr unter dem direkten Einfluss der Astralität stehen; ihre Stoffwechselprodukte spielen bei Abbauvorgängen, als Botenstoffe und Neurotransmitter eine Rolle, bis hin zu Toxinen, psychotropen und halluzinogenen Substanzen. Wir kennen 216 Pilzarten mit psychotropen Wirkungen, wovon die psilocybinhaltigen mit 186 Arten die häufigsten und bekanntesten sind. Psilocybin kann neben euphorischen Zuständen auch temporäre schizophrenieartige Psychosen mit Horrorvisionen bei gesunden Menschen auslösen. Solche psychotischen Störungen verzerren die sensorischen Wahrnehmungen und Gedankenprozesse und überrauschen damit die Selbstwahrnehmung. Pilzgifte elektrisieren gleichsam das Astralische und lassen seelische Zustände ins Extrem schießen, die vom Ich des Menschen nicht mehr beherrscht werden.

Solche Substanzen sind weltweit verbreitet und fanden schon in frühen Kulturen als Rauschmittel zur Herbeiführung spiritueller Erfahrungen Verwendung.

Die massiv abbauenden Kräfte der Pilzgifte zeigen sich auch bei den Amatoxinen, den meist tödlichen Giften des Knollenblätterpilzes; neben Halluzinationen führen diese Substanzen nach kurzer Zeit zur völligen Zerstörung der Leber, dem Zentralorgan des (ätherischen) Aufbaustoffwechsels. Es ist zu vermuten, dass auch das Mykobiom neuro- und psychotrope Substanzen in physiologischen, bewusstseinsweckenden Dosierungen freisetzt, über deren spezifische Wirkungen aber noch wenig bekannt ist.

Es gehört zu den grundlegenden Erkenntnissen der Anthroposophischen Medizin und Anthropologie, dass die Bewusstseinsprozesse ihre physiologische Grundlage in den biologischen Abbauprozessen bzw. Absterbevorgängen haben.[437] Die Regeneration und Aufrechterhaltung der Vitalfunktionen des Organismus setzt die weitgehende Ausschaltung des Bewusstseins durch den Schlaf voraus. Künstlich herbeigeführte Stimulationen des Wachbewusstseins durch Amphetamine, Pilze und andere Drogen sind in der Regel mit beschleunigten Abbau- und Alterungsprozessen verbunden.

Für unsere weiteren Betrachtungen ist es von außerordentlicher Bedeutung, dass uns die Mikroorganismen eben nicht in einer Raum-, sondern wesentlich in einer Zeitgestalt begegnen. Mikrobiome haben keine „Anatomie“ im Sinne einer stabilen Form, sondern eigentlich – abgesehen von der „unsichtbaren“ Physis der Mikroben – nur einen Zeitleib, sie stellen ein Kompendium der Zeit dar, in dem die Einflüsse aus Umwelt, Organismus und Seele wie in einer Art Kräftegedächtnis zusammenströmen. Das Mikrobiom ist ja im Grunde keine Form, sondern eine reine Tätigkeit, pure Dynamik, wie sie dem Wesen des Ätherischen entspricht [→ Kapitel V].

Literatur und Anmerkungen

1 Roberts, L., Davenport, R. J., Pennisi, E. et al.: A History of the Human Genome Project. Science 2001; 291 (5507). S. 1195–1195.

2 de Francesco, L.: Life technologies promises $1,000 genome. Nature Biotechnology 2012; 30 (2). S. 126.

3 Costello, E. K., Stagaman, K., Dethlefsen, L. et al.: The Application of Ecological Theory Toward an Understanding of the Human Microbiome. Science 2012; 336 (6086). S. 1255–1262.

4 Sender, R., Fuchs, S., Milo, R.: Revised Estimates for the Number of Human and Bacteria Cells in the Body. Public Library of Science (PloS) Biology 2016; 14 (8). e1002533.

5 Als Prokaryonten werden einzellige Lebewesen ohne Zellkern bezeichnet, wozu neben den Bakterien auch die Archaeen gehören. Häufig spricht man nur von Bakterien, was aber nicht korrekt ist, weswegen wir im Folgenden den Begriff Prokaryonten verwenden. „Prokaryoten" wird synonym gebraucht.

6 Li, J., Jia, H., Cai, X. et al.: An integrated catalog of reference genes in the human gut microbiome. Nature Biotechnology 2014; 32 (8). S. 834–841.

7 Es handelte sich bei dieser Analyse um die mikrobiellen Genome von 1267 Menschen aus drei verschiedenen Kontinenten, wobei jede Probe etwa 750.000 Gene enthielt, was dem 30-Fachen des menschlichen Genoms entspricht. Dabei war die Verteilung der neu entdeckten Gene hoch individuell; im Schnitt kam jedes einzelne neue Gen nur bei 1% der Proben vor.

8 Simon, M.: Vortrag Mikrobiologentagung Dornach am 22.9.2017.

9 Hier ließe sich einwenden, dass, wenn wirklich alle Stoffwechselmöglichkeiten der Partner bekannt wären, man vermutlich recht zielsicher die metabolischen Potentiale vorhersagen könnte. Das würde aber auch z. B. die Substrataffinitäten aller Enzyme umfassen müssen – ein Unterfangen, das niemals einlösbar sein wird (Hinweis M. Simon 2021).

10 Pang, T. J., Lercher, M. J.: Each of 3,323 metabolic innovations in the evolution of *E. coli* arose through the horizontal transfer of a single DNA segment. Proceedings of the National Academy of Sciences of the United States of America (PNAS) 2019; 116 (29). S. 187–192.

11 Das Kerngenom aller Coli-Arten macht nur 6% des Genoms aus, über 90% der Gene sind variabel. Verschiedene inter- und intrazelluläre genetische Austauschprozesse verursachen die genetische Variabilität von Bakterien: Bei der Konjugation werden Plasmide zwischen Bakterien weitergegeben, bei der Transduktion schleusen Viren (Bakteriophagen) Genmaterial in das Bakterium ein. Ein Bakterium kann auch freie DNA aus der Umgebung durch die Zellwand aufnehmen, was als Transformation bezeichnet wird. Intrazellulär entstehen genetische Varianten bei den Bakterien durch hohe Mutationsraten, homologe Rekombination und Transposition von mobilen Genabschnitten [→ auch Kapitel II].

12 Lukjancenko, O., Wassenaar, T., Ussery, D.: Comparison of 61 Sequenced Escherichia coli Genomes. Microbial Ecology 2010; 60 (4). S. 708–720.

13 Der traditionell gebräuchliche Begriff des „Krankheitserregers" wird hier und im Folgenden mit der Einschränkung beibehalten, dass es sich bei den Infektionserkrankungen nicht um ein monokausal durch einzelne Mikrobenspezies, sondern in der Regel um ein multifaktoriell bedingtes Geschehen handelt, wie die weiteren Ausführungen noch zeigen.

14 Chattaway, M. A., Schaefer, U., Tewolde, R. et al.: Identification of *Escherichia coli* and Shigella Species from Whole-Genome Sequences. Journal of Clinical Microbiology 2017; 55 (2). S. 616–623.

15 Ein Faktum, das bei der Diagnostik von Infektionserkrankungen durch die PCR (Polymerase Chain Reaction) eine echte Gefahr darstellt. Hierbei werden nicht tatsächliche Krankheitserreger, sondern Gensequenzen erfasst, von denen wir nicht wissen, ob sie überhaupt krankheitsrelevant sind [→ Kapitel II].

16 Zschocke, A. K.: Darmbakterien als Schlüssel zur Gesundheit. Knaur Verlag München 2014. S. 26 ff.

17 Osterkamp, J.: Mikrobiom: Darmbakterien passen sich uns an. https://www.spektrum.de/news/darmbakterien-passen-sich-uns-an/1640522 (Abfrage Januar 2020).

18 Zhao, S., Lieberman, T. D., Poyet, M. et al.: Adaptive Evolution within Gut Microbiomes of Healthy People. Cell Host Microbe 2019; 25 (5). S. 656–667.

19 Winter, S. E., Faber, F., Bäumler, A. J.: Durchfallerreger und die Homöostase der Mikrobiota. BIOspektrum 2023; 29 (2). S. 127-129.

20 https://www.welt.de/print/die_welt/wissen/article13418659/Wie-ein-harmloses-Bakterium-zum-Killer-wurde (Abfrage Januar 2020).

21 Nahezu täglich finden Forscher neue Bakterienarten mit oft erstaunlichen Eigenschaften. Jüngst wurde auf der Insel Guadeloupe sogar ein mit bloßem Auge sichtbares, etwa ein Zentimeter langes fadenförmiges Bakterium (*Thiomargarita magnifica*) entdeckt, das in seiner Hülle mit Erbgut beladene Organellen enthält, was bei Bakterien bislang noch nie zu beobachten war. Siehe Volland, J.-M., Gonzales-Rizzo, S., Gros, O. et al.: A centimeter-long bacterium with DNA contained in metabolically active, membrane-bound organelles. Science 2022; 376. S. 1453-1458.

22 Die Prozentzahlen geben hier Durchschnittswerte an, die im Einzelfall erheblich abweichen können.

23 2021 beschloss das International Committee on Systematics of Procaryotes (ICSP) eine Änderung der Nomenklatur; Bakterienstämme bekommen künftig die Endung -ota, Firmicutes heißen demnach Bacillota, Bacteriodetes Bacteroidota, Actinobacterien Actinomycetota und Proteobakterien Pseudomonadota. Wir verwenden hier noch die herkömmlichen Bezeichnungen.

24 Ribosomale RNA (rRNA) gehört zu den Ur-Bausteinen des Lebens und wird als gemeinsamer Vorfahre (RNA-Welt) aller heute lebenden Organismen (Endosymbiontenhypothese) betrachtet. Sie hat in allen lebenden Zellen die gleiche Funktion und ist auch selten vom horizontalen Gentransfer betroffen, so dass sie als sehr zuverlässiger „molekularer Chronometer“ für Abstammungslinien gilt. Das Gen für die 16S rRNA hat einige für alle Lebewesen identische Nukleotidsequenzen, wodurch sie prinzipiell erkannt wird. Daneben gibt es aber auch variable Abschnitte, die sich artspezifisch zuordnen lassen.

25 Lladó Fernández, S., Větrovský, T., Baldrian, P.: The concept of operational taxonomic units revisited: genomes of bacteria that are regarded as closely related are often highly dissimilar. Folia Microbiologica 2019; 64 (1). S. 19-23.

26 Rudolf Virchow (1821–1902), zitiert nach: http://www.steiner-klinik.de/7.html (Abfrage Oktober 2020).

27 Rosslenbroich, B.: Autonomiezunahme als Modus der Makroevolution. Verlag M. Galunder Nümbrecht 2007.

28 Mölling, K.: Supermacht des Lebens. Reisen in die erstaunliche Welt der Viren. C. H. Beck Verlag München 2014. S. 130.

29 Moissl-Eichinger, C.: Humane Archaeen: salutogen statt pathogen? Biospektrum 2015; 21. S. 709–711.

30 https://www.welt.de/gesundheit/article13403103/Die-unheimliche-Wandlungsfaehigkeit-des-EHEC-Keims.html (Abfrage März 2020).

31 Rodríguez del Río, Á., Giner-Lamia, J., Cantalapiedra, C. P. et al.: Functional and evolutionary significance of unknown genes from uncultivated taxa. Preprint published in: bioRxiv 2022. Siehe dazu auch: Müller-Jung, J.: Es regnet Gene. FAZ vom 9. Februar 2022.

32 https://de.statista.com/statistik/daten/studie/1284084/umfrage/verteilung-der-weltweiten-biomasse-nach-organismengruppen (Abfrage März 2023).

33 Cypionka, H.: Vortrag Universität Oldenburg am 8.1.2003: Reise in die tiefe Biosphäre. http://www.pmbio. icbm.de/download/biosphaere.pdf (Abfrage Januar 2020).

34 Bik, E. M., Eckburg, P. B., Gill, S. R. et al.: Molecular analysis of the bacterial microbiota in the human stomach. Proceedings of the National Academy of Sciences of the United States of America (PNAS) 2006; 103 (4). S. 732–737.

35 Curtis, T. P., Sloan, W. T.: Prokaryotic diversity and its limits: microbial community structure in nature and implications for microbial ecology. Current Opinion in Microbiology 2004; 7 (3). S. 221–222.

36 Die Regenbildung in den Wolken hängt von Eiskristallen ab, die sich unter dem Einfluss von Kondensationskeimen (Staub- oder Rußpartikel, Meersalze) bilden. Feine Wassertröpfchen können in der Troposhäre bei bis zu minus 38 °C flüssig bleiben, manche dieser Partikel können den Gefrierpunkt auf bis minus 20 °C anheben, wobei nicht geklärt ist, wie und warum sie das tun. Für unseren Zusammenhang bedeutend ist nun, dass es aller Wahrscheinlichkeit nach Mikroorganismen wie beispielsweise *Pseudomonas syringae* sind, die den Gefrierpunkt der Tropfen auch auf oberhalb von minus 15 °C anheben und damit einen entscheidenden Einfluss auf die Niederschlagsbildung haben. Siehe dazu Deeg, J.: Spektrum – Die Woche, Beitrag vom 28.2.2017. https://www.spektrum.de/news/bakterien-als-regenmacher-ein-besuch-im-wolkenlabor/1439534 (Abfrage Februar 2020).

37 Yamagishi, A., Kawaguchi, Y., Hashimoto, H. et al.: Environmental Data and Survival Data of Deinococcus aetherius from the Exposure Facility of the Japan Experimental Module of the International Space Station Obtained by the Tanpopo Mission. Astrobiology 2018; 18 (11). S. 1369–1374.

38 Kawaguchi, Y., Shibuya, M., Kinoshita, I. et al.: DNA Damage and Survival Time Course of Deinococcal Cell Pellets During 3 Years of Exposure to Outer Space. Frontiers of Microbiology 2020; 11. Artikelnr. 2050.

39 Die Altersangabe ist nicht ganz unumstritten. Siehe dazu https://pubs.geoscienceworld.org/gsa/geology/article-pdf/33/1/e93/3530487/i0091-7613-33-1-e94.pdf by guest (Abfrage Februar 2020). 1995 wurden bereits Bakteriensporen aus dem Hinterleib einer Biene isoliert, die in Bernstein eingeschlossen waren und ein geschätztes Alter von 25–40 Millionen Jahren hatten.

40 Vreeland, R. H., Rosenzweig, W. D., Powers, D. W.: Isolation of a 250 million-year old bacterium from a primary salt crystal. Nature 2000; 407 (6806). S. 897–900.

41 Horn-Conrad, A.: Mit Mikroben nach Erz schürfen. Der Tagesspiegel vom 12.11.2022. S. B2.

42 Boetius, A.: Tiefseeforschung: Anaerobe Oxidation von Methan durch eine mikrobielle Symbiose. Biospektrum 2001; 6 (4). S. 536–538.

43 Tveit, A. T., Hestnes, A. G., Robinson, S. L. et al.: Widespread soil bacterium that oxidizes atmospheric methane. Proceedings of the National Academy of Sciences of the United States of America (PNAS) 2019; 116 (17). S. 8515–8524.

44 Sheridan, E. A., Fonvielle, J. A., Cottingham, S. et al.: Plastic pollution fosters more microbial growth in lakes than natural organic matter. Nature Communications 2022; 13. e4175.

45 Goudriaan, M., Morales, V. H., van der Meer, M. T. J. et al.: A stable isotope assay with 13C-labeled polyethylene to investigate plastic mineralization mediated by Rhodococcus ruber. Marine Pollution Bulletin 2023; 186 (1). e114369.

46 Dutton, C. L., Subalusky, A. L., Sanchez, A. et al.: The meta-gut: community coalescence of animal gut and environmental microbiomes. Scientific Reports 2021; 11. e23117.

47 Belyaev, O., Sparaventi, E., Navarro, G. et al.: The contribution of penguin guano to the Southern Ocean iron pool. Nature Communication 2023; 14. e1781.

48 Buesing, N., Filippini, M., Bürgmann, H. et al.: Microbial communities in contrasting freshwater marsh microhabitats. Microbiology Ecology 2009; 69 (1). S. 84–97.

49 Ben-Barak, I.: Kleine Wunderwerke – die unsichtbare Welt der Mikroben. Spektrum Verlag Heidelberg 2010. S. 213.

50 Milici, M., Tomasch, J., Wos-Oxley, M. et al.: Bacterioplankton Biogeography in the Atlantic Ocean: A case Study of the Distance-Decay Relationship. Frontiers of Microbiology 2016; 7. e590.

51 Simister, R. L., Phillips, B. P. I., Wickham, A. P. et al.: DNA sequencing, microbial indicators, and the discovery of buried kimberlites. Nature Communications Earth & Environment 2023; 4. e387.

52 Danko, D., Bezdan, D., Afshin, E. E. et al.: A global metagenomic map of urban microbiomes and antimicrobial resistance. Cell 2021; 184 (13). S. 3376-3393.

53 Lauer, C.: Fliegende Tupfer. Die Welt vom 2.4.2023. S. 56.

54 Margulis, L., Sagan, D.: Leben. Vom Ursprung zur Vielfalt. Spektrum Akademischer Verlag Berlin Heidelberg 1999. S. 70.

55 Dominguez Bello, M. G., Knight, R., Gilbert, J. A. et al.: Preserving Microbial Diversity. Science 2018; 362 (6410). S. 33–34.

56 Preza, D., Olsen, I., Willumsen, T. et al.: Diversity and site-specificity of the oral microflora in the elderly. European Journal of Clinical Microbiology and Infectious Diseases 2009; 28 (9). S. 1033–1040.

57 Vital, M., Karch, A., Pieper, D. H.: Colonic Butyrate-Producing Communities in Humans: an Overview Using Omics Data. mSystems 2017; 2 (6). e00130-17.

58 https://www.spektrum.de/news/was-darmbakterien-wirklich-koennen/1435188 (Abfrage April 2020).

59 Eine in Kanada durchgeführte Longitudinalstudie konnte zeigen, dass Menschen mit einem hohen Anteil von Ballaststoffen in der Ernährung besser vor Posttraumatischen Belastungsstörungen (PTBS) geschützt sind, einem ernsten Krankheitsbild von hoher sozialmedizinischer und psychotherapeutischer Relevanz. Davison, K. M., Hyland, C., Tong, H. et al.: Nutrition Factors Are Associated with Post-Traumatic

Stress Disorder in Immigrant and Canadian-Born Adults: Findings from the Canadian Longitudinal Study on Aging. Current Developments in Nutrition 2020; 4 (Suppl. 2). S. 18.

60 Dingermann, T.: Das Mikrobiom als biologische Uhr. Pharmazeutische Zeitung online vom 14.1.2020 (Abfrage April 2020).

61 https://www.mein-allergie-portal.com/reizdarm/714-mikrobiota-ced-reizdarm-neue-forschungsergebnisse-zu-darmbakterien/seite-3.html (Abfrage April 2020).

62 https://www.dccv.de/aktuelles/nachricht/news/detail/News/teuer-und-sinnlos-dgvs-raet-von-stuhltests-zur-analyse-des-Darmmikrobioms-ab/ (Abfrage April 2020).

63 Kamnitzer, E. (Hrsg.): Novalis. Fragmente. Erste vollständige geordnete Ausgabe. Bruchstücke medizinischer Enzyklopädistik. Wolfgang Jess Verlag Dresden 1929.

64 Gershon, M.: Der kluge Bauch. Die Entdeckung des zweiten Gehirns. Goldmann Verlag München 2001.

65 Klimovich, A., Giacomello, S., Björklund, Å. et al.: Prototypical pacemaker neurons interact with the resident microbiota. Public Library of Science (PLoS) 2020; 117 (30). S. 17854-17863.

66 Auf der Darmschleimhaut sitzen wie auf der Zunge Geschmacksknospen, welche die sogenannten entero-chromaffinen Zellen enthalten. Diese leiten ihre Impulse über die intrinsischen bzw. extrinsischen Primär Afferenten Nervenzellen (IPAN bzw. EPAN) an das enterische Nervensystem und damit auch über den Vagusnerv an das Gehirn weiter. Es handelt sich also um unbewusste Geschmacksorgane.

67 Diese Ausdrücke hat die Biologin und Pflanzen-Kommunikationsforscherin Florianne Koechlin für die vielschichtigen und komplexen Informationssysteme der Pflanzen in den Böden und der Luft gebraucht. Koechlin, F.: Zellgeflüster: Streifzüge durch wissenschaftliches Neuland. Lenos Verlag Basel 2005.

68 Anderson, S. C., Cryan, J. F., Dinan T.: The Psychobiotic Revolution, Mood, Food, and the New Science of the Gut-Brain Connection. Verlag National Geografic Washington 2017.

69 Wir verwenden hier bewusst den im modernen Sprachgebrauch weniger gebräuchlichen Begriff „Leib", der im Gegensatz zur reinen Stofflichkeit das beseelte Erleben des Körper bezeichnet im Sinne von Maurice Merleau-Ponty (1908-1961): *„Einen Körper haben wir, aber Leib sind wir."*

70 Die Schleim-Forscherin und MIT-Biologin Katharina Ribbeck im Interview. In: Der Tagesspiegel, Beilage, Freie Universität Berlin vom 1. Oktober 2022.

71 *Akkermansia muciniphila* gehört mit einem Anteil von 3-5% zu den häufigsten Darmbakterien und hat eine wichtige Funktion beim Erhalt der Darmbarriere. Es wird über die Muttermilch aufgenommen. Bei zahlreichen Erkrankungen (Colitis ulcerosa, Morbus Crohn, Adipositas, Typ-2-Diabetes, metabolisches Syndrom, Asthma) ist der Keim vermindert, bei Krankheiten wie MS oder Anorexia nervosa kommt er vermehrt vor.

72 Sommer, M.: Darm und Gehirn: Vergleichend anatomische und funktionelle Gesichtspunkte zum Einfluss der Darmflora auf die Gehirnentwicklung. Der Merkurstab 2020; 73 (5). S. 310–326.

73 https://www.leakygut.de/leaky-gut-und-wissenschaft/ (Abfrage April 2020).

74 Fasano, A.: Zonulin and its regulation of intestinal barrier function: the biological door to inflammation, autoimmunity, and cancer. Physiological Reviews 2011; 91 (1). S. 151–75.

75 https://www.mein-allergie-portal.com/zoeliakie-und-glutensensitivitaet/793-leaky-gut-syndrom-tight-junctions-was-ist-dran-an-diesem-krankheitsbild.html (Abfrage April 2020).

76 Wolff, O.: Das Rätsel der Allergie. Ursachen, Wesen und Bewältigung einer Zivilisationskrankheit. Verein für Anthroposophisches Heilwesen e.V. Bad Liebenzell 1988. Siehe auch https://www.mein-allergie-portal.com/zoeliakie-und-glutensensitivitaet/793-leaky-gut-syndrom-tight-junctions-was-ist-dran-an-diesem-krankheitsbild.html (Abfrage November 2020).

77 Ikegami, A., Haruwaka, K., Wake, H.: Microglia: Lifelong modulator of neural circuits. Neuropathology 2019; 39 (3). S. 173–180.

78 Wake, H., Moorhouse, A. J., Jinno, S. et al.: Resting microglia directly monitor the functional state of synapsis in vivo and determine the fate of ischemic terminals. Journal of Neuroscience 2009; 29 (13). S. 3974–3980.

79 Aldana, B. I.: Microglia-Specific Metabolic Changes in Neurodegeneration. Journal of Molecular Biology 2019; 431 (9). S. 1830–1842.

80 Davis, D. M., Dustin, M. L.: What is the importance of the immunological synapse? Trends in Immunology 2004; 25 (6). S. 323–327.

81 Erny, D., Hrabe de Angelis, A. L., Jaitin, D. et al.: Host microbiota constantly control maturation and function of microglia in the CNS. Nature Neuroscience 2015; 18 (7). S. 965–977.

82 Silva, Y. P., Bernardi, A., Frozza, R. L.: The Role of short-chain fatty acids from gut microbiota in gut-brain communication. Frontiers of Endocrinology 2020; 11. e10.3389.

83 In der Mikrobiomforschung werden häufig keimfrei aufgezogene Mäuse verwendet, die unter den sterilen Bedingungen zwar überlebensfähig sind, aber nur über ein sehr reduziertes Immunsystem verfügen. Entfernt man die Tiere aus ihren Isolatoren und setzt sie normalen Umweltkeimen aus, sterben sie an opportunistischen Infektionen.

84 Prinz, M.: Universität Freiburg, siehe https://www.uniklinik-freiburg.de/presse/pressemitteilungen/detailansicht/490-darmbakterien-sorgen-fuer-gesundes-gehirn.html (Abfrage November 2020).

85 Braniste, V., Al-Asmakh, M., Kowal, C. et al.: The gut microbiota influences blood-brain barrier permeability in mice. Science Translational Medicine 2014; 6 (263). pp.263ra158.

86 Gacias, M., Gaspari, S., Santos, P.-M. G. et al.: Microbiota-driven transcriptional changes in prefrontal cortex override genetic differences in social behavior. eLife 2016; 20 (5). e13442.

87 Hoban, A. E., Stilling, R. M., Ryan, F. J. et al.: Regulation of prefrontal cortex myelination by the microbiota. Translational Psychiatry 2016; 6 (4). e774.

88 Bruckner, J. J., Stegnitz, J. S., Grice, M. Z. et al.: The microbiota promotes social behavior by modulating microglial remodeling of forebrain neurons. Public Library of Science (PLoS) Biology 2022; 20 (11).e3001838.

89 Wenn die ökonomische Logik des Wirtschaftslebens beispielsweise in die freie Wissenschaft eindringt, führt das immer zu systemischen Pathologien.

90 Lee, Y., Hu, L., Shen, C. et al.: Risk of Psychiatric Disorders following Irritable Bowel Syndrome: A Nationwide Population-Based Cohort Study. Public Library of Science (PLoS) 2015; 10 (7). e0133283.

91 Hardtmuth, T.: Autonomie und Gesundheit. In: Rosslenbroich, B. (Hrsg): Perspektiven zur Biologie der Freiheit. Autonomieentwicklung in Natur, Kultur und Landschaft. Verlag Freies Geistesleben Stuttgart 2020. S. 103–156.

92 Liu, S., Hossinger, A., Heumüller, S.-E. et al.: Highly efficient intercellular spreading of protein misfolding mediated by viral ligand-receptor interactions. Nature Communications 2021; 12. e5739.

93 Snowdon, D.: Aging with Grace: What the Nun Study Teaches Us About Leading Longer, Healthier and More Meaningful Lives. Bantam Press New York 2001.

94 Kumar, D. K. V., Choi, S. H., Washicosky, K. J. et al.: Amyloid-β Peptide Protects Against Microbial Infection in Mouse and Worm Models of Alzheimer's Disease. Science Translational Medicine 2016; 8 (340). S. 340–372.

95 https://www.thieme.de/viamedici/klinik-faecher-sonstige faecher-1548/a/der-keim-des-vergessens-36080.htm (Abfrage November 2020).

96 https://www.aerzteblatt.de/nachrichten/83354/Konzepte-fuer-Alzheimer-Impfungen-im-Testlabor (Abfrage November 2020).

97 Cai, Z., Qiao, P., Wan, C. et al.: Role of Blood-Brain Barrier in Alzheimer's Disease. Journal of Alzheimer's Disease 2018; 63 (4). S. 1223-1234.

98 https://www.spektrum.de/news/phagen-viren-koennen-nicht-nur-schaden-sondern-auch-helfen/1809707 (Abfrage Januar 2021).

99 http://hss.ulb.uni-bonn.de/2012/2770/2770.pdf (Abfrage Mai 2020).

100 Cojocaru, I. M., Cojocaru, M., Miu, G. et al.: Study of interleukin-6 production in Alzheimer's Disease Romanian Journal of Internal Medicine 2011; 49 (1). S. 55–58.

101 Kiecolt-Glaser, J. K., Preacher, K. J., MacCallum, R. C. et al.: Chronic stress and age-related increases in the proinflammatory cytokine IL-6. Proceedings of the National Academy of Sciences of the United States of America (PNAS) 2003; 100 (15). S. 9090–9095.

102 Bauer, J.: Die Alzheimer Krankheit: Neurobiologie, Psychosomatik, Diagnostik und Therapie. Schattauer Verlag Stuttgart 1994.

103 Hardtmuth, T.: In der Dämmerung des Lebendigen – Hintergründe zu Demenz, Depression und Krebs. Amthor Verlag Heidenheim 2011.

104 http://www.psychotherapie-prof-bauer.de/alzheimer.htmlhttp://www.psychotherapie-prof-bauer.de/alzheimer.html%20Abfrage%20April2022 (Abfrage April 2022).

105 Harach, T., Marungruang, N., Duthilleul N. et al.: Reduction of abeta amyloid pathology in APPPS1 transgenic mice in the absence of gut microbiota. Scientific Reports 2017; (7). e41802.

106 Siegmund-Schultze, N.: Polypharmakotherapie im Alter: Weniger Medikamente sind oft mehr. Deutsches Ärzteblatt 2012; 109 (9). S. 418–420.

107 https://nutrimmun.de/de/einfluss-von-arzneimitteln-auf-die-intestinale-mikrobiota/ (Abfrage Februar 2020).

108 Maier, L., Pruteanu, M., Kuhn, M. et al.: Extensive impact of non-antibiotic drugs on human gut bacteria. Nature 2018; 555 (7698). S. 623–628.

109 Cussotto, S., Clarke, G., Dinan, T. G. et al.: Psychotropics and the Microbiome: A Chamber of Secrets. Psychopharmacology 2019; 236 (5). S. 1411–1432.

110 Förstl, H.: Psychopharmaka auf Abwegen. Pharmazeutische Zeitung 2020; 165 (5). S. 260.

111 Vogt, H.: Arzneimittel: Demenz als Folge der Therapie. Deutsches Ärzteblatt 2017; 114 (12). S. 577–580.

112 Kowalski, K., Mulak, A.: Brain-Gut-Microbiota Axis in Alzheimer's Disease. Journal of Neurogastroenterology and Motility 2019; 25 (1): S. 48–60.

113 Mit den neuen Kernspintechniken (MRT) ließ sich zweifelsfrei zeigen, dass sich die neurale Zerstörung nicht auf einzelne Läsionen der weißen Substanz beschränkt, sondern diffus im ganzen ZNS verläuft, auch in der grauen Substanz. Bernhardt, L: Neuronale Degeneration bei spinaler multipler Sklerose. Dissertation, Medizinische Fakultät Charité – Universitätsmedizin Berlin 2010. Die Störungen, die bei der Multiplen Sklerose die fortschreitende Behinderung verursachen, sind also nicht nur die Folge eines Oligodendrozyten-Mangels, sondern wesentlich komplexer.

114 Zweimal täglich 500 mg Propionsäure - Eine Zusatzempfehlung bei multipler Sklerose und was dahintersteckt. Deutsche Apotheker Zeitung 2021; 161 (19). S. 70-71.

115 Werbner, M., Barsheshet, Y., Werbner, N. et al.: Social-Stress-Responsive Microbiota Induces Stimulation of Self-Reactive Effector T Helper Cells. mSystems 2019; 4 (4). e00292–18.

116 Cekanaviciute, E., Yoo, B., Runia, T. F. et al.: Gut bacteria from multiple sclerosis patients modulate human T cells and exacerbate symptoms in mouse models, Proceedings of the National Academy of Sciences of the United States of America (PNAS) 2017; 114 (42). S. 10713–10718.

117 Planas, R., Santos, R., Tomas-Ojer, P. et al.: GDP-L-fucose synthase as a novel CD4+ T-cell-specific autoantigen in DRB3*02:02 multiple sclerosis patients. Science Translational Medicine 2018; 10 (462). e4301.

118 https://www.ernaehrungsmedizin.blog/2019/06/11/multiple-sklerose-eine-krankheit-der-falschen-darmbakterien/ (Abfrage Mai 2020).

119 Duscha, A., Gisevius, B., Hirschberg, S. et al.: Propionic Acid Shapes the Multiple Sclerosis Disease Course by an Immunomodulatory Mechanism. Cell 2020; 180 (6). S. 1067–1080.

120 Diebold, M., Meola, M., Purushothaman, S. et al.: Gut microbiota composition as a candidate risk factor for dimethyl fumarate-induced lymphopenia in multiple sclerosis. Gut Microbes 2022; 14 (1). e2147055.

121 Berer, K., Mues, M., Koutrolos, M. et al.: Commensal microbiota and myelin autoantigen cooperate to trigger autoimmune demyelination. Nature 2011; 479 (7374). S. 538–541.

122 Parashar, A., Malairaman, U.: Gut microbiota: Implications in Parkinson's disease. Parkinsonism & Related Disorders 2017; 38. S. 1–7.

123 Liu, B., Fang, F., Pedersen, N. L. et al.: Vagotomy and Parkinson disease: A Swedish register-based matched-cohort study. Neurology 2017; 88 (21). S. 1996–2002.

124 Sampson, T. R., Debelius, J. W., Thron, T. et al.: Gut Microbiota Regulate Motor Deficits and Neuroinflammation in a Model of Parkinson's Disease. Cell 2016; 167 (6). S. 1469–1480.

125 Chandra, R., Hiniker, A., Kuo, Y.-M. et al.: α-Synuclein in gut endocrine cells and its implications for Parkinson's disease. Journal of Clinical Investigation insight 2017; 2 (12). e92295.

126 Schaffrath, A., Schleyken, S., Seger, A. et al.: Patients with isolated REM-sleep behavior disorder have elevated levels of alpha-synuclein aggregates in stool. Nature Parkinsons Disease 2023; 9. e14.

127 Mao, Q., Manservisi, F., Panzacchi, S. et al.: The Ramazzini Institute 13-week pilot study on glyphosate and Roundup administered at human-equivalent dose to Sprague Dawley rats: effects on the microbiome. Environmental Health 2018; 17 (1). e50.

128 Cade, R. J., Privette, R. M., Fregly, M. et al.: Autism and schizophrenia: Intestinal disorders. Nutritional Neuroscience 2000; 3 (1). S. 57–72.
129 Lach, G., Schellekens, H., Dinan, T. G. et al.: Anxiety, Depression, and the Microbiome: A Role for Gut Peptides. Neurotherapeutics 2018; 15 (1). S. 36–59.
130 Reichelt, K.: Die Gehirn-Darm-Achse bei neurologischen und psychiatrischen Störungen. http://www.adhs-deutschland.de/Portaldata/1/Resources/PDF/2_9_Ernaehrung/Die_Gehirn-Darm-Achse_bei_neurologischen_und_psychiatrischen_Stoerungen.pdf (Abfrage Mai 2020).
131 Ong, I. M., Gonzalez, J. G., McIlwain, S. J. et al.: Gut microbiome populations are associated with structure-specific changes in white matter architecture. Translational Psychiatry 2018; 8 (1). Artikelnr. 6.
132 Sembach, B.: Gefangen im System der Angst. Südwestpresse vom 6.6.2019 (Abfrage Mai 2020).
133 Chun'e, Li, Yujing, C., Yan, W. et al.: A genetic association study reveals the relationship between the oral microbiome and anxiety and depression symptoms. Frontiers of Psychiatry 2022; 13. doi: 960756.
134 Bosch, J. A., Nieuwdorp, M., Zwinderman, A. H. et al.: The gut microbiota and depressive symptoms across ethnic groups. Nature Communications 2022; 13. e7129.
135 Akbaraly, T. N., Brunner, E. J., Ferrie, J. E. et al.: Dietary pattern and depressive symptoms in middle age. The British Journal of Psychiatry 2009; 195 (5). S. 408–413.
136 Sánchez-Villegas, A., Toledo, E., de Irala, J. et al.: Fast-food and commercial baked goods consumption and the risk of depression. Public Health Nutrition 2011; 15 (3). S. 424–432.
137 Anderson, S. C., Cryan, J. F., Dinan, T.: The Psychobiotic Revolution, Mood, Food, and the New Science of the Gut-Brain Connection. Verlag National Geografic Washington 2017.
138 Sanchez-Villegas, A., Martinez-Gonzales, M. A., Estruch, R. et al.: Mediterranean dietary pattern and depression: the PREDIMED randomized trial. British Medical Journal Randomized Controlled Trial 2013; 11. e208.
139 Hofmann, L.: Psychische Erkrankungen und Ernährung. Verband für Ernährung und Diätetik (VFED) aktuell PLUS 2022; 189. S. 16-22.
140 Radjabzadeh, D., Bosch, J. A., Uitterlinden, A. G. et al.: Gut microbiome-wide association study of depressive symptoms. Nature Communications 2022; 13. e7128.
141 Valles-Colomer, M., Falony, G., Darzi, Y. et al.: The neuroactive potential of the human gut microbiota in quality of life and depression. Nature Microbiology 2019; 4 (4). S. 623–632.
142 Lima-Ojeda, J. M., Rupprecht, R., Baghai, T. C.: Darmflora und Depression. Nervenarzt 2020; 91. S. 1108-1114.
143 Lima-Ojeda, J. M., Rupprecht, R., Baghai, T. C.: Neurobiology of depression: A neurodevelopmental approach. World Journal of Biological Psychiatry 2018; 19. S. 349–359.
144 Dantzer, R.: Cytokine, Sickness Behavior, and Depression. Immunology and Allergy Clinics of North America 2009; 29 (2). S. 247–264.
145 Giloteaux, L., Goodrich, J. K., Walters, W. A. et al.: Reduced diversity and altered composition of the gut microbiome in individuals with myalgic encephalomyelitis/chronic fatigue syndrome. Microbiom 2016; 4 (1). e30.
146 Guo, C., Che, X., Briese, T. et al.: Deficient butyrate-producing capacity in the gut microbiome is associated with bacterial network disturbances and fatigue symptoms in ME/CFS. Cell Host and Microbe 2023; 31. S. 288–304.
147 Der Philosoph Hans-Georg Gadamer (1900-2002) schrieb in seinem Buch über die „Verborgenheit der Gesundheit" (Suhrkamp Verlag Frankfurt/Main 1993. S. 143 f.): „Trotz aller Verborgenheit kommt sie in einer Art Wohlgefühl zutage und mehr noch darin, dass wir vor lauter Wohlgefühl unternehmungsfreudig, erkenntnisoffen und selbstvergessen sind und selbst Strapazen und Anstrengungen kaum spüren – das ist Gesundheit."
148 https://ajp.psychiatryonline.org/doi/10.1176/appi.ajp.2017.16010034 (Abfrage Januar 2020).
149 Dinan, G. D., Stanton, C., Long-Smith, C. et al.: Feeding melancholic microbes: MyNewGut recommendations on diet and mood. Cinical Nutrition Review 2019; 38 (5). S. 1995-2001.
150 Brüchle, W., Schwarzer, C., Berns, C. et al.: Physical Activity Reduces Clinical Symptoms and Restores Neuroplasticity in Major Depression. Frontiers of Psychiatry 2021; 12. e660642.

151 Ying, S., Peijun, J., Ting, X. et al.: Alteration of faecal microbiota balance related to long-term deep meditation. British Medical Journal, General Psychiatry 2023; 36. e100893.
152 Ecker, C., Bookheimer, S. Y., Murphy, D.: Neuroimaging in autism spectrum disorder: brain structure and function across the lifespan. The Lancet Neurology 2015; 14 (11). S. 1121–1134.
153 Pulikkan, J., Mazumder, A., Grace, T.: Role of the Gut Microbiome in Autism Spectrum Disorders. Advances in Experimental Medicine and Biology 2019; 1118. S. 253–269.
154 Christian, L. M., Galley, J. D., Hade, E.M. et al.: Gut microbiome composition is associated with temperament during early childhood. Brain Behaviour and Immunity 2015; 45. S.118-127.
155 Martirosian, G.: Clostridium spp. spores in pathomechanism of autism. Wiadomosci Lekarskie 2009; 62 (2). S. 119–122. Martirosian, G., Ekiel, A., Aptekorz, M. et al.: Fecal lactoferrin and Clostridium spp. in stools of autistic children. Anaerobe 2011; 17 (1). S. 43–45.
156 Sandler, R. H., Finegold, S. M., Bolte, E. R. et al.: Short-term benefit from oral vancomycin treatment of regressive-onset autism. Journal of Child Neurology 2000; 15 (7). S. 429–435.
157 Fattorusso, A., Di Genova, L., Dell'Isola, G. B. et al.: Autism Spectrum Disorders and the Gut Microbiota. Nutrients 2019; 11 (3). e521.
158 Kang, D.-W., Adams, J. B., Gregory, A. C. et al.: Microbiota transfer therapy alters gut ecosystem and improves gastrointestinal and autism symptoms: an open-label study. Microbiome 2017; 5 (1). Artikelnr. 10.
159 Onnink, A. M., Zwiers, M. P., Hoogman, M. et al.: Deviant white matter structure in adults with attention-deficit/hyperactivity disorder points to aberrant myelination and affects neuropsychological performance. Progress in Neuro-Psychopharmacology and Biological Psychiatry 2015; 63 (12). S. 14–22.
160 Aarts, E., Ederveen, T., Naaijen, J. et al.: Gut Microbiome in ADHD and its Relation to Neural Reward Anticipation. Public Library of Science (PLoS) 2017; 12 (9). e0183509.
161 Pelsser, L. M., Frankena, K., Toorman, J. et al.: Effects of a restricted elimination diet on the behaviour of children with attention-deficit hyperactivity disorder (INCA study): a randomised controlled trial. Lancet 2011; 377 (9764). S. 494–503.
162 https://www.ugb.de/ernaehrungsberatung/adhs-ernaehrung-oligoantigene-diaet/druckansicht.pdf (Abfrage Januar 2020).
163 Eine Übersicht findet sich bei: Seitz, J., Keller, L., Trinh, S. et al.: Darmmikrobiom und Anorexia nervosa. Nervenarzt 2020; 91. S. 1115-1121.
164 Desbonnet, L. Clarke, G., Traplin, A. et al.: Gut microbiota depletion from early adoleszence in mice: Implications for brain and behaviour. Brain, Behaviour and Immunity 2015; 48. S. 165-173.
165 Mack, I. , Cuntz, U., Grämer, C. et al.: Weight gain in anorexia nervosa does not ameliorate the faecal microbiota, branched chain fatty acid profiles, and gastrointestinal complaints. Scientific Reports 2016; 6. e26752.
166 de Clercq, N. C., Frissen, M. N., Davids, M. et al.: Weight Gain after Fecal Microbiota Transplantation in a Patient with Recurrent Underweight following Clinical Recovery from Anorexia Nervosa. Psychotherapy and Psychosomatics 2019; 88. S. 58–60.
167 Nikolova, V. L., Hall, M. R. B., Hall, L. J. et al.: Perturbations in Gut Microbiota Composition in Psychiatric Disorders: A Review and Meta-analysis. JAMA Psychiatry 2021; 78 (12). S.1343-1354.
168 Lach, G., Schellekens, H., Dinan, T. G. et al.: Anxiety, Depression, and the Microbiome: A Role for Gut Peptides. Neurotherapeutics 2018; 15 (1). S. 36–59.
169 Jie, Z., Xia, H., Zhong, S.-L. et al.: The gut microbiome in atherosclerotic cardiovascular disease. Nature Communications 2017; 8 (1). e845.
170 Cui, X., Ye, L., Li, J. et al.: Metagenomic and metabolomic analyses unveil dysbiosis of gut microbiota in chronic heart failure patients. Scientific Reports 2018; 8 (1). e635.
171 Sokol, H., Pigneur, B., Watterlot, L. et al.: Faecalibacterium prausnitzii is an anti-inflammatory commensal bacterium identified by gut microbiota analysis of Crohn disease patients. Proceedings of the National Academy of Sciences of the United States of America (PNAS) 2008; 105 (43). S. 16731–16736.
172 Yoshida, N., Yamashita, T., Hirata, K.-I.: Gut Microbiome and Cardiovascular Diseases. Diseases 2018; 6 (3). S. 56.

173 Huc´, T., Nowinski, A., Drapala, A. et al.: Indole and indoxyl sulfate, gut bacteria metabolites of tryptophan, change arterial blood pressure via peripheral and central mechanisms in rats. Pharmacological Research 2018; 130 (12). S. 172–179.

174 Tomasova, L., Dobrowolski, L., Jurkowska, H. et al.: Intracolonic hydrogen sulfide lowers blood pressure in rats. Nitric Oxide 2016; 60 (11). S. 50–58.

175 https://www.verbraucherservice-bayern.de/themen/ernaehrung/sulfide-eine-gruppe-der-sekundaeren-pflanzenstoffe (Abfrage Mai 2020).

176 Maifeld, A., Bartolomaeus, H., Löber, U. et al.: Fasting alters the gut microbiome reducing blood pressure and body weight in metabolic syndrome patients. Nature Communications 2021; 12 (1). e1970.

177 Enos, W., Holmes, R. H., Beyer, J.: Coronary disease among United States soldiers killed in action in Korea. Journal of the American Medical Association (JAMA) 1953; 152 (12). S. 1090–1093.

178 Gur, T. L., Bailey, M. T.: Effects of Stress on Commensal Microbes and Immune System Activity. Advances in Experimental Medicine and Biology 2016; 874. S. 289–300.

179 Peyer-Plaques sind Ansammlungen von jeweils 10-50 Lymphfollikeln im Dünndarm, hauptsächlich im Ileum, wo sie als etwa 1 cm große Strukturen sichtbar sind.

180 Schubert, C., Amberger, M.: Was uns krank macht, was uns heilt. Aufbruch in eine neue Medizin. Fischer & Gann Verlag Munderfing 2016. S. 118–122.

181 Palmu, J., Börschel, C. S., Ortega-Alonso, A. et al.: Gut microbiome and atrial fibrillation-results from a large population-based study. EBioMedicine 2023; 91. e104583.

182 Wilck, N., Matus, M. G., Kearney, S. M. et al.: Salt-responsive Gut Commensal Modulates T H 17 Axis and Disease. Nature 2017; 551 (7682). S. 585–589.

183 https://www.ernaehrungsmedizin.blog/2017/11/17/milchsaeurebakterien-schuetzen-vor-bluthochdruck/ (Abfrage Mai 2020).

184 Conrads, G.: Ein Mund voll Leben – Einblicke in das orale Mikrobiom. Pharmakon 2023; 3. S. 206-212.

185 McGhee, J. R., Fujihashi, K.: Inside the mucosal immune system. Public Library of Science (PLoS) Biology 2012; 10 (9). e1001397.

186 Bingula, R., Filaire, M., Radosevic-Robin, N. et al.: Desired Turbulence? Gut-Lung Axis, Immunity, and Lung Cancer. Journal of Oncology 2017; 2017. e5035371.

187 Chou, H. H., Chien, W. H., Wu, L. L. et al.: Age-related immune clearance of hepatitis B virus infection requires the establishment of gut microbiota. Proceedings of the National Academy of Sciences of the United States of America (PNAS) 2015; 112 (7). S. 2175–2180.

188 Ryu, S. H., Stappenbeck, T. S.: Gut-pancreatic axis amplified in islets of langerhans. Immunity 2015; 43 (2). S. 216–218.

189 Anand, S., Mande, S.: Diet, Microbiota and Gut-Lung Connection. Frontiers in Microbiology 2018; 9. e2147.

190 Trompette, A., Gollwitzer, E. S., Yadava, K. et al.: Gut microbiota metabolism of dietary fiber influences allergic airway disease and hematopoiesis. Nature Medicine 2014; 20 (2). S. 159–166.

191 Shukla, S. D., Budden, K. F., Neal, R. et al.: Microbiome effects on immunity, health and disease in the lung. Clinical & Translational Immunology 2017; 6 (3). e133.

192 Kalliomäki, M., Kirjavainen, P., Eerola, E. et al.: Distinct patterns of neonatal gut microflora in infants in whom atopy was and was not developing. The Journal of Allergy and Clinical Immunology 2001; 107 (1). S. 129–134.

193 https://www.medscape.com/viewarticle/872028 (Abfrage Juni 2022).

194 Fong, I., Zhu, J., Finkelstein, Y. et al.: Antibiotic use in children and youths with asthma: a population-based case-control study. European Respiratory Society 2021; 7 (1). e00944-2020.

195 Patrick, D. M., Sbihi, H., Dai, D. L. Y. et al.: Decreasing antibiotic use, the gut microbiota, and asthma incidence in children: evidence from population-based and prospective cohort studies. The Lancet Respiratory Medicin 2020; 8 (11).. S. 1094-1105.

196 Ichinohe, T., Pang, I. K., Kumamoto, Y. et al.: Microbiota regulates immune defense against respiratory tract influenza A virus infection. Proceedings of the National Academy of Sciences of the United States of America (PNAS) 2011; 108 (13). S. 5354–5359.

197 Looft, T., Allen, H. K.: Collateral effects of antibiotics on mammalian gut microbiomes. Gut Microbes 2012; 3 (5). S. 463–467.

198 Yeoh, Y. K., Zuo, T., Chung-Yan Lui, G. et al.: Gut microbiota composition reflects disease severity and dysfunctional immune responses in patients with COVID-19. Gut 2021; 70 (4). S. 698–706.

199 Kim, H. S.: Do an Altered Gut Microbiota and an Associated Leaky Gut Affect COVID-19 Severity? mBio 2021; 12 (1). e03022-20.

200 Zuo, T., Zhan, H., Zhang, F. et al.: Alterations in Fecal Fungal Microbiome of Patients With COVID-19 During Time of Hospitalization until Discharge. Gastroenterology 2020; 159 (4). S. 1302–1310.

201 Bosch, T. C. G.: Die mikrobielle Vielfalt erhalten. Hygienemaßnahmen im Rahmen der Covid-19 Pandemie. Pharmazeutische Zeitung Prisma 2020; 27. S. 207–210.

202 Vor allem bei den Süßstoffen, die in zahlreichen Nahrungsmitteln und Getränken meist ohne unser Bewusstsein enthalten sind, haben neuere Studien gezeigt, dass sie entgegen der Behauptungen der Hersteller die Neigung zu Fettleibigkeit und Diabetes verstärken, indem sie das Mikrobiom verändern. Suez, J., Korem, T., Zeevi, D. et al.: Artificial sweeteners induce glucose intolerance by altering the gut microbiota. Nature 2014; 514 (7521). S. 181–186. Eine weitere Studie zeigte, dass sechs verschiedene Zuckerersatzstoffe wichtige Mikroorganismen abtöten bzw. DNA-Schäden bei den Darmbakterien verursachen. Harpaz, D., Yeo, L. P., Cecchini, F. et al.: Measuring Artificial Sweeteners Toxicity Using a Bioluminescent Bacterial Panel. Molecules 2018; 23 (10). pii: e2454. Menschen, die regelmäßig Süßstoffe in Mengen zu sich nehmen, die den EU-Grenzwerten zufolge unbedenklich sind, steigern ihr Krebsrisiko um 13-15 %. Debras, C., Chazelas, E., Srour, B. et al.: Artificial sweeteners and cancer risk: Results from the NutriNet-Santé population-based cohort study. PLoS Medicine 2022; 19 (3). e1003950. Vor diesem Hintergrund ist es auch aus ökologischer Sicht mehr als bedenklich, dass die Konzentrationen von dem häufig verwendeten Süßstoff Acesulfan (wird Getränken, Fruchtjoghurts, Backwaren, Zahnpastas u.v.m. zugesetzt) im Wasser des Rheins bei Basel so hoch sind, dass auf das Jahr gerechnet 42 Tonnen davon Richtung Nordsee transportiert werden. Zittlau, J.: Die supersüßen Verführer. Welt am Sonntag Nr. 38 vom 18.9.2022.

203 Chassaing, B., Koren, O., Goodrich, J. et al.: Dietary emulsifiers impact the mouse gut microbiota promoting colitis and metabolic syndrome. Nature 2015; 519 (7541). S. 92-96.

204 Naimi, S., Viennois, E., Gewirtz, A. T. et al.: Direct impact of commonly used dietary emulsifiers on human gut microbiota. Microbiome 2021; 9 (1). e66.

205 www.gbe-bund.de/gbe/abrechnung.prc_abr_test_logon?p_uid=gast&p_aid=0&p_knoten=FID&p_sprache=D&p_suchstring=25527 (Abfrage April 2021).

206 Ley, R. E., Bäckhed, F., Turnbaugh, P. et al.: Obesity alters gut microbial ecology. Proceedings of the National Academy of Sciences of the United States of America (PNAS) 2005; 102 (31). S. 11070–11075.

207 Segata, N.: Gut Microbiome: Westernization and the Disappearance of Intestinal Diversity. Current Biology 2015; 25 (14). S. 611–613.

208 Vangay, P., Johnson, A. J., Ward, T. L. et al.: U.S. immigration westernizes the human gut microbiome. Cell 2018; 175 (4). S. 962–972.

209 Carmody, R. N., Gerber, G. K., Luevano, J. M. et al.: Diet dominates host genotype in shaping the murine gut microbiota. Cell Host Microbe 2015; 17 (1). S. 72–84.

210 Sonnenburg, E. D., Smits, S. A., Tikhonov, M. et al.: Diet-induced extinctions in the gut microbiota compound over generations. Nature 2016; 529 (7585). S. 212–215.

211 Johnson, E. L., Heaver, S. L., Waters, J. L. et al.: Sphingolipids produced by gut bacteria enter host metabolic pathways impacting ceramide levels. Nature Communications 2020; 11. e2471.

212 Khoury, C. K., Bjorkman, A. D., Dempewolf, H. et al.: Increasing homogeneity in global food supplies and the implications for food security. Proceedings of the National Academy of Sciences of the United States of America (PNAS) 2014; 111 (11). S. 4001–4006.

213 Ley, R. E.: Obesity and the human microbiome. Current Opinion in Gastroenterology 2010; 26 (1). S. 5–11.

214 https://www.evidero.de/zunehmen-wenn-man-mit-rauchen-aufhoert (Abfrage August 2023).

215 Christensen, L., Roager, H. M., Astrup, A. et. al.: Microbial Enterotypes in Personalized Nutrition and Obesity Management. American Journal of Clinical Nutrition 2018; 108 (4). S. 645–651.

216 Hjorth, M. F., Roager, H. M., Larsen, T. M. et al.: Pre-treatment Microbial Prevotella-to-Bacteroides Ratio, Determines Body Fat Loss Success During a 6-month Randomized Controlled Diet Intervention. International Journal of Obesity 2018; 42 (3). S. 580–583.

217 Neuman, H., Forsythe, P., Uzan, A. et al.: Antibiotics in Early Life: Dysbiosis and the Damage Done. FEMS Microbiology Review 2018; 42 (4). S. 489–499.
218 Leong, K., Derraik, J., Hofman, P. L. et al.: Antibiotics, Gut Microbiome and Obesity. Clinical Endocrinology 2018; 88 (2). S. 185–200.
219 Hohmann-Jeddi, C.: Mensch als Metaorganismus. Das Mikrobiom bestimmt unser Selbst. Pharmazeutische Zeitung online vom 20.1.2020. https://www.pharmazeutische-zeitung.de/das-mikrobiom-bestimmt-unser-selbst/ (Abfrage Juni 2020).
220 https://www.ddg.info/fileadmin/user_upload/DDG_Factsheet_Stand_Maerz_2022_F.pdf (Abfrage August 2023).
221 Ford, E. S., Bergmann, M. M., Kröger, J. et al.: Healthy Living is the Best Revenge: Findings from the European Prospective Investigation Into Cancer and Nutrition-Potsdam Study. Archives of Internal Medicine 2009; 169 (15). S. 1355–1362.
222 Räther, E., Stelzer, T.: Süße Geschäfte. Zeit online 2013; 20. https://www.zeit.de/2013/20/kinder-marketing-werbung (Afrage Februar 2024).
223 Kawano, Y., Edwards, M., Huang, Y. et al.: Microbiota imbalance induced by dietary sugar disrupts immune-mediated protection from metabolic syndrome. Cell 2022; 185 (19). S. 3501-3519.
224 Soto, M., Herzog, C., Pacheco, J. A. et al.: Gut microbiota modulate neurobehavior through changes in brain insulin sensitivity and metabolism. Nature Molecular Psychiatry 2018; 23 (12). S. 2287–2301.
225 Kovatcheva-Datchary, P., Nilsson, A., Akrami, R. et al.: Dietary fiber-induced improvement in glucose metabolism is associated with increased abundance of prevotella. Cell Metabolism 2015; 22. S. 971–982.
226 https://menschen-mit-diabetes.de/ratgeber/hafertage-diabetes (Abfrage Juni 2020).
227 Hollister, E. B., Gao, C., Versalovic, J.: Compositional and functional features of the gastrointestinal microbiome and their effects on human health. Gastroenterology 2014; 146. S. 1449–1458.
228 Vital, M., Karch, A., Pieper, D. H.: Colonic Butyrate-Producing Communities in Humans: an Overview Using Omics Data. mSystems 2017; 2 (6). e00130-17.
229 Yoshida, N., Yamashita, T., Hirata, K.-I.: Gut Microbiome and Cardiovascular Diseases. Diseases 2018; 6 (3). S. 56.
230 Zeevi, D., Korem, T., Zmora, N. et al.: Personalized nutrition by Prediction of glycemic Responses. Cell 2015; 163 (5). S. 1079–1094.
231 Sina, C., Schröder, T.: Die Bedeutung des Mikrobioms bei Übergewicht und Adipositas. Moderne Ernährung Heute Nr. 2019; 2. https://www.bdsi.de/fileadmin/redaktion/Nachrichten_aus_der_Wissenschaft/WDP_02_2019.pdf (Abfrage Februar 2024).
232 Laitinen, O. H., Honkanen, H., Pakkanen, O. et al.: Coxsackievirus B1 is associated with induction of β-cell autoimmunity that portends type 1 diabetes. Diabetes 2014; 63 (2). S. 446–455.
233 Zhao, G., Vatanen, T., Droit, L. et al.: Intestinal virome changes precede autoimmunity in type I diabetes-susceptible children. Proceedings of the National Academy of Sciences of the United States of America (PNAS) 2017; 114 (30). S. 6166–6175.
234 Nygren, M., Carstensen, J., Koch, F. et al.: Experience of a serious life event increases the risk for childhood type 1 diabetes: the ABIS population-based prospective cohort study. Diabetologia 2015; 58 (6). S. 1188–1197.
235 Schubert, C., Amberger, M.: Was uns krank macht, was uns heilt. Aufbruch in eine neue Medizin. Fischer & Gann Verlag Munderfing 2016. S. 176–179.
236 Rößler, A.: Die Darmkrebswelle rollt. Pharmazeutische Zeitung 2023; 168 (10). S. 42.
237 Garrett, W. S.: The gut microbiota and colon cancer. Science 2019; 364 (6446). S. 1133–1135.
238 Sobhani, I., Tap, J., Roudot-Thoraval, F. et al.: Microbial dysbiosis in colorectal cancer (CRC) patients. Public Library of Science (PLoS) One 2011; 6 (1). e16393.
239 Ray, K.: Colorectal cancer: Fusobacterium nucleatum found in colon cancer tissue – could an infection cause colorectal cancer? Nature Reviews Gastroenterology & Hepatology 2011; 8 (12). e662.
240 Kartal, E., Schmidt, T. S. B., Molina-Montes, E. et al.: A faecal microbiota signature with high specificity for pancreatic cancer. British Medical Journal. Gut 2022; 71 (7). S.1359-1372.

241 Wirbel, J., Pyl, P. T., Zeller, G.: Meta-analysis of fecal metagenomes reveals global microbial signatures that are specific for colorectal cancer. Nature Medicine 2019; 25 (4). S. 679–689.

242 Hohmann-Jeddi, C.: ASS verändert Darmmikrobiota zum Positiven. Pharmazeutische Zeitung 2020; 165 (39). S. 2593.

243 Prizment, A., Staley, C., Onyeaghala, G. C. et al.: Randomised clinical study: oral aspirin 325 mg daily vs placebo alters gut microbial composition and bacterial taxa associated with colorectal cancer risk. Alimentary Pharmacology and Therapeutics 2020; 52 (6). S. 976–987.

244 Wong, S. H., Yu, J.: Gut microbiota in colorectal cancer: mechanisms of action and clinical applications. Nature Reviews Gastroenterology & Hepatology 2019; 16 (11). S. 690–704.

245 Montalban-Arques, A., Katkeviciute, E., Busenhart, P. et al.: Commensal Clostridiales strains mediate effective anti-cancer immune response against solid tumors. Cell Host and Microbe 2021; 29 (10). S. 1573-1588.

246 Greathouse, K. L., Choudhury, A.: Spiking immunotherapy with a bacterial cocktail brings T cells back to the fight. Cell Reports Medicine 2021; 2 (10). e100430.

247 Suskind, D. L., Cohen, S. A., Brittnacher, M. J. et al.: Clinical and Fecal Microbial Changes With Diet Therapy in Active Inflammatory Bowel Disease. Journal of Clinical Gastroenterology 2018; 52 (2). S. 155-163.

248 Rutgeerts, P., Peeters, M., Hiele, M. et al.: Effect of faecal stream diversion on recurrence of Crohn's disease in the neoterminal ileum. Lancet 1991; 338 (770). S. 771–774.

249 Hviid, A., Svanström, H., Frisch, M.: Antibiotic use and inflammatory bowel disease in childhood. Gut 2011; 60 (1). S. 49–54.

250 Card, T., Logan, R. F. A., Rodrigues, L. C. et al.: Antibiotic use and the development of Crohn's disease. Gut 2004; 53 (2). S. 246–250.

251 Nguyen, L. H., Örtqvist, A. K., Cao, Y. et al.: Antibiotic use and the development of inflammatory bowel disease: a national case-control study in Sweden. Lancet Gastroenterology and Hepatology 2020; 5 (11). S. 986–995.

252 Imhann, F., Vila, A. V., Bonder, M. J. et al.: Interplay of host genetics and gut microbiota underlying the onset and clinical presentation of inflammatory bowel disease. Gut 2018; 67 (1). S. 108–119.

253 Sokol, H., Leducq, V., Aschard, H. et al.: Fungal microbiota dysbiosis in ITB. Gut 2017; 66 (6). S. 1039-1048.

254 Schirmer, M., Franzosa, E. A., Lloyd-Price, J. et al.: Dynamics of metatranscription in the inflammatory bowel disease gut microbiom. Nature Microbiology 2018; 3 (3). S. 337–346.

255 Magro, D. O., Santos, A., Guadagnini, D. et al.: Remission in Crohn's disease is accompanied by alterations in the gut microbiota and mucins production. Scientific Reports 2019; 9. e13263.

256 Costello, S. P., Hughes, P. A., Waters, O. et al.: Effect of Fecal Microbiota Transplantation on 8-Week Remission in Patients with Ulcerative Colitis: A Randomized Clinical Trial. JAMA 2019; 321 (2). S. 156–164. Paramsothy, S., Kamm, M. A., Kaakoush, N. O. et al.: Multidonor intensive faecal microbiota transplantation for active ulcerative colitis: a randomized placebo-controlled trial. Lancet 2017; 389 (10075). S. 1218-1228. Zhang, W.-H., Jin, Z.-Y., Yang, Z. H. et al: Fecal Microbiota Transplantation Ameliorates Active Ulcerative Colitis by Downregulating Pro-inflammatory Cytokines in Mucosa and Serum. Frontiers in Microbiology 2022. 13. e818111.

257 Bereits im antiken China wurde speziell zubereiteter Stuhl („gelbe Suppe") als Durchfallmittel eingesetzt. Soldaten des Afrikakorps im 2. Weltkrieg behandelten ihre Durchfallerkrankungen nach einer alten Beduinenrezeptur mit Kameldung. https://www.ik-h.de/wp-content/uploads/2018/04/Mikrobiom_IK-HH_.pdf (Abfrage Februar 2020).

258 Crothers, J., Kassam, Z., Smith, M. et al.: A Double-Blind, Randomized, Placebo-Control Pilot Trial of Fecal Microbiota Transplantation Capsules from Rationally Selected Donors in Active Ulcerative Colitis. Gastroenterology 2018; 154 (6). S. 1050–1051.

259 Brandt, J., Ehehalt, R.: Welche Rolle spielt das Mikrobiom bei Colitis ulcerosa und Pouchitis? Wie kann ich das therapeutisch nutzen? Verdauungskrankheiten 2018; 36 (6). S. 271-277.

260 Epple, H.-J.: Clostridioides-Difficile-Infektionen. Aufruhr in der Mikrobiota. Pharmazeutische Zeitung 2020; 165 (5). S. 258.

261 Gough, E., Shaikh, H., Manges, R.: Systematic Review of Intestinal Microbiota. Transplantation (Fecal Bacteriotherapy) for Recurrent Clostridium difficile Infection. Clinical Infectious Diseases 2011; 53 (10). S. 994–1002.

262 Konturek, P.: Das Reizdarmsyndrom: Rolle der Mikrobiom-modulierenden Therapie. Thüringen Kliniken aktuell, Newsletter April 2018 (Abfrage Januar 2021).

263 Johnsen, P. H., Hilpüsch, F., Cavanagh, J. P. et al.: Faecal Microbiota Transplantation versus Placebo for Moderate-To-Severe Irritable Bowel Syndrome: A Double-Blind, Randomised, Placebo-Controlled, Parallel-Group, Single-Centre Trial. Lancet Gastroenterology & Hepatology 2018; 3 (1). S. 17–24.

264 Krammer, H., Storr, M., Madisch, A. et al.: Treatment of IBS with Lactobacillus plantarum 299v: Therapeutic success increases with length of treatment – real-life data of a non-interventional study in Germany. Zeitschrift für Gastroenterologie 2021; 59 (2). S.125-134.

265 Chey, W. D., Hashash, J. G., Manning, L. et al.: AGA Clinical Practice Update on the Role of Diet in Irritable Bowel Syndrome: Expert Review. Gastroenterology 2022; 162. S. 1737-1745. e5.

266 Wolf, E.: Update Reizdarm-Leitlinie. Mikrobiom gewinnt an Bedeutung. https://ptaforum.pharmazeutische-zeitung.de/mikrobiom-gewinnt-an-bedeutung-118938/ (Abfrage Januar 2021).

267 Faske, A.: Alarm im Darm, Leitliniengerechte Beratung von Reizdarmpatienten. Pharmazeutische Zeitung Prisma 2021; 28. S. 77-82.

268 Wu, X., Qian, L., Liu, K. et al.: Gastrointestinal microbiome and gluten in celiac disease. Annals of Medicin 2021; 53 (1). S. 1797–1805.

269 https://www.nih.gov/news-events/nih-research-matters/marker-autoimmunity-increases-us (Abfrage Januar 2021).

270 Schubert, C.: Psychoneuroimmunologie und Psychotherapie. Schattauer Verlag Stuttgart 2015. S. 87–88 und S. 128–131.

271 Chen, J., Wright, K., Davis, J. M. et al.: An expansion of rare lineage intestinal microbes characterizes rheumatoid arthritis. Genome Medicine 2016; 8 (1). S. 43.

272 Zhang, X., Zhang, D., Jia, H. et al.: The oral and gut microbiomes are perturbed in rheumatoid arthritis and partly normalized after treatment. Nature Medicine 2015; 21. S. 895–905.

273 Chriswell, M. E., Lefferts, A. R., Clay, M. R. et al.: Clonal IgA and IgG autoantibodies from individuals at risk for rheumatoid arthritis identify an arthritogenic strain of Subdoligranulum. Science Translational Medicine 2022; 14 (668). e5166.

274 Scher, J. U., Sczesnak, A., Longman, R. S. et al.: Expansion of intestinal Prevotella copri correlates with enhanced susceptibility to arthritis. eLife 2013; 2. e01202.

275 Schubert, C.: Psychoneuroimmunologie und Psychotherapie. Schattauer Verlag Stuttgart 2015. S. 87–88 und S. 128–131.

276 Fintelmann, V.: Die spirituelle Seite des Immunsystems. Praktische Hilfen zur Stärkung unserer Abwehrkräfte. Verlag Freies Geistesleben Stuttgart 2022. S. 201 ff.

277 https://deutsch.medscape.com/artikelansicht/4908056#vp_3 (Abfrage Januar 2021).

278 Costa de Miranda, R., Paiva, E. S., Suter Correia Cadena, S. M. et al.: Polyphenol-Rich Foods Alleviate Pain and Ameliorate Quality of Life in Fibromyalgic Women. International Journal for Vitamin and Nutrition Research 2017; 87 (1). S. 66–74.

279 https://www.ergotherapie.de/news/details.aspx?id=747 (Abfrage Januar 2021). Hernandez, C. J.: Musculoskeletal microbiology: The utility of the microbiome in orthopedics. Journal of Orthopedic Research 2021; 39 (2). S. 251–257.

280 Kern, C.: Pathologie der chronischen Entzündung zwischen Auflösungs- und Verhärtungstendenzen. Der Merkurstab 2001; 54 (Sonderheft Rheumatologie). S. 2–7.

281 Schad, W.: Rudolf Steiners Blick auf die rheumatischen Erkrankungen. Der Merkurstab 2001; 54 (Sonderheft Rheumatologie). S. 96–98.

282 Fischer, H. F., Binting, S., Bockelbrink, A. et al.: The effect of attending Steiner schools during childhood on health in adulthood: A multicentre cross-sectional study. Public Library of Science (PLoS) One 2013; 8 (9). e73135.

283 Shanahan, F.: The host-microbe interface within the gut. Best Practice & Research. Clinical Gastroenterology 2002; 16 (6). S. 915–931.

284 Petersen, C., Dai, D. L. Y., Boutin, R. C. T. et al.: A rich meconium metabolome in human infants is associated with early-life gut microbiota composition and reduced allergic sensitization. Cell Reports Medicine 2021; 2 (5). e100260.

285 Seki, D., Mayer, M., Hausmann, B. et al.: Aberrant gut-microbiota-immune-brain axis development in premature neonates with brain damage. Cell Host and Microbe 2021; 29. S. 1558-1572.

286 Torow, N., Hornef, M. W.: The Neonatal Window of Opportunity: Setting the Stage for Life-Long Host-Microbial Interaction and Immune Homeostasis. Journal of Immunology 2017; 198 (2). S. 557–563.

287 Olszak, T., An, D., Zeissig, S. et al.: Microbial exposure during early life has persistent effects on natural killer T cell function. Science 2012; 336 (6080). S. 489–493.

288 https://www.aerztezeitung.de/Medizin/Infekt-oder-Impfung-Was-schuetzt-Kinder-besser-vor-Grippe-374549.html (Abfrage Juni 2020).

289 https://de.wikipedia.org/wiki/Fieber (Abfrage Juni 2020).

290 https://www.tagesspiegel.de/themen/freie-universitaet-berlin/neue-ergebnisse-aus-der-corona-forschung-der-kleine-unterschied/28096890.html (Abfrage April 2022).

291 Ballard, O., Morrow, A. L.: Human milk composition: nutrients and bioactive factors. Pediatric Clinics of North America 2013; 60 (1). S. 49–74.

292 Koch, M. A., Reiner, G. L., Lugo, K. A. et al.: Maternal IgG and IgA Antibodies Dampen Mucosal T Helper Cell Responses in Early Life. Cell 2016; 165 (4). S. 827–841.

293 Fernandez, L., Langa, S., Martin, V. et al.: The human milk microbiota: Origin and potential roles in health and disease. Pharmacological Research 2013; 69 (1). S. 1–10.

294 Korpela, K., Helve, O., Kolho, K. L. et al.: Maternal Fecal Microbiota Transplantation in Cesarean-Born Infants Rapidly Restores Normal Gut Microbial Development: A Proof-of-Concept Study. Cell 2020; 183 (2). S. 1–11.

295 Kalbermatter, C., Trigo, N. F., Ganal-Vonarburg, S. C.: Mikrobiota und Immunstatus des Neugeborenen. Pharmakon 2020; 8 (6). S. 412–418.

296 Bosch, T. C. G.: Die mikrobielle Vielfalt erhalten. Hygienemaßnahmen im Rahmen der Covid-19 Pandemie. Pharmazeutische Zeitung Prisma 2020; 27. S. 207–210.

297 Chapman, T. J., Pham, M., Bajorski, P. et al.: Antibiotic Use and Vaccine Antibody Levels. Pediatrics 2022; 149 (5). e2021052061.

298 Folkmann, J., Kalluri, R.: Cancer without disease. Nature 2004; 427. S. 787.

299 Reuter, E.. Identitätsstärkung – Fördert Authentizität das Gesundwerden nach Krebs? In: Frank, R. (Hrsg.): Therapieziel Wohlbefinden. Springer Verlag Berlin Heidelberg 2020. S. 199-212. Reuter, E.: Resilienzstärkung, Psychotherapie und Krebsüberleben. Journal für Verhaltenstherapie und Verhaltensmedizin 2016; 37 (1). S. 7-28

300 Zitvogel, L., Yuting, M., Raoult, D. et al.: The microbiome in cancer immunotherapy: Diagnostic tools and therapeutic strategies. Science 2018; 359. S. 1366-1370.

301 https://www.embl.org/news/science/the-impact-of-drugs-on-gut-microbes-is-greater-than-we-thought/ (Abfrage April 2022, Übersetzung T.H.).

302 Klünemann, M., Andrejev, S., Patil, K. R.: Bioaccumulation of therapeutic drugs by human gut bacteria. Nature 2021; 597. S. 533–538.

303 Javdan, B., Lopez, J. G., Chankhamjon, P. et al.: Personalized Mapping of Drug Metabolism by the Human Gut Microbiome. Cell 2020; 181 (7). S. 1661–1679.

304 Rößler, A.: Arzneistoff-Metabolismus. Der Beitrag der Darmbakterien. Pharmazeutische Zeitung 2020; 165 (25). S. 1656.

305 Fattizzo, B., Cavallaro, F., Folino, F. et al.: Recent insights into the role of the microbiome in malignant and benign hematologic diseases. Critical Reviews in Oncology/Hematology 2021; 160. e103289.

306 Wang, Y., Yu, Z., Ding, P. et al.: Antidepressants can induce mutation and enhance persistence toward multiple antibiotics. Proceedings of the National Academy of Sciences of the United States of America (PNAS) 2023; 120 (5). e2208344120.

307 Vollmann, J.: Persönlicher – besser – kostengünstiger? Kritische medizinethische Anfragen an die „personalisierte Medizin". Ethik in der Medizin 2013; 25 (3). S. 233–241.

308 Das HMP ist ein 2008 vom US-amerikanischen National Institute of Health gestartetes Forschungsprojekt zur Identifizierung und Charakterisierung des menschlichen Mikrobioms.

309 Meadow, J. F., Altrichter, A. E., Bateman C. A. et al.: Humans differ in their personal microbial cloud. PeerJ – Life & Environment 2015; 3 (9). e1258.

310 Fierer, N., Hamady, M., Lauber, C. L. et al.: The influence of sex, handedness, and washing on the diversity of hand surface bacteria. Proceedings of the National Academy of Sciences of the United States of America (PNAS) 2008; 105 (46). S. 17994–17999.

311 Fierer, N., Lauber, C. L., Zhou, N. et al.: Forensic identification using skin bacterial communities. Proceedings of the National Academy of Sciences of the United States of America (PNAS) 2010; 107 (14). S. 6477–6481.

312 Gräfe, K. A.: Mikrobiom. Zuviel Hygiene kann schaden. Pharmazeutische Zeitung 2020; 165 (42). S. 2864–2866.

313 Schuster, N.: Zuviel Hygiene. Auswirkungen auf das Mikrobiom. Pharmazeutische Zeitung 2021; 166 (3). S. 168–169.

314 Lax, S., Smith, D. P., Hampton-Marcell, J. et al.: Longitudinal analysis of microbial interaction between humans and the indoor environment. Science 2014; 345 (6200). S. 1048–1052.

315 Nakatsuji, T., Chen, T. H., Narala, S. et al.: Antimicrobials from human skin commensal bacteria protect against Staphylococcus aureus and are deficient in atopic dermatitis. Science of Translational Medicine 2018; 9 (378). e4680.

316 https://www.medunigraz.at/gesundheitsthemen/gesundheitsthemen/detail/news/neuroidermitis-neue-therpie (Abfrage März 2021).

317 van Rensburg, J. J., Lin, H., Gao, X. et al.: The Human Skin Microbiome Associates with the Outcome of and Is Influenced by Bacterial Infection. MBio 2015; 6 (5). e01315-15.

318 Merenstein, C., Liang, G., Whiteside, S. A. et al.: Signatures of COVID-19 severity and immune response in the respiratory tract microbiome. MBio 2021;12 (4). e0177721.

319 Showering, A., Martinez, J., Benavente, E. D. et al.: Skin microbiome alters attractiveness to Anopheles mosquitoes. BioMedCentral Microbiology 2022; 22 (1). e98.

320 Nakatsuji, T., Chen, T. H., Butcher, A. M. et al.: A commensal strain of Staphylococcus epidermidis protects against skin neoplasia. Science Advances 2018; 4 (2). e4502.

321 Blicharz, L., Rudnicka, L., Czuwara, J. et al.: The Influence of Microbiome Dysbiosis and Bacterial Biofilms on Epidermal Barrier Function in Atopic Dermatitis-An Update. International Journal of Molecular Science 2021; 22 (16). e8403.

322 Kim, B. E., Howell, M. D., Guttman-Yassky, E. et al.: TNF-alpha downregulates filaggrin and loricrin through c-Jun N-terminal kinase: Role for TNF-alpha antagonists to improve skin barrier. Journal of Investigative Dermatology 2011; 131 (6). S. 1272–1279.

323 Biermann, D., Hohmann, C.: Hauterkrankungen, Reizstoffe in der Nahrung. Pharmazeutische Zeitung 2010; 155 (10). S. 928–929.

324 Bruhn, C.: Wohngemeinschaft Haut. Mikrobiomforschung in der Dermatologie. Deutsche Apothekerzeitung 2017; 157 (28). S. 48–51.

325 Wolf, E.: Mikrobiom-Kosmetika, Die neue Freundlichkeit. pta forum 2023. https://ptaforum.pharmazeutische-zeitung.de/die-neue-freundlichkeit-143963/ (Abfrage Februar 2024).

326 Zittlau, J.: Rätsel um kreisrunden Haarausfall. Die Welt vom 27.7.2020.

327 Borde, A., Åstrand, A.: Alopecia areata and the gut-the link opens up for novel therapeutic interventions. Expert Opinion of Therapeutic Targets 2018; 22 (6). S. 503–511.

328 Buchheim, A.: Hormone und Beziehung. In: Schubert, C., Singer, M. (Hrsg.): Das Unsichtbare hinter dem Sichtbaren. BoD Norderstedt 2020. S. 49 f.

329 Peters, E.: Wie die Haut den Stress reguliert. Lehren aus der psychoneuroimmunologischen Untersuchung eines Beispielorgans. In: ebd. S. 79-107.

330 Wollina, U.: Microbiom in atopic dermatitis. Clinical, Cosmetic and Investigational Dermatology 2017; 10. S. 51–56.

331 Naik, S., Bouladoux, N., Linehan, J. L. et al.: Commensal-dendritic-cell interaction specifies a unique protective skin immune signature. Nature 2015; 520 (7545). S. 104–108.

332 Scharschmid, T. C., Vasquez, K. S., Truong, H. A. et al.: A Wave of Regulatory T Cells into Neonatal Skin Mediates Tolerance to Commensal Microbes. Immunity 2015; 43 (5). S. 1011–1021.
333 Morris, A., Beck, J. M., Schloss, P. D. et al.: Comparison of the respiratory microbiome in healthy nonsmokers and smokers. American Journal of Respiratory and Critical Care Medicine 2013; 187 (10). S. 1067–1075.
334 https://en.wikipedia.org/wiki/Lung_microbiota (Abfrage März 2020).
335 Hilty, M., Burke, C., Pedro, H. et al.: Disordered microbial communities in asthmatic airways. Public Library of Science (PLoS) One 2010; 5 (1). e8578.
336 Yun, Y., Srinivas, G., Kuenzel, S. et al.: Environmentally determined differences in the murine lung microbiota and their relation to alveolar architecture. Public Library of Science (PLoS) One 2014; 9 (12). e113466.
337 Mathieu, E., Escribano-Vazquez, U., Descamps, D. et al.: Paradigms of Lung Microbiota Functions in Health and Disease, Particularly, in Asthma. Frontiers in Physiology 2018; 9. e1168.
338 Shanahan, F., Ghosh, T. S., O'Toole, P. W.: The health microbiom – what is the definition of a healthy gut microbiome? Gastroenterology 2021; 160 (2). S. 483-494.
339 Ubags, N. D. J., Marsland, B. J.: Mechanistic insight into the function of the microbiome in lung diseases. European Respiratory Journal 2017; 50 (3). e1602467.
340 Thorburn, A. N., McKenzie, C. I., Shen, S. et al.: Evidence that asthma is a developmental origin disease influenced by maternal diet and bacterial metabolites. Nature Communications 2015; 6. Artikelnr. 7320.
341 Gollwitzer, E. S., Marsland, B. J.: Impact of Early-Life Exposures on Immune Maturation and Susceptibility to Disease. Trends in Immunology 2015; 36 (11). S. 684–696.
342 Ege, M. J., Mayer, M., Normand, A. C. et al.: Exposure to Environmental Microorganisms and Childhood Asthma. New England Journal of Medicine 2011; 364 (8). S. 701–709.
343 https://www.br.de/nachrichten/bayern/pollenbelastung-in-der-stadt-zehn-mal-so-schlimm,QsBkYuC (Abfrage Juni 2020).
344 https://www.scinexx.de/news/biowissen/pollen-taxi-fuer-bakterien/ (Abfrage Juni 2020).
345 Illi, S., Depner, M., Genuneit, J. et al.: Protection from childhood asthma and allergy in Alpine farm environments – the GABRIEL Advanced Studies. The Journal of Allergy and Clinical Immunology 2012; 129 (6). S. 1470–1477.
346 Gollwitzer, E., Saglani, S., Trompette, A. et al.: Lung Microbiota Promotes Tolerance to Allergens in Neonates via PD-L1. Nature Medicine 2014; 20 (6). S. 642–647.
347 Strachan, D. P.: Hay fever, hygiene, and household size. British Medical Journal 1989; 299 (6719). S. 1259–1260.
348 Stokholm, J., Blaser, M. J., Thorsen, J. et al.: Maturation of the gut microbiome and risk of asthma in childhood. Nature Communications 2018; 9 (1). e141.
349 Kozyrskyj, A. L., Ernst, P., Becker, A. B.: Increased Risk of Childhood Asthma from Antibiotic Use in Early Life. Chest 2007; 131 (6). S. 1753–1759.
350 https://www.lungenaerzte-im-netz.de/news-archiv/meldung/article/antibiotika-im-saeuglingsalter-steigern-asthma-risiko-in-der-kindheit-1/ (Abfrage Juni 2020).
351 European Lung Foundation: Early life exposure to antibiotics is related to increased risk of allergies later in life. ScienceDaily vom 6.9.2016. https://www.sciencedaily.com/releases/2016/09/160906085003.htm (Abfrage Januar 2020).
352 Yun, Y., Srinivas, G., Kuenzel, S. et al.: Environmentally determined differences in the murine lung microbiota and their relation to alveolar architecture. Public Library of Science (PLoS) One 2014; 9 (12). e113466.
353 de Dios Caballero, J., Vida, R., Cobo, M. et al.: Individual patterns of complexity in cystic fibrosis lung microbiota, including predator bacteria, over a 1-year period. mBio 2017; 8 (5). e0959.
354 Zemanick, E. T., Wagner, B. D., Robertson, C. et al.: Airway microbiota across age and disease spectrum in cystic fibrosis. The European Respiratory Journal 2017; 50 (5). e1700832.
355 https://www.researchgate.net/figure/The-diversity-of-lung-microbiome-derived-from-a-normal-cell-and-tumor-cell-of-Non-small_fig1_326839807 (Abfrage April 2020).
356 Wang, Z., Bafadhel, M., Haldar, K. et al.: Lung microbiome dynamics in COPD exacerbations. European Respiratory Journal 2016; 47 (4). S. 1082–1092.

357 Zampini, A., Nguyen, A. H., Rose, E. et al.: Defining Dysbiosis in Patients with Urolithiasis. Scientific Reports 2019; 9 (1). e5425.
358 Xie, J., Huang, J., Huang, X. et al.: Profiling the urinary microbiome in men with calcium-based kidney stones. BioMed Central (BMC) Microbiology 2020; 20 (1). e41.
359 Chavez-Munoz, C., Kowlessur, B., So, A.: The Microbiome in the Prostate: Prostatitis and Prostate Cancer. In: Lange, D., Scotland, K. (Hrsg.): The Role of Bacteria in Urology. Springer Nature Verlag Cham 2019. S. 125–135.
360 Pearce, M. M., Hilt, E. E., Rosenfeld, A. B. et al.: The female urinary microbiome: a comparison of women with and without urgency urinary incontinence. mBio 2014; 5 (4). e01283-14.
361 Umek, W.: The urogenital microbiome and its relevance to the female urinary tract. Journal für Urologie und Urogynäkologie 2019; 26. S. 20–22.
362 Pernigoni, N., Zagato, E., Calcinotto, A. et al.: Commensal bacteria promote endocrine resistance in prostate cancer through androgen biosynthesis. Science 2021; 374. S. 216-224.
363 Ravel, J., Gajer, P., Abdo, Z. et al.: Vaginal microbiome of reproductive-age women. Proceedings of the National Academy of Sciences of the United States of America (PNAS) 2011; 108 (Suppl. 1). S. 4680–4687.
364 Petricevic, L., Domig, K. J., Nierscher, F. J. et al.: Characterisation of the vaginal Lactobacillus microbiota associated with preterm delivery. Scientific Reports 2014; 4 (1). e5136.
365 Kindschuh, W. F., Baldini, F., Liu, M. C. et al.: Preterm birth is associated with xenobiotics and predicted by the vaginal metabolome. Nature Microbiology 2023; 8 (2). S. 246–259.
366 Hickey, R. J., Zhou, X., Settles, M. L. et al.: Vaginal microbiota of adolescent girls prior to the onset of menarche resemble those of reproductive-age women. mBio 2015; 6 (2). e00097-15.
367 Gajer, P., Brotman, R. M., Bai, G. et al.: Temporal dynamics of the human vaginal microbiota. Science Translational Medicine 2012; 4 (132). S. 132–152.
368 Östrogen fördert die Proliferation von Epithelzellen, die wiederum Glykogen und damit den Nährstoff für die Laktobazillen produzieren.
369 Eckburg, P. B., Bik, E. M., Bernstein, C. N. et al.: Diversity of the human intestinal microbial flora. Science 2005; 308 (5728). S. 1635–1638.
370 Lee, J. E., Lee, S., Lee, H. et al.: Association of the vaginal microbiota with human papillomavirus infection in a Korean twin cohort. Public Library of Science (PloS) One 2013; 8 (5). e63514.
371 Nuriel-Ohayon, M., Neuman, H., Koren, O.: Microbial Changes during Pregnancy, Birth, and Infancy. Frontiers of Microbiology 2016; 7. e1031.
372 Schütz, A.-M.: Das Mikrobiom der Vagina. State of the Science. Dissertation Medizinische Universität Graz 2017.
373 Norenhag, J., Du, J., Olovsson, M. et al.: The vaginal microbiota, human papillomavirus and cervical dysplasia: a systematic review and network meta-analysis. International Journal of Obstetrics and Gynaecology 2020; 127 (2). S. 171–180.
374 Aagaard, K., Mal, J., Antony, K. M. et al.: The Placenta Harbors a Unique Microbiome. Science Translational Medicine 2014; 6 (237). S. 237–265.
375 Kennedy, K. M., de Goffau, M. C., Perez-Muñoz, M. E. et al.: Questioning the fetal microbiome illustrates pitfalls of low-biomass microbial studies. Nature 2023; 613. S. 639–649.
376 https://www.mikrooek.de/labordiagnostik/fuer-aerzte-und-therapeuten/gynaekologie/candida-infektionen/ (Abfrage Juni 2020).
377 von Schwartzenberg, R. J., Bisanz, J. E., Lyalina, S. et al.: Caloric Restriction disrupts the microbiota and colonisation resistance. Nature 2021; 595. S. 272-277.
378 https://www.spektrum.de/news/was-darmbakterien-wirklich-koennen/1435188 (Abfrage Februar 2020).
379 Clemente, J. C., Pehrsson, E. C., Blaser, M. J. et al.: The microbiome of uncontacted Amerindians. Science Advances 2015; 1 (3). e1500183.
380 Kaplan, H., Thompson, R. C., Trumble, B. C. et al.: Coronary atherosclerosis in indigenous South American Tsimane: a cross-sectional cohort study. Lancet 2017; 389 (10080). S. 1730–1739.
381 https://www.science.org/content/article/not-everyone-needs-probiotics-suggests-study-hunter-gatherer-guts (Abfrage Dezember 2023).

382 Patangia, D.V., Ryan, C.A., Dempsey, E. et al.: Impact of antibiotics on the human microbiome and consequences for host health. Microbiologyopen 2022; 11 (1). e1260.
383 Melzig, M. F.: Ätherische Öle als Hemmer des bakteriellen Quorum sensing. Zeitschrift für Phytotherapie 2023; 44. S. 201-206.
384 Sonnenburg, E. D., Smits, S. A., Tikhonov, M. et al.: Diet-induced extinction in the gut microbiota compounds over generations. Nature 2016; 529. S. 212–215.
385 Osborn, L. J., Orabi, D., Goudzari, M. et al.: A Single Human-Relevant Fast Food Meal Rapidly Reorganizes Metabolomic and Transcriptomic Signatures in a Gut Microbiota-Dependent Manner. Immunometabolism 2021; 3 (4). e210029.
386 https://www.swrfernsehen.de/marktcheck/probiotika-gesund-oder-schaedlich-100.html#:~:text=Der Probiotika-Markt boomt%3A Allein,Probiotika enthalten lebensfähige Bakterienstämme (Abfrage Juli 2022).
387 Dingermann, T.: Darmmikrobiom gezielt verändern. Pharmazeutische Zeitung 2022; 33. S. 28-29.
388 Es gehört ja zu den spezifischen Besonderheiten der menschlichen Ernährung, dass wir durch Kochen, Garen, Backen und Einwecken im Grunde eine Art Vorverdauung betreiben. Insbesondere die Fermentation der Nahrungsmittel nimmt Verdauungsschritte vorweg, die sonst erst durch die Mikroorganismen des Darms vollzogen werden.
389 Gutiérrez-Castrellón, P., Gandara-Martí, T., Abreu, Y. et al.: Probiotic improves symptomatic and viral clearance in Covid19 outpatients: a randomized, quadruple-blinded, placebo-controlled trial. Gut Microbes 2022; 14 (1). e2018899.
390 Das Mikrobiom im Fokus – Probiotika bei Infektionen, Intoleranzen und mehr. Bericht vom 8. Deutschen Mikrobiomtag der Gesellschaft für Probiotische Medizin. Deutsche Apothekerzeitung online 2022. https://www.deutsche-apotheker-zeitung.de/daz-az/2022/daz-13-2022/das-mikrobiom-im-fokus (Abfrage Februar 2024).
391 Davidson, S. J., Barrett, H. L., Price, S. A. et al.: Probiotics for preventing gestational diabetes. Cochrane Database of Systematic Reviews 2021; 4 (4). CD009951.
392 Gibson, G. R., Roberfroid, M. B.: Dietary modulation of the human colonic microbiota: introducing the concept of prebiotics. The Journal of Nutrition 1995; 125 (6). S. 1401–1412.
393 https://www.pflanzenforschung.de/de/pflanzenwissen/journal/weniger-appetit-auf-kalorienbomben-durch-praebiotika?xmc=nl (Abfrage Dezember 2023).
394 Bienenstock, J., Gibson, G., Klaenhammer, T. R. et al.: New insights into probiotic mechanisms: a harvest from functional and metagenomic studies. Gut Microbes 2013; 4 (2). S. 94–100.
395 Miller, L. E., Ouwehand, A. C.: Probiotic supplementation decreases intestinal transit time: meta-analysis of randomized controlled trials. World Journal of Gastroenterology 2013; 19 (29). S. 4718–4725.
396 Wauters, L., Slaets, H., De Paepe, K. et al.: Efficacy and safety of spore-forming probiotics in the treatment of functional dyspepsia: a pilot randomised, double-blind, placebo-controlled trial. The Lancet 2021; 6. S. 784-792.
397 Goldin, B. R., Gorbach, S. L.: Clinical indications for probiotics: An overview. Clinical Infectious Diseases 2008; 6 (Suppl. 2). S. 96–100.
398 Zupancic, K., Kriksic, V., Kovacevic, I. et al.: Influence of Oral Probiotic Streptococcus salivarius K12 on Ear and Oral Cavity Health in Humans: Systematic Review. Probiotics and Antimicrobial Proteins 2017; 9. S.102–110.
399 Huang, N., Li, J., Qiao, X. et al: Efficacy of probiotics in the management of halitosis: a systematic review and meta-analysis. BMJ Open 2022; 12. e060753.
400 Bagga, D., Reichert, J. L., Koschutnig, K. et al.: Probiotics drive gut microbiome triggering emotional brain signatures. Gut Microbes 2018; 9 (6). S. 486-496.
401 https://www.n-tv.de/leben/Frau-Baltadzhieva-Bulgarien-und-der-Bacillus-article21464636html (Abfrage März 2020).
402 Kang, D.-W., Adams, J. B., Gregory, A. C. et al.: Microbiota Transfer Therapy alters gut ecosystem and improves gastrointestinal and autism symptoms: an open-label study. Microbiome 2017; 5 (1). e10.
403 Davar, D., Dzutsev, A. K., McCulloc, J. A. et al.: Fecal microbiota transplant overcomes resistance to anti–PD-1 therapy in melanoma patients. Science 2021; 371 (6529). S. 595–660.

404 Pinato, D. J., Howlet, S., Ottaviani, D. et al.: Association of Prior Antibiotic Treatment With Survival and Response to Immune Checkpoint Inhibitor Therapy in Patients With Cancer. JAMA Oncology 2019; 5 (12). S. 1774-1778.

405 Dummer, R.: Stuhltransplantation verbessert Krebstherapie. Neue Forschungsergebnisse zum Wechselspiel von Darmflora und Tumorleiden. Neue Züricher Zeitung vom 10.2.2021. S. 53.

406 Wolf, E.: Mikrobiom-Kosmetika, Die neue Freundlichkeit. pta forum 2023. https://ptaforum.pharmazeutische-zeitung.de/die-neue-freundlichkeit-143963/ (Abfrage Februar 2024).

407 Steube, A., Stallmach, A., Lange, K.: Fäkaler Mikrobiomtransfer zur Therapie der Antibiotika-induzierten Dysbiose. Pharmakon 2023; 11 (3). S. 225-230.

408 In der Regel wird aus dem Spenderstuhl eine Suspension mit 0,9-prozentiger Kochsalzlösung hergestellt, diese filtriert und mit Glycerin versetzt (10-prozentige Endkonzentration) und bei -65°C tiefgefroren. Die Applikation erfolgt endoskopisch.

409 Hedden, M., Pausan, M., Kelber, O. et al.: Johanniskraut – beeinflussen Flavonoide die Darmflora? Zeitschrift für Phytotherapie 2022; 43. S. 39-40.

410 Der Mensch verfügt über etwa zehn verschiedene Enzyme zum Kohlenhydratabbau, manche Darmbakterien bis zu 200.

411 Korpela, K.: Diet, Microbiota, and Metabolic Health: Trade-Off Between Saccharolytic and Proteolytic Fermentation. Annual Review of Food Science and Technology 2018; 9. S. 65-84.

412 Pausan, M. R., Kelber, O., Ammar, R. M.: Bidirektionale Wechselwirkungen zwischen pflanzlichen Arzneimitteln und dem Darmmikrobiom: Neue Forschungsansätze. Zeitschrift für Phytotherapie 2022; 43 (1). S. 9-13.

413 An, X., Bao, Q., Di, S. et al.: The interaction between the gut Microbiota and herbal medicines. Biomedicine & Pharmacotherapy 2019; 118. e109252.

414 Sauer, S., Dlugosch, L., Milke, F. et al.: Succession of Bacterial and Fungal Communities during Fermentation of Medicinal Plants. Fermentation 2022; 8 (8). e383.

415 „Die Pflanze hat ja, so wie sie zunächst auf dem Boden steht, nur ihren physischen Leib und ihren Ätherleib, nicht den astralischen Leib in sich darinnen wie das Tier; aber das Astralische von außen muss sie überall umgeben. Die Pflanze würde nicht blühen, wenn das Astralische sie nicht von außen berührte. Sie nimmt nur nicht das Astralische auf wie das Tier und der Mensch, aber sie muss von außen davon berührt werden. Das Astralische ist überall, und der Stickstoff, der Träger des Astralischen, ist überall, er webt in der Luft als Leichnam, aber in dem Augenblicke, wo er in die Erde kommt, wird er wiederum lebendig, er wird empfindlich. Er wird richtig ein Träger einer geheimnisvollen Empfindlichkeit, die über das ganze Erdenleben ausgegossen ist. Er ist derjenige, der empfindet, ob das richtige Quantum Wasser in irgendeinem Erdgebiete ist. Er empfindet das als sympathisch, er empfindet es als antipathisch, wenn zu wenig Wasser da ist. Er empfindet es als sympathisch, wenn für irgendeinen Boden die richtigen Pflanzen da sind und so weiter. Und so gießt dieser Stickstoff über alles eine Art empfindendes Leben aus. Der Stickstoff ist nicht unbewusst über das, was von den Sternen ausgeht und im Leben der Pflanzen und im Leben der Erde weiterwirkt. Er ist der empfindende Vermittler, wie auch der Stickstoff im menschlichen Nerven-Sinnes-System dasjenige ist, was die Empfindung vermittelt; er ist in Wahrheit derjenige, der Träger der Empfindung ist." Steiner, R.: Geisteswissenschaftliche Grundlagen zum Gedeihen der Landwirtschaft. Landwirtschaftlicher Kursus (GA 327). Rudolf Steiner Verlag Dornach 1999. S. 73 f.

416 In einem Naturschutzgebiet in Oregon, USA wurde ein hunderte Hektar umfassende Myzel eines Honigpilzes (Hallimasch) entdeckt, der geschätzt etwa 600 Tonnen wiegt.

417 Jennings, D. H., Lysek, G.: Fungal Biology: Understanding the Fungal Lifestyle. Verlag BIOS Scientific Publishers Oxford 1996. S. 84.

418 Simard, S. W., Jones, M. D., Durall, D.M. et al.: Reciprocal Transfer of Carbon Isotopes between Ectomycorrhizal Betula papyrifera and Pseudotsuga menziesii. The New Phytologist 1997; 137. S. 529-542.

419 Adamatzky, A.: Language of fungi derived from their electrical spiking activity. Royal Society Open Science 2022; 9. 211926.

420 Auchtung, T. A., Fofanova, T. Y., Stewart, C. J. et al.: Investigating Colonization of the Healthy Adult Gastrointestinal Tract by Fungi. mSphere 2018; 3 (2). e00092-18.

421 Hoffmann, C., Dollive, S., Grunberg S. et al.: Archaea and fungi of the human gut microbiome: correlations with diet and bacterial residents. Public Library of Science (PLoS) One 2013; 8 (6). e66019.
422 Oh, J., Byrd, A., Park, M. et al.: Temporal Stability of the Human Skin Microbiome. Cell 2016; 165. S. 854–866.
423 Jo, J. H., Deming, C., Kennedy, E. A. et al.: Diverse Human Skin Fungal Communities in Children Converge in Adulthood. Journal of Investigative Dermatology 2016; 136. S. 2356–2363.
424 Evans, J.: Pilze – Erfolgreiche Netzwerker. Pharmazeutische Zeitung 2022, 45. https://www.pharmazeutische-zeitung.de/pilze-sind-erfolgreiche-netzwerker-136587/ (Abfrage Februar 2024).
425 Limon, J. J., Skalski, J. H., Underhill, D. M.: Commensal Fungi in Health and Disease. Cell Host Microbe 2017; 22 (2). S. 156–165.
426 Xiao, J., Huang, X., Alkhers, N. et al.: Candida albicans and Early Childhood Caries: A Systematic Review and Meta-Analysis. Caries Research 2018; 52. S. 102–112.
427 Sztajer, H., Szafranski, S. P., Tomasch, J. et al.: Cross-feeding and interkingdom communication in dualspecies biofilms of Streptococcus mutans and Candida albicans. The Multidisciplinary Journal of Microbial Ecology 2014; 8. S. 2256–2271.
428 Falsetta, M. L., Klein, M. I., Colonne, P. M. et al.: Symbiotic Relationship between Streptococcus mutans and Candida albicans Synergizes Virulence of Plaque Biofilms In Vivo. Infection and Immunity 2014; 82. S. 1968–1981.
429 Brunner, R.: Die Entwicklungsgeschichte der Antibiotika. Vortrag vom 20.4.1966. https://www.zobodat.at/pdf/SVVNWK_106_0089-0128.pdf. S. 92 (Abfrage Januar 2020).
430 Zschocke, A. K.: Natürlich heilen mit Bakterien. AT Verlag München 2016. S. 66–69.
431 Huseyin, C. E., O'Toole, P. W., Cotter, P. D. et al.: Forgotten fungi–the gut mycobiome in human health and disease. FEMS Microbiology Reviews 2017; 41 (4). S. 479–511.
432 Hof, H.: Fungi in the gut – the gut mycobiome. Zeitschrift für Gastroenterologie 2017; 55. S. 772–778.
433 Enaud, R., Vandenborght, L.-E., Coron, N. et al.: The Mycobiome: A Neglected Component in the Microbiota-Gut-Brain Axis. Microorganisms 2018; 6 (1). e22.
434 Thomas, S., Metzke, D., Schmitz, J. et al.: Anti-inflammatory effects of Saccharomyces boulardii mediated by myeloid dendritic cells from patients with Crohn's disease and ulcerative colitis. American Journal of Physiology. Gastrointestinal and Liver Physiology 2011; 301. S. 1083–1092.
435 Bacher, P., Beerbaum, E., Schefold, A. et al.: Human anti-fungal Th17 immunity and pathology rely on cross-recetivity against Candida albicans. Cell 2019; 176 (6). S. 1340–1355.
436 Narunsky-Haziza, L., Sepich-Poore, G. D., Livyatan, I. et al.: Pan-cancer analyses reveal cancer-typespecific fungal ecologies and bacteriome interactions. Cell 2022; 185 (20). S. 3789-3806.
437 Zickwolff, G.: Leben und Bewusstsein, die Bedeutung der Absterbevorgänge im Organismus, sowie Schad, W.: Zum Todesgeschehen in der Natur, eine Seite des Darwinismus. In: Schad, W. (Hrsg.): Goetheanistische Naturwissenschaft, Band 1. Allgemeine Biologie. Verlag Freies Geistesleben Stuttgart 1982. S. 105–112 bzw. S. 113–125.

KAPITEL II
Viren und Genetik

1. Einführung

Bis zur Identifizierung der Bakterien und anderer Mikroorganismen in der Mitte des 19. Jahrhunderts war im medizinischen Denken der auf Hippokrates (um 460 – um 370 v. Chr.) zurückgehende Begriff des Miasmas gebräuchlich. Dieser meinte giftige Ausdünstungen des Bodens, aber auch krankheitsverursachende und ansteckende Verunreinigungen der Luft und des Wassers durch faulige Prozesse. Die Bezeichnung Malaria (mal = schlecht, aria = Luft) beispielsweise geht auf diese Anschauung zurück. Miasma bedeutete aber nicht nur ein stoffliches Übel, sondern bezog sich auch auf die geistig-emotionale Ebene im Sinne von verseuchten und schlechten Atmosphären im weitesten Sinne.

Den Begriff „Virus" (lat. *Gift*) verwendete zum ersten Mal der römische Enzyklopädist und Medizinschriftsteller Aulus Cornelius Celsus (um 25 v. Chr. – um 50 n. Chr.). Er entstammte der Erfahrung, dass bei der Tollwut offensichtlich giftiger Speichel übertragen wird. Diese Anschauung der Viren als krankheitsverursachende „Giftwesen" hat sich im Grunde bis heute gehalten; mit der Viren-Metapher beschreiben wir ja im übertragenen Sinne auch eine Schadsoftware in einem „verseuchten" Computer.

Allgemein herrscht immer noch die Meinung vor, Viren seien ausschließlich als Parasiten zu betrachten. Durch die modernen Genom-Sequenzierungsverfahren lassen sich heute Stammbäume bzw. evolutive Entwicklungs- und Verbreitungswege der Viren nachzeichnen, wodurch unser bisheriges Verständnis komplett zu revidieren ist und wir den Viren im Sinne einer systemischen Biologie und Medizin eine weit über die Pathogenität hinausgehende Rolle zuweisen müssen.

Neuere Forschungen zeigen immer deutlicher, dass wesentliche Bestandteile, wenn nicht sogar die Hauptkomponenten unseres Genoms *viraler Herkunft* sind und die Viren als mobile genetische Vermittler schon immer eine entscheidende Rolle im genetischen Evolutionsgeschehen spielten. Dies wirft auch ein völlig neues Licht auf unser Verständnis von „Befruchtung" im Sinne von „Innovation" einerseits und die Rolle von Infektionen, Stress und Krankheit als Evolutionspromotoren andererseits.

> *„Viruses are the unending front of evolution ... they continue to shape the trajectory of life on the planet, including that of humans."*
>
> Luis P. Villarreal[1, 2]

Wir stellen zunächst einige Grundlagen der Virologie und ihren Zusammenhang mit der Genetik dar und versuchen dann, eine systemwissenschaftliche Perspektive einzunehmen.

Seit langem diskutiert man die Frage, ob die Viren überhaupt zu den Lebewesen zu zählen sind, da sie über kein eigenes Zytoplasma mit Organellen (z. B. Mitochondrien und Ribosomen) und damit über keine eigenen Stoffwechselleistungen verfügen – sie sind daher zum Überleben bzw. zu ihrer Replikation immer auf einen Wirtsorganismus angewiesen.

Ein Virus besteht im Wesentlichen aus drei Komponenten: Im Inneren findet sich Erbmaterial; das sind jeweils einzel- oder doppelsträngige (single-stranded (ss) oder double-stranded (ds)) RNA- oder DNA-Strukturen. Pflanzen enthalten hauptsächlich einzel- und Pilze doppelsträngige RNA-Viren, Prokaryonten doppelsträngige DNA-Viren.[3]

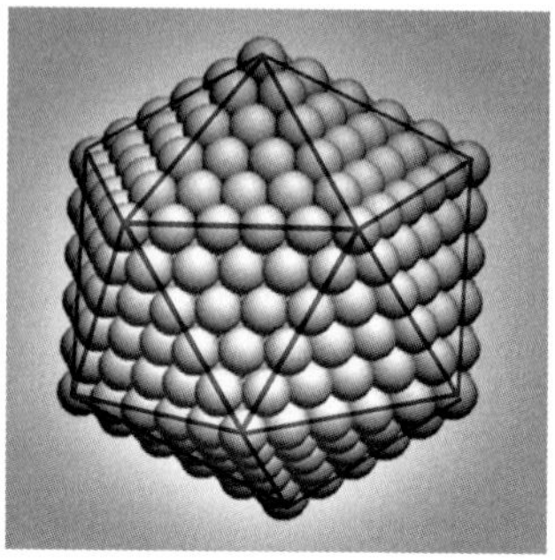

Ikosaederform eines Virus[4]

Das virale Genom ist von kapselartigen Hüllproteinen umgeben, die wir als Kapside bezeichnen. Sie bestehen in der Regel aus identischen Bausteinen (Kapsomere) und haben meist eine geometrische Struktur. Die häufigste Symmetrie eines Kapsids ist ein regelmäßiges Ikosaeder (Zwanzigflächner).[4]

Die Form des Ikosaeders kann bei sonst identischen Viren variieren. Beispielsweise bestehen die meisten Hepatitis-B-Viren aus 180 Kapsomeren, etwa 20% der Kapside enthalten aber 240 Kapsomere, wodurch eine andere Symmetrie entsteht, deren biologische Bedeutung noch nicht geklärt ist.[5] Die Anzahl der Kapsomere beträgt in der Regel ein Vielfaches von 60, d. h. die kleinsten Viren (PicoRNA-Viren) bestehen aus 60 Kapsomeren. Die Virenform ist also mit gewissen Zahlenordnungen und geometrischen Gesetzen verbunden.

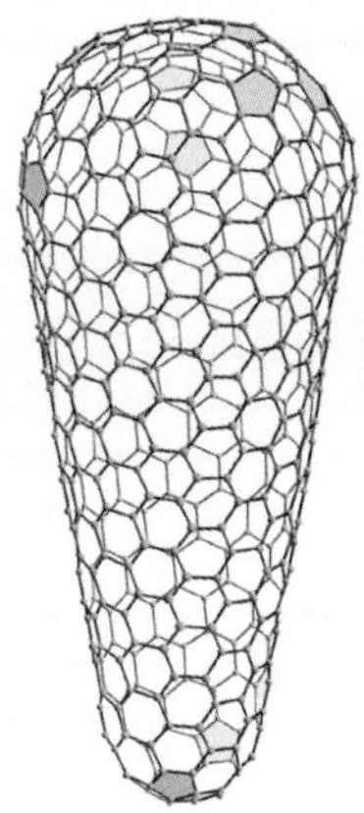

Konisches Virus (HIV-1) mit (grau markierter) Penton- und Hexonstruktur[6]

Kapside dienen als Impfmaterial und stellen auch ein wichtiges Transportvehikel für Nukleinsäuren im Zellinneren dar, weswegen sie in der Gentechnik Verwendung finden. Andere Viren (z. B. Grippe-, Masern- und Mumpsviren) haben ein helikales, also schraubenförmig-zylindrisches Kapsid, Pockenviren eine Art Mischform aus ikosaedrisch und helikal, und das Kapsid von HIV-1-Viren beispielsweise zeigt eine konische, kegelförmige Struktur, wobei auch diese sehr variabel ist.[6] Zu beachten ist die Penton-Hexon-Struktur, also die Zusammensetzung aus regelmäßigen (in der Grafik grauen) Fünf- und Sechsecken, auf die wir im Folgenden noch zurückkommen.[7]

Diese Kapsidstrukturen sind insgesamt relativ flüchtig, wir sprechen auch von einem metastabilen Zustand; bei Eintritt in eine Zelle zerfällt die Form und entsteht bei Austritt des Virus aus der Zelle neu wie in einer Art Kristallisation ohne Energieverbrauch, ein Vorgang der als *Selbstassemblierung* bezeichnet wird. Diese Kapsidstrukturen sind also relativ locker wie ein paar Magnetkügelchen, die sich spontan aneinanderlagern. So ist es auch prinzipiell möglich, Viren im Reagenzglas aus ihren elementaren Bausteinen zusammenzusetzen.

Ein drittes Bauelement, das aber nicht alle Viren besitzen, ist die Virenhülle (viral envelope), die das Genom und seine „Verpackung", das Kapsid, umgibt. Die Virushülle stammt in der Regel von einer Biomembran der Wirtszelle ab. Wenn ein unbehülltes Virus die Zelle oder auch das endoplasmatische Retikulum verlässt, nimmt es die entsprechende Grenzmembran als ein sich abschnürendes Bläschen mit.[8]

Wie alle Biomembranen besteht die Hülle aus einer doppelten Lipidschicht, die mit Hüllproteinen besetzt ist. Die Virushülle spielt in der Immunogenität und der Taxonomie eine wichtige Rolle. Unbehüllte Viren können die Wirtszelle nur durch Zerstörung (Lyse) derselben verlassen. Behüllte Viren entweichen ohne Auflösung der Zelle durch Exozytose, d.h. die intakte Zelle setzt das Virus aktiv frei.[9,10,11]

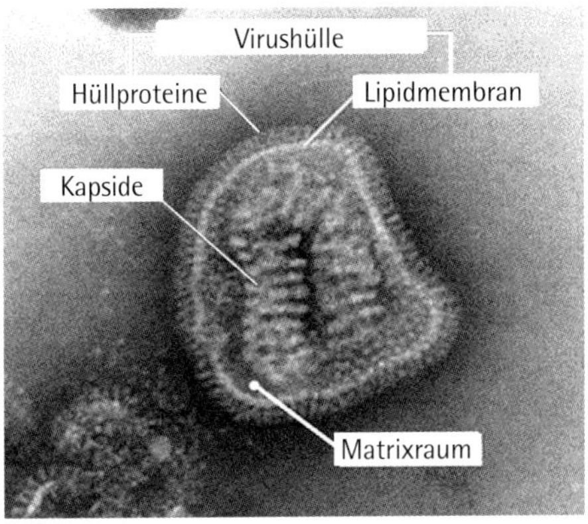

Behülltes Influenzavirus[9]

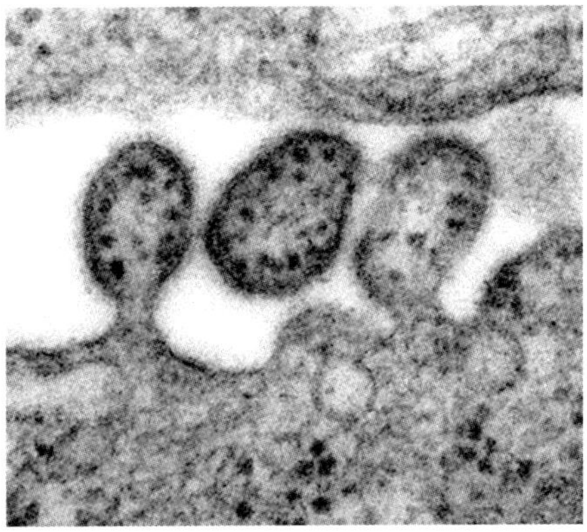

Bildung einer Virenhülle aus der Zellmembran[10]

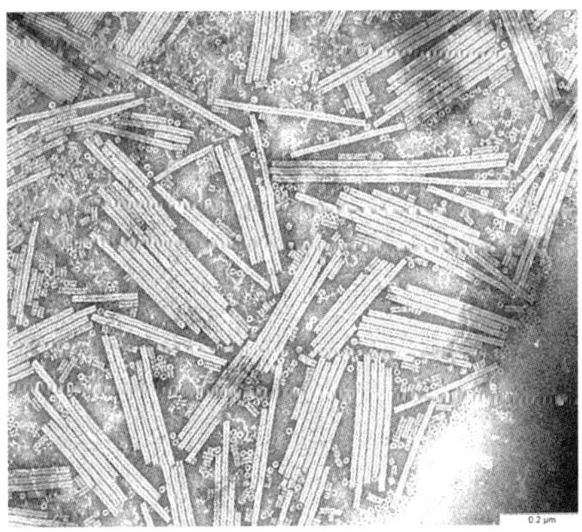

Tabakmosaikvirus, kristallisiert[11]

Bemerkenswert ist, dass solche unbehüllten Formen, die nur bei einigen Pflanzenviren wie dem Tabakmosaikvirus vorkommen, kristallisieren können.

Solche Phänomene kennen wir sonst nur aus der unbelebten Natur; wenn sich identische molekulare Bausteine aneinanderlagern, entstehen kristallartige, geometrische Körper. Am bekanntesten ist die unbegrenzte Vielfalt der Schneekristalle und Eisblumen, die mit den Clusterstrukturen der Wassermoleküle in Zusammenhang steht. Viren außerhalb ihres Wirts bzw. außerhalb der Lebenszusammenhänge verhalten sich diesbezüglich wie unbelebte Substanz.

Es gibt auch sogenannte Viroide, die weder ein Kapsid noch eine Virushülle besitzen und lediglich aus einem zirkulären RNA-Strang bestehen; sie spielen in der Pflanzenpathologie eine Rolle, kommen aber auch in menschlichen Därmen vor. Häufig sind Kulturpflanzen wie Weintrauben, Tomaten und Kartoffeln befallen, wobei der tatsächliche Ausbruch einer Krankheit im Wesentlichen von den Umweltbedingungen abhängt. Viroide zählen zu den ältesten Virenformen (siehe unten).

Einzelne Viren außerhalb einer Zelle werden als Virion bezeichnet. Die größten Virionen sind in der Regel so groß wie die kleinsten Archaeen und Bakterien[12], etwa zwischen 15 und 440 Nanometer. Viren besiedeln ausnahmslos alle Zellen und Gewebe der belebten Natur; je nach Wirtsorganismus sprechen wir von Bakteriophagen, die Bakterien besiedeln, Phytoviren in Pflanzen, animale Viren in Tieren und Humanviren im Menschen.

Das Überleben eines Virus außerhalb seines Wirts ist abhängig von seiner Hüllstruktur, von der Temperatur und insbesondere vom Licht. UV-Licht schädigt die Genome von Mikroorganismen. Viren und viele, hauptsächlich pathogene Prokaryonten zerfallen regelrecht an der Sonne, weshalb Sonnenschein quasi gegen Seuchen protektiv wirkt. Das AIDS-Virus überlebt an der Luft bei Zimmertemperatur nur wenige Minuten, ein Grippe- oder Coronavirus etwa ein bis drei Stunden, auf Oberflächen hingegen wesentlich länger (mehrere Tage). Im Wasser können Viren im Allgemeinen bis zu drei Wochen infektiös bleiben, im Eis über weit größere Zeiträume.

2014 isolierte man aus dem Permafrost in Sibirien lebende, d. h. infektiöse Gigaviren (Pithoviren), deren Alter laut Radiokarbonmethode 30.000 Jahre betrug. Mit 700 nm sind sie größer als manche Bakterien.[13] Auf die Gigaviren kommen wir weiter unten noch zurück.

Von Bedeutung ist nun, dass Viren ihr Dasein bzw. ihre charakteristische Wirkung nur im Zusammenhang mit ihrem jeweils spezifischen Wirt entfalten, d. h. sie sind in der Regel extrem abhängig von ihrem Lebensraum. Ein Vergleich kann das verdeutlichen: Wenn wir einen kleinen Textbaustein aus einem wissenschaftlichen Fachblatt in einen Liebesroman einfügen, dann bleibt er ein bedeutungsloser Fremdkörper, der im Kontext des Romans keinerlei Sinn bzw. Wirkung entfaltet, oder wie Frank Ryan es ausdrückte:

> „*Ein Virus in einen völlig fremden Organismus zu injizieren entspricht dem Aussetzen völlig ungeschützter Menschen auf dem Mars.*“[14]

Wie ein ungeschützter Mensch auf dem Mars sofort zu Tode kommt, so werden Viren in wirtsfremden Organismen normalerweise durch das Immunsystem sofort abgetötet. Meist besiedeln die Viren sogar nur spezielle Gewebe, was man als Tropismus bezeichnet. Rhinoviren beispielsweise befallen nur die Nasenschleimhaut beim Schnupfen, oder viele Herpesviren besiedeln ausschließlich die Nervenzellen. Die Zellen haben spezielle Rezeptoren, an die nur bestimmte Viren binden. Auch das Zellinnere braucht eine bestim-mte Ausstattung, um Viren zu vermehren und freizusetzen. Damit ein Influenzavirus die Atemwege befallen kann, muss das virale Oberflächenprotein Hämagglutinin durch ein Enzym aus den Epithelzellen des Respirationstrakts gespalten werden, damit das Virus überhaupt in die Zelle einzudringen vermag. An der Aufnahme des Virus ist das Gewebe also *aktiv* beteiligt. Bei der AIDS-Erkrankung dringt das HI-Virus auf dem Blutweg in den gesamten Organismus ein, aber nur die T-Lymphozyten nehmen es gewissermaßen in Empfang; lediglich hier kommt er zur Wirksamkeit. Viren müssen eine *koevolutiv ge-*

wachsene Beziehung zu ihrem Wirtsorganismus oder nahen Verwandten desselben haben, um sich überhaupt entfalten zu können. Die evolutiven Stammbäume von Viren und Säugetieren weisen starke Korrelationen auf, Viren entwickeln sich also in ganz bestimmten Habitaten zusammen mit ihren Wirtsorganismen.

Obwohl sich Viren in Luft, Wasser und Boden verbreiten, bleiben sie doch mit ihren Wirtsorganismen funktionell verbunden. Sie sind Teil eines Organismus, ohne mit diesem räumlich direkt zusammenzuhängen. Hier wird der Miasmabegriff verständlicher, wenn man die Viren als eine Art „Geruch" betrachtet, der von einem speziellen Organismus oder einem Wesen ausgeht.

Ein Virus, das den Wirt wechselt, wird häufig aggressiv. So vermutet man beispielsweise, dass das für den menschlichen Organismus so gefährliche AIDS-Virus ursprünglich von den Schimpansen und Gorillas stammt (SIV, Simian Immunodeficiency Virus), wo es keinerlei Krankheitserscheinungen erzeugt. Jedes Lebewesen ist mit tausenden kommensalen, d. h. „einheimischen", nicht pathogenen Viren besiedelt. Springen diese auf verwandte Spezies über, kann es zu schweren Erkrankungen kommen. Ein bekanntes Beispiel sind die aus den USA nach England eingeschleppten Grauhörnchen, die mit einem für sie selbst harmlosen Pockenvirus besiedelt sind, das bei einheimischen roten Eichhörnchen eine tödliche Infektion auslösen kann.[15]

Übertragung von Genmaterial im Sinne der Befruchtung gelingt nur zwischen Lebewesen verwandter Arten. So ist es wichtig zu betonen, dass die meisten pathogenen Viren und auch andere Krankheitserreger von höher entwickelten Tieren auf den Menschen übergehen. Eine bestimmte Qualität, die im tierischen Organismus „normal" ist, kann offenbar im Menschen pathologisch werden. Es stellt sich dabei sogar die Frage, ob die pathogene Übertragung nicht grundsätzlich von niederen auf höher entwickelte Arten stattfindet.[16]

Wir sprechen von „Emerging Viruses", wenn in einer Population Viren neu auftreten oder durch einen Wirtswechsel plötzlich pathogen werden. Dies tritt beispielsweise durch Umweltveränderungen ein, wenn der Lebensraum schwindet, die Populationsdichte dadurch steigt oder nicht entsprechend aneinander adaptierte Arten sich gemeinsame Habitate teilen müssen. Durch die globale Umweltproblematik sind inzwischen lang ansässige, kommensale Viren zu weltweit epidemiologisch bedeutsamen Erregern geworden [→ Kapitel III].

Viren sind ubiquitär, sie kommen überall vor, wo wir es mit Lebensprozessen zu tun haben. In jedem Gramm Salat, das wir zu uns nehmen, sind etwa eine Milliarde Viren enthalten.[17] Ein Milliliter Meerwasser weist, wie erwähnt, 1 Million Prokaryonten und 10- bis 100-mal so viele Viren auf[18], sowie eine unüberschaubare Vielzahl an virusartigen Partikeln und RNA-Fragmenten, von deren Funktionen in systemischen Zusammenhängen wir noch so gut wie gar nichts wissen. Noch höher liegen die Zahlen im Erdreich.

> „*Wie phylogenetische Analysen zeigen, sind praktisch alle Organismen aller Organismenreiche durch Viren infiziert oder mehrfach kolonisiert, und das seit Anbeginn des Lebens.*"[19]

Bei einer Untersuchung von Abwässern in verschiedenen Kontinenten identifizierte man über 43.000 verschiedene Virenarten, darunter waren lediglich 234 bekannte Spezies.[20] Die Forscher gehen davon aus, dass es auf der Erde insgesamt 1,8 Millionen rezente Arten von Lebewesen gibt und dass jede dieser Arten mit einer Vielzahl von wirtsspezifischen Viren besiedelt ist, sodass wir Millionen verschiedener Virenspezies annehmen müssen. Tatsächlich bekannt sind etwa 3600 Virenarten mit ca. 30.000 Untertypen. Allein die Zahl der Viren des Meeres, die Bakterien und Archaeen besiedeln (Bakteriophagen), wird auf 10^{31} geschätzt.[21] Die Bakteriophagen sind damit die häufigste biologische Struktur überhaupt.[22] Sie bilden das sogenannte Virioplankton. 80 % aller Prokaryonten des Meeres enthalten mindestens ein Phagengenom. Es ist also davon auszugehen, dass wir nur von einem winzigen Bruchteil aller Viren überhaupt Kenntnis besitzen.

Über den Ursprung der Viren können wir derzeit nur spekulieren. Im Prinzip gibt es dazu zwei Theorien: Die eine betrachtet die Viren als abgelöstes Genmaterial aus Lebewesen (Escape Theory), die andere sieht die Viren als Überbleibsel aus der sogenannten RNA-Welt, der vorzellulären Phase am Beginn der Evolution. Luis Villarreal äußerte diesbezüglich einmal, dass Fachleuten, welche die Hypothese vertreten, Viren hätten ihr Genmaterial aus ihren Wirten mitgenommen und würden damit von Wirtsgenomen abstammen, eine wichtige Wahrheit über Viren entgangen sei. Wenn man nämlich die Virengenome besser kenne, würde auffallen, dass die große Mehrheit ihrer Gene weder in Tieren noch in Pflanzen oder Prokaryonten zu finden ist. 90 % der Virengenome zeigen keine Verwandtschaftsverhältnisse mit bekannten Gensequenzen, d. h. es sind vollkommen andere, offensichtlich neue genetische Strukturen mit spezifischen Eigenschaften[23], die nicht aus den genannten Organismen stammen können.

> *„Das bedeutet, dass Viren imstande sind, aus sich heraus komplexe Gene zu erschaffen. Zum größten Teil sind diese aus Stückchen zusammengestoppelt, die überwiegend aus anderen Viren stammen. Die Weltmeere stecken voller solcher Viren. Was ich damit sagen will: Hier ist genetische Schaffenskraft im großen Stil am Werk; wir befinden uns mitten in einem biologischen Urknall.“*
>
> Luis P. Villarreal[24]

Viren sind also Gene in einem mehr flüssig-plastischen Zustand, wozu auch eine hohe Mutabilität gehört. Vergleichen wir die Mutationsraten von menschlichen Körperzellen, Prokaryonten und Viren, so mutieren die Viren grob gesagt pro Zeiteinheit etwa 1000-mal häufiger als Prokaryonten, diese wiederum 1000-mal häufiger als menschliche Zellen. Viren wandeln sich also genetisch etwa eine Million Mal schneller als unsere Körperzellen. Man kann auch sagen, Viren haben ein hohes Evolutionstempo: Wozu eine Säugerart 3000 Jahre braucht, um sich zu verändern, schaffen die Viren an einem Tag. Aus der AIDS-Forschung wissen wir, dass das HIV (Humanes Immundefizienz-Virus) in der sogenannten Latenzphase (krankheits- bzw. symptomfreie Phase nach einer HIV-Infektion, die im Durchschnitt 10, in manchen Fällen auch bis zu 30 Jahre dauern kann) mit *„atemberaubender Geschwindigkeit mutiert, sodass man den ursprünglichen Stamm nach 2–3 Jahren unter den Millionen unterschiedlicher, miteinander konkurrierender Nachfahren nicht mehr ausmachen kann.“*[25] Von den etwa 10.000 Nukleotiden eines HI-Virus verändern *sich 10 jeden Tag!*[26]

Je nach Wirtsorganismus bzw. systemischem Binnenmilieu mutieren und adaptieren Viren sich und werden gewissermaßen „einheimisch" in einem individuellen Organismus. Ein ähnliches Phänomen hatten wir bei den Bakterien als „adaptive Evolution" beschrieben.

Es gibt also bei der AIDS-Erkrankung wie bei der jährlichen Grippe ganz unterschiedliche Virenstämme mit verschiedenen Verbreitungswegen, was die unterschiedlichen Krankheitsverläufe von AIDS in Afrika und in den USA z.T. erklärt. Die Wandlungsfähigkeit bzw. genetische Instabilität vieler Viren ist auch der Grund, warum es bis heute keinen Impfstoff gegen AIDS gibt. Auch die medikamentöse AIDS-Therapie gleicht einem Kampf gegen die Hydra, wobei die neuen Köpfe der Hydra den Mutanten des Virus entsprechen. Ein Stamm kann innerhalb von zwei Monaten mutiert und dann resistent gegen das entsprechende Medikament sein.

Wie wir im Folgenden noch sehen, sind die Viren als genetische Informationsträger bzw. -vermittler hoch plastisch und geno- wie phänotypisch sehr kontextsensibel, d.h. Verhalten und Pathogenität sind mehr noch als bei den Prokaryonten stark vom Zustand des Organismus und seiner Umweltsituation abhängig.

Wir müssen uns von der Vorstellung verabschieden, dass sich die Viren in derselben Art wie andere Organismen klassifizieren lassen, denn dafür verändern sie sich viel zu schnell. Als Vergleich: Wir können Wolken in verschiedene Typen einteilen, aber jede einzelne Wolke ist ein dynamisches Gebilde, deren Form und Verhalten von den Umkreisverhältnissen abhängt.

Die gesamte Erdatmosphäre ist von Viren besiedelt. Sie sind an Stäube, Aerosole und kleinste organische Partikel gebunden, die sich mit den Winden und Wärmeströmungen über die Erde verteilen. Eine Studie in den Bergen der spanischen Sierra Nevada untersuchte diese Virosphäre und führte Messungen oberhalb der atmosphärischen Grenzschicht in knapp 3000 Metern durch. Diese atmosphärische Grenzschicht, die bei etwa 2000 Metern Höhe liegt, trennt einen unteren Bereich, in welchem die Schwebstoffe mehr regionaler Herkunft sind, von einem darüber liegenden „Fernverkehr", in dem sich die Partikel über die ganze Erde verbreiten. Die Ergebnisse lieferten eine Erklärung für rätselhafte Beobachtungen, dass Viren mit sehr hoher genetischer Identität in sehr weit entfernten und unterschiedlichen Umgebungen zu finden sind. Auf den Messkollektoren in den Bergen sammelten sich auf jedem Quadratmeter bis zu vier Milliarden Viren pro Tag.[27] Erstaunlicherweise haben über 90% der atmosphärischen Viren eine unbekannte Gensequenz, was auch damit zusammenhängt, dass unter UV-Licht eine sogenannte Multiplizitätsreaktivierung stattfindet. Das bedeutet, dass die Viren unter dem Einfluss des Sonnenlichts zwar zerfallen, sich aber gleichermaßen spontan zu neuen Viren mit anderen Eigenschaften zusammenfügen können (siehe oben). Das ist sozusagen die einzige Spontan-Reanimation in der Natur, wo sich aus den Bruchstücken eines organischen Gebildes eine neue Einheit wieder aufbaut. Harte UV-Strahlung kann die Viren komplett abtöten, aber unter dem Einfluss des moderaten, „lebendigen" Sonnenlichts scheint hier eine mutagene oder „metamorphosierende" Entwicklung stattzufinden. In Indonesien füllen die Menschen das oft stark mikrobiell kontaminierte Wasser in PET-Flaschen ab und legen diese für einige Stunden an die Sonne, wodurch eine gute Trinkwasserqualität entsteht. Dieses auch von der WHO empfohlene Verfahren wird als SODIS (Solar Desinfection) bezeichnet. Das Wasser wird dadurch nicht sterilisiert, aber es scheint eine Art gesundende Wirkung von der Sonne auf die mikrobielle Zusammensetzung auszugehen. Durchfallerkrankungen lassen sich dadurch um 30–80 % verringern.[28]

Eine ähnlich hohe Variabilität wie in der Atmosphäre findet sich auch beim menschlichen Virom. Die Analyse der Viren bei 16 gesunden Probanden von jeweils acht verschiedenen Hautstellen ergab viele Millionen verschiedene virale Gensequenzen die sich, wie bei den Prokaryonten, sowohl interindividuell (β-Diversität) als auch auf den jeweiligen Hautarealen einer einzelnen Person (α-Diversität) deutlich unterschieden. Erstaunlicherweise waren 94,8 % der dabei analysierten Gensequenzen gänzlich unbekannt, zeigten also keine genetischen Eigenschaften, die wir von Viren aus anderen Naturzusammenhängen kennen. Über die Variabilität und umwelt- bzw. organismuskorrelierte Dynamik und Mutabilität dieser menschlichen Virenhülle können wir derzeit noch keine Aussagen machen. Eine Wiederholung der Untersuchung bei denselben Probanden nach einem Monat zeigte zwar keine wesentliche Veränderung des gesamten viralen Metagenoms, aber die lokalen Diversitätsmuster hatten sich signifikant gewandelt.[29]

Wir wissen heute, dass Viren generell ihre genetische Information nicht nur in Wirtsorganismen einbringen, sondern untereinander Gensequenzen austauschen, und zwar quer durch alle Virenarten hindurch.

Offensichtlich vollzieht sich das Leben innerhalb einer hoch plastischen Virosphäre, die gleichsam eine Art dynamischen Genpool der Erde darstellt.

3. Retroviren

Retroviren, zu denen auch der AIDS-Erreger gehört[30], sind einzelsträngige behüllte RNA-Viren, die sich dadurch auszeichnen, dass ihre genetische Information mittels eines speziellen Enzyms (Reverse Transkriptase) in die DNA des Wirtsgenoms umgeschrieben wird und sich dadurch mit jedem Zellzyklus mitvermehrt. Bei solchen Infektionen sprechen wir von exogenen Retroviren. Gelangen die Retroviren direkt in die Keimbahn, dann werden sie als sogenannte endogene Retroviren (HERV = humane endogene Retroviren) nicht nur bei jeder Zellteilung weitergereicht, sondern zudem weitervererbt und bleiben fester Bestandteil im Genom der Art.[31]

Das Genmaterial von Retroviren kann vor der Umschreibung in die Wirts-DNA auch in einzelne Nukleotidsequenzen zerlegt und diese Fragmente an verschiedenen Stellen ins Genom integriert werden, wie sich bei der Endogenisierung eines Retrovirus bei Koalabären zeigen ließ.[32,33] Die „virale Information“ wird also nicht eins zu eins übertragen, sondern vom Organismus jeweils situativ spezifisch ausgelesen. Es ist an dieser Stelle wichtig zu betonen, dass Viren den Organismus nicht wie ein „Gift“ infizieren, sondern dass die Wirkung im Wesentlichen davon abhängt, was der Organismus daraus macht. Ob eine Zelle ein Virus überhaupt aufnimmt, hängt von der Zelle und nicht vom Virus ab. Und so scheint auch der Umgang mit der viralen Erbsubstanz vom Organismus und weniger vom Virus auszugehen. Wie wir im Folgenden noch zu zeigen versuchen, liegt hierin eine zentrale Erkenntnisfrage der Virologie. Auch wenn wir von dem Virus als handelndem Subjekt sprechen – das Virus infiziert, mutiert, repliziert, transferiert usw. –, muss dahinter immer ein Fragezeichen bleiben, denn ohne einen lebendigen Umkreiszusammenhang „handelt" ein Virus nicht.

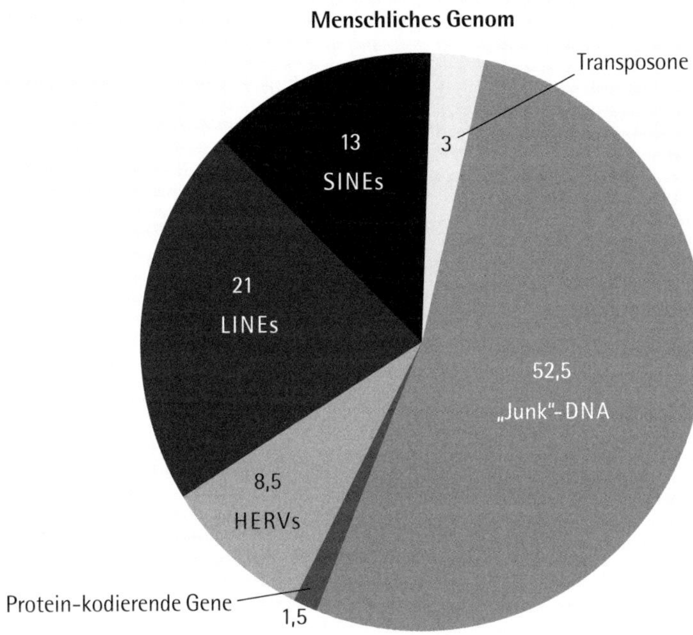

Zusammensetzung des menschlichen Genoms in %: HERVs, LINEs und SINEs sind mobile, nicht codierende Elemente (Transposone) viraler Abstammung. Von unten nach oben auf der linken Seite der Grafik nimmt ihr Alter („Degeneration", siehe Anmerkung 10) zu, Länge und Aktivität nehmen entsprechend ab. Zellstress kann zur Aktivierung der viralen Elemente führen.
HERVs = Humane Endogene Retroviren, LINEs = Long Interspersed Nuclear Elements, SINEs = Short Interspersed Nuclear Elements, weitere Erläuterung siehe Text (Grafik: Thomas Hardtmuth).

Retroviren besiedeln nahezu ausnahmslos alle tierischen Organismen. Evolutionsbiologisch sind Retroviren sehr alt, mindestens 250 Millionen Jahre, aber vermutlich noch viel älter. Demnach wäre die reverse Transkription einer der ältesten genetischen Prozesse, der bereits in der RNA Welt entstanden ist. Sie ließ sich in jüngster Zeit in allen Organismen (Pflanzen, Tieren, Bakterien, Archaeen, Eukaryonten, Phagen) nachweisen, auch dort, wo keine Retroviren vorkommen.

Mittlerweile sind im menschlichen Genom 31 Familien von Retroviren beschrieben, die auf zehntausende Keimbahninfektionen zurückgehen.[34] Ryan geht davon aus, dass kein Genom so hoch mit endogenen Retroviren besiedelt ist wie das menschliche. Nun nahm man zunächst an, die integrierten Viren würden im Lauf der Generationen mutieren und ihre Aktivität allmählich verlieren. Inzwischen wissen wir aber, dass diese „sesshaft" gewordenen Retroviren phänotypische Eigenschaften auf den Wirt übertragen.

„Wie sich in den letzten Jahren herausstellte, sind die infektiösen, hochgefährlichen Auswirkungen viraler Infektionen eine Art Sonderfall und kennzeichnen jene Viren, die keinen dauerhaft sesshaften Lebensstil in Wirtsorganismen entwickeln können. In den meisten Fällen leben Viren in einem Wirtsorganismus und helfen ihm dabei, konkurrierende Parasiten abzuwehren (wodurch er ein höheres Immunitätsniveau erreicht, Anm. T. H.*). Sie werden damit oft zu einem Teil der Evolutionsgeschichte des Wirtsorganismus bzw. der ganzen Wirtsart. Sesshafte Viren sind entscheidend für Artenvielfalt und Wirts-Genom-Bearbeitung. Praktisch alle Kompetenzen der natürlichen Genombearbeitung, wie sie in der Konservierung von Gen-Ablesung, Transkription, Translation und Rekombination repräsentiert sind (mit all ihren Schritten und Zwischenschritten), stammen von viralen Fähigkeiten ab ... Seit durch mehrere Beobachtungen klar geworden ist, dass Viren fähig sind, genetisches Material in die Wirtsgenome zu integrieren, wurde deutlich, dass Viren neben infektiösen Lebensstrategien auch symbiotische und symbiogenetische Lebensstile haben. Sie übertragen phänotypische Eigenschaften auf den Wirt, die ein nicht infizierter Wirt der gleichen Wirtsart nicht hat. Als endosymbiontische Viren, die von der Wirtsvervielfältigung abhängen, sind sie Teil der Wirtsgeschichte, indem sie vererbbar werden und damit Teil der genomischen Identität des Wirts. Das ist zum Beispiel in den 10.000en Infektionsereignissen des menschlichen Genoms durch endogene Retroviren dokumentiert ... Die zwei unterschiedlichen Lebensstile der Viren sind nicht ihr pures Gegenteil, sondern können in den meisten Fällen Teil eines symbiotischen Prozesses werden. Es beginnt mit der Infektion durch ein Virus. Im infizierten Wirt kann es dann zu einem Gleichgewicht kommen, in welchem das Immunsystem des Wirts das Virus nicht mehr bekämpft, aber seine Vermehrung kontrolliert, ohne dass es für den Wirt zu gefährlichen Konsequenzen kommt. Der sesshafte Lebensstil dauert während der meisten Lebensphasen des Wirts an, kann aber zu einem gefährlichen Lebensstil zurückkehren, z. B. wenn das Wirts-Immunsystem unter Stress gerät. Meistens geschieht diese sesshafte virale Integration in einem Wirtsorganismus durch gegenseitige Neutralisation giftiger Eigenschaften. Die ganze Bandbreite der Gift/Gegengift-Abhängigkeitsmodule, die wir in allen genetischen Texten in der gesamten belebten Natur finden, ist höchstwahrscheinlich viralen Ursprungs.“*[35]

Es verdichten sich sogar Hinweise, dass der eukaryotische Kern mit seinem Genom auf die Infektion durch ein doppelsträngiges DNA-Virus zurückgeht.[36,37]

Die genannten Gift/Gegengift-Abhängigkeitsmodule entsprechen also einer potenziellen „Toxizität“, die von den Immun- und Homöostasefunktionen des Organismus in Schach gehalten wird – ein lebendiges Gleichgewicht zwischen pathogenetischen und immunologisch salutogenetischen Faktoren. Nur bei Irritationen des Systems (Stress) regrediert das Virus zu einer pathogenen Form, im nicht pathogenen, system-integrierten Modus aber stellt es eine phänotypische Innovation dar. Man denke an den Zusammenhang von *Krise und Chance* in der Entwicklung im weitesten Sinne. Wie alles Neue und Fremde, das wir aufnehmen aus der Umwelt, muss auch ein Virus erkannt, verarbeitet und integriert werden. Unser Immunsystem hat sich nicht nur in der Auseinandersetzung mit Viren entwickelt, die Abwehrfunktionen bestehen aus internalisierten Viren! *„Die Viren wehren sich gegen Viren, indem sie antivirale Systeme aufbauen. Damit sind die Viren die Erbauer antiviraler Verteidigungssysteme, und das sind die Im-*

munsysteme. Alle bekannten Immunsysteme wurden von Viren erbaut."[38] Zu relativieren ist diese Aussage dahingehend, dass die Viren nicht das handelnde Agens beim Aufbau der Immunsysteme sind, sondern der Organismus schafft die physischen Grundlagen der Immunität mit Hilfe der Viren.

Wir können dies an einem anderen Beispiel verdeutlichen: Im Laufe seines Lebens baut sich der Mensch sein ganz eigenes, individuelles Mikrobiom auf, dazu gehören unzählige Bakterien, Viren und andere Mikroorganismen, die er aus der Außenwelt aufnimmt und zu einem Bestandteil seiner eigenen Physiologie macht. Nun haben wir es mit einer Doppelnatur dieser „Immigranten" zu tun: Sie können uns auf der einen Seite als die sogenannten Erreger oder Pathogene krank machen, sich aber auch als Partner in den Organismus integrieren und dort bestimmte Aufgaben übernehmen.

Viren und Bakterien im Menschen zeigen eine Doppelnatur: In welcher Form sie pathogen sind, hängt vom Zustand des Organismus und seiner Umwelt ab. Das Epstein-Barr-Virus (EBV) beispielsweise löst bei den Menschen in der westlichen Welt das relativ harmlose Pfeiffersche Drüsenfieber (Mononukleose) aus, in Afrika jedoch eine bösartige Lymphdrüsen-Erkrankung (Burkitt-Lymphom) und in China Rachenkrebs (Nasopharynxkarzinom). Ein Aspekt, der auch in der Pandemiediskussion weitgehend unterschlagen wird; man spricht nur von der Exposition, wir seien einer viralen Gefahr ausgesetzt, die mit einer statistischen Wahrscheinlichkeit eine bestimmte Zahl von Menschen trifft. Wir diskutieren aber nicht über die Disposition und Konstitution der Menschen bzw. einer Population, worin die entscheidenden Verbreitungsfaktoren für Pandemien zu finden sind [→ Kapitel III]. Wenn wir davon sprechen, dass ein Virus eine Krankheit *auslöst*, ist das ein nicht korrekter Begriff, denn das Virus ist zwar ein Kofaktor des Infektionsgeschehens, aber nicht das allein Ursächliche.

Unser Erbgut baut sich zu einem Großteil aus endogenisierten Retroviren auf.[39] Diese Tatsache wirft ein ganz neues Licht auf unser Krankheitsverständnis. Eine überwundene Krankheit ist mehr als ein immunbiologisches Geschehen. Zwar schützen uns diese integrierten Viren vor neuen Infektionen mit verwandten, konkurrierenden Viren. Das ist aber nur die eine Seite der Medaille. Jede überwundene Krankheit hat auch einen evolutionsbiologischen Aspekt, indem sie nicht nur unsere immunologischen Kompetenzen steigert, sondern für den Menschen als Ganzes eine gemachte *Erfahrung* im weitesten Sinne bedeutet. Ein solcher Lernprozess hat eben auf der zellulären Ebene einen genetischen Abdruck – man darf gespannt sein, was die Epigenetik in Zukunft noch alles ans Licht bringt –, aber für die lebenslange Ontogenese des Menschen haben diese genetischen Spuren eine viel größere Bedeutung.

Wir hatten beispielhaft die Koalabären erwähnt, bei denen sich der Prozess einer Endogenisierung eines Retrovirus derzeit in Australien beobachten lässt.[40] Die Tiere standen vor etwa hundert Jahren durch intensive Bejagung kurz vor dem Aussterben und wurden deshalb auf einer geschützten Insel (Kangeroo Island) angesiedelt, wo sie unter den neuen Umweltbedingungen unter einem gewissen Stress bzw. Anpassungsdruck standen. In dieser Phase kam es zu einer von Nagetieren übertragenen Infektion mit einem Retrovirus. Es traten zahlreiche Fälle virusbedingter Leukämien und Lymphomerkrankungen bei den Koalas auf. Die Genanalysen zeigen nun zwei überraschende Befunde: Zum einen sind die verschiedenen Genabschnitte des Virus an ganz unterschiedlichen Stellen im Genom der einzelnen Koalas integriert, und zum anderen kann man ganz verschiedene Grade der Pathogenität bzw. der schrittweisen Integration des Virus beobachten. Viele Tiere tragen das Virus inzwischen ohne jedes Krankheitszeichen in sich, es ist die verbliebene genetische Spur eines Lern- bzw. Anpassungsvorgangs und nicht nur Relikt einer überwundenen Krankheit. Wenn ein Mensch einen individuellen Entwicklungs- oder Lernprozess durchmacht, ist das ebenso mit (epi)-genetischen Veränderungen verbunden, die selbst aber qualitativ nichts über die gemachte Erfahrung aussagen.

4. Gigaviren

Die erst in jüngster Zeit entdeckten Gigaviren bedeuten für die moderne Virologie eine kleine Revolution: Man könnte sie neben den Bakterien, Archaeen und Eukaryonten als viertes Reich der einzelligen Lebewesen betrachten. Diese Organismen stellen eine Übergangsform zwischen Viren und Prokaryonten dar und sind daher für unser Evolutionsverständnis äußerst aufschlussreich. Sie sind größer als viele Prokaryonten und haben bis zu 2500 Gene (Pandoravirus). Normalerweise besitzen Viren lediglich zwischen 10 und 100 Genen.

Der Grund, warum die Großviren so lange unentdeckt blieben, war ein simples, methodisch-technisches Problem: Zur Isolierung und Untersuchung von Viren aus einer Probe verwendete man Filter zur Entfernung der Bakterien, wodurch die Gigaviren mit eliminiert wurden und sich damit systematisch der Beobachtung entzogen. Jetzt entdecken wir sie überall, im Meer, im Süßwasser, sogar in menschlichen Därmen, und sie weisen erstaunliche Eigenschaften auf: Sie besitzen Bausteine für die Proteinbiosynthese, was bislang als ausschließliches Privileg echter Lebewesen galt. Gigaviren können andere Viren (Virophagen) aufnehmen, mit denen sie ihr Genmaterial austauschen. Man findet sie häufig in Algen (Phyco-DNA-Viren), deren Populationsdichte sie regulieren (siehe unten), wie dies die Phagen bei Prokaryonten tun.

Die Amöben sind ebenfalls ein beliebter Wirtsorganismus für die Riesenviren. Amöben sind Fresszellen, vergleichbar den Makrophagen im menschlichen Organismus, und enthalten daher reichlich Genmaterial unterschiedlicher Herkunft. Davon bedienen sich die Pandoraviren, sodass ihr Genom ein sonderbares Gemisch aus weitgehend unbekannten Nukleotidsequenzen enthält – daher der Name. Für 93 % der Pandora-Gene gibt es keine Homologien in den Gen-Datenbanken, was für die Forschung ein Rätsel ist: *„Das ist eine Erinnerung daran, dass unser Zensus der mikrobiellen Vielfalt noch weit davon entfernt ist, vollständig zu sein.“*[41]

Die Bedeutung der etwa 2,7 Milliarden Jahre alten Gigaviren für unser Evolutionsverständnis liegt darin, dass sie als Bindeglied zwischen der eigentlich unbelebten Virenwelt und den stoffwechselaktiven Prokaryonten gelten können.

5. DNA und RNA

Wenn wir das Genmaterial in unserem Organismus einerseits nach den Kriterien stabil, robust, beständig und andererseits instabil, flexibel, plastisch, lebendig ordnen, dann lässt sich die DNA der stabilen und die RNA eher der lebendig-flexiblen Seite zuordnen. DNA und RNA unterscheiden sich chemisch an zwei markanten Stellen: Der Zucker-Anteil, die Ribose, ist bei der DNA *desoxy*geniert, daher der Name Desoxyribonukleinsäure, ihr fehlt also im Gegensatz zu RNA (Ribonukleinsäure) eine Sauerstoffkomponente. Der Sauerstoff ist im anthroposophischen Verständnis der Träger der Lebensprozesse [des Ätherischen, → Kapitel V], wie der Kohlenstoff das Element des Physischen der Organismen ist. Zum zweiten ist bei der RNA die DNA-Nukleinbase Thymin durch Uracil ersetzt. Thymin besitzt im Gegensatz zu Uracil eine Methylgruppe (CH_3, also eine Kohlenstoff-Komponente), die sich durch ihre Reaktionsträgheit auszeichnet; beispielsweise werden durch die DNA-Methylierung Gene inaktiviert [→ Kapitel II.7]. Das Thymin der DNA ist also chemisch nichts anderes als ein methyliertes, d.h. in seiner „Lebendigkeit" gebändigtes Uracil.

RNA zeigt also grundsätzlich eine höhere Stoffwechseldynamik. Wenn Bakterien in den avitalen Sporenzustand übergehen, wird zuerst die RNA abgebaut.
Mit Aristoteles (384–322 v. Chr.) gesprochen entspräche die DNA dem *Ergon*, d.h. dem statischen Werk, und die RNA der *Energeia*, der aktiven Tätigkeit. Man kann auch sagen, die RNA verkörpert mehr das Werdende, die DNA das Gewordene. Die DNA entspricht gleichsam all den bewährten Werkzeugen, die sich im Lauf der Evolution in den genetischen Werkstätten der Organismen angesammelt haben, die RNA ist der Handwerker, der mit diesen Instrumenten umgeht, je nach aktueller Lebenssituation. Im Gegensatz zur weitgehend starren DNA-Struktur ist die RNA ein hochvariables und polyfunktionales Molekül, das nicht nur die genetische Information an der DNA abliest (Transkription) und auf die Ribosomen zur Proteinproduktion (Translation) überträgt, sondern diese Prozesse in vielfältigster Weise modifiziert und reguliert. In vielen Fällen ist RNA nicht nur Informationsträger, sondern hat auch enzymatische Fähigkeiten, sie kann sich autokatalytisch selbst replizieren und „bearbeiten".[42] Bei Eukaryonten und allen höheren Lebewesen spielt die RNA als protein-codierendes Agens eine untergeordnete Rolle, vielmehr erweist sie sich als entscheidender Vermittler adaptiver genetischer Prozesse zwischen Umwelt und Organismus.

Für das Verständnis der genetischen Dynamik entscheidend ist, was zwischen der Genablesung (Transkription) und der Translation, d.h. der Übersetzung der Geninformation in die Proteinsynthese stattfindet. Die Messenger RNA (mRNA), welche die „Information"[43] von der DNA auf die Ribosomen zur Proteinsynthese überträgt, wird in einer hochkomplexen Weise bearbeitet, wir sprechen von post-transkriptioneller Modifikation, von RNA-Prozessierung oder auch vom RNA-Editing in dem Sinne, dass die DNA-Information jedes Mal neu „herausgegeben" bzw. aktualisiert wird. Hierbei verändert sich die Nukleotidsequenz hinsichtlich einzelner Nukleobasen so, dass je nach Kontext ganz andere Proteine mit besonderen Eigenschaften entstehen. Die Möglichkeiten bzw. die Diversität der Proteinproduktion steigt damit enorm an, der gesamte Stoffwechsel passt sich dadurch erst der lebendigen Gegenwart an und ist nicht an die „starren" Vorgaben der DNA im Sinne eines genetischen Determinismus gebunden.

Zu diesen Bearbeitungselementen gehört auch das sogenannte Spleißosom, ein Katalysator der Genexpression, der aus einem RNA-Protein-Komplex besteht und die nicht kodierenden Introns[44] aus der prä-mRNA ausschneidet sowie die kodierenden Abschnitte (Exons) verknüpft. Vom alternativen Spleißen sprechen wir, wenn das Spleißosom aus ein und demselben genetischen Datensatz verschiedene Exons und Intros herausschneidet und in neuen Arrangements so zusammenstellt, dass dadurch eine Vielzahl unterschiedlicher Proteine herstellbar ist. Es gibt auch selbstspleißende Introns (Ribozyme), die sich quasi selbst aus der mRNA entfernen. Erst der Spleißprozess entscheidet, ob eine DNA-Sequenz als Intron oder als Exon behandelt wird. Wir müssen hierbei die Plastizität und Flexibilität der Genexpression ins Bewusstsein rücken. Das erst macht verständlich, dass der Mensch mit seiner relativ bescheidenen Anzahl von codierenden Genen hunderttausende verschiedene Proteine hervorbringen kann. Nicht die Anzahl der Gene, sondern das Spleißosom und andere mobile genetische Elemente sind die Promotoren für phänotypische Vielfalt und Komplexität. Der Mensch zeichnet sich weniger durch seine Gene aus, als vielmehr dadurch, wie flexibel er mit ihnen umgeht.

„Die Instabilität der RNA ist eine notwendige Voraussetzung für die hohe Produktivität unterschiedlicher RNA-Sequenzen mit ihren raschen Anpassungsfähigkeiten, das heißt auch für eine große Vielfalt unterschiedlicher RNA-Identitäten."[45]

80% der RNA-Elemente haben eine Halbwertszeit von weniger als zwei Minuten, der Rest etwa 5–10 Minuten[46]; es handelt sich also um äußerst flüchtige Elemente, sie entstehen und vergehen sehr schnell mit minimalem Energieaufwand – im Gegensatz zur relativ robusten DNA, die ja bekanntlich nach Jahrtausenden post mortem zumindest in Fragmenten noch erhalten sein kann.[47] Die RNA-Vermehrungsrate liegt etwa ein bis zehn Millionen Mal höher als bei DNA-Genomen[48], sie ist also – einfach ausgedrückt – wesentlich *lebendiger.*

Wir kennen (bis jetzt) 13 verschiedene RNA-Klassen, darunter allein hunderte mikroRNAs (miRs), die solche nichtkodierenden Funktionen ausüben und in einem hochkomplexen Netzwerk zusammenhängender Regulationselemente – *„the whole toolbox of natural genetic engineering"* (J. A. Shapiro) – interagieren, was zu beschreiben unseren Rahmen hier sprengen würde.[49]

Nur einen speziellen Aspekt wollen wir in diesem Zusammenhang herausstellen, weil er für unsere weitere Betrachtung Gewicht hat. In jüngster Zeit entdeckte man eine besondere RNA-Klasse, die circRNA. Sie stellt gewissermaßen einen *„Rückgriff in die Mottenkiste der RNA-Vergangenheit"*[50] und damit eine Nachfahrin aus der Ur-RNA-Welt dar. Diese als Ring geschlossene RNA blieb lange unentdeckt, weil sie weder Anfang noch Ende, also keinen Angriffspunkt besitzt, über den man sie labortechnisch hätte identifizieren können. Es zeigte sich, dass die circRNA bei der Regulation der genetischen Prozesse als Substanz mit zahlreichen Qualitäten eine *„tonangebende"* Rolle spielt. *„Sie dient als weitere Reserve für andere regulatorische RNAs, sie ist also Aufpasser für den Aufpasser. Die Regulation muss demnach sehr wichtig sein, dass so ein zweistufiges Sicherheitssystem entstanden ist. Und so wimmelt es in unseren Zellen von RNA-Ringen, insgesamt 25.000 an der Zahl pro Zelle."*[51] Die circRNA stammt von den bereits erwähnten Viroiden ab, die als kleinste, unbehüllte, ringförmige RNA-Viren am Anfang der Evolution stehen und heute die These von der RNA-Welt stützen. Viroide wirken als Alleskönner, als katalytisch aktive Ribozyme (abgeleitet von *Ribo*nukleinsäure RNA und En*zym*) sind sie RNA-Speichermedium und stoffwechselaktives Enzym *in einem*, was bis zu ihrer Entdeckung[52] als unmöglich galt. Die Abkömmlinge dieser uralten Viroide besiedeln heute als circRNA tausendfach jede Zelle unseres Organismus. Dies könnte auch das erstaunliche Phänomen erklären, dass sich das Verhalten von eukaryotischen Zellen, denen der Zellkern entfernt wurde, nicht wesentlich verändert; so zeigte sich, dass Fibroblasten auch ohne „Informationen" aus dem Zellkern normale Fähigkeiten wie Anheftung, Ausbreitung, Formbildung, Pinozytose, Kontakthemmung und Zellfortbewegung besitzen.[53] Vor allem die Formbildung und Bewegung hängen mit einer Dynamik zusammen, die eben nicht im Genom allein zu verorten ist, sondern der Natur des Ätherischen entstammt.

Die vielen verschiedenen RNA-Elemente vermitteln zwar den Eindruck eines überschaubaren Systems, aber sie geben letztlich nur das von den tatsächlichen Vorgängen wieder, was wir in einer Momentaufnahme zu entschlüsseln in der Lage sind. Die flüssig-plastische, umweltkorrelierte Dynamik insgesamt lässt sich damit noch nicht beschreiben.

„Es gibt keine homogene RNA, keine definierte Spezies, sondern nur ein Gemisch diverser RNAs mit verschiedenen Sequenzen: Ein Schwarm, der zu einem Begriff geführt hat, den Manfred Eigen prägte: die Quasispezies. Die hohe Mutationsrate von RNA-Molekülen bei der Replikation führt nicht zu einem bestimmten Molekül, sondern zur Quasispezies, bestehend aus vielen Mutanten. Dieses Gemisch sorgt bis heute für Probleme bei RNA-haltigen Viren wie HIV und Influenza. Es gibt nicht ein einziges Virus, sondern eine Population verschiedener Sequenzen."[54, 55]

Viren können mit Genen nahezu alles machen, sie können generell ihre genetische Information nicht nur dem Wirt weitergeben, sondern untereinander Gensequenzen austauschen, und zwar quer durch alle Virenarten hindurch. Dazu sind zellulär organsierte Lebewesen nicht oder nur sehr begrenzt in der Lage (z. B. horizontaler Gentransfer, siehe unten), und dann auch nur mit Hilfe von Viren.

Die modernen Genomsequenzierungsverfahren zeigten nun etwas, was in unserem Zusammenhang für das Verständnis entscheidend ist: dass nämlich all diese nicht-kodierenden RNA-Agenten wie auch die mobilen DNA-Elemente (SINEs, LINEs, LTRs, non LTRs) einschließlich des Spleißosoms viralen Ursprungs sind – eine der wohl wichtigsten wissenschaftlichen Entdeckungen der letzten Jahrzehnte! Die kleinen RNAs spielen auch eine Rolle in der Epigenetik, indem sie beispielsweise Histone, die Träger der nicht-genomischen Vererbung, bearbeiten (siehe unten).

Die DNA entspricht also mehr dem fixierten Erbgut der Evolution, wobei nur etwa 1,5–2 % des Genoms stabile, proteinkodierende Elemente sind. Der weitaus größte Teil des menschlichen Genoms besteht aus nichtkodierenden Wiederholungssequenzen („Junk"-DNA), über deren Bedeutung noch keine völlige Klarheit herrscht. Früher war die Ansicht verbreitet, es handle sich um eine Art genetischen Abfall, der sich im Laufe der Evolution abgelagert hätte. So recht einleuchten will diese Theorie jedoch nicht, denn kaum irgendwo bewahrt die Natur funktionslose Abfallprodukte auf. Vielmehr zeigten Forschungen der letzten Jahre, dass die nichtkodierenden Sequenzen hauptsächlich höhere Steuerungsfunktionen besitzen und von retroviraler RNA abstammen.[56]

Im Grunde haben wir es bei diesen hoch komplexen und mutabil flüchtigen RNA-Spezies mit einem Grenzphänomen zum rein *Prozessualen, d. h. zur rein lebendigen Tätigkeit* zu tun, wo die Eigengesetzlichkeit und Stabilität des Stofflichen zugunsten einer übergeordneten Funktion ganz zurücktritt und sich gleichsam im Chaotischen auflöst [→ Kapitel II.8 und V.4]. *Steuerungsfunktion* ist nur ein technomorpher Begriff für diese übergeordnete, ätherische Ebene.

6. Viren als Erbauer des Genoms

„War also unser gesamtes Erbgut einst vorwiegend retroviral? Das vermute ich."

Karin Mölling[57]

Ein Hauptteil, wenn nicht gar die Gesamtheit unseres Erbmaterials ist also auf Integration von Viren während der Evolution zurückzuführen. Ein Vergleich des nichtkodierenden DNA-Anteils bei verschiedenen Spezies mag dies verdeutlichen: Bei Bakterien ist er mit 1–12 % relativ gering, bei Würmern sind es etwa 12 %, bei der Taufliege 15–22 %, bei der Maus 40 %, beim Frosch 77 % und beim Menschen etwa 98 %.

Der Großteil des humanen Genoms besteht also nicht aus mehr oder weniger stabilen Determinanten, sondern aus flexiblen, übergeordneten Regulations- und Ordnungsfunktionen[58], die in der Koevolution mit der Umwelt nach und nach erworben wurden. Vergleichen lässt sich dies in etwa mit sekundären Arealen oder tertiären Assoziationszentren auf unserer Großhirnrinde, die nun nicht mehr einzelne fixierte Funktionen, z. B. ganz bestimmte Bewegungen repräsentieren, sondern systemische Leistungen ermöglichen, in die auch andere Areale des Cortex integriert sind.

Mindestens 45 % der nichtkodierenden DNA sind sogenannte Transposone, d. h. mobile Nukleotidsequenzen, die RNA als Zwischenstufe haben[59] und je nach Kontext herausgeschnitten, neu kombiniert und wieder neu eingesetzt werden, wobei dies immer zum richtigen Zeitpunkt an der korrekten Stelle nach einer präzisen raum-zeitlichen Koordination geschieht, um lebenswichtige Funktionen aufrecht zu erhalten.[60] Das bedeutet auch, dass sich durch solche genetischen Arrangements aus identischen Nukleotidsequenzen ganz unterschiedliche Proteine synthetisieren lassen. J. A. Shapiro nannte diese Bearbeitung genetischer Texte „natürliche Gentechnik", denn was in den gentechnischen Labors aufwändig erfolgt, vollzieht sich milliardenfach in jeder Sekunde in den Zellen unseres Organismus.

„... das bedeutet zweifellos, dass die Information des DNA-Speichermediums und seine möglichen Funktionen viel mehr von der Interpretation dieses Mediums durch den Organismus abhängen als von der Information selbst.[61] *... Der genetische Inhalt innerhalb der genomischen Matrix hängt von den situationalen Zusammenhängen ab, in die ein Organismus in seiner realen Lebenswelt involviert ist; z. B. Paarung, Wachstum, Virulenz, Stress infolge von Angriff und Verteidigung usw. Deshalb ist es auch möglich, mehrere Proteinbedeutungen (das sind unterschiedliche Proteinformen mit unterschiedli-*

chen Funktionen) aus demselben genetischen Datensatz zu produzieren … Offensichtlich nimmt die Evolutionsgeschichte einen völlig anderen Verlauf als bisher angenommen. Sie kann nicht mehr verstanden werden als zufällige Ansammlung von Mutationen im genetischen Text – quasi eine gute zufällige Durchmischung der alphabetischen Textbausteine – und ihre Auslese, sondern als ununterbrochene und fortgesetzte kompetente Bearbeitung genetischer Texte zum Erwerb vorher nicht verfügbarer Fähigkeiten.“[62]
Evolutive Fortschritte scheinen also mit überstandenen bzw. bewältigten viralen Infektionsereignissen zusammenzuhängen.

> „*Bei jedem größeren Evolutionsschritt, so etwa bei der Entstehung der Wirbeltiere, der Säugetiere und vor allem der Primaten, war die Zahl der Retroviren-Stämme geradezu explodiert.*“
>
> Luis P. Villarreal[63]

Lynn Margulis (1938–2011) verglich die plötzlichen großen Veränderungen in der Evolution, die aus symbiotischen Genomvereinigungen folgen, mit Blitzeinschlägen.

Die evolutiven Innovationen durch Viren mögen einige Beispiele verdeutlichen. Auf dem Weltkongress der International Symbiosis Society 2006, die von Margulis gegründet worden war, stellten Frank Ryan, Luis Villarreal und Marilyn Roossinck, eine der führenden Forscherinnen auf diesem Gebiet, erstmals das Konzept der viralen Symbiose vor. Roossinck berichtete dabei von einem Experiment mit einer hitzetoleranten Hirsepflanze auf geothermisch erwärmtem Grund. Die Hitzetoleranz hatte die Pflanze erhalten, indem sie von einem Pilz besiedelt worden war, den wiederum ein Virus infiziert hatte. Dass der Pilz die Hitzetoleranz bedingte, wusste man bereits. Als aber Roossinck den Pilz von dem Virus befreite, verlor diese mutualistische, d. h. zu wechselseitigem Nutzen gestaltete Dreiersymbiose aus Pflanze, Pilz und Virus ihre Hitzeresistenz und starb ab. Als das Virus wieder in den Pilz eingeführt wurde, kehrte die Fähigkeit zurück.[64] In weiteren Studien wies Roossinck nach, dass auch zahlreiche andere evolutionäre Vorteile mit einer viralen Endosymbiose zusammenhingen.[65]

An der Universität von Wuhan versuchten Forscher, den Schadpilz *Sclerotinia sclerotiorum*, der durch den Befall von Raps, Sonnenblumen und Soja jedes Jahr für hohe Ernteeinbußen sorgt, durch die Infektion mit einem Mykovirus zu eliminieren. Das gelang zwar nicht, aber unerwartet hatte das Virus das Genom des Pilzes so umprogrammiert, dass dieser zum vorteilhaften Symbiont der Wirtspflanze wurde; neben anderen positiven Effekten waren die für die Immunaktivierung relevanten Gene hochreguliert.[66] Wie lange dieser Effekt anhält, muss natürlich offen bleiben.

Eine klassische Beobachtung in der Pflanzenpathologie ist, dass der Ausgang einer Infektion von den Umweltbedingungen abhängt. Eine in Spanien durchgeführte Studie konnte zeigen, dass sich die Beziehung zwischen einem Pflanzenvirus (Turnip mosaic potyvirus) und seinem natürlichen Wirt unter schweren Dürrebedingungen mitunter von pathogen zu mutualistisch entwickelt, d. h. vom Schädling zum Nützling. Während Virusstämme, die sich unter normalen Bewässerungsbedingungen entwickelt haben, ihre Virulenz erhöhten, verliehen durch Trockenheit entwickelte Virusstämme den Pflanzen eine größere Resistenz gegen Trockenheit.[67]

Von vielen Wespenarten wissen wir, dass sie ihre Eier in Raupen ablegen, wobei zahlreiche Viren aus der Familie der Polydnaviridae, die seit etwa 75 Millionen Jahren als Endosymbionten in den Wespen leben, zusammen mit den Eiern in die Raupe gelangen. Diese Viren regen nun den gesamten Stoffwechsel der Raupe an, sodass das Innere der Raupe zur idealen Brutstätte für die Larven wird. Das Immunsystem der Raupe ist so neutralisiert, dass es der Larve nichts anhaben kann, und die Viren zwingen die Raupe zur Produktion einer für die Ernährung der Larve idealen Zuckerverbindung. Auch das Hormonsystem der Raupe beeinflussen die Viren so, dass die Metamorphose zum Falter ausbleibt.[68]

Viren regulieren die Populationsdichte von bestimmten Algenarten, z. B. Kalkalgen, im Meer; vermehrt sich die Kalkalge *Emiliana huxleyi* übermäßig, wird sie durch Viren soweit herunterreguliert, bis das Gleichgewicht wiederhergestellt ist. Die Kreidefelsen bei Rügen und an der englischen Südküste sind auf die Wirksamkeit von Gigaviren zurückzuführen. Bei zu hoher Algendichte wechseln die normalerweise sesshaften Algenviren in den lytischen Lebensstil, die Algenzellen lösen sich auf und das dabei frei werdende Calciumcarbonat bildet riesige Teppiche aus weißen Schlieren im Meer, die Sedimentablagerungen bilden und später bei entsprechenden tektonischen Verschiebungen als Kreidefelsen zutage treten.[69]

Dass die Viren an der Regulation der mikrobiellen Ökosysteme beteiligt sind, zeigte schon der englische Naturforscher und Mikrobiologe Ernest Hanbury Hankin (1865-1939) an einem sonderbaren Phänomen. Im Rahmen seiner Erforschung der in den südlichen Kontinenten wütenden Cholera untersuchte er das Wasser des Ganges, in dem es von Choleraerregern (*Vibrio cholerae*) nur so wimmelt, dem man aber dennoch seit Urzeiten eine heilende Wirkung zuschrieb. Eigenartigerweise war die Konzentration der Vibrionen an den Stellen am geringsten, wo man eigentlich das Gegenteil erwartet hätte: flussabwärts der großen Städte, wo tausende Pilger badeten, wo Wäsche gewaschen, Vieh gereinigt und Unrat entsorgt wurde und wo man die vielen Choleratoten, oft in nur halbverbranntem Zustand dem Fluss übergab. Dort hätte der Fluss zum Seuchenherd werden müssen, was aber gerade nicht der Fall war. Hankin konnte zeigen, dass sich mit dem dort entnommenen Wasser sogar die Keimzahl in Vibrionen-Kulturen deutlich reduzieren ließ. Heute wissen wir, dass gerade Abwässer eine hohe Dichte an Bakteriophagen enthalten, die offensichtlich im Sinne einer Re-Ökologisierung die mikrobielle Besiedlung der verunreinigten Gewässer wieder ins Gleichgewicht bringen, indem sie bestimmte Bakterienspezies lysieren.[70]

Im Brackwasser der amerikanischen Ostküste lebt ein sonderbares Wesen, das man als ein Pflanzentier bezeichnen könnte: *Elysia chlorotica* ist eine Schnecke, die ihre Energie wie eine Pflanze aus der Photosynthese bezieht. Ihre Larven fressen eine bestimmte Algenart (*Vaucheria litorea*), deren Chloroplasten sich in die Darmzellen der Larve integrieren. Von dort wachsen die Zellen zur Körperoberfläche hin aus, wobei der Schlund degeneriert und die „Ernährung" der Schnecke fortan wie bei einer Pflanze rein über die Photosynthese erfolgt. Das Gen, das diese Metamorphose reguliert, ist über ein endogenes Retrovirus in die Schnecke gelangt. Nachdem *Elysia* im Frühjahr ihre Eier abgelegt hat, wird sie krank und stirbt, wobei in ihrem Organismus massenhaft Viren freigesetzt werden, die sie nachweislich nicht von außen aufnimmt. Das legt nahe, dass das endogene Retrovirus, das ihre erstaunliche Fähigkeit ermöglicht hat, in den pathogenen, lytischen Lebensstil zurückkehrt und das Leben der Schnecke beendet.[71]

Ein wichtiges Ereignis in der Evolution der Säugetiere war ein Gen namens PEG10, das über ein Retrovirus in die Keimbahn früher Säuger gelangte und die mütterliche Immunabwehr des Embryos unterbinden half, was zu längeren Tragzeiten und damit zu nachhaltigen evolutiven Veränderungen führte.[72] Den Beuteltieren auf dem evolutionsbiologisch relativ isolierten australischen Kontinent fehlt dieses Gen, weshalb ihr Nachwuchs in einer relativ frühen Schwangerschaftsphase die Gebärmutter verlässt und seine Entwicklung in einer immunologisch neutralen Hauttasche, dem Beutel fortsetzt.

Syncytin ist ein Zell-Zell-Fusionsprotein, dessen Gen über ein Retrovirus ins Genom des Menschen bzw. von Primaten gelangt ist. Es spielt nicht nur beim Aufbau der Plazenta (Syncytio-Trophoplast) eine entscheidende Rolle, sondern scheint überhaupt für die Verschmelzung von Zellen, so bei der Muskulatur, den Knochen und auch bei der Vereinigung von Samen- und Eizelle, verantwortlich zu sein. Ohne dieses virale Gen wäre also schon die menschliche Befruchtung und Fortpflanzung gar nicht möglich. Interessanterweise spielen diese Gene auch bei der Multiplen Sklerose [→ Kapitel I.5.1.5] eine Rolle, weil sie an der Demyelinisierung, d.h. am pathologischen Abbau der für die Nervenfunktion so wichtigen Myelinschicht beteiligt sind[73], hinter der ja ein der Zell-Fusion gegenteiliges Prinzip im Sinne einer verstärkten Grenzbildung wirksam ist. Auch bei psychischen Leiden wie Schizophrenie und bipolarer Störung sowie bei entzündlichen Erkrankungen ist die Syncytin-1-Expression erhöht [→ Kapitel V.7].

TP63 ist ein für die Tumor-Abwehr bedeutendes Kontrollgen, das von viralen, unmittelbar benachbarten Gensequenzen aktiviert wird und so beispielsweise zum Absterben von entarteten Zellen oder von fehlerhaften Spermien führt.[74] Zahlreiche Forschungsinitiativen bemühen sich darum, die genregulatorischen Eigenschaften der Viren in der Onkologie nutzbar zu machen.

Dass Menschen heute stärkehaltige Nahrung besser verdauen können, ist der Integration einer viralen LTR-Nukleotidsequenz in das humane Genom zu verdanken, welche die Expression eines wichtigen Amylase-Gens in den Speicheldrüsen kodiert. Die Freisetzung des Hormons Leptin, das die Fettverteilung im Gewebe des Menschen sowie unser Hungergefühl reguliert, wird ebenfalls durch die LTR Sequenz eines endogenen Retrovirus (HERV) gesteuert.[75]

> *„Die Spuren endogen gewordener Viren finden sich überall in unserem Erbgut, erst sie haben uns zu dem gemacht, was wir heute sind, Menschen."* Luis P. Villarreal[76]

Die genannten Beispiele zeigen, dass unsere rezenten DNA-Strukturen nicht das Endprodukt unzähliger zufälliger Mutationen und deren Selektion darstellt, sondern eine Art lebendiges „Sediment" aus ursprünglich externen viralen Einflüssen, das ständig bearbeitet und wie eine Chronik neu interpretiert wird.

Es existiert also eine mehr plastisch-lebendigere Sphäre, zu der die Viren mit ihrer hohen Diversität und enorm beschleunigten Mutationsrate gehören. Erinnern wir uns an die in jedem Milliliter Meerwasser vorhandenen Millionen Viren und Virenfragmente. Dort, wo die Viren einer entsprechenden UV-Strahlung ausgesetzt sind wie in der Atmosphäre und den oberen Schichten des Meeres, zerfallen ihre Genome zum Teil in lauter „tote“ Fragmente, die sich spontan zu neuen „lebenden“ Viren zusammenlagern.[77] Unter dem Einfluss der Sonnenstrahlen „erneuert“ sich sozusagen die Virosphäre ständig in einem eigentlich chaotischen Wechsel von Entstehen und Vergehen. Sie bildet eine Art äußere plastische Genetik, ein „genetisches Dazwischen“ unter den Organismen. Die Viren stellen damit die Akteure der interorganismischen, evolutiven Kommunikation dar. Wir können auch von einer externen Genetik sprechen, bei der virale Gensequenzen wie Worte unter den Organismen ausgetauscht werden. Viren sind auch die Hauptträger des horizontalen Gentransfers, auf den wir noch näher eingehen. Im Gegensatz dazu ist die DNA relativ stabil und beständig mit sehr viel geringerer Mutationsrate. Als vermittelndes Element zwischen der äußeren plastischen Virenwelt und der zentrierten DNA stehen die RNA-Elemente als polyfunktionale, mobile und flexibel-anpassungsfähige Strukturen, die letztlich eine internalisierte Virentätigkeit darstellen. Zu diesem vermittelnden Funktionskomplex gehört auch das, was in den letzten Jahren als Epigenom erforscht wurde. Den Viren eine generell pathogene Bedeutung zuzuschreiben, führte zu zahlreichen Irrtümern. Viren sind immer Systemkomponenten, die in verschiedenen Kontexten, ob physiologisch oder pathologisch, unterschiedliche Rollen spielen. Der Organismus geht mit den Viren um – nicht umgekehrt.

7. Epigenetik

Das Epigenom stellt ein Regulativ zwischen Umwelt und Organismus auf der einen und dem Genom auf der anderen Seite dar.

Während der frühen Embryonalentwicklung besitzen alle unsere Körperzellen zunächst dieselbe genetische Ausstattung. Im weiteren Verlauf der Reifung differenzieren sich erst die unterschiedlichen Gewebe (Haut, Darm, Niere, Nerven, Lunge usw.). Moduliert werden diese verschiedenen Gewebedifferenzierungen über das Epigenom, das im Wesentlichen auf drei Komponenten basiert:

Bei der *DNA-Methylierung* lagern sich an bestimmten Stellen des DNA-Strangs (am Cytosin) Methylgruppen an, die in den meisten Fällen zu einer Stilllegung des Gens führen.

Der Anteil dieser Methylgruppen ist in der menschlichen DNA besonders hoch, worin sich ein höherer Freiheitsgrad in der Genregulation realisiert.

Eine zweite Komponente ist die *Histonmodifikation.* Histone kann man sich als eine Art Spule aus Proteinen vorstellen, um die DNA gewickelt ist. Hier sind es meist Acetylgruppen, die an das Histon-Protein binden und dadurch die Genexpression modifizieren. RNA-Elemente vermitteln DNA-Methylierung und Histonmodifikation. Es gibt noch ein weites Spektrum der verschiedenen Histonmodifikationen (Histonmethylierung und -phosporylierung, Propionylierung, Butyrylierung, Ubiquitinylierung, ADP-Ribosylierung, SUMOylierung, Carbonylierung, Glycosylierung, Biotinylierung), was letztlich die außerordentliche Komplexität dieser Prozesse unterstreicht.

Eine dritte Komponente der epigenetischen Regulation ist die *RNAi,* auch *RNA-Interferenz* oder Silencing genannt. Hier werden ebenfalls Gene stillgelegt, indem sich eine kleine RNA-Sequenz an die mRNA anlagert – eine Art Mikro-Immunologie im intrazellulären Bereich.[78]

Ein für das moderne Evolutionsverständnis aufschlussreiches Phänomen zeigten Arbeiten zu einer anderen RNA-Klasse; Transfer-RNAs (tRNAs) sind Kernkomponenten der Proteinsynthese, die in allen lebenden Zellen vorkommen. Sie transferieren die einzelnen Aminosäuren an die Ribosomen zur Protein-Synthese. Ihre Sequenzierung ist erst seit wenigen Jahren möglich, weil sie eine relativ stabile (Kleeblatt-)Struktur aufweisen, die immer wieder neu mit Aminosäuren beladen wird. Die tRNA ist die am stärksten modifizierte RNA in Zellen. Im Durchschnitt enthält eine bakterielle tRNA acht und eine eukaryotische tRNA 13 Modifikationen pro Molekül. Ananlysen zeigen nun einen für unser Thema sehr bedeutungsvollen Zusammenhang: tRNA-Modifikationen sind sehr dynamisch und reagieren in hohem Maße auf veränderte Umweltbedingungen, was zu dem Begriff *Metaepitranskriptom* geführt hat.[79] Beispielsweise nimmt unter Stress die sog Mistranslation, d.h. die Fehlübersetzung speziell der Aminosäure Methionin zu.[80] Diese vermeintliche Fehlübersetzung, d.h. die Abschwächung der Übersetzungstreue, die sich unter bestimmten Bedingungen bis zu zehnfach erhöhen kann, hat sich aber im Sinne einer Anpassungsreaktion als vorteilhaft erwiesen. Das Archaeum *Aeropyrum pernix* beispielsweise ist ein Bewohner heißer Quellen und wächst bei Temperaturen um 90° C. Wird die Temperatur auf 75° C abgesenkt, steigt die Fehlübersetzungsrate an, was die Adaptation an die neue Temperatur erleichtert. Das gleiche Phänomen zeigen Mycobakterien bei fallenden pH-Werten. Mistranslation kommt in allen drei Domänen des Lebens (Eukaryonten, Prokaryonten, Archaeen) vor und scheint spezifisch für Methionin zu sein, denn für Cystein, Isoleucin, Phenylalanin, Valin und Tyrosin ist der Vorgang nicht bekannt. Statt zufälliger Fehlübersetzung müssten wir also eher von gezielten adaptiven Prozessen sprechen.

Studien zeigten nun weiter, dass zytosolische und mitochondriale tRNA Expression und tRNA-Modifikationen im Wirt *gewebespezifisch* und *mikrobiomabhängig* umprogrammiert werden.[81] Im Hinblick auf tRNA-Modifikationen zeigen zytosolische tRNAs offensichtlichere Veränderungen in Leber und Nieren in Gegenwart des Mikrobioms. Die Ergebnisse offenbaren eine bisher unerforschte Beziehung zwischen dem Mikrobiom, der tRNA-Dichte und dem Epitranskriptom in einem Säugetierwirt. Mit einfachen Worten: Durch unser Verhalten (Intention), durch Umweltveränderungen oder Stress modulieren wir über das Mikrobiom auch unser Proteom, Epigenom und möglicherweise Genom, was über die Vererbung letztlich wiederum einen Einfluss auf unsere Nachkommen haben kann.

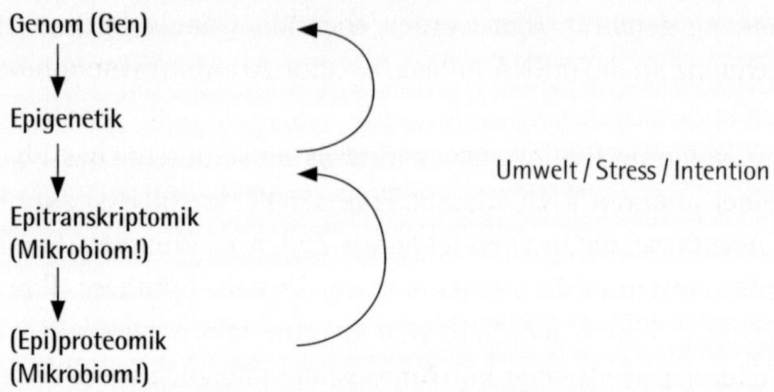

Rückwirkung von Umwelt, Stress und Intention über das Mikrobiom auf das Genom/Epigenom. Grafik modifiziert nach Meinhard Simon (persönliche Mitteilung)

Wie unmittelbar epigenetische Muster durch psychosoziale Faktoren moduliert werden, mag ein Beispiel verdeutlichen: Setzt man Versuchspersonen einem gewissen Stress aus (Trierer Stresstest), sind bereits nach zehn Minuten epigenetische Veränderungen in den Immunzellen nachweisbar: Am Gen des Empfängerproteins für Oxytocin, ein wichtiges Hormon bei sozialen Prozessen [→ Kapitel III.6.4], zeigen sich vermehrt Methylgruppen, d.h. die Ansprechbarkeit der Immunzellen auf Oxytocin wird herabgesetzt und damit die „Physiologie des Vertrauens" gehemmt. Gleichzeitig sinkt der BDNF-Spiegel (Brain Derived Neurotropic Factor), der eine wichtige Rolle für Lern- und Gedächtnisfunktionen spielt. 80 Minuten nach Beendigung des Stresstests ist die Methylierung wieder rückläufig. Bei andauerndem Stress prägen sich solche epigenetischen Prozesse nachhaltiger ein mit entsprechenden Folgen für das Sozialverhalten und die kognitiven Fähigkeiten.[82]

Die epigenetischen Muster, die sich im Lauf des Lebens bei jedem Menschen sehr individuell einschreiben, sind prinzipiell vererbbar, wodurch die bisher als antiquiert geltende Theorie von Jean-Baptiste Lamarck (1744–1829), nach der sich erworbene Fähigkeiten vererben, eine gewisse Renaissance erlebt. Es gibt eine Reihe von Beispielen, die zeigen, dass epigenetische Veränderungen an die nachfolgende und möglicherweise an weitere Generationen vererbt werden.[83] Sie bestätigen, dass die Annahme von Lamarck tatsächlich zutrifft und somit ein wichtiges Prinzip in der Evolution zu sein scheint. Allerdings gibt es bisher keine sicheren Belege, dass sich epigenetische Veränderungen auch im Genom manifestieren lassen und so vererbt werden. Solche langfristigen Prozesse wären durchaus denkbar, aber wohl schwer nachzuweisen. Wir kennen lediglich das parallele Auftreten von genetischen und epigenetischen Veränderungen in sog. „Krebsfeldern".[84] Für ein zukünftiges integrales Gesundheits- und Krankheitsverständnis, insbesondere für die Erkenntnis transgenerational weitergereichter Pathologien und Resilienzfaktoren, wird die Epigenetik noch eine große Rolle spielen.[85] Unsere Verantwortung in der Erziehung und Pädagogik bekommt dadurch eine weitreichendere medizinische Dimension als bisher gedacht [→ Kapitel I. 5.3.8].

Das Epigenom erfährt in jedem Moment unseres Lebens Beeinflussung durch Ernährung, Lebensstil, Gewohnheiten, Krankheiten, die psychische Verfassung – ja sogar durch unsere gebildeten Vorstellungen, die ihr (epi-)genomisches Korrelat haben.

Bereits 1917 sprach Rudolf Steiner von den physiologischen Grundlagen der Gedächtnisbildung: *„Habe ich jetzt eine Vorstellung, so entsteht ein unbewusster und jetzt* rein an das Körperliche (Hervorhebung: Th. H.) *gebundener Prozess. Wenn später durch irgendeine Veranlassung dieser Prozess wieder aufgerufen wird, dann bildet sich, indem die Seele jetzt hinblickt auf diesen Prozess, der ein rein leiblicher ist, aufs Neue die Vorstellung. Eine erinnerte Vorstellung ist eine aus den Tiefen des Leibeslebens heraufgebildete neue Vorstellung, die der alten gleicht, weil sie durch den unterbewussten Prozess, der sich gebildet hat im leiblichen Leben, heraufgerufen wird. Die Seele liest gewissermaßen das Engramm*[86], *das in dem Leibe eingegraben ist, wenn sie sich an eine Vorstellung erinnert.*“[87]

Also nicht die Vorstellung selbst geht in den Speicher ein, sondern eine Spur wie ein Fußabdruck wird offensichtlich (epigenetisch?) engrammiert, sonst könnten wir die Vorstellung nicht erinnern. Genetische Strukturen sind in diesem Zusammenhang Zeichen für etwas, aber sie sind nicht die Vorstellung selbst, sondern eine Art Text, der gelesen wird. Die Gleichsetzung von Information und Informationsträger hat schon zu vielen Missverständnissen geführt.

Wie wir später noch sehen, ist für das Verständnis der Vorgänge die Analogie mit einer Textbearbeitung, wie Witzany sie vorschlug, am besten geeignet, um sich eine realistische Vorstellung von der Dynamik der genetischen Prozesse zu machen.

8. Ergon und Energeia

Wir können eine grundsätzliche Feststellung treffen: Alles, was fest geworden ist in unserem Organismus, war vorher in gelöster Form vorhanden; die Mineralsalze der Knochen, die Aminosäuren, aus denen sich sämtliche Eiweiße unseres Körpers aufbauen, Fibrinogen, das zum Fibrin gerinnt oder Cholesterin, das in zahlreichen Strukturen, z. B. in Zellmembranen oder in Gallensteinen, zu finden ist – alle waren ursprünglich in Lösung befindliche Substanzen, die sich später in Struktur- oder Formelementen konsolidierten. Dieses Prinzip gilt für die Onto- und wohl auch für die Phylogenese mehrzelliger Organismen.[88] Alle Mehrzeller stammen letztlich von den marinen Mikroorganismen in ihrem planktonischen[89], also flüssigen Zustand ab. Dieser Urzustand ist der vitalere. Wie wir oben in dem Abschnitt über die Gestaltpotentialität der Mikroorganismen bereits zeigten, entstand die Mehrzelligkeit und damit auch die Sterblichkeit aus einer gewissen Not heraus; erst der Mangel an Nährstoffen machte einen Zusammenschluss der Zellen zur Verbesserung der Stoffwechselökonomie notwendig. Im „paradiesischen“ planktonischen Urzustand gab es das Todesgeschehen in dem Sinne noch nicht [→ Kapitel V].

Vor diesem Hintergrund ist die RNA die ursprüngliche, lebendigere Form der DNA. Immer steht zwischen der flüssigen und der festen Form ein umwelt- und kontextsensibler plastischer Prozess, der eine bestimmte Form oder Funktion herstellt.

Bei der Genombildung können wir das plastische Geschehen noch über die mobilen Elemente (Transposone) bis zu den hochkomplexen RNA-Prozessen mit ihren zahllosen unterschiedlichen Erscheinungsformen zurückverfolgen. Es lassen sich hier relativ stabile, wenn auch nur sehr kurzlebige Zustände festhalten, aber in der Virenwelt – wir sprechen auch vom *Virom* – werden die Vorgänge zu komplex in ihrer Dynamik, um hier noch stabile und konstante Ordnungen *fest*-stellen zu können. Die äußere Virenwelt, aber auch das Virom des Menschen, sind in ihrem ständigen Wechsel zwischen Zerfall und Neuentstehung im Grunde chaotisch. *„Viren halten sich mit ihrem genetischen Material an keine Regeln.*“[90] Oder mit anderen Worten:

„Die Neuheit der viralen Sequenzen stellt eine erhebliche Herausforderung für Bemühungen dar, die grundlegende Struktur und Funktion viraler Gemeinschaften zu verstehen ... Schätzungen deuten darauf hin, dass weniger als 0,001 % der prognostizierten (Viren-)/Phagenvielfalt in globalen Sequenzdatenbanken dargestellt wird.“[91] [→ Kapitel II.12]

Wenn wir Gen-Sequenzierungen oder elektronenmikroskopische Bilder von Viren machen, haben wir es ja immer mit fixierten Momentaufnahmen eines in Wirklichkeit dynamischen Geschehens zu tun; sie können über das, was zwischen den Aufnahmen als Prozess wirksam ist, keine Aussagen treffen, wie auch noch so viele Fotografien einer Tänzerin nichts über das Eigentliche des Tanzes mitteilen. Dort, wo das Lebendige als reine Tätigkeit wirksam ist, müssen sozusagen die festen Strukturen in ihrer stofflichen Eigengesetzlichkeit zurücktreten und sich dem rein Prozessualen einfügen. Dass das Ungeschaffene, das Noch-Nicht-Gewordene aus dem Chaos stammt, ist eine uralte philosophische Einsicht.

Unsere Suche nach den Ursprüngen unserer Erbsubstanz mündet in eine Welt, die einer der Vordenker der modernen Virologie, Luis Villarreal, als „Virosphäre“ bezeichnet.

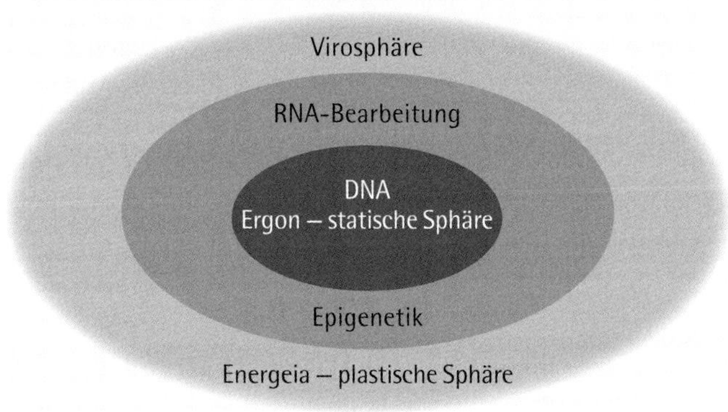

Dreigliedriger Zusammenhang der genetischen Prozesse

Die obige Abbildung versucht, das globale genetische System aus Viren, Epigenetik, RNA und DNA in seinem dynamischen Zusammenhang zwischen einer peripher-plastischen und einer zentral mehr statischen Sphäre abzubilden. Die epigenetischen Prozesse werden im Wesentlichen durch RNA reguliert. Zwischen Zentrum und Peripherie wirkt die Polarität von Vergangenheit und Zukunft. Über die RNA-Bearbeitung und die Epigenetik wird das genetische Gedächtnis ständig aktualisiert, d. h. vergegenwärtigt.[92]

Geistesgeschichtlich lässt sich das plastische Geschehen zwischen Virosphäre und DNA-Bildung einordnen in ein seit der Antike immer wieder neu beschriebenes, dreigliedriges Urprinzip. In der nordischen Mythologie sind die Nornen drei schicksalbestimmende Frauen. Sie heißen Skuld (das Werdensollende, Zukunft), Verdandi (das Werdende, Gegenwart) und Urd (das Gewordene, Vergangenheit). In Platons *Politeia* heißen diese drei Schicksalsgöttinnen Moiren, es sind Atropos, Klotho und Lachesis. Die Alchimisten sprachen von Sulfur, Merkur und Sal als den drei Grundkräften in lebendigen Prozessen. Damit verwandt und weiterentwickelt ist auch die Dreigliederungsidee bei Rudolf Steiner und – davon abgeleitet – die plastische Theorie bei Josef Beuys (1921–1986). Allen gemeinsam ist dieses Urbild aller lebendigen Vorgänge, nach dem alles Werden und Vergehen, Evolution und Involution, in einem polaren Spannungsfeld aus Chaos und Potenzialität einerseits und fester Form andererseits pulsiert, zwischen beiden steht das plastisch-dynamisch-rhythmische Element als kreativer Prozess. Friedrich Schiller (1759–1805) sprach von Stoff- und Formpol. Das anschaulichste Beispiel für dieses Urgesetz ist der Mensch selbst; sein Stoffwechsel-Gliedmaßen-System ist das Zukunft Schaffende, mit unseren Händen realisieren wir das, was werden soll. Das Gliedmaßenskelett zeigt einen sich der Peripherie öffnenden Gestus. Im Gegensatz dazu schließt sich der Kopf mit seinem Außenskelett vom Umkreis ab. Das Gesicht des Menschen zeigt, was aus ihm *geworden* ist, aber mit dem Kopf allein können wir nicht wirklich zukunftsgestaltend wirken in der Welt. Das mittlere, rhythmische System ist bis in die Skelettmorphologie hinein das beide Pole dynamisch verbindende, atmende und pulsierende Prinzip. Das Gefühlsleben, das hier seine organische Grundlage hat, zeichnet sich dadurch aus, dass sich Vorstellungen und Leibesleben durchdringen. Wie der Thorax eine „Synthese" aus Gliedmaßen und Kopf darstellt, so wirken in den Gefühlen mentale und leibliche Prozesse ineinander (Lachen, Weinen, Herzklopfen, Erröten, Gänsehaut u.v.m) [→ Kapitel V.6].

Der Zellkern mit der DNA, gleichsam als Archiv der Vergangenheit, repräsentiert in diesem Zusammenhang das Gewordene, er stellt den „Kopf" der Zelle dar. Wir werden in Kapitel IV auf diesen Punkt noch ausführlicher eingehen.

9. Horizontaler Gentransfer und das Urphänomen der Befruchtung

Die entscheidende Frage muss ja nun lauten: Was sind Viren qualitativ, woher stammen sie und woher kommen ihre Impulse, die sie als Entwicklungsanstoß oder in seltenen Fällen als Krankheit in einen Organismus hineintragen? Naturwissenschaftlich ist diese Frage nur schwer zu beantworten, weil sich, trotz genomischer Stammbaumanalysen, die Spuren ihrer Herkunft im Nebulösen verlieren und wir auf Vermutungen angewiesen sind. Wir wissen einfach nicht, was sich in diesem „chaotischen" Urmeer am Beginn des Lebens ereignete. Gab es einst nur diese RNA-Welt, von der heute noch die unüberschaubar komplexe Fülle der Viren und Virenfragmente in jedem Milliliter Meerwasser Zeugnis ablegen? Waren zuerst die Viren da und dann die Prokaryonten, oder war es umgekehrt, oder haben sich beide als polare Erscheinungen aus einem gemeinsamen Urzustand (Gigaviren?) herausdifferenziert, ein Prinzip, das im Lebendigen vorwiegend gilt? Sind die Viroide, die nackten, nicht codierenden RNA-Ringe als genetisches Rohmaterial die ältesten physischen Zeugen vom Beginn des irdischen Lebens? Wir können uns der Frage dennoch annähern, denn die RNA-Welt ist ja ebenso wie die der Prokaryonten immer noch existent. Die Vergangenheit ist im Lebendigen gegenwärtig, was wir die permanente Zeitbindung aller Evolution nennen.[93] Wir kommen auf diesen wichtigen Punkt im Folgenden zurück.

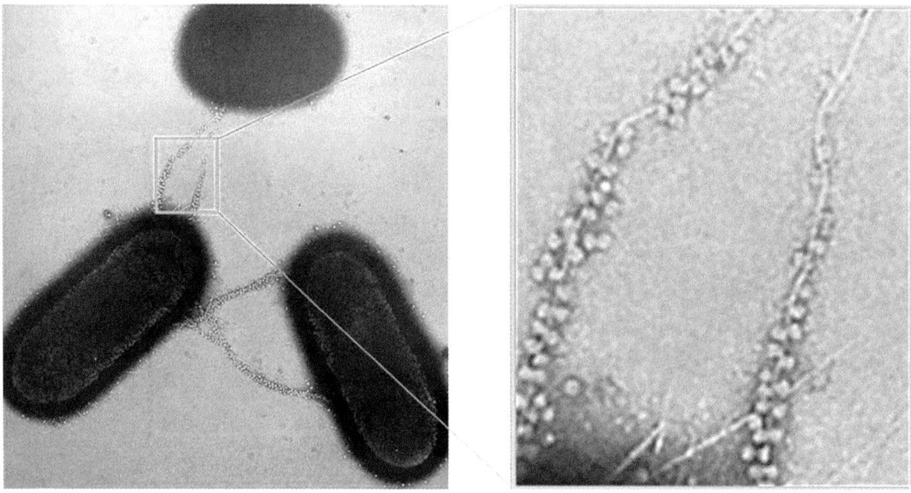

Horizontaler Gentransfer bei Bakterien unter Mitwirkung von Phagen[94]

Die obige Abbildung zeigt eine Aufnahme vom horizontalen Gentransfer zwischen drei Bakterien (links). Im Gegensatz zu allen höher entwickelten Organismen übertragen Bakterien genetische Informationen relativ freizügig, wobei der Austausch auch zwischen verschiedenen Bakterienspezies stattfindet.[95] *„So können auch taxonomisch verschiedene ‚Arten' Gene austauschen. Sexualität zwischen Bakterien – von Bedeutung für die Evolution von Zellen mit Zellkern (Eukaryonten) – fand wahrscheinlich schon in großem Ausmaß zu einer Zeit statt, bevor die Bakterien selbst genügend Sauerstoffgas für den Aufbau einer Ozonschicht produziert hatten ... Wenn man gesunde Bakterien der Ultraviolett-Strahlung aussetzt, schleudern sie explosionsartig unzählige winzige Viren aus, die man als Prophagen[96] bezeichnet.“*[97]

Auf diese Weise werden zum Beispiel Gene für Antibiotikaresistenzen oder zur Vitaminproduktion transferiert.

Dieses Foto zeigt also nicht nur das, was wir den horizontalen Gentransfer nennen, wie er über die feinen, fadenförmigen Zellstrukturen (Pili, singular: Pilus) zwischen den Bakterien stattfindet, sondern darüber hinaus ist dieses Geschehen begleitet von Bakteriophagen, also Viren, die zu Tausenden als kleine runde Partikel an diesen Verbindungskanälen sitzen und ständig zusätzliches Erbmaterial – aus der Umgebung! – in diese Pili injizieren (Abb. oben, Vergrößerung rechts). Was wir hier sehen, ist eine Urform interorganismischer Kommunikation, wie sie in jeder Sekunde milliardenfach in einem Milliliter Meerwasser stattfindet. Bei einem solchen Gentransfer zwischen zwei Bakterien können bis zu 100 Gene übertragen werden, wobei hier die Viren diesen

Vorgang modifizieren, regulieren, evtl. sogar stimulieren; sie tragen zusätzliche genetische Informationen, eine Art Mitsprache aus der Umwelt in diesen Vorgang hinein und nehmen gleichzeitig genetische Informationen aus diesen Kommunikationsstrukturen auf.

Man muss sich bewusst sein, dass täglich etwa 20% aller Prokaryonten (die Mikroorganismen machen den Hauptteil der Biomasse auf Erden aus) durch Viren lysiert werden und auch die Viren beispielsweise im Meer bei Sonnenlicht ständig zerfallen und ihre Fragmente in andere Mikroorganismen eingehen oder sich wieder zu neuen Viren zusammenlagern. Es lässt sich auch sagen: die Bakterien nehmen das genetische „Rohmaterial" über die Viren aus der Umgebung auf wie ein Nahrungsmittel, das sie dann je nach situativem Umweltkontext verarbeiten/verdauen und in sich integrieren. Das System ist weitaus komplexer, als es die Theorie von Mutation und Selektion beschreiben kann. Der Organismusbegriff lässt sich bei den Mikroorganismen nicht auf die Einzelindividuen und ihren Binnenstoffwechsel begrenzen [→ Kapitel V.3]. Ihr Metabolismus ist nur im systemischen Kontext zu verstehen, also außenorientiert:

„Diesen lateralen Gentransfer betrafen offensichtlich weniger sogenannte Strukturgene, welche für grundlegende Stoffwechselvorgänge wie DNS-Replikation, -Transkription und Proteinsynthese codieren, sondern vielmehr Gene, welche für Enzyme im Zusammenhang mit der Stoffaufnahme, Energiegewinnung und dem Abbau von chemischen Verbindungen codieren, also Eigenschaften, die viel stärker im Zusammenhang mit dem nach außen gerichteten Stoffumsatz stehen. Das Genom der Prokaryonten war also in einer frühen Phase der Evolution selbst noch viel intensiver in den Stoffwechsel und Stoffaustausch der Prokaryonten-Umwelt eingebettet und ist es auch heute noch stärker als bei allen Eukaryoten. Da zu dieser frühen Zeit noch keine Eukaryoten existierten, muss man sich die Biosphäre prozesshaft so vorstellen, dass in ihr intensivstes Leben von Prokaryonten herrschte, mit fast ausschließlich nach außen gerichteten Stoffprozessen, bzw. dass es eine Trennung von innen und außen in der Biosphäre außer der Bakterienmembran noch nicht gab. Aufgrund der geschilderten Befunde hat sich die Ansicht über die Phylogenie der Prokaryonten deutlich gewandelt und man geht heute vielmehr von einem verwandtschaftlichen Beziehungsgefüge der Prokaryonten und der aus ihnen entstandenen Eukaryoten in der frühen Phase der Evolution aus, das einem Geflecht entspricht. Eine solche Darstellung gibt den geschilderten intensiven Zusammenhang der Prokaryonten mit der Biosphäre und ihre Umweltoffenheit weitaus adäquater wieder als die punktzentrierte Ansicht eines einzigen gemeinsamen Vorfahrens aller Organismen."[98]

Wie Simon bemerkt[99], weist der in tropischen und subtropischen Ozeanen mit bis zu 30% am gesamten Prokaryonten Bestand beteiligte *Pelagibacter ubique* das kleinste Genom aller bisher bekannten kernlosen Einzeller auf. In den vergangenen Jahren hat sich zudem gezeigt, dass viele dort häufige Prokaryonten ebenfalls sehr kleine Genome besitzen, u. a. das in den Weltmeeren häufigste Cyanobacterium *Prochlorococcus*. Solche und noch kleinere Genome haben sonst nur obligat (endo-)symbiontische und parasitische Prokaryonten, die allein jedoch gar nicht lebensfähig, sondern auf ihre Wirtsorganismen als ihre besondere Umwelt angewiesen sind, bzw. sich als Teil dieses Wirtsorganismus betrachten lassen. Sie stehen also in ihrer Umkreisabhängigkeit noch den Viren näher. Aus dieser Perspektive erscheinen die freilebenden Prokaryonten und Viren in ihrer Ganzheit als Endosymbionten des Meeres bzw. des gesamten Erdorganismus. Ihre reduzierten Genome sind nur im Rahmen von systemischen Funktionen im Sinne einer arbeitsteiligen Gesamtphysiologie mikrobieller Gemeinschaften zu verstehen.[100]

Wir kennen mittlerweile zahlreiche Gene bei Vertebraten und Invertebraten, die über horizontalen Gentransfer erworben wurden:

„Der horizontale Gentransfer ist bei Tieren und Menschen weit verbreitet und lässt Dutzende oder Hunderte aktiver Gene entstehen. Überraschenderweise ist der horizontale Gentransfer keineswegs selten, und es scheint, als habe er zur Evolution vieler, möglicherweise sogar aller Tiere beigetragen. Das heißt, dass wir unsere Vorstellung von Evolution überdenken müssen.“[101]

Auch beim Menschen lassen sich inzwischen zahlreiche durch horizontalen Transfer (HGT) entstandene Gene identifizieren.[102] Interessanterweise haben menschliche Darmmikrobiome hohe HGT-Raten, besonders dann, wenn sie durch einen industrialisierten Lebensstil unter massivem Anpassungsdruck stehen.[103] Was wir als individuelle Mikroevolution bezeichnen, wird innerhalb des menschlichen Mikrobioms hauptsächlich durch HGT angetrieben, dessen „Choreografie“ eben dem Organismus und seinen Lebensverhältnissen und nicht einzelnen Bakterienspezies entstammt.

Genetische Neukombinationen eröffnen immer die Basis für *Neues*, für Innovations-, Adaptations-, Modifikations- und Weiterentwicklungsprozesse. Wir sprechen auch vom Heterosis-Effekt, der bei Mischlingen (Hybriden) prinzipiell zu einem höheren Fähigkeitenpotential führt im Gegensatz zur Inzuchtdepression, bei der es auf dem Boden von „genetischen Monokulturen“ zu einer Abnahme von Vitalität, Gesundheit und Leistungsfähigkeit kommt. Diversität ist immer ein Indikator für vitale und gesunde Ökosysteme; das trifft für Wiesen, Wälder, gesunde Landwirtschaft und Gewässer zu – und sogar für soziokulturelle Systeme.[104] Auch die Gesundheit des Menschen hängt in hohem Maße von der Artenvielfalt der bakteriellen Spezies in unserem Darm ab.

Die Kreuzung heterogener Abstammungslinien schafft Spielräume für genetische Neuarrangements, die weit über das Mutationsgeschehen hinaus die evolutiven Prozesse anstoßen – ein Aspekt, der in der synthetischen Theorie des Neodarwinismus weitgehend unberücksichtigt bleibt. Wir haben es also nicht nur mit einer interbakteriellen Befruchtung, sondern mit einem dialogisch organisierten Gesamtsystem zu tun, bei dem genetische Impulse aus der Virosphäre bzw. dem jeweils situativen Umweltkontext einen maßgeblichen Einfluss auf die Entwicklungsprozesse zu haben scheinen. Solche Prozesse unterliegen im Laufe der Evolution der Internalisierung. Beim horizontalen Gentransfer, der hauptsächlich, aber nicht nur bei den Prokaryonten stattfindet, werden Plasmide, Retroplasmide[105], Phagen und Transposone übertragen, die wir in den Eukaryonten bzw. in den höher entwickelten Organismen als mobile genetische DNA- und RNA-Elemente konserviert wiederfinden [→ Kapitel II.12 über extrazelluläre Vesikel].

Seit der Frühgeschichte des Lebens gibt es keinen Organismus, der nicht von Viren – meist mehrfach – besiedelt worden wäre. Mutationen sind also nicht zwingend erforderlich, um Genome zu verwandeln. Die gesamte Genphysiologie, genetische Rekombinationen, Translation, Transkription und Transposition, wie sie innerhalb der eukaryotischen Zelle konserviert sind, waren ursprünglich externe virale Prozesse! Die internalisierten, sesshaften Viren sind somit genetisch mit entscheidend für evolutive Innovationen und Artenvielfalt.

Wenn eine männliche Samenzelle eine weibliche Eizelle befruchtet, beginnt sich diese (Zygote) zu teilen, es entstehen nacheinander 2-, 4-, 8-Zellenstadien, wobei durch asynchrone Teilungen auch ungerade Zahlen vorkommen. Bis etwa zum 16-Zellenstadium bleiben die Zellen beim Menschen totipotent, d.h. aus jeder einzelnen der 16 Zellen könnte sich immer noch ein ganzer Embryo entwickeln. Während sich danach die Zellen langsam zu differenzieren beginnen, bleiben einige im ursprünglichen Zustand bestehen, d.h. sie differenzieren sich während der gesamten Embryonalentwicklung nicht weiter und stellen später beim erwachsenen Menschen die Urkeimzellen in den Ovarien der Frau oder im Hoden des Mannes dar. Diese Keimzellen bewahren also den Urzustand. Ihr Zytoplasma wird seit Urzeiten von Generation zu Generation wie ein Kelch des Lebens weitergereicht. Über die Keimbahn sind wir also mit unseren Vorfahren bzw. mit dem Stammbaum des Lebens in einer realen Weise verbunden. Veränderung erfahren die Keimzellen nur genetisch, durch erneute Befruchtung, Mutationen, Chromosomenveränderungen oder durch virale Infektionen, die dann weitervererbt werden. Die Bakteriophagen stellen dabei das Urprinzip der Befruchtung in der Biosphäre dar; Berechnungen ergaben, dass es im Meer etwa 10^{30} (eine Quintillion) Phagen gibt (auch Virioplankton genannt), die ständig etwa 10^{26} Bakterien genetisch verändern – dieses mikrobielle Leben wird gleichsam ständig aktuell erschaffen.

Viren tragen als selbst nicht lebensfähige Wesen ihr Erbmaterial in einen Wirtsorganismus hinein wie Samen, die in einen mütterlichen Organismus oder einen fruchtbaren Boden gelangen. Samen sind, was ihre umkreisabhängige Lebendigkeit betrifft, den Viren verwandt. Insofern können wir die virale Infektion eines Bakteriums mit einem temperenten Phagen durchaus als eine Art Urbefruchtung deuten, denn es stellt ja letztlich nichts anderes dar als die erste Form einer genomischen Vereinigung und damit ein entscheidendes Evolutionsprinzip. Dass wir diesen Vorgang nicht mit einer Befruchtung in Zusammenhang bringen, liegt wohl daran, dass es hierbei keinen Befruchter gibt, denn die genetischen „Infektionen" aus der Virosphäre haben ja kein väterliches, begattendes Äquivalent. Was ist also diese Virosphäre, woraus generieren sich ihre genetischen Impulse? Eine hoch interessante Frage, bei der vielleicht ein im wissenschaftlichen Kontext ungewöhnlicher Aspekt hilfreich ist.

In der griechischen Mythologie ist Gaia eine der ursprünglichsten Gottheiten. Sie ist die personifizierte Erde, die Ur-Gebärende, die Urmutter, die selbst nicht gezeugt wurde (auf der Mikroebene würde ihr das Ur-Keimbahn-Zytoplasma entsprechen). Nach Hesiods *Theogonie* entstand sie aus dem Chaos.[106] Uranos ist der Erstgeborene der Gaia, den sie ohne Begattung durch Eros im Schlafe hervorbrachte. Uranos bedeutet so viel wie Himmelsgewölbe. Mit ihm kam das männliche Element in die Welt. Sein männlicher Omnipotenz-Wahn – wenn man die feine Ironie der griechischen Sage einmal zeitgemäß ausdrücken will – wird ja im Mythos „besänftigt", indem Gaia ihren Sohn Kronos anstiftet, ihn zu entmachten. Mit einer Sichel entmannt Kronos seinen Vater und wirft das Amputat ins Meer, worauf aus dem aufschäumenden Samen die Aphrodite, „die aus dem Schaum Geborene" entsteht. Wenn wir bedenken, dass schon jede Blütenbildung in der Natur mit einer „Besänftigung und Entmachtung" der vegetativen Kraft verbunden ist – das zur Wucherung neigende Blatt-nach-Blatt-Bilden wird gestaut, es findet eine Involution der Lebenskräfte statt und sie metamorphosieren sich zu Duft, Farbe und

Schönheit – dann kann man nachfühlen, welch tiefes Erleben sich hinter solch einem Mythos verbirgt.

Von der ältesten Mythologie über die Psychologie, Soziologie bis zur modernen Mikrobiologie lässt sich das Befruchtungsphänomen in unzähligen Facetten studieren. Unsere gesamte Kultur lebt von geistigen Befruchtungsvorgängen, wo intuitive, innovative Impulse den Fortschritt und die Entwicklung immer wieder neu anregen. Eine einzige Idee oder ein einziger gesprochener Satz kann ein ganzes Leben oder eine Gesellschaft verändern.

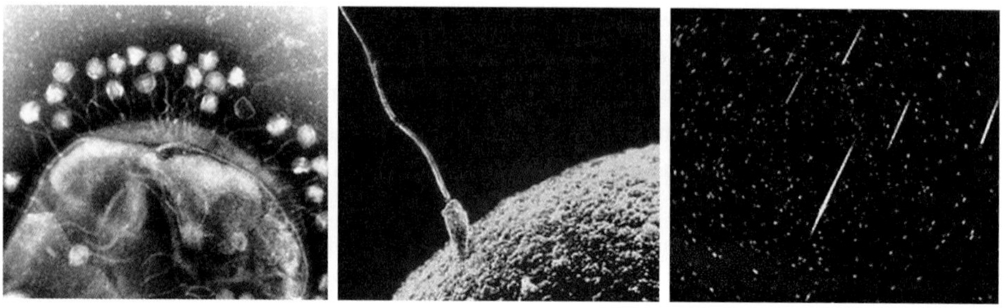

Links: Phagen injizieren ihr Genmaterial in ein Bakterium, Mitte: Befruchtung einer Eizelle, Rechts: Meteoritenschauer [107]

Interessanterweise ist das männliche Y-Chromosom besonders arm an kodierender bzw. reich an nicht kodierender DNA, die *viraler Herkunft* ist. Es enthält auch, im Gegensatz zu allen anderen Chromosomen des Menschen, keine Neandertaler-DNA. Die Genome von Europäern und Asiaten gehen zu etwa 2 bis 4 % auf Neandertaler zurück, die sich vor etwa 60.000 Jahren mit den aus Afrika eingewanderten Vorfahren des heutigen Menschen gekreuzt haben und vor 30.000 Jahren ausgestorben sind.[108] Als progressives Element ist das Y-Chromosom damit freier von paläogenetischen Einflüssen.[109] In diesem Zusammenhang sei nochmal darauf hingewiesen, dass über 90 % der viralen Genome keine Verwandtschaftsverhältnisse mit bekannten Gensequenzen aus dem Tier- und Pflanzenreich zeigen. Genetische Einflüsse aus der Virosphäre sind also innovativ, im Gegensatz zu den in den höheren Organismen konservierten Genen, die mehr repetitiv wirken.

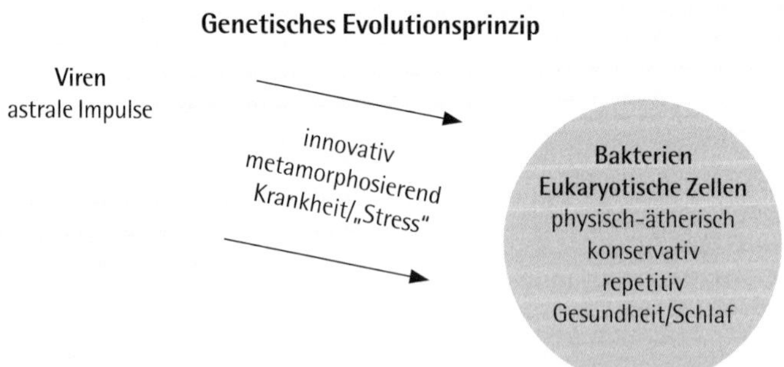

Genetisches Evolutionsprinzip (Grafik: Thomas Hardtmuth)

Das mütterliche und das väterliche Prinzip gehören zum Urphänomen der Befruchtung.[110] Aus dieser Perspektive vollzieht sich die Evolution aus zwei polaren Kräften. Da ist zum einen die Adaptation, der Zusammenhang mit dem Lebensraum, das konservativ-bewahrende, sich beständig wiederholende, mehr ätherische Element, und auf der anderen Seite das progressive, impulsgebende und entwicklungsstimulierende, aber auch Krise und Krankheit stiftende, mehr geistig-astrale Element über die virale Sphäre.

10. Viren, Meteoriten und das Prinzip der Astralität

Die anthroposophische Geisteswissenschaft umschreibt mit dem Begriff Astralität all das, was mit Beseelung im weitesten Sinne zusammenhängt. Es sind nicht nur die Empfindungen von Trauer, Freude, Schmerz, Wut, Begierden usw. als Erlebnisqualitäten bei Tier und Mensch, sondern Astralität ist ein überall in der Natur wirksames, aus der kosmischen Peripherie hereinwirkendes Prinzip (siehe unten). Bei jedem Blütenbildungsprozess kann man astrale Impulse verfolgen: Das Erscheinen seelischer Qualitäten als angedeutete Innenraumbildung, als Farbe, Duft, Aroma und ästhetische Anziehungskraft bringt in den ätherisch-repetitiven Prozess des Blatt-nach-Blatt-Bildens einen grundsätzlich andersartigen Gestaltungsimpuls. Der rein vegetative Aufbaustoffwechsel transformiert sich qualitativ in die mehr abbauende, metamorphosierende Einflusssphäre der Astralität. In der Blütenbildung nähert sich die Pflanze dem Tierreich an. Bei ihr bleibt die Seelenqualität aber noch äußerlich, im Umkreis der Blüte. Bei den Tieren ist die Empfindungsfähigkeit verinnerlicht, wozu ihnen die Nervensysteme als Grundlage dienen, welche die Pflanze nicht besitzt. In der langen Koevolution von Blüten und Insekten haben wir das Urbild dieser Beziehung vor uns. Über die Bestäubung und Nektarbildung treten Pflanze und Tier in einen organischen Zusammenhang; was in der Blüte erscheint, findet im Insekt – besonders anschaulich beim Schmetterling – seine Fortsetzung.

Nun steht hinter R. Steiners Wortwahl die tiefe Einsicht, dass die Astralität (Astrum = Stern) mit einer extraterrestrischen Einflusssphäre zusammenhängt, die hinsichtlich der Sonne für jeden selbstverständlich, aber bei Mond, Planeten, Kometen und Fixsternen für ein neuzeitliches, naturwissenschaftlich geprägtes Denken nicht mehr ohne Weiteres nachvollziehbar ist. Dieses Wissen um Beseelungsqualitäten auch außerhalb der menschlichen Subjektivität ist so alt wie die Menschheit, aber der modernen Naturwissenschaft durch ihre methodische Selbstbeschränkung unzugänglich.[111]

Versuchen wir auch hier einen Brückenbau. Am 28. September 1969, kurz nach der ersten Mondlandung, ging im australischen Victoria ein schwerer kosmischer Gesteinsbrocken zu Boden, von dem nach seinem Durchtritt durch die Atmosphäre noch etwa 100 kg Masse übrigblieben.

Der große Vorteil solcher Fall-Meteoriten, die im Gegensatz zu den Fund-Meteoriten beim Einschlag beobachtet und sogleich aufgesucht werden, besteht darin, dass sie noch weitgehend unbeeinflusst sind von irdischen Witterungseinflüssen, Erosionen und Kontaminationen. Seitdem erforschte man diesen nach seinem Fundort Murchison benannten Himmelskörper gründlich und es traten dabei sonderbare Dinge zutage. Er ist mit 4,6 Milliarden Jahren älter als die Erde.

Neben zahlreichen Mineralen wie unter anderem Calcit, Chromit, Diamant, Graphit und gediegenem Eisen fanden sich auch verschiedene organische Substanzen, darunter etwa hundert unterschiedliche Aminosäuren und sogar *Di-Aminosäuren*, die in der Biochemie des genetischen Materials eine Rolle spielen.[112] Sie sind nach Ansicht mancher Autoren der Schlüssel zur Bildung von peptidischen Nukleinsäuren, die wiederum als evolutionäre Vorläufer der RNA und damit auch der DNA in Betracht kommen.[113]

In einer 2011 durchgeführten Analyse des Murchison-Kometen ließen sich auch verschiedene Nucleobasen nachweisen, was die Hypothese der extraterrestrischen Herkunft der RNA untermauert.[114] Die Nukleotide sind komplexe und schwer synthetisierbare Moleküle, sodass sie für viele Biochemiker nicht als Ausgangsmaterial des biologischen Lebens gelten.[115]

Anfang 2020 entschlüsselten amerikanische Forscher die Struktur des ersten außerirdischen Proteins in zwei Meteoriten, die in Algerien und Mexiko niedergingen. Das 2320 Dalton schwere Protein bestand aus zwei über Wasserstoffbrücken verbundene Ketten mit je 15-17 Glycin- und Hydroxyglycinresten, die an den Enden ungewöhnliche Eisen- und Lithiumverbindungen enthielten. Eine irdische Kontamination war auszuschließen.[116]

Die Entstehung des Lebens aus dem Kosmos stand früher unter Esoterik-Verdacht, heute ist sie eine höchst plausible, ernsthaft diskutierte Theorie.[117]

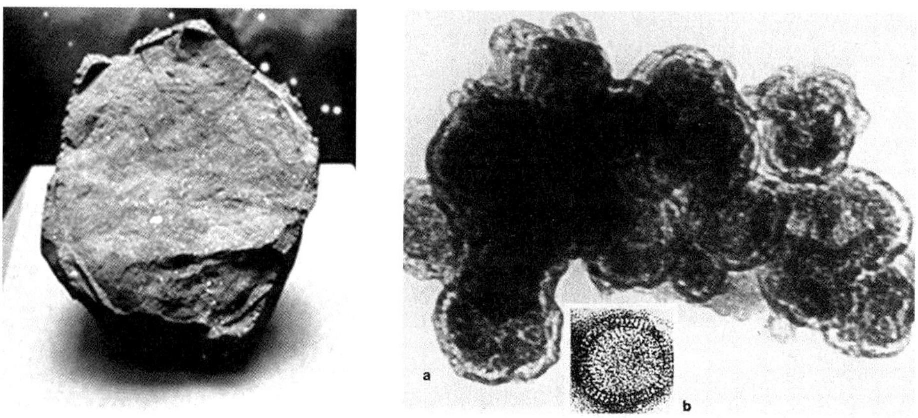

Die Abbildung zeigt links den Murchison-Meteorit[118], rechts ein vergrößertes Partikel daraus, das wie organisches Material erscheint. Zum Größenvergleich unten ein Influenzavirus (b).[119]

Man fand diese Strukturen (Abb. rechts) unter der Eisenerzkruste des Meteoriten, *„sodass man sie eigentlich nur als ursprüngliche Bestandteile deuten kann“*[120] und nicht als Verunreinigung. Diese Entdeckung entfachte natürlich heftige Diskussionen, weil sie unser bisheriges Verständnis von der Entstehung des Lebens zu revolutionieren schien. So scheut man sich verständlicherweise, solche Befunde als Beweis für extraterrestrisches Leben zu interpretieren. *„Jedenfalls ist eines sicher: Wären die in den Meteoriten* *entdeckten Strukturen in irdischen Sedimenten gefunden worden, hätte kaum ein Bearbeiter gezögert, diese als Reste von Organismen zu deuten.*“[121]

Man kann sich die Frage stellen, ob es sich bei diesen Befunden nicht um fossile Zeugen einer urzeitlichen, weit über den heutigen, organisch verdichteten Zustand der irdischen Biosphäre hinausgehenden kosmischen Allgemeinlebendigkeit handelt, die wir heute nur noch im wässrigen Milieu vorfinden [→ Kapitel V].

Für unseren Zusammenhang ebenso interessant sind die sogenannten Fullerene, die man in dem Gestein entdeckte.[122] Sie weisen einige bemerkenswerte Eigenschaften auf.

„*Erstens zeigte sich im hoch auflösenden Elektronenmikroskop, dass die kohlige Substanz der Meteoriten zu einem wesentlichen Teil aus merkwürdigen superkleinen Hohlkristallen besteht. Zweitens zeigte die chemische Analyse, dass diese Zellen aus Kohlenstoffatomen zusammengesetzt sind. Drittens ergaben Reproduktionsversuche, dass sich die Gebilde aus DNA-Strängen entwickeln und dann durch die Anlagerung von Segmenten zum Kern komplexer Strukturen werden können.*“[123]

Fullerene sind räumlich angeordnete Hohlmoleküle aus 60 Kohlenstoffatomen (siehe nächste Seite, Abb. b), die zu den Aromaten gehören. Ihren Aufbau kann man sich vorstellen, wenn man regelmäßige Fünf- und Sechsecke mit gleicher Kantenlänge als Muster aneinanderlagert. Das funktioniert in der Ebene nicht, denn es bleiben Lücken (Abb. a) zwischen den einzelnen Flächen. Wenn man das Muster aber zu einer Kugel wölbt, dann schließt es sich zu einer Einheit, deren Aufbau von fern einem Fußball vergleichbar ist, weshalb man die Fullerene auch „Fußball-Moleküle“ nennt.

Nun lässt sich ein solcher geometrischer Körper auch dadurch konstruieren, dass man ein Ikosaeder, das wir bereits als eine Grundform des viralen Kapsids beschrieben haben, an seinen Ecken abstumpft. Das Ikosaeder ist einer der fünf platonischen Körper – ein Polyeder mit zwanzig gleichseitigen Dreiecken als Flächen, dreißig Kanten und zwölf Ecken. Wenn wir jede der zwölf Ecken abschneiden, haben die Schnittflächen eine Fünfeck-Form und die Eckenzahl der ursprünglichen Dreiecke verdoppelt sich, wodurch die Dreiecke zu Sechsecken werden. Wir sprechen in diesem Fall von einem Ikosaederstumpf (Abb. c).

Unser Himmelskörper enthält also neben virenähnlichen Partikeln auch Strukturelemente, die man als Ausgangsmodell der Virenbildung interpretieren könnte: ikosaedrische Formelemente und möglicherweise die simplen Urformen oder Vorstufen genetischen Materials. Erinnern wir uns auch an die einfachste Form des Virenkapsids aus 60 Kapsomeren. Fullerene sind Moleküle aus 60 Kohlenstoff-Atomen mit einer *Innenraumbildung*, die, wie auch die aromatische Qualität, zur Signatur der Astralität gehört. Diese molekularen Stumpfikosaeder können in ihrem Innenraum sogar andere Moleküle oder Metalle (Metallofullerene) beherbergen wie ein Viruskapsid, das eine genetische Information enthält.

2010 entdeckte man massenhaft frei im All vorkommende Fullerene spektralanalytisch in einem planetaren Nebel.[124] Sie stellen die größten bislang nachgewiesenen Moleküle im massivem Weltall dar und werden als ein Schlüssel zum organischen Leben diskutiert. Als Radikalfänger sollen sie antioxidative Eigenschaften haben.[125]

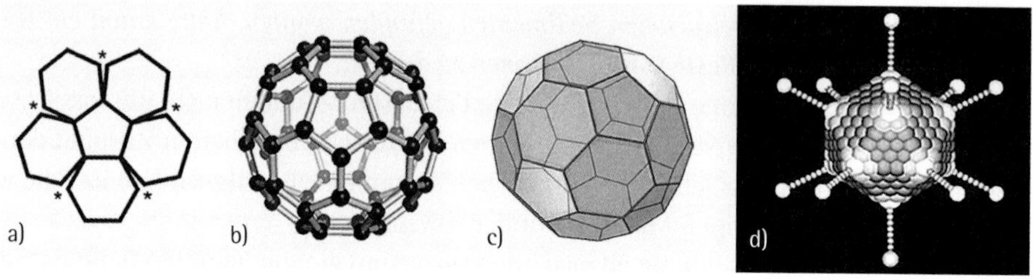

Abbildungen von links nach rechts: a) Fünf- und Sechsecke, aneinandergelagert in der Fläche, b) Fulleren-Struktur, c) Ikosaederstumpf, d) Adenovirus mit Penton-Hexon-Kapsid[126]

Was in der Abb. d wie ein Satellit aussieht, stellt ein Adenovirus dar. Adenoviridae kommen häufig bei Menschen und Tieren vor, wobei die humanpathogenen Formen hauptsächlich bei Atemwegsinfektionen zu finden sind. Es besteht dabei aber keine Korrelation zwischen Virustyp und Art der Infektionserkrankung. Adenoviren sind mit bestimmten Phagen nah verwandt und erweisen sich als außergewöhnlich stabil gegenüber chemischen und physikalischen Einflüssen. Das Herstellen von genetischen Arrangements durch Herausschneiden und Neuzusammensetzen von Nukleotidsequenzen, das wir als Spleißen (siehe oben) im Sinne einer genetischen Kreativität bezeichnen, fand man erstmals bei den Adenoviren. Ihr charakteristischer Aufbau besteht aus sogenannten (hell markierten) Penton- und (dunkel markierten) Hexon-Kapsomeren, wobei beide eine jeweils spezifische chemische Zusammensetzung haben. Das Kapsid der Adenoviren zeigt also eine besonders auffällige Strukturverwandtschaft zu den Fullerenen. Wie beide zusammenhängen, muss natürlich offenbleiben, und wir wollen diese morphologischen Analogien auch nicht überstrapazieren, aber in diesen Formen scheint zumindest eine Art kosmogenes Übergangselement zwischen der physisch-chemischen und der lebendigen Welt zu liegen.[127]

Nach allem, was wir bisher über den Ursprung der Viren bzw. der Gene behandelt haben, ist es also naheliegend, auch die Meteoriten in den systemischen Zusammenhang des Befruchtungsgeschehens einzuordnen. Ohne diese „Himmels-Immigranten" hätte sich die Evolution des Lebens auf Erden wohl nicht ereignet, obwohl dabei auch große Zerstörungsimpulse stattfanden. Bedenken wir nur die Rolle des Eisens und all der anderen kosmogenen Metalle und die damit verbundenen historischen und kulturellen „Befruchtungsprozesse" (Kupfer-, Bronze-, Eisenzeit) sowie auch ihre Bedeutung im menschlichen Organismus bzw. im Blut.[128]

11. Virale Infekte im „oberen" Menschen

Wir können die Viren also auch in dieser Hinsicht als Organe der Astralität bezeichnen. Sie besitzen keine eigene, aufbauende Stoffwechselorganisation, sondern greifen mehr strukturierend, metamorphosierend und evolvierend, aber auch zerstörend und krankmachend in den Organismus ein. Sie zeigen hier eine Doppelnatur, wie sie zum Wesen des Astralischen gehört – das Astrale vermag sowohl förderlich als auch destruktiv zugleich zu sein. Eine Wut oder eine Leidenschaft, die in uns „brennt", kann uns krank machen oder zerstören, sie kann aber auch Antrieb für eine positive Weiterentwicklung sein. Ein gewisses Maß an Angst ist hilfreich zur Bewältigung einer schwierigen Situation, sie bewirkt jedoch manchmal das Gegenteil, wenn sie uns lähmt und hilflos macht.

Letztlich sind wir es selbst mit unserem Ich, mit unserer Fähigkeit der Selbstorganisation und -regulation, welche die allgemeine Astralität ständig ins Individuell-Menschliche umformt. Das biologische Pendant dazu ist das Immunsystem, das in seiner Aktivität eng mit unserer Ich-Präsenz zusammenhängt und die mikrobielle Eubiose an unseren Leibgrenzen [→ Kapitel I.5.1.1] über zahlreiche Faktoren beeinflusst. Im Sinne der Salutogenese ist Gesundheit kein Zustand, sondern ein fortwährender Prozess, eine ständige Tätigkeit, die von unserem Ich ausgeht und sich den allgegenwärtigen Krankheitstendenzen entgegenstellt. Permanent *individualisieren* wir das Mikrobiom an unseren Leibgrenzen und wirken damit der Neigung der Mikroorganismen entgegen, eine Eigengesetzlichkeit zu entwickeln, die letztlich in den Infektionskrankheiten zum Ausdruck kommt. Es ist die aktive Aufrechterhaltung der individuellen, mikrobiellen Homöostase, die den grundlegenden Infektionsschutz darstellt.

Wenn wir von der *Ausstrahlung* einer Person sprechen, meinen wir damit für gewöhnlich ein rein seelisches Phänomen, wie es beispielsweise im *Blick* des Menschen kulminiert. In der sensiblen Mikrobensphäre wirkt diese Ausstrahlung bis ins Biologische hinein.

Viren haben tendenziell eine Beziehung zum „oberen Menschen", also eher zu den Organen der Astralität wie dem Nerven-Sinnes-System, wohingegen die Bakterien des menschlichen Mikrobioms mehr eine Affinität zu stoffwechselbetonten Regionen zeigen.[129] Sinneswache Tiere wie Mäuse und Fledermäuse sind besonders reich an Viren. Virale Infekte spielen sich vornehmlich auf sensiblen Oberflächenstrukturen ab wie Haut (Masern, Windpocken), Nasen-, Mund- und Rachenschleimhaut oder Bindehaut des Auges, wo sie schmerzhafte, brennende und juckende Reizzustände und Überempfindlichkeiten („Astralisierungen") erzeugen. Die Mehrzahl der viralen Infekte spielt sich in den Bereichen ab, die mit den Bewusstseinsprozessen des Menschen zu tun haben; eine bakterielle Gehirnentzündung beispielsweise ist extrem selten, in über 90 % finden sich dabei Viren.[130] Je weiter wir im Respirations- oder Verdauungstrakt nach unten (kaudal) gehen, umso weniger Bewusstsein einerseits und virale Infekte andererseits gibt es dort. 90 % der Infekte der oberen Atemwege gehen mit Rhino-, Astro-, Parainfluenza- und Metapneumoviren einher, die unteren Atemwege und die Lunge (nur 5 % der unteren Atemwegsinfektionen verursachen Viren), aber auch der „unbewusste" Darm sind meist von bakteriellen Infekten betroffen. Dass es hier Ausnahmen gibt, ist kein Widerspruch.

Infektionen im Kopfbereich sind also tendenziell eher viral; Herpesviren beispielsweise zeigen sich neurotrop, bei etwa 80 % der Menschen in Europa überdauern sie in den Nervenzellen oft lebenslang und machen sich nur im Falle einer geschwächten Immunität als Lippenbläschen, Gürtelrose oder im Genitalbereich unangenehm bemerkbar.[131] Häufig wirken psychische Stressoren als Auslöser.[132] Virusinfektionen führen häufig zu neurologischen Begleitsymptomen wie Geruch- und Geschmacksstörungen bis hin zu zentralnervösen Auffälligkeiten, was auch für SARS-CoV-2 gilt.

Bei stressassoziierten, chronisch-entzündlichen Darmerkrankungen wie Colitis ulcerosa oder Morbus Crohn verschiebt sich das Gleichgewicht zwischen Viren und Bakterien zugunsten der Viren; ihre Zahl nimmt gewaltig zu, die der Bakterien ab.[133] Bei solchen klassischen psychosomatisch beeinflussten Erkrankungen greift die Astralität dort zu stark ein, wo sie normalerweise nicht hingehört und wirkt dadurch krankmachend. Sie ist quasi vom oberen in den unteren Menschen disloziert, was auch damit zusammenhängt, dass die chronischen psychischen Belastungen – die immer eine Angelegenheit des Astralleibes sind – nicht auf der bewussten Ebene verarbeitet, sondern in das physisch-ätherisch-unbewusste Reich hinabsinken und dort somatisiert, d.h. verleiblicht werden. Die Aktivität von Herpesviren im Speichel dient heute in der Stressforschung als Indikator für chronische seelische Dauerbelastungen.[134]

Man kann es als Regel betrachten, dass die Virenaktivität in gestressten Organismen und Ökosystemen zunimmt.[135] Das hat einen einfachen Grund: Ein lebendiges System, das in Not kommt oder bedroht ist, steht unter Anpassungsdruck, es muss sich verändern, um der neuen Situation überhaupt adäquat begegnen zu können. Dazu sind auf der mikrobiologischen Ebene Veränderungen bis in die Gene hinein notwendig. Genetisch betrachtet kann das Ökosystem oder der Organismus nicht warten, bis irgendeine Zufallsmutation einsetzt, sondern es braucht gleichsam die Viren als genetischen „Rohstoff", um solche Innovationsprozesse überhaupt zu ermöglichen. Wie wir unter seelischem Stress eine Lösung anstreben, so sucht der Organismus auf der genetischen Ebene nach Adaptationsmöglichkeiten, wozu er das „Werkzeug" aus der Virosphäre bezieht. Viren sind die genetischen Alleskönner, die Plastiker des Genoms; sie können Gene aufnehmen, abgeben, replizieren, mutieren, kopieren, transferieren und rekombinieren.

Aus einer gewissen Perspektive lässt sich die Entstehung von Krankheit als Emanzipation von Fremdleben in unserem Organismus deuten. *„Der Mensch ist dadurch krank, dass sich Fremdartiges in seinem Organismus ansammelt, das nicht in der richtigen Weise verarbeitet ist, ... das zu viel enthält von dem, was verwandt ist der äußeren physischen Natur, die auf der Erde in des Menschen Umgebung ist.*"[136] Mit anderen Worten sind dies Umwelteinflüsse, die wir nicht in entsprechender Weise verarbeiten können, weil sie zu wirkmächtig sind oder wir (noch) nicht die Möglichkeiten und Fähigkeiten haben, damit umzugehen. Dabei handelt es sich nicht nur um äußere Stressoren wie Krankheitserreger, Gifte, Kälte, falsche Ernährung, Lärm und vieles mehr, sondern auch um negative psychosoziale Einflüsse wie Konflikte, Angst, Sorgen, traumatische Erfahrungen usw.[137] Das menschliche Leben ist immer mit solchen Faktoren konfrontiert und unsere Entwicklung besteht eben nicht nur darin, derartige Einflüsse abzuwehren, sondern sie zu verarbeiten, etwas daran zu lernen und damit höhere Autonomiefähigkeiten zu entwickeln. Ein ins Genom integriertes Virus spricht diese Zusammenhänge als Bild geradezu aus.

Wir hatten betont, dass Krankheit in der menschlichen Entwicklung eine andere Bedeutung hat als in der Tierwelt; dort ist Krankheit eher ein Selektions-, beim Menschen mehr ein Evolutionsprinzip [→ Kapitel I.5.1.1]. Gesundheit ist beim Menschen nicht die Abwesenheit von Krankheit, sondern ein fortwährender Prozess, der sich in der ständigen Verarbeitung, d.h. Individualisierung und „Einverleibung" von Umwelteinflüssen ausdrückt, biologisch, seelisch und geistig. Das Prinzip „Entwicklung" ist kennzeichnend für den Menschen. Der Begründer des Salutogenese-Konzepts Aaron Antonovsky (1923–1994) sprach von einem Gesundheits-Krankheits-Kontinuum, auf dem wir uns ständig bewegen und wo sich salutogenetische und pathogenetische Prozesse fortwährend durchdringen. Daher verwundert es auch nicht, wenn im menschlichen Organismus immer die Neigung entsteht, dass sich Fremdleben in uns emanzipiert; wir haben ständig eine Vielzahl von Viren und Bakterien, aber auch Krebszellen in uns, die wir, so sonderbar es klingen mag, *brauchen*, um daran die Erfahrung des Selbst zu machen. Das Ich als immer tätige Instanz stößt sich an diesem Fremden, und in seiner Verarbeitung erlebt es sich selbst in seiner Wirksamkeit. Das Ich erwacht am Nicht-Ich. Eine frühe Form dieses Prinzips sind die internalisierten giftartigen Substanzen in uns, welche die neurobiologische Grundlage für unser Wachbewusstsein bilden [→ Kapitel V]. Die potentielle Toxizität der Viren gehört mit in diesen Kontext, auch beim gesunden Menschen.

Vor dem Hintergrund der Krankheiten als Evolutionsprinzip lassen sich die menschlichen Virusinfektionen aus einem ganz neuen Blickwinkel betrachten. Unser Genom steckt voller viraler Elemente, die einerseits auf durchgemachte Infektionen, andererseits auf genetische Evolutionsprozesse hindeuten [→ Kapitel II.6]. Zudem erwähnten wir das Phänomen des Tropismus [→ Kapitel II.2]; es beschreibt die Tatsache, dass jede Virenspezies vornehmlich nur ganz bestimmte Zellen und Gewebe infiziert, HI-Viren die T-Lymphozyten, Influenzaviren die Atemwege, Herpesviren die Nervenzellen usw. Offenbar gibt es einen koevolutiven Zusammenhang von Virus und Wirtszelle, beide entwickelten sich gemeinsam. Nun haben wir in jedem gesunden Organ aufbauende, regenerative Prozesse und abbauende, katabole Vorgänge gleichzeitig in einem ausgewogenen Gleichgewicht. In der Kindheit sind die ersteren, im Alter die letzteren vorherrschend. Bei den Entzündungskrankheiten, die in den jungen Jahren dominieren, haben wir eine erhöhte Aktivität mit vermehrter Durchblutung, Fieber, erhöhten Stoffumsatz und auch eine verstärkte mikrobielle Aktivität. Bei den degenerativ sklerosierenden Alterskrankheiten ist das Gegenteil der Fall, es sind mehr die „kalten" Krankheiten. Die Entzündungsleiden lassen sich als Versuch des Organismus betrachten, die Organe zu erneuern bzw. weiter zu entwickeln und zu individualisieren. Das Fieber ist der unmittelbare Ausdruck dafür. Die Erkältungskrankheiten in der Winterzeit kann man auch als Erneuerungsimpuls der Mikrobiome verstehen. Wie in der Makroökologie die Flora während des Winters abgebaut wird und im Frühjahr neu entsteht, so unterliegen unsere Mikrobiome als verinnerlichte Mikroökologie einem analogen circannualen Rhythmus aus Ab- und Aufbauprozessen, die ein gewisses Entwicklungsprinzip im Sinne einer immunologisch Reifung oder neuen Erfahrung bedeuten. Der Winter als „Stressor" lässt dabei die Virenaktivität ansteigen und in jedem Frühjahr sind wir – nicht nur mikrobiell – um eine feine Nuance verändert.

Nehmen wir ein praktisches Beispiel: Rotaviren befallen die Darmschleimhäute bei Kleinkindern, es treten Bauchschmerzen, Fieber, Durchfall und Erbrechen auf. Nach einer Woche ist die Krankheit in der Regel vorbei und bis zum fünften Lebensjahr sind praktisch alle Kinder mit dem Rotavirus in Kontakt gekommen und lebenslang immunisiert. Nun gibt es wie bei allen kindlichen Infektionserkrankungen seltene Ausnahmen mit schweren oder gar tödlichen Verläufen, wobei die Gründe nicht beim Virus, sondern bei den Begleitumständen, z. B. schlechten Lebensverhältnissen, mangelnder Versorgung, geschwächten Immunsystemen, Vorerkrankungen usw. liegen. 20-40 Todesfälle bei vielen Millionen Infektionen waren in den USA in den 1990er Jahren das Argument, alle Babys gegen Rotaviren zu impfen. In der Folge kam es zu einer auffälligen Häufung von Darminvaginationen.[138] Hierbei handelt es sich um eine Einstülpung des Dünndarms in den Dickdarm mit der Folge eines Darmverschlusses, wodurch häufig lebensbedrohliche Zustände eintreten, die eine sofortige Operation erforderlich machen. Das Impfprogramm wurde daraufhin gestoppt. Wir wollen hier nicht die Sinnhaftigkeit dieser Impfungen diskutieren, sondern nur einen Aspekt anführen, der das Verständnis für solche Vorgänge erweitert.

Offenbar brauchen viele Kinder für die nötige immunologische Reife und Robustheit ihres Darmes einen Entwicklungsschub, der zuvor noch nicht ausreichend vollzogen wurde, die Gründe hierfür können vielfältig sein. Das entsprechende Organ wird dabei gleichsam in ein früheres Entwicklungsstadium zurückversetzt. Analog könnte man sagen, wenn wir unser Haus renovieren, bringen wir es in einen Zustand des Rohbaus zurück, um die Erneuerung vornehmen zu können, wir müssen Altes aussondern, um für Neues Raum zu schaffen. Wir drehen bei einer Infektion die Entwicklung noch einmal zurück, wobei im Rahmen der erhöhten Stoffwechselaktivität auch Viren wieder aktiv werden, die offenbar durch ihren Tropismus eine gemeinsame Entwicklungsgeschichte mit diesem Organ verbindet. Wir wissen, dass eine gesunde Schleimhaut auf ein gesundes Mikrobiom einschließlich des Viroms angewiesen ist, wobei uns aber die Kenntnisse über die Bedeutung einzelner Spezies weitgehend fehlen. Auch die Peristaltik, die bei einer Invagination dysfunktional und damit ursächlich ist, hängt wie die gesamte Darmfunktion mit dem Mikrobiom zusammen. Wenn also eine Impfung die für die Reifung möglicherweise notwendige Systemkomponente des Rotavirus eliminiert, können Entwicklungsstörungen die Folge sein, die sich in einer solchen, unter Umständen auch weniger drastischen Symptomatik zeigen.

Die Erkenntnis, dass es sich bei den Viren um elementare Systemkomponenten in allen Lebensprozessen handelt, muss unseren Blick auf das Infektionsgeschehen grundsätzlich erweitern. Wir wollen das am Beispiel der häufigsten viralen Infektion des Menschen, der Grippe und ihren „Erregern", den Influenzaviren, einmal verdeutlichen. Dazu eine Vorbemerkung: Alle Körperzellen tragen an ihrer Oberfläche strukturelle Identitätsmerkmale, die sie in ihren Eigenschaften beziehungsweise in ihrer Zugehörigkeit zu einem Organ kenntlich machen. Wie jeder Mensch ein charakteristisches Gesicht hat, das seine Identität und seinen momentanen Zustand sichtbar macht, so bilden die Strukturproteine an der Zelloberfläche ganz bestimmte Differenzierungsmuster (dazu gehören die Blutgruppen bei den roten Blutkörperchen, HLA-Antigene bei den Immunzellen, Haupthistokompatibilitätskomplex (MHC) bei den Körperzellen, verschiedene Rezeptoren u.v.m.), die den inneren Zustand der Zellen im Zusammenhang mit dem ganzen Organismus repräsentieren. Letztlich zeigt sich hier das Grundprinzip einer fraktalen Ordnungsstruktur; das, was für jeden Makroorganismus das äußere charakteristische Erscheinungsbild ist, sind auf der zellulären Mikroebene die spezifischen Oberflächenmerkmale. Beides ändert sich in Abhängigkeit vom Zustand des lebendigen Systems. Eine Immunzelle, die ein Fremdeiweiß aufgenommen hat, präsentiert davon eine Art Abbild auf ihrer Außenwand, wie auch eine Krankheit sich in zahlreichen Symptomen nach außen zeigt. Mikro- und Makroebene bilden immer eine funktionelle Einheit und sind nicht voneinander zu trennen, das Mikrophänomen stellt sich nur in einem anderen Gewand bzw. auf einer anderen Beschreibungsebene dar. Systemwissenschaft besteht darin, die Sprache des Einzelnen in die Sprache des Ganzen zu übersetzen [→ Kapitel IV]. Der Zustand des Gesamtsystems überträgt sich auf alle Einzelheiten. Die Beschreibung physiologischer, aber auch pathologischer Vorgänge als eigengesetzliche, biomechanistische Prozesse ohne Berücksichtigung ihrer systemischen Integration bzw. Regulation durch das lebendige Ganze muss zu grundsätzlichen Missverständnissen, ja zu fatalen Irrtümern führen.

Nun tragen auch behüllte Viren solche spezifischen Merkmale auf ihren Oberflächen. Bei den Influenzaviren sind dies u.a. das Hämagglutinin (H) und die Neuraminidase (N) in Form von Glykoproteinen – daher rührt die Bezeichnung der verschiedenen Influenzaviren als Hx Nx. Die Struktur des Hämagglutinins gilt für das Eindringen des Virus in die Zelle und damit für seine Pathogenität als entscheidend. Und die wichtige Frage ist nun, wodurch die Aufnahme des Virus in die Zelle überhaupt verursacht wird. Dringt das Virus im Sinne eines Aggressors in die Zelle ein oder ist die Zelle selbst aktiv an diesem Fusionsprozeß im Sinne einer Art „Befruchtung" beteiligt? Das Hämagglutinin auf der Virusoberfläche liegt primär in einer inaktiven Vorstufe vor und muss durch ein eiweißspaltendes Enzym (Protease), *das aus der Wirtszelle stammt*, an einer ganz bestimmten Stelle gespalten und damit in seine aktive Form überführt werden.

„Die aktivierenden Enzyme sind bestimmte zelluläre Proteasen, deren Vorhandensein über die Infektiosität neugebildeter Viruspartikel entscheidet. Fehlt einer Wirtszelle eine solche Protease, können die neugebildeten Viruspartikel zwar noch an zelluläre Rezeptoren binden, durch die fehlende Fusionsfähigkeit sind sie aber nicht infektiös."[139]

Der Wirt ist also aktiv an der Aufnahme des Virus beteiligt. Im Sinne der einseitigen Vorstellung vom Virus als reinem Aggressor wurde argumentiert, dass erst strukturelle Veränderungen an der Spaltstelle des Hämagglutinins für die Manifestation der Infektion verantwortlich wären; das Virus selbst würde – gleichsam als angreifendes Subjekt – das Hämagglutinin so verändern, dass es für eine Vielzahl von Proteasen empfindlicher würde und somit leichter durch die Zellwand penetrieren könne. Somit wäre die virale Hämagglutinin-Struktur und damit das Virus selbst der entscheidende Pathogenitätsfaktor, weil es sich gleichsam „öffnet" für die Wirkung der Wirtszell-Proteasen. Das ändert aber nichts an der Tatsache, dass der Fusionsprozess durch die Zelle selbst initiiert wird, wie alle biologische Aktivität der Viren auf eine zelluläre „Lebendigkeit" angewiesen ist.

Nun liegt die RNA der Influenzaviren nicht als einzelner Strang vor, sondern ist in acht Segmente aufgeteilt, die als Gene für bestimmte Virusproteine kodieren.

„Diese besondere Struktur der segmentierten viralen RNA erlaubt, dass unter bestimmten Bedingungen durch Genaustausch Influenza-Viren mit veränderter Genkonstellation entstehen. Dabei wird von einem Mechanismus Gebrauch gemacht, der grundsätzlich mit dem Verhalten von Chromosomen nach der Befruchtung vergleichbar ist. Wird eine Zelle nämlich gleichzeitig mit zwei verschiedenen Influenzaviren, die vom Tier oder vom Menschen stammen können, infiziert, so werden die in der Zelle getrennt synthetisierten Virusgene gewissermaßen wie im Würfelbecher gemischt und neu sortiert, so dass eine

Nachkommenschaft gebildet werden kann, deren Erbmaterial Virusgene beider Elternviren enthalten kann. Es leuchtet ein, dass durch dieses Reassortment gebildete Viruspartikel neue biologische Eigenschaften erhalten können.“[140]

In der Wirtszelle – die quasi den „Würfelbecher“ bereitstellt – werden also verschiedene virale Gensequenzen zu neuen Genen mit neuen biologischen Eigenschaften wie in einer befruchteten Eizelle rekombiniert, wie überhaupt die Virusreplikation und damit auch die Pathogenität von zahlreichen zellulären Kofaktoren abhängt. An diesem genetischen Reassortment kann nun interessanterweise nicht nur virales, sondern auch Erbgut aus der Wirtszelle beteiligt sein:

„Von den zahlreichen Arbeiten, in denen nachgewiesen wurde, dass strukturelle Veränderungen an der Spaltstelle des Hämagglutinins zu Pathogenitätsänderungen führen, möchte ich nur eine erwähnen, in der die Rekombination des Hämagglutiningens mit einer zellulären RNA für ein derartiges Ereignis verantwortlich gemacht werden konnte.“[141]

Offenbar interagieren Virus und Wirt genetisch miteinander mit der Folge neuer viraler Eigenschaften und es ist naheliegend, dass aus diesem „Befruchtungsprozess“ auch epigenetische Spuren im immunologischen Zellgedächtnis des Wirts mit neuen Fähigkeiten resultieren. Wie sich solche Prozesse im Gesamtsystem Mensch auch in psychischer Hinsicht auswirken, beginnen wir erst langsam zu verstehen, aber die Darm-Gehirn-Achse, die ja neben dem Vagusnerv wesentlich durch das Immunsystem und seine Mediatoren gebildet wird, baut uns hierbei eine erste Verständnisbrücke.

Übersetzen wir also die Vorgänge auf der Mikroebene in die Sprache der Makroebene: Wir nehmen als Menschen ständig Neues auf aus der Welt, das sind auf der einen Seite Erfahrungen, Eindrücke, Erlebnisse, Begegnungen u.v.m., auf der anderen Seite sind das auch unzählige neue Mikroorganismen und Viren, die auf unseren Schleimhäuten immunologisch wahrgenommen werden, die wir zwar unbewusst, aber genauso verarbeiten wie andere Eindrücke auch. Und es ist im Grunde das Fixiertsein auf die Pathologie, das den Blick auf dieses fortwährende Entwicklungsgeschehen verstellt. Es sind ja nur die wenigsten Erfahrungen im Leben, die eine krisenhafte Störung im Sinne eines Traumas oder einer Krankheit zur Folge haben. Die permanente immunolgische Stimulation durch immer wieder neue Keimspektren ist eine genauso unverzichtbare Lebensrealität wie die täglich neu gemachten Erfahrungen.

12. Die Rolle des Viroms in der Ökologie und Physiologie

Unter dem Begriff Virom verstehen wir die Gesamtheit aller Viren und ihrer Genome, die in einem Organismus oder in einem Ökosystem natürlicherweise vorkommen. Die Virologie hat sich bisher nahezu ausschließlich mit den Viren als Krankheitserregern beschäftigt. Bei einer Pubmed-Abfrage im August 2023 waren zum Stichwort „human microbiome“ 129.680 Studien gelistet, zum Thema „human Virome“lediglich 1409.[142] Vom Mikrobiom wissen wir mittlerweile einiges über die vielen physiologischen Funktionen und Wechselwirkungen mit unserem Organismus; hinsichtlich der Viren stehen wir noch ganz am Anfang der Forschung.

Die bisherigen Betrachtungen zeigten, dass es funktionell eine erhebliche Überlappung zwischen Viren und Bakterien gibt. Durch den horizontalen Gentransfer bei den Prokaryonten entsteht eine komplexe Vielfalt von Wechselwirkungen und Interdependenzen, die nur durch ein systemisches Verständnis beschreibbar sind. Offensichtlich regulieren Viren die mikrobielle Populationsdynamik nicht nur in Ökosystemen der äußeren Natur [→ Kapitel II.6], sondern auch in unserem Darm. Nach dem Prinzip „Kill the Winner" scheinen die Darmviren durch Herunterregulieren von überhandnehmenden Spezies an der Modulation der mikrobiellen Homöostase einen entscheidenden Anteil zu haben.[143] Entsprechende Untersuchungen belegen, dass der therapeutische Effekt von fäkaler Mikrobiomtransplantation (FMT) bei Infektionen mit *Clostridium difficile* derselbe ist, wenn er mit gefilterten Fäkalien, bei der die bakterielle Komponente entfernt ist, erfolgt.[144]

Unser Wissen über virale Diversität hat sich in den letzten Jahren revolutioniert. Wir gehen heute davon aus, dass etwa 10^{15} (1 Billiarde) Viren den menschlichen Darm besiedeln, wovon 99 % Bakteriophagen, also Bakterien besiedelnde DNA-Viren sind. Das restliche eine Prozent – also immer noch zehn Billionen – besteht aus einer für jeden Menschen hoch individuellen Zusammensetzung aus einer Vielzahl verschiedener Tier- und Pflanzenviren, darunter auch reichlich potentiellen Pathogenen wie Herpes-, Masern-, Zika- und Noroviren, HIV, Astro- , Anello- und Picornaviridae u.v.a. Interessant in diesem Zusammenhang ist, dass mehr als 70 % der dabei analysierten viralen Sequenzen als unbekannt klassifiziert wurden.[145] Andere Studien gehen von über 99 % unbekannter Gene im menschlichen Virom aus.[146]

Diese Ergebnisse ähneln denen neuerer metagenomischer Virusstudien; aus Umweltproben sind bis zu 90 % der sequenzierten Virengenome bisher nicht katalogisiert[147], obwohl wir mittlerweile über riesige Virus-Gendatenbanken verfügen. Regelmäßige Abwasserproben zwischen Januar und Juni 2021 aus der Kanalisation von New York ergaben eine Vielzahl „kryptischer Virenlinien", darunter reichlich neue Sars-CoV-2-Stämme, auch Omikron-Sequenzen, die erst Monate später beschrieben wurden, Laborviren – sog. Pseudoviren –, die gegen Antikörper resistent waren und zahlreiche rätselhafte Genschnipsel mit unklaren Eigenschaften und Herkunft.[148] Das Problem der Viromanalysen besteht in einer nahezu exponentiell wachsenden Zahl von neu entdeckten viralen Gensequenzen, die wir nicht zuordnen können. Meta-Analysen aus allen weltweit öffentlich zugänglichen Virom-Datenbanken – das Datenvolumen umfasste 10,2 Petabasen (entspricht 10 Billiarden) – ergaben innerhalb von wenigen Tagen 131.957 neue RNA-Viren, von denen zuvor gerade einmal 15.000 bekannt waren.[149] RNA-Viren wurden bislang hauptsächlich als „Krankheitserreger" in den Fokus genommen (Das Coronavirus zählt zu den RNA-Viren wie auch die Grippe, HIV, Tollwut u.v.a.), ihre Bedeutung für die Evolution und damit auch für eine gesunde Ökologie scheint erst langsam ins Blickfeld zu rücken. Der traditionelle Begriff des Pathogens relativiert sich momentan.

Bei Meerwasseranalysen an 210 Stellen auf der ganzen Erde in den Jahren 2009-2013 identifizierten Mikrobiologen neben den fünf bekannten fünf neue RNA-Virenstämme. (Stämme bezeichnen in der Virologie taxonomische Rangstufen mit jeweils unzähligen Untereinheiten; im Tierreich stellen z.B. die Wirbeltiere einen Stamm dar.)

Einer dieser neuen Stämme sind die *Taraviricota-Viren*, die nach Ansicht der Forscher uralt sind, bei der Entstehung der sog. Retro-Elemente im Erbgut von Menschen, Tieren und Pflanzen eine wichtige Rolle spielten und damit für den Gang der Evolution entscheidende Impulse lieferten.[150] Von den DNA-Viren ist mittlerweile bekannt, dass sie einen Einfluss auf marine Mikroben und den durch Mikroben vermittelten biogeochemischen Kreislauf haben. Dasselbe Forscherteam konnte auch zeigen, dass die in den Weltmeeren omnipräsenten RNA-Viren die Photosyntheseleistung des Phytoplanktons „umprogrammieren" und damit das Welt-Klima beeinflussen.[151] Plankton macht über die Hälfte der Biomasse der Erde aus und ist damit nicht nur der größte Sauerstofflieferant für die Atmosphäre, sondern auch der größte CO_2-Speicher. Die marinen Viren spielen also in der ökologischen Gesamtregulation der Erde eine weit größere Rolle als bisher angenommen. Ihre Aktivität in den Meeren ist temperaturabhängig, in kalten Gewässern sind sie stabiler als in wärmeren Regionen, wo sie sich schneller zersetzen. Meeresbiologen haben berechnet, dass Algen infolge von Virusinfektionen jährlich der Atmosphäre 300 bis 600 Millionen Tonnen Kohlenstoff entziehen und auf dem Meeresboden ablagern. Sie fordern deshalb, das Zusammenwirken von Viren und Algen in der Klimaforschung stärker zu berücksichtigen.

Für ein systemisches Verständnis stellt sich Frage, ob das bereits erwähnte Phänomen der Multiplizitätsreaktivierung, bei dem Virenfragmente spontan zu neuen Viren mit neuen Eigenschaften verschmelzen, in seiner Bedeutung nicht unterschätzt wird. Sind die Viren kontextabhängig viel plastischer, als wir bislang dachten? Ist die Gesamtkomposition, d. h. die jeweilige Häufigkeit von einzelnen mikrobiellen Spezies in einem lebendigen System nicht vielmehr ein umkreissensibles und weniger ein genetisch determiniertes Phänomen? [→ Kapitel III.1] Brauchen wir vielleicht eine ökologisch-dynamische Virologie?

Bis 2018 identifizierte das Global Virom Project (GVP) 111 Virenfamilien, von denen bei 25 vermutet wird, dass sie Menschen infizieren können. Von diesen 25 Familien existieren schätzungsweise 1,67 Millionen unbekannte Viren in Säugetieren und Vögeln, von denen etwa 631.000 bis 827.000 als potentielle Erreger für den Menschen infrage kommen.[152]

Eine taxonomische Katalogisierung dieser sich ständig wandelnden Vielfalt mit all ihren wirtsspezifischen mikroevolutiven Varianten scheint aussichtslos, wie jüngste Analysen belegen:

„Es bleiben jedoch viele Hürden hinsichtlich unserer Möglichkeiten, das menschliche Virom zu katalogisieren ... Die überwiegende Mehrzahl der Viren weist eine geringe bis keine Homologie mit bekannten Viren in Referenzdatenbanken auf. Viren, die Pflanzen, Pilze und Protozoen (kollektiv eukaryotische Viren) infizieren, zählen rund 100 Millionen Arten, während diejenigen, die Bakterien infizieren (Bakteriophagen), auf 10 Billionen geschätzt werden, der größte Teil ist also unbestimmt. Während das Virusportal des Nationalen Zentrums für Biotechnologische Informationen (NCBI) exponentiell über neue Arten berichtet, haben Virologen das Problem, klare Klassen und Reiche in der Virosphäre zu unterscheiden." (Übersetzung T. H.)[153]

In einer 2017 publizierten Studie zeigten Viromanalysen im Blut von 8.240 symptomlosen Personen 94 verschiedene Virenarten, wobei sich allein 19 Arten bei 42 % der

Probanden nachweisen ließen.[154] Am häufigsten waren dabei Anelloviren, von denen etwa 200 verschiedene Arten zu finden sind, sie wurden aber bisher noch nicht mit spezifischen Krankheiten in Verbindung gebracht. Es folgen Herpesviren und sieben verschiedene Arten von Papillomaviren einschließlich des onkogenen Typs HPV16 (steht im Zusammenhang mit Gebärmutterhalskrebs), pathogenen Arten wie dem AIDS-Erreger HIV, Hepatitis-B- und C-Virus, Polyoma- und Parvoviren. Des Weiteren fanden sich Vertreter aus den Familien der Pockenviren, der PicoRNA-Viren (sie spielen in der Regel eine Rolle bei harmlosen Erkältungen, Durchfallerkrankungen, Schleimhautentzündungen oder Infektionen des Zentralnervensystems), Rhabdoviren (sie können bei Menschen in seltenen Fällen tollwutartige Symptome auslösen, das Rabiesvirus gehört zu dieser Familie), Flaviviren (bekannte Vertreter sind die Erreger von Gelbfieber, Denguefieber und Frühsommer-Meningoenzephalitis FSME) und PhycoDNA-Viren, die hauptsächlich bei Algen vorkommen. Wie gesagt handelt es sich um Befunde bei *gesunden* Menschen. Auch das mit der lymphatischen Leukämie und seltenen bösartigen Hauterkrankungen in Zusammenhang stehende Merkelzell-Polyomavirus lässt sich im Blut gesunder Menschen nachweisen; 80 % der gesunden Probanden hatten Antikörper gegen das Virus gebildet.[155]

„*Hochdurchsatz-Sequenzierungstechnologien haben die Art und Weise, wie wir über Viren denken, revolutioniert. Die Forscher können nun über pathogene Viren hinausgehen und Zugang zu den Tausenden von Viren haben, die unseren Körper bewohnen, ohne klinische Symptome zu verursachen. Indem wir ihre Interaktionen untereinander, mit anderen Mikroben und mit der Wirtsgenetik und dem Immunsystem untersuchen, können wir lernen, wie sie Gesundheit und Krankheit beeinflussen.*“[156]

„*Obwohl wir weiterhin wichtige Forschungen über die pathogene Rolle von Viren durchführen und Virostatika und Impfstoffe entwickeln, können wir die Möglichkeit nicht länger ignorieren, dass sie als Bestandteile des Mikrobioms fungieren. Wie bei Bakterien sind die Auswirkungen von Viren entscheidend von ihrer Gewebeposition, Mikroumgebung und ihrem Wirt abhängig. Diese Faktoren beeinflussen direkt, ob das Virus vorteilhaft oder schädlich wirkt oder für den Wirt neutral bleibt ... Das traditionelle Paradigma der Wirt-Pathogen-Wechselwirkungen, bei dem eine Infektion durch einen einzelnen Erreger direkt zu einer unmittelbaren Krankheit führt, kann unsere Beziehung zu vielen dieser Viren nicht vollständig erfassen.*“[157] (Übersetzung T. H.)

Was die Autoren hier relativ vorsichtig formulieren, bedeutet im Grund einen Paradigmenwechsel hinsichtlich der bislang gültigen Theorie der spezifischen Ätiologie der Infektionserkrankungen. Die These: Ein Erreger, eine Krankheit, eine Therapie kann vor dem Hintergrund der neueren Erkenntnisse in dieser Form nicht mehr aufrechterhalten werden.

Analysen des menschlichen Darmviroms über einen Zeitraum von 2,5 Jahren ergaben nicht nur eine extreme, interindividuell unterschiedliche Vielfalt an Viren, sondern auch eine hohe Sequenzdivergenz, d. h. eine individuelle Evolution einzelner Virenstämme, „*so dass die Sequenzdivergenz während des untersuchten Zeitraums von 2,5 Jahren an Werte heranging, die ausreichten, um neue Virusarten zu unterscheiden.*“[158]

Es gibt auch zahlreiche Nachweise für „heilsame“ Viren: So können Herpesviren vor HIV[159] schützen, Noroviren „heilen“ den gestörten Darm von keimfreien Mäusen und Zytomegalieviren fördern die Geweberegeneration, z.B. im Darm, und verbessern die Immunfunktionen v.a. durch Erhöhung der natürlichen Killerzellen (NKZ).[160]

Letztlich haben sich unsere Immunsysteme am Mikrobiom entwickelt. Die Komponenten der antiviralen Abwehr sind selbst aus Viren aufgebaut.[161]

Interessant ist in diesem Zusammenhang das Phänomen, dass die Bakteriophagen, die nach bisheriger Vorstellung als Viren nur die Bakterien, aber keine eukaryotischen Zellen wie die des Menschen besiedeln, unseren gesamten Organismus durchdringen. Neuere Untersuchungen zeigen, dass pro Tag etwa 31 Milliarden Bakteriophagen über die Epithelzellschichten des Darms, durch eine sog. Transzytose in den gesunden menschlichen Körper gelangen und sich in allen vermeintlich sterilen Regionen wie Blut, Lymphe und sogar im Gehirn ausbreiten und dort nachweisbar sind. Die Autoren der Studie vermuten, dass die Bakteriophagen damit einen wichtigen Beitrag zu Immunität und Gesundheit liefern.[162]

Inzwischen ist auch nachgewiesen, dass Bakteriophagen (T4) aktiv in Zellen von Säugetieren aufgenommen werden, dort aber wider Erwarten keinerlei Entzündungsreaktion, sondern ganze Stoffwechsel-Kaskaden auslösen, die das Zellwachstum und -überleben fördern, indem sie beispielsweise die Produktion von Vitaminen und anderen Resilienzfaktoren anregen. Solche Beobachtungen relativieren einmal mehr das klassische Pathogenitäts-Paradigma der Viren zugunsten einer symbiotischen Koevolution.[163]

Bakteriophagen stellen eine wichtige Komponente unseres mikrobiellen Ökosystems dar und hängen funktionell mit allen Stoffwechseleigenschaften des Mikrobioms und damit auch mit der gesamten Physiologie des Menschen zusammen. Wir hatten von der „Individualisierung" des Mikrobioms an unseren Schleimhautoberflächen gesprochen, die maßgeblich für den Infektionsschutz verantwortlich ist (Kolonisationsresistenz). Die Phagen sind an der Aufrechterhaltung der äußerst komplex aufgebauten Immunbarriere auf unserer Darmschleimhaut beteiligt; sie schützen nicht nur vor pathogenen Keimen, sondern impulsieren das gesamte Mukosa-Mikrobiom mit genetischen Informationen, speichern in ihrem Genom wichtige metabolische Funktionen im Falle einer Schädigung der Flora beispielsweise durch Antibiotika und geben diese Informationen auch nachfolgende Bakteriengenerationen weiter. Letztlich dienen sie als eine Art intermikrobielles Gedächtnis.[164]

Analysen von 11.810 öffentlich verfügbaren, menschlichen Stuhl-Metagenomen ergaben 189.680 virale Genome, die etwa 54.118 Arten, 5800 Gattungen und 1434 Virenfamilien repräsentieren. 92% der dabei identifizierten Virenspezies waren nicht in zugänglichen Datenbanken zu finden, also neu. Die untersuchten Genome kodieren für etwa 450.000 verschiedene Proteine, deren Rolle im interaktiven Gesamtsystem des menschlichen Mikrobioms unsere analytischen Methoden bzw. unser Verständnis wohl überfordern dürfte.[165]

Es zeigt sich also immer deutlicher, dass die Pathogenität von Viren weniger von einzelnen Spezies, sondern von der gesamtmikrobiellen Zusammensetzung und damit von unseren individuellen Immunfunktionen abhängt. Vor dem Hintergrund unseres natürlichen Viroms ist auch der Einsatz antiviraler Medikamente sowie der PCR-Tests zur Diagnostik viraler Infektionen kritisch zu überdenken. Der Nachweis einzelner viraler

Gensequenzen in unserem Organismus sagt offensichtlich über die Krankheitsrelevanz dieser Befunde nicht viel aus.

In den Jahren 2005-2013 führten Infektiologen an der Universität Glasgow eine für unser Thema bemerkenswerte Studie durch.[166] Dazu eine Vorbemerkung: Im Coronajahr 2020 fahndete man zum ersten Mal in der Geschichte der Medizin in den Nasen- und Rachenabstrichen von Milliarden Menschen nach einem einzelnen Virus. Was diese Befunde wert sind, wird erst der langjährige Vergleich zeigen. Ohne Referenzgrößen in Relation zum tatsächlichen Krankheitsgeschehen machen solche Untersuchungen keinen Sinn.[167] Der Nachweis von Coronaviren ist erst dann aussagekräftig, wenn saisonale und regionale Vergleichsdaten aus anderen Jahren vorliegen. Schon lange ist bekannt, dass es eine Vielzahl von pathogenen Atemwegsviren gibt (bekannt sind über 200 verschiedene Arten mit jeweils zahlreichen Subtypen, allein von den Rhinoviren gibt es etwa 170 Genotypen mit hoher antigener Diversität), die man aber in der Regel nicht untersuchte, weil das viel zu aufwendig wäre. Stattdessen fasste man unter der Diagnose „Grippe" all diese Viren zusammen, zumal die Bestimmung einzelner Viren bis dato keinerlei therapeutische Konsequenz hatte. Aber man stellte sich bis vor kurzem vor, dass es zwar eine ganze Reihe von verschiedenen Grippeviren gibt, im Einzelfall aber nur jeweils ein „Erreger" verantwortlich ist. Das ändert sich momentan. „*Durch rasante technologische Entwicklungen im Bereich der Multiplex- und Sequenzierverfahren erweitert sich zunehmend das Spektrum potenziell relevanter Erreger und stellt bisherige Dogmen zur Virulenz und Pathogenität einzelner Erreger auf die Probe ... Das Verständnis potenzieller Erreger pulmonaler Infektionen beruhte bislang meist auf kulturellen Nachweismethoden bei Patienten, die sich mit einer respiratorischen Beschwerdesymptomatik präsentierten. Durch den dynamischen Fortschritt im Bereich molekularer Nachweisverfahren werden in epidemiologischen Studien zunehmend mehrere bakterielle und virale Erreger gleichzeitig erkannt.*"[168]

Die Studie in Glasgow erfasste 44.230 Fälle von Atemwegserkrankungen, die man über neun Jahre auf elf verschiedene Gruppen von Atemwegsviren testete. Wichtig ist zu berücksichtigen, dass die gängigen PCR-Tests zur Erregerdiagnostik, wie sie beispielsweise in den Corona-Teststationen zur Anwendung kamen, nur eine einzelne Virenspezies bzw. eine definierte Basensequenz aus deren Genom erfassen. Ein PCR-Test sagt uns also nicht, welche Kombination von Viren vorhanden ist, sondern er zeigt nur, dass die Gensequenz einer bestimmten Virenspezies vorliegt, die aber nicht viel über deren Aktivität bzw. Krankheitsrelevanz aussagt. Daher verwendete man in Glasgow sog. Multiplex-PCR-Tests, die elf der häufigen Atemwegsviren erfassten (Rhinoviren, Influenzaviren der Gruppe A und B, Respiratory Syncytial-Virus (RSV), Coronaviren, Adenoviren, Metapneumoviren und die Parainfluenzaviren der Gruppen eins bis vier). Wie viele verschiedene Virenspezies bei Atemwegsinfektionen letztlich welche Rolle spielen, wissen wir nicht. Angesichts der hoch komplexen Mikroökologie auf unseren Schleimhäuten mit ihren unzähligen verschiedenen Bakterien und Viren stellt sich eher die Frage, ob es sich statt einer Infektion mit einem einzelnen „Erreger" nicht vielmehr um eine Dysbiose mit ggf. Selektion einzelner mikrobieller und viraler Monokulturen handelt.

Jeden Monat, von Januar 2005 bis Dezember 2013, erstellte das Forscherteam in Glasgow ein Profil der elf verschiedenen Spezies mit ihrer prozentualen Verteilung, die v.a. saisonal sehr unterschiedlich sein kann. Die Rhinoviren als häufigste Art schwankten beispielsweise zwischen 10 % in den Wintermonaten und Spitzenwerten von 80 % in manchen Sommermonaten (z. B. 2012). Coronaviren waren immer vertreten, in manchen Jahren weniger (unter 5 %, z. B. 2005), in den Jahren 2007 und 2010 machten sie bis zu 25 % des viralen Spektrums aus.

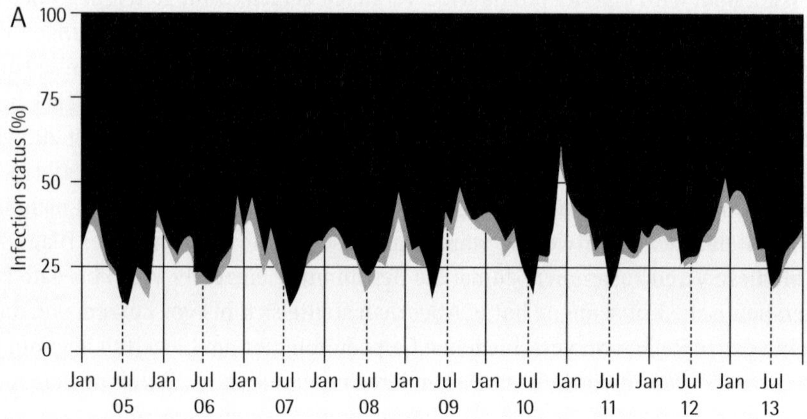

Zeitliche Muster der viralen Atemwegsinfektionen, die man bei Patienten in Glasgow, Vereinigtes Königreich, 2005 bis 2013 feststellte. (A) Prozentsatz der Patienten, bei denen eine einzelne Virusinfektion (weiß), eine virale Koinfektion (grau) oder eine Virusnegativität (schwarz) mittels Multiplex-RT-PCR in jedem Kalendermonat von 2005 bis 2013 diagnostiziert wurde (6-Monats-Intervalle durch vertikale Linien dargestellt; Jan = Januar, Jul = Juli).[169]

Bedeutend für unseren Zusammenhang ist nun die obere Grafik; das untere weiße Feld entspricht den Fällen, bei denen nur ein einzelnes Virus von den elf bei jeweils einer erkrankten Person nachweisbar war. Die graue Fläche dahinter, die größer ist, aber von der weißen Fläche vorne zum großen Teil überdeckt wird, gibt die Menge der Fälle an, bei denen sich zwei oder mehrere verschiedene Viren bei einer Person fanden. Es wurden also häufiger zwei oder mehr Viren als nur eines nachgewiesen. Die schwarze Fläche entspricht nun der Menge der Proben, bei denen der Test kein Virus nachwies. Das bedeutet aber nicht, dass hier keine Viren vorhanden waren – das sind sie grundsätzlich immer –, sondern dass diese vom verwendeten Multiplex-PCR-Test nicht erfasst wurden, der wie gesagt lediglich auf elf verschiedene Virenspezies geeicht war. Das bedeutet also, dass bei der Mehrheit der Patienten mehrere oder unbekannte Viren vorlagen.

Auch bei völlig gesunden Menschen lassen sich verschiedene, vermeintlich pathogene Viren nachweisen: „*Der PCR-Nachweis von respiratorischer Synzytialvirus-, humaner Metapneumovirus-, Parainfluenzavirus- oder Influenzavirus-RNA belegt meist eine akute Infektion durch diese Erreger und ist damit klinisch wegweisend. Nukleinsäuren von Adeno-, Boca-, Rhino- oder Coronaviren können hingegen auch bei asymptomatischen Menschen nachgewiesen werden, vermutlich infolge zurückliegender oder subklinischer Infektionen sowie bei banalen Infektionen der oberen Luftwege. Insbesondere bei Kindern können wegen der Infekt-Häufigkeit in den Wintermonaten akute von zurückliegenden Infektionen nicht sicher unterschieden werden.*“[170]

Der Nachweis von Coronaviren mittels PCR-Test, auf dem ja die gesamte Corona-Epidemiologie bzw. die Infektionszahlen aufbauen, sagt über ein tatsächliches Krankheitsgeschehen und über Ansteckungsgefahren nicht viel aus.

Während der Coronapandemie wurde ja immer wieder die Frage nach der Aussagekraft des PCR-Tests diskutiert. Schon sein Erfinder Kary Mullis (1944-2019), der dafür 1993 den Nobelpreis erhielt – sein Testverfahren ermöglichte überhaupt erst die Genomanalysen in heutiger Form – warnte vor der Verwendung des Tests zur Diagnostik von Infektionserkrankungen wegen zu hoher Fehlerquoten. Die Berechtigung seiner Warnung ergaben auch jüngste Untersuchungen zu den sog. Extrazellulären Vesikeln (EVs). Grundsätzlich können alle lebenden Zellen (Körperzellen, Tumorzellen, Bakterien u.v.m.) durch Abschnürung von Plasmamembranen, oft auch Exosomen genannt – sie stellen eine kleinere Subfraktion (50-150 nm) der Vesikel dar, die oft innerhalb der EVs liegen –, solche EVs in Form von kleinen Bläschen an die Umgebung bzw. in den Organismus abgeben, die eine Vielzahl verschiedener Substanzen (Proteine, bioaktive Lipide, Nukleinsäuren, v.a. microRNA) enthalten. Es handelt sich dabei um einen gezielten biokommunikativen Vorgang, da die Inhalte der Vesikel gleichsam sortiert an ganz bestimmte Zielzellen mit entsprechenden Rezeptoren adressiert werden.[171] Nun können die EVs auch virale RNA oder Fragmente davon enthalten, wodurch sie von Viren und ihrer Biogenese nahezu ununterscheidbar werden.[172] Die Palette des Vesikelinhalts reicht von einem Gemisch aus reinen Wirtszellkomponenten bis hin zu replikationsfähigen Viren mit einem fließenden Übergang; im Grunde haben wir es bei diesen verschiedenen Stadien mit einem Aneignungs- bzw. Individualisierungsprozess zu tun. Im Rahmen einer adaptiven Immunantwort nehmen beispielsweise die dendritischen Zellen der Schleimhäute virales Erbgut auf und „verschicken“ es über EVs an andere Komponenten des Immunsystems, v.a. T-Zellen. EVs können also auch nicht replikationsfähiges, virales Genmaterial enthalten, das zwar keine Krankheitsrelevanz hat, aber einen positiven PCR-Test verursacht. Ein Milliliter Blut enthält etwa eine Milliarde solcher Vesikel.

Verständlich werden diese komplexen, biokommunikativen Vorgänge im Grunde erst, wenn wir den Menschen als Integral der Natur bzw. als Holobiont auffassen, in dem sich auch der generelle extrazelluläre Außenstoffwechsel mit dem horizontalen Viren- und Gentransfer, wie er in der Prokaryonten-Urbiosphäre vorherrschend war, verinnerlicht hat [→ Kapitel V. 4].

Das bisher gültige Paradigma der monoviralen Krankheits-Verursachung muss angesichts der aktuellen Datenlage auf den Prüfstand. „*Mit dem Einzug molekularer Verfahren als Ergänzung zur bislang üblichen bakteriellen Erregerdiagnostik mittels kultureller Anzuchtverfahren hat sich das Spektrum der für eine respiratorische Infektsymptomatik in Frage kommenden Pathogene deutlich erweitert. Was für epidemiologische Betrachtungen zunächst einmal hoffnungsvoll erscheint, da durch eine vermehrte Sensitivität vermeintlich eine größere Anzahl von Erregern entdeckt werden können, bereitet häufig Schwierigkeiten in der Interpretation. So können z. B. einzelne Viren nicht eindeutig als Krankheitserreger klassifiziert werden, da die Pathogenität bislang wenig untersucht wurde bzw. auch Vergleichskollektive von Patienten ohne entsprechende Symptomatik fehlen. In gleicher Weise finden sich nun gehäuft Koinfektionen von mind. zwei Erregern, welche zuvor häufig auch mal übersehen werden konnten.*“[173]

Wie die gesunde metabolische Aktivität des Mikrobioms von der Eubiose, so geht aus systembiologischer Perspektive auch die klinische Pathogenität weniger von einzelnen Viren oder Bakterien aus, sondern von ihrer dysbiotischen Zusammensetzung. *„Noch vor zehn Jahren war den Forschern kaum bewusst, dass das menschliche Virom überhaupt existiert. Heute sehen wir es als integralen Bestandteil des größeren menschlichen Mikrobioms: passive und aktive mikroskopische Organismen, die fast jeden Winkel von uns besetzen. Wir kartografieren das Virom seit zehn Jahren, und je genauer wir es untersuchen, desto mehr stellt sich heraus, dass wir mit ihm eine Partnerschaft eingegangen sind, die unser tägliches Leben sowohl positiv als auch negativ beeinflussen kann."*[174]

Das bisherige Therapiekonzept der breitflächigen Erreger-Elimination bei den Infektionserkrankungen muss angesichts der weltweit dramatisch ansteigenden Zahl der Allergien und Autoimmunerkrankungen kritisch überdacht werden. Inwieweit es einen Zusammenhang zwischen Impfungen und Autoimmunerkrankungen gibt, ist zwar noch in der Diskussion, aber die vorliegenden Hinweise[175] sind in Zeiten globaler Impf-Strategien ernst zu nehmen und weiter zu klären. Wir immunisieren u. U. gegen normale Bestandteile der genetischen Mikrobiomphysiologie, die mit der Genetik des Menschen funktionell zusammenhängt.[176]

„Das (dysbiotische, Anm. T.H.) *Virom gilt als potenzieller Auslöser von Autoimmunerkrankungen. In einer Studie waren Veränderungen in Viruspopulationen sowohl direkt als auch umgekehrt mit der Entwicklung vom pädiatrischen Typ-1-Diabetes verbunden."*[177]

Das alte Feindbild der Viren ist mittlerweile für ein modernes, systembiologisches Verständnis untauglich geworden, denn mit den simplen Strategien der Elimination von Viren und Bakterien operieren wir an den eigentlichen Ursachen, den systemisch bedingten Dysbiosen, vorbei, wobei es zweifellos in bestimmten Fällen auch Indikationen für solche Strategien geben kann.

Die Viren gehören zum Mikrobiom des Menschen und sind damit offensichtlich in zahlreiche physiologische, d. h. *gesunde* Lebensprozesse involviert; auch vermeintlich pathogene Viren zählen nach den vorliegenden Analysen zum kommensalen Virom und treten nur im Krankheitsfall als einseitige Monokultur vermehrt hervor. Detaillierte Kenntnisse hierzu fehlen uns zwar noch, aber es ist naheliegend, dass die Viren – wie in der äußeren Natur – an der Regulation der mikrobiellen Populationsdynamik und damit an der Stabilität der individuellen Eubiose des Mikrobioms als Grundlage der Gesundheit essentiell beteiligt sind. Eingriffe ins Virom durch antivirale Wirkstoffe sind daher kritisch zu werten. *„Die Gabe von antiviralen Medikamenten und Immunsuppressiva beeinflussen die Struktur des Viroms im Plasma stark. Schon mit Beginn solcher Therapien lassen sich eine ausgeprägte Dynamik der Viromzusammensetzung und ein Anstieg der gesamte Viruslast feststellen."*[178]

Wie bereits erwähnt, steigt die Prävalenz von antinukleären Antikörpern (ANA), also Substanzen, die sich auf das im Zellkern befindliche Genmaterial richten, beispielsweise bei der US-amerikanischen Bevölkerung seit vielen Jahren kontinuierlich an und lag 2012 bei 15,9 % (entspricht 41 Millionen Individuen).[179] Daher überrascht es auch nicht, dass in den vergangenen Dekaden die Inzidenz der Autoimmunerkrankungen vor allem in den westlichen Industrienationen in bedenklichen Ausmaßen zunimmt.

Die jährlichen Zuwachsraten für Rheuma, autoimmune Schilddrüsenerkrankungen und Zöliakie beispielsweise liegen zwischen 6 und 7 %.[180]

Die Prävention und Therapie von Viruserkrankungen muss daher in erster Linie immunsupportiv salutogenetisch ansetzen. Die Individualität des Mikrobioms legt dabei einen ebenso individuellen Therapieansatz nahe, denn die Aufrechterhaltung der mikrobiellen Homöostase auf unseren Epithelien hängt aus anthroposophischer Perspektive eng mit den höheren Wesensgliedern und insbesondere mit der Ich-Organisation zusammen [→ Kapitel V].

13. Viren als Therapeutika

Im Jahr 2019 starben nach einer aktuellen Analyse weltweit 4,95 Millionen Menschen an Krankheiten, die mit einer Antibiotikaresistenz in Zusammenhang stehen, 1,3 Millionen an den direkten Folgen der Antibiotikaresistenz.[181] Vor diesem Hintergrund tritt die Phagentherapie als Alternative zur Bakterienbekämpfung zunehmend in den Fokus des Interesses. Bereits vor der Entdeckung der Antibiotika war diese Methode von dem englischen Bakteriologen Frederick Twort (1877-1950) und dem kanadischen Mikrobiologen Felix d'Hérelle (1873-1949) entwickelt worden, trat aber mit dem Siegeszug der Antibiotika in den Hintergrund und wurde nur in Osteuropa, v.a. am Eliava-Institut in Tiflis, Georgien weiter entwickelt, wo heute die größten Erfahrungen vorliegen. Außerhalb individueller Heilversuche ist die Phagentherapie neben Georgien nur in Russland, Polen und Belgien zugelassen.

Das Prinzip besteht darin, dass man Bakterienkulturen von kranken Menschen auf einem Nährmedium anzüchtet und mit einem hoch diversen Gemisch aus Bakrteriophagen, das meist aus Abwässern gewonnen wird, übergießt. Bei diesem sog. Lyse-Test können Löcher im Bakterienrasen entstehen, die eine Lyse der Bakterien durch einen bestimmten Phagen anzeigen. Dieser lässt sich dann isolieren, anzüchten und als antibakterielles Therapeutikum einsetzen. Der Vorteil der Methode liegt darin, dass die Phagen nur eine Bakterienart eliminieren und nicht, wie die Antibiotika, nahezu einen Kahlschlag des Mikrobioms mit entsprechend negativen Folgen verursachen; die Phagentherapie ist also hoch spezifisch und dadurch nebenwirkungsärmer, es sind auch zahlreiche Behandlungserfolge dokumentiert. Derzeit erprobt man beispielsweise in einem Studienprojekt („Phage4Cure") eine vielversprechende Phagen-Inhalationstherapie bei hartnäckigen pulmonalen Infektionen im Rahmen einer Mukoviszidose.[182]

Angesichts des sich zuspitzenden Problems mit den multiresistenten Keimen gelang einem Forscherteam die Züchtung einer Mischung von Bakteriophagen, die im Laborversuch von 110 MRSA-Stämmen 101 zur Lyse brachten.[183] Vor dem Hintergrund unserer bisherigen systemwissenschaftlichen Betrachtungen muss man die vordergründig einleuchtende Logik solcher Therapie-Strategien jedoch kritisch hinterfragen. Die bisher abgeschlossenen, randomisierten klinischen Studien zeigten zwar gewisse Potentiale, aber keine durchschlagenden Erfolge der Phagentherapie.[184] Unser Wissen über das äußerst komplexe Zusammenspiel des Mikrobioms, zu dem auch die Phagen gehören, mit unserer gesamten Physiologie steht ja noch ganz am Anfang. Die bisherige Annahme, Phagen würden für den menschlichen Organismus keine Rolle spielen, weil sie grundsätzlich keine eukaryotischen Zellen besiedeln und daher gezielt nur pathogene Bakterien ausschalten, ist in dieser einfachen Form heute nicht mehr haltbar. Phagen sind wie die Antibiotika natürliche Systemkomponenten des Mikrobioms, die in die habitatspezifischen und damit hoch individuellen, mikroökologischen Regulationsprozesse involviert sind. Für eine erfolgreiche Phagentherapie dürfen diese Viren beispielsweise keinen sesshaften Lebensstil annehmen, was aber gerade bei Phagen oft der Fall ist und wiederum von zahlreichen systemischen Faktoren abhängt. Daher müssen sie oft gentechnisch verändert werden,[185] damit sie überhaupt „aggressiv", d.h. stabil lytisch und damit therapeutisch effektiv sind.

Es wird sich wohl für die Phagentherapie langfristig herausstellen, dass sie eine systemisch orientierte Behandlung nicht ersetzen kann. Auch Versuche, Tumorzellen mit sog. onkolytischen Viren zur Auflösung zu bringen, sind mit Vorsicht zu betrachten, denn die Erfahrungen, dass beispielsweise Leukämien nach einer Influenza- oder Maserninfektion zur Ausheilung kommen können[186], ist eher der allgemeinen Immunstimulation durch eine fieberhafte Erkrankung als einem Virus zuzuschreiben.

Zusammenfassend lässt sich sagen, dass der traditionelle Begriff des Virus im Sinne von „Gift" vor dem Hintergrund der neueren Erkenntnisse den Phänomenen nicht mehr gerecht wird. Sachgemäßer wäre, von „Genosomen" im Sinne von „Gen-Körperchen" zu sprechen, da sie im Grunde die Urform alles Genetischen in der Natur verkörpern und damit in ihrer Bedeutung weit über eine rein pathogene Rolle hinausreichen. Auch der Begriff des „Pathogens" relativiert sich dahingehend, dass Mikroorganismen nur dann im Krankheitsgeschehen ursächlich relevant sind, wenn es sich um Instabilitäten durch Stress oder abrupte Verwerfungen in fein austarierten, ökologischen Gleichgewichtslagen handelt und dadurch die gestörten Habitate zu Nischen werden, in denen sich pathologische Monokulturen oder insgesamt dysbiotische Systeme herausbilden. Der Satz „die Zeit heilt alle Wunden" hat in mikrobiologischer Hinsicht insofern seine volle Berechtigung, als zur Bildung gesunder, fein ausbalancierter Öko-Homöostasen mit ihren zahlreichen Mikro-Adaptationsprozessen die Zeitgesetze im Lebendigen die zentrale Rolle spielen. Eingriffe in gewachsene Lebensräume ohne Rücksicht auf chronobiologische Ordnungen und Gesetzmäßigkeiten führt zu Krisen und Krankheiten. Ob eine Mikrobe zum Pathogen wird, ist also kontextabhängig. Das lässt sich an den Seuchen zeigen, auf die wir im Folgenden näher eingehen.

Literatur und Anmerkungen

1 „*Viren sind die unendliche Front der Evolution … Sie prägen fortwährend die Lebensbahn auf dem Planeten, einschließlich der des Menschen.*“ http://ritaallen.org/stories/luis-villarreal-a-life-in-viruses/ (Abfrage März 2020).

2 http://ritaallen.org/stories/luis-villarreal-a-life-in-viruses/ (Abfrage März 2020).

3 Bei Prokaryonten sind bisher vor allem ds-DNA-Phagen nachgewiesen. Es zeigt sich jedoch immer mehr, dass auch ss-DNA- und RNA-Phagen häufig vorkommen. Sie sind aber viel schwerer nachweisbar und die meisten bisherigen genomischen Analysen erfassen sie nicht.

4 Grafik: Gleiberg, Lizenz: CC-BY-SA 2.0 Germany, Wikipedia/Viren (Abfrage April 2021).

5 Newman, M., Suk, F. M., Cajimat, M. et al.: Stability and morphology comparisons of self-assembled virus-like particles from wild-type and mutant human hepatitis B virus capsid proteins. Journal of Virology 2003; 77. S. 12950–12960.

6 Grafik: Gleiberg, Lizenz: CC-BY-SA 2.0 Germany, Wikipedia/Viren (Abfrage April 2021).

7 Die unterschiedlichen Symmetrien und Strukturen von Kapsiden haben auch Auswirkungen auf die biologischen Eigenschaften wie die Pathogenität, die Art der Virusvermehrung (Replikation) und die Umweltstabilität. Ein Phänomen, dem wir im mikro- und molekularbiologischen Bereich häufig begegnen, ist die Stereometrie, also die räumliche Anordnung von Eiweiß- oder auch RNA-Strukturen, die mit qualitativen Eigenschaften einhergeht. Solche Strukturen sind bei Viren oft dynamisch und diese Formvariabilität, wodurch auch immer induziert, beeinflusst die biologischen Eigenschaften. Der Begriff der kristalloiden Form suggeriert eine relativ stabile Gestalt, die wir uns aber mehr flexibel-dynamisch vorstellen müssen.

8 Ein Prinzip, wie es interessanterweise auch gewisse Körperzellen (Nerven-, Immun-, Krebszellen u. a.) zur Informationsverbreitung im Organismus verwenden. Hier werden die abgeschnürten Bläschen „Exosome“ genannt. Sie enthalten Proteine, Nukleinsäuren oder Viren.

9 Foto: Centers for Disease Control and Prevention, United States Department of Health and Human Services; Foto-Beschriftung: Gleiberg. Lizenzfreies Bild, Wikipedia/Virushülle (Abfrage April 2021).

10 Foto: Centers for Disease Control and Prevention, United States Department of Health and Human Services, C. S. Goldsmith. Lizenzfreies Bild, Wikipedia/Lassafieber (Abfrage April 2021).

11 Foto: T. Moravec, lizenzfreies Bild, Wikipedia/Tabakmosaikvirus (Abfrage April 2021).

12 Eine Ausnahme bilden die erst in jüngster Zeit entdeckten Gigaviren [→ Kapitel II.4], die deutlich größer als viele Prokaryonten sind und auch als Wirtsorganismus für andere Viren gelten, sodass hier die Grenze zwischen Virus und Zelle unscharf wird. Mölling, K.: Supermacht des Lebens – Reisen in die erstaunliche Welt der Viren. C. H. Beck Verlag München 2015. S. 128 ff.

13 Legendre, M., Bartoli, J., Shmakova, L. et al.: Thirty-thousand-year-old distant relative of giant icosahedral DNA viruses with a pandoravirus morphology. Proceedings of the National Academy of Sciences of the United States of America (PNAS) 2014; 111. S. 4274–4279.

14 Ryan, F.: Virolution – die Macht der Viren in der Evolution. Spektrum Akademischer Verlag Heidelberg 2010. S. 60.

15 https://www.scinexx.de/dossierartikel/partner-statt-gegner/ (Abfrage Oktober 2020).

16 Man spricht zwar von Anthropozoonosen als Krankheiten, die vom Menschen auf Tiere übertragen werden, dies ist aber nicht wirklich gesichert bzw. sehr selten. Amöbenruhr (Erreger: *Entamoeba histolytica*) beispielsweise ließ sich nur experimentell vom Menschen auf Tiere übertragen. Es gibt auch Fälle, wo bei afrikanischen Berggorillas humane Metapneumoviren zu finden waren, wobei deren Pathogenität aber nicht bewiesen ist. Zooanthroponosen, d. h. Übertragungen vom Tier auf den Menschen, sind dagegen die Regel.

17 https://www.spektrum.de/news/wie-viren-unseren-darm-beherrschen/1426006 (Abfrage April 2020).

18 Präzise Messungen durch Epifluoreszenzmikroskopie ergaben, dass etwa 3 Millionen Viren in einem Milliliter Wasser in den tieferen Schichten der Meere und bis zu 100 Millionen Viren/ml in Küstennähe zu finden sind. http://www.laborjournal.de/rubric/archiv/stichwort/w_05_11.lasso (Abfrage März 2020).

19 Witzany, G.: Biokommunikation und natürliche Bearbeitung genetischer Texte. Die Anwendung der sprachpragmatischen Philosophie der Biologie. Books on Demand Norderstedt 2010. S. 135.

20 Cantalupo, P. G., Calgua, B., Zhao, G. et al.: Raw sewage harbors diverse viral populations. mBio 2011; 2 (5). e00180–11.

21 Um eine Vorstellung von der Dimension dieser Zahl zu bekommen, kann man sich die Viren aneinandergereiht vorstellen, was eine Strecke von mehreren Millionen Lichtjahren ergibt.

22 Suttle, C. A.: Viruses in the sea. Nature 2005; 5. 437. S. 356–361.

23 Mölling, K.: Supermacht des Lebens – Reisen in die erstaunliche Welt der Viren. C. H. Beck Verlag München 2015. S. 107 f.

24 Ryan, F.: Virolution – die Macht der Viren in der Evolution. Spektrum Akademischer Verlag Heidelberg 2010. S. 104.

25 Ebd. S. 60.

26 Mölling, K.: Supermacht des Lebens – Reisen in die erstaunliche Welt der Viren. C. H. Beck Verlag München 2015. S. 40.

27 Reche, I., D'Orta, G., Mladenov, N. et al.: Deposition rates of viruses and bacteria above the atmospheric boundary layer. ISME Journal 2018; 12. S. 1154–1162.

28 https://de.wikipedia.org/wiki/SODIS (Abfrage Oktober 2020).

29 Hannigan, G. D., Meisel, J. S., Tyldsley, A. S. et al.: The Human Skin Double-Stranded DNA Virome: Topographical and Temporal Diversity, Genetic Enrichment, and Dynamic Associations with the Host Microbiome. mBio 2015; 6 (5). e01578–15.

30 Zur Virus-Hypothese als Ursache von AIDS gibt es auch kritische Stimmen mit zum Teil gewichtigen Argumenten. Köhnlein, C., Engelbrecht, T.: Virus-Wahn. emu Verlag Lahnstein 2020. S. 93–153. Siehe dazu auch ARTE-Dokumentation: AIDS – die großen Zweifel https://www.youtube.com/watch?v=-Fm_3UfdmjNksowiedenUS-FilmHouseofNumbershttps://www.youtube.com/watch?v=koR1W74bTvQ (Abfrage Oktober 2020).

31 Werden Prokaryonten von Viren besiedelt, sprechen wir von Prophagen (siehe unten), die als Bestandteil des Prokaryontengenoms mit repliziert werden. Im Gegensatz zu den Retroviren tragen die Phagen in der Regel DNA als Erbinformation, die nicht durch eine Transkriptase umgeschrieben wird.

32 Tarlinton, R., Meers, J., Young, P.: Biology and evolution of the endogenous koala retrovirus. Cellular and Molecular Life Science 2008; 65. S. 3413–3421.

33 Tarlinton, R., Meers, J., Young, P.: Retroviral invasion of the koala genom. Nature 2006; 442. S. 79–81.

34 Villarreal, L.: Can Viruses Make Us Humans? Proceedings of the American Philosophical Society 2004; 148. S. 296–323.

35 Witzany, G.: Biokommunikation und natürliche Bearbeitung genetischer Texte. Die Anwendung der sprachpragmatischen Philosophie der Biologie. Books on Demand Norderstedt 2010. S. 121.

36 Bell, P. J. L.: Viral Eukaryogenesis: Was the ancestor of the nucleus a complex DNA-Virus? Journal of Molecular Evolution 2001; 53. S. 251–256.

37 Bell, P. J. L.: Sex and the eukaryotic cell cycle is consistent with a viral ancestry for the eukaryotic nucleus. Journal of Theoretical Biology 2006; 243. S. 54–63.

38 Mölling, K.: Supermacht des Lebens – Reisen in die erstaunliche Welt der Viren. C. H. Beck Verlag München 2015. S. 148.

39 Die virale Abstammung älterer Gene ist schlecht nachweisbar. Je früher in der Evolution die Virusintegrationen ins Genom stattfand, umso schwieriger sind sie als solche zu erkennen, weil sie durch Mutationen und Deletionen bei der Zellteilung immer wieder verändert werden. Man spricht auch von Degeneration, weil die reproduktive Aktivität der viralen Gene mit der Zeit immer mehr nachlässt. Das ist das Problem bei der Bestimmung des Anteils der endogenen Retroviren am Genom. Daher liegen unterschiedliche Schätzungen vor. Wir plädieren hier für die Sichtweise, dass Gene ursprünglich alle exogen sind. Wenn wir uns den Urzustand der Biosphäre mit der anfänglichen RNA-Welt und mit dem lebhaften horizontalen Gentransfer [→ Kapitel II.9] bei den Prokaryoten vergegenwärtigen, müssen wir sagen, dass in diesem Genaustausch das ursprüngliche Prinzip der genetischen Evolution besteht, wie auch andere elementare Stoffwechselprozesse in dieser Urwelt entstanden, die bis heute in den höheren Organismen konserviert sind. Man denke zum Beispiel an die hunderte verschiedenen Rhodopsine, welche die

Bakterien entwickelten und die später in den Augen der höheren Lebensformen als Sehfarbstoffe in das Netzhaut-Epithel integriert wurden.
Ob man bei den alten, endogenen Retroviren von „Degeneration“ sprechen kann, ist zu hinterfragen. Es gehört zu den Grundlinien des anthroposophischen Menschenverständnisses, dass die Entwicklung von seelischen und geistigen Fähigkeiten mit einer Involution der Stoffwechselkräfte einhergehen; nicht im Sinne einer Degeneration oder Atrophie, sondern im Sinne einer Metamorphose, die höhere Funktionen ermöglicht. Das Ohr beispielsweise mit seinen Knöchelchen und der bindegewebig degenerierten Muskulatur der Ohrmuschel lässt sich als eine „höhere“ Gliedmaße auffassen, deren eigene Bewegungsnatur zugunsten einer reinen Schwingungssensitivität vollständig zurückgenommen ist. Die ganze Kopforganisation ist von einer Rücknahme der Stoffwechsel-Gliedmaßen-Aktivität zugunsten der Bewusstseinsfähigkeiten geprägt. Man kann auch sagen, dass der Kopf in gewisser Hinsicht älter ist, evolutiv weiter fortgeschritten als der stoffwechselaktive Bauch. Man würde aber nicht behaupten können, der Kopf sei deshalb degeneriert, weil er metabolisch weniger vital ist. Der Begriff Degeneration bezeichnet hauptsächlich Abbauprozesse im Alter in Form von Arthrosen und anderen Verschleißerscheinungen. In diesem Sinne sind die „alten“ Gene nicht zu verstehen, denn das Leben bringt nichts „Verschlissenes“ immer wieder neu hervor. Wie uns das Studium der Anatomie und Physiologie des Gehörorgans nichts über auditive Erfahrungen mitteilen kann, so teilen uns die sogenannten degenerierten viralen Gene nichts über die mit ihnen verbundenen Lernprozesse und Entwicklungsschritte auf höherer Ebene mit.

40 https://www.scinexx.de/dossierartikel/evolution-in-echtzeit/ (Abfrage Juli 2020).

41 Philippe, N., Legendre, M., Doutre, G. et al.: Pandoraviruses: amoeba viruses with genomes up to 2.5 Mb reaching that of parasitic eukaryotes. Science 2013; 341. S. 281–286.

42 Wir sprechen dann von Ribozymen; man kann sie als universelle Urbausteine des Lebens betrachten, denn sie können nicht nur genetische Informationen speichern, sondern besitzen gleichzeitig katalytische Eigenschaften. Ribozyme haben zur heutigen evolutionsbiologischen These von der RNA-Welt geführt (siehe unten).

43 An dieser Stelle ist darauf hinzuweisen, dass der Begriff „Information“ sich im genetischen Kontext primär auf codierende Reihenfolgen von Nukleobasen bezieht und nicht im semantischen Sinne gebraucht werden kann, denn Eigenschaften lassen sich mit informationstheoretischen Verfahren nicht erfassen. Zwischen dem genetischen Code und der entsprechenden Aminosäurensequenz eines Proteins besteht eine lineare Beziehung. Aber qualitative Eigenschaften wie Humor oder Angst lassen sich durch eine Nukleotidsequenz nicht beschreiben.

44 Der größte Teil des menschlichen Genoms besteht aus nicht codierenden DNA-Abschnitten, die als sogenannte Introns zwischen den codierenden Abschnitten, den Exons eingelagert sind. Innerhalb des Zellkerns werden die Intros ausgespleißt, bevor die mRNA ins Zytoplasma zu den Ribosomen gelangt.

45 Witzany, G.: Biokommunikation und natürliche Bearbeitung genetischer Texte. Die Anwendung der sprachpragmatischen Philosophie der Biologie. Books on Demand Norderstedt 2010. S. 189.

46 Baudrimont, A., Voegeli, S., Vilori, E. C. et al.: Multiplexed gene control reveals rapid mRNA turnover. Science Advances 2017; 3 (7). e1700006.

47 Die Paläogenetik hat mittlerweile die Genome von Neandertalern und von „Ötzi“ sequenziert.

48 McClure, M. A.: The complexities of genome analysis, the Retroid agent perspective. Bioinformatics 2000; 16 (2). S. 79–95.

49 Eine grobe Übersicht der verschiedenen RNA-Elemente findet sich unter https://de.wikipedia.org/wiki/Ribonukleinsäure (Abfrage März 2020).

50 Mölling, K.: Supermacht des Lebens – Reisen in die erstaunliche Welt der Viren. C. H. Beck Verlag München 2015. S. 186.

51 Ebd. S. 187.

52 Der Gießener Virologe Heinz Ludwig Sänger (1928–2010) beschrieb sie als erster bereits 1976. Die beiden Chemiker Thomas Cech und Sidney Altman (1939-2022) erhielten 1989 den Nobelpreis für die Entdeckung ihrer Ribozym-Doppelfunktion.

53 Goldman, R. D., Pollack, R., Hopkins, N. H. et al.: Preservation of Normal Behavior by Enucleated Cells in Culture. Proceedings of the National Academy of Sciences of the United States of America (PNAS) 1973; 70 (3). S. 750-753.

54 In der Virologie haben wir es mit dem generellen Problem zu tun, dass RNA-Viren (Influenza, AIDS, Corona u. a.) nach ihrem Eindringen in den Wirtsorganismus sofort in verschiedene Richtungen zu mutieren beginnen, was wir als virale Mikroevolution bezeichnen. Das ursprüngliche Genom (Mastersequenz) geht dabei oft verloren. Stattdessen entsteht eine ganze Population verschiedener Typen (Quasispezies). Man geht heute davon aus, dass die RNA-Welt am Beginn der Evolution aus solchen sich selbst replizierenden Quasispezies bestand. Die RNA-Viren gehören damit zu den ältesten Lebensprozessen, die wir kennen.
Dasselbe Phänomen der Quasispezies zeigt sich bei der RNA-Prozessierung, es sind auch hier keine stabilen einzelnen RNA-Typen, die den Bearbeitungsprozess generieren, sondern ganze Konsortien von Varianten, die mehrere Möglichkeiten der Modifikation der Erbsubstanz je nach Kontext bereithalten. Hinsichtlich der Viren bedeutet dies, dass sie ihre Erbinformation sehr schnell verändern oder gar neue Informationen kreieren. Sie machen sich damit „unsichtbar" für antivirale Medikamente und entziehen sich, nach herkömmlicher Theorie, den „Angriffen" des Immunsystems. Wir plädieren hier im Sinne von Villarreal und Witzany für einen anderen Sprachgebrauch. Es handelt sich bei den Quasispezies nicht um fehlerhafte Mutanten, aus denen der „Fitteste" herausselektioniert wird, sondern um eine natürliche Fähigkeit, mehr Diversität zu erreichen. Es kommt gleichsam zu einem „Dialog" von viralen Genomvarianten mit dem Immunsystem, bei dem sich der Organismus aus dem reichen Spektrum der Mutanten „Anregungen" zur genetischen Innovation holt und sich somit das „Fremde" aneignet, was zu Immunität und neuen phänotypischen Eigenschaften führt. Dieser Prozess kann auch mit krisenhaften Auseinandersetzungen (Krankheit) verbunden sein. Siehe dazu: Villarreal, L. P., Witzany, G.: Rethinking quasispecies theory: From fittest type to cooperative consortia. World Journal of Biological Chemistry 2013; 4 (4): S. 79–90.

55 Ebd. S. 80.

56 Villarreal, L. P.: Viruses and the Evolution of Life. American Society for Microbiology Verlag Washington 2005.

57 Mölling, K .: Supermacht des Lebens – Reisen in die erstaunliche Welt der Viren. C.H. Beck Verlag München 2015. S. 164.

58 Das Genom des Menschen ist zwar mit nur etwa 25.500 Genen relativ bescheiden, seine Gene sind aber deutlich länger und haben neben den nicht codierenden Introns bzw. den mobilen Transposonen auch einen hohen Anteil an epigenetischen Regulationselementen (DNA-Methylierung und Histon-Acetylierung). Das Genom des Menschen zeichnet sich eben gerade durch seine relative Indeterminiertheit aus.

59 Wenn ein DNA-Abschnitt an einer bestimmten Stelle ausgeschnitten und an einer anderen wieder eingefügt wird, geschieht das meist über die RNA als Zwischenstufe.

60 Es gibt beispielsweise ein Taufliegen-Gen namens Dscam, das den sich entwickelnden Nervenfasern im Organismus hilft, ihren Weg zu finden. Das Gen besteht aus 24 kodierenden Einheiten (Exons), die diffus verteilt im Genom liegen. Der Organismus der Fliege muss die passenden DNA-Abschnitte ausfindig machen und sie in exakt der korrekten Reihenfolge zusammenfügen, so dass genau das richtige unter 38.000 möglichen Proteinen entsteht.

61 Witzany, G.: Biokommunikation und natürliche Bearbeitung genetischer Texte. Die Anwendung der sprachpragmatischen Philosophie der Biologie. Books on Demand Norderstedt 2010. S. 147.

62 Ebd. S. 134 f.

63 Zitiert aus Ryan, F.: Virolution – die Macht der Viren in der Evolution. Spektrum Akademischer Verlag Heidelberg 2010. S. 109.

64 Márquez, L. M., Redman, R. S., Rodriguez, R. J. et al.: A virus in a fungus in a plant: three-way symbiosis required for thermal tolerance. Science 2007; 315. S. 513–515.

65 Roossinck, M. J.: The good viruses: viral mutualistic symbioses. Nature Reviews Microbiology 2011; 9. S. 99–107.

66 https://ptaforum.pharmazeutische-zeitung.de/die-macht-der-viren-128409/seite/3/ (Abfrage Juli 2022).

67 González, R., Butković, A., Escaray, F.J. et al.: Plant virus evolution under strong drought conditions results in a transition from parasitism to mutualism. Proceedings of the National Academy of Sciences of the United States of America 2021; 118. (6). e2020990118.

68 https://www.scinexx.de/dossierartikel/viren-als-komplizen/ (Abfrage Juli 2020).

69 Mölling, K.: Supermacht des Lebens – Reisen in die erstaunliche Welt der Viren. C. H. Beck Verlag München 2015. S. 129.

70 Hennes, K. P.: Viren in der Abwasserreinigung. In: Lemmer, H., Griebe, T., Flemming, H. C. (Hrsg.): Ökologie der Abwasserorganismen. Springer Verlag Berlin 1996. S. 135-151. Die ökologische Rolle der Phagen bei der Strukturierung von Bakterienpopulationen und ihren Beitrag zur Stabilität des Mikrobioms im Einzelnen beginnen wir erst langsam zu verstehen. Siehe Brown, T. L., Charity, O. J., Adriaenssens, E. M.: Ecological and functional roles of bacteriophages in contrasting environments: marine, terrestrial and human gut. Current Opinion in Microbiology 2022; 70. e102229.

71 Pierce, S. K., Mahadevan, P., Massey, S. E. et al.: A Preliminary Molecular and Phylogenetic Analysis of the Genome of a Novel Endogenous Retrovirus in the Sea Slug Elysia chlorotica. Biological Bulletin 2016; 231. S. 236–244.

72 Ono, R., Kobayashi, S., Wagatsuma, H. et al.: A retrotransposon-derived gene, PEG10, is a novel imprinted gene located on human chromosome 7q21. Genomics 2001; 73 (2). S. 232–237.

73 Charvet, B., Pierquin, J., Brunel, J. et al.: Human Endogenous Retrovirus Type W Envelope from Multiple Sclerosis Demyelinating Lesions Shows Unique Solubility and Antigenic Characteristics, Virologica Sinica 2021; 36. S. 1006–1026.

74 https://ptaforum.pharmazeutische-zeitung.de/viren-sind-besser-als-ihr-ruf-129932/seite/2/ (Abfrage Juli 2022).

75 https://de.wikipedia.org/wiki/LTR-Element (Abfrage April 2020).

76 von der Weiden, S.: Gezähmte Gefährder. Berliner Zeitung vom 1.2.22. S. 22.

77 Villarreal, L. P.: Viruses and the Evolution of Life. American Society for Microbiology Verlag Washington 2005. S. 128.

78 „Silencing" ist ein bedeutender Mechanismus zur Stilllegung von viralen Genen. Während der Embryonalentwicklung werden beispielsweise alle gefährlichen viralen Gene auf diese Weise stillgelegt, gleichsam ein „Reset" der Natur zu Reinerhaltung neuen Lebens. Vgl. Mölling, K.: Supermacht des Lebens – Reisen in die erstaunliche Welt der Viren. C. H. Beck Verlag München 2015 S. 207 ff.

79 Zhang, W., Foo, M., Eren, A. M. et al.: tRNA modification dynamics from individual organisms to metaepitranscriptomics of microbiomes. Molecular Cell 2022; 82. S. 891-906.

80 Aufgrund der Bedeutung als Starter-Aminosäure bei der Translation stellt Methionin die erste N-terminale Aminosäure jedes Proteins dar.

81 Huang, J., Chen, W., Zhou, F. et al.: Tissue-specific reprogramming of host tRNA transcriptome by the microbiome. Genome Research 2021; 31 (6). S. 947–957.

82 Unternaehrer, E., Luers, P., Mill, J. et al.: Dynamic changes in DNA methylation of stress-associated genes (OXTR, BDNF) after acute psychosocial stress. Translational Psychiatry 2012; 2 (8). e150.

83 Senaldi, L., Smith-Raska, M.: Evidence for germline non-genetic inheritance of human phenotypes and diseases. Clinical Epigenetics 2020; 12. e136.

84 Takeshima, H., Ushijima, T.: Accumulation of genetic and epigenetic alterations in normal cells and cancer risk. Nature Precision Oncology 2019; 3. e7.

85 Eine gute Übersicht findet sich bei Spork, P.: Gesundheit ist kein Zufall. Deutsche Verlagsanstalt München 2017.

86 Engramm ist eine allgemeine Bezeichnung für eine physiologische Spur, die eine Reizeinwirkung als dauernde strukturelle Änderung nicht nur im Gehirn hinterlässt. Die Gesamtheit aller Engramme – es sind Milliarden – bildet die physische Grundlage für das Gedächtnis.

87 Steiner, R.: Die Ergänzung heutiger Wissenschaft durch Anthroposophie (GA 73). Rudolf Steiner Verlag Dornach 1987. S. 40 f.

88 *Dictyostelium discoideum* ist eine Art Schleimpilz, der durch die Zusammenlagerung von zigtausenden amöboider Zellen entsteht und einen Modellorganismus zur Erforschung des Übergangs von einzelligen zu mehrzelligen Lebewesen darstellt. Eine eindrucksvolle filmische Darstellung dieses plastischen Vorgangs findet sich unter https://www.youtube.com/watch?v=5h8WOWEqP6o (Abfrage März 2020).

89 Der planktonische Zustand ist der von einzelnen frei im Wasser suspendierten Zellen. Die Prokaryonten sind dabei ganz in ihre flüssige Umgebung eingebettet, da sie nur flüssige Nährstoffe aufnehmen und untereinander über flüssige Substanzen in Kommunikation stehen.

90 Roossinck, M. J.: Viren – Helfer, Feinde, Lebenskünstler. Springer Verlag Heidelberg 2020. S. 20.

91 Ogilvie, L. A., Jones, B. V.: The human gut virome: a multifaceted majority. Frontiers in Microbiology 2015; 6. e918.

92 Vergleichen lässt sich das plastische Geschehen zwischen Virosphäre und Genom mit der Herzbildung. Evolutionsbiologisch waren zuerst die Strömungen in der äußeren Natur als Wärme-, Luft- und Flüssigkeitsströme, die sich über die Pflanzensäfte, die Lymphe, Blut und Gefäße bis zum Herz „organisiert" bzw. verinnerlicht haben. Wie die Herzbildung mit der Strömung, so begannen alle Genome in der Virosphäre. Siehe dazu auch Furst, B.: Autonomie der Blutbewegung. Salumed Verlag Berlin 2020. S. 41 ff.

93 Schad, W.: Zeitbindung in Natur, Kultur und Geist. Verlag Freies Geistesleben Stuttgart 2016.

94 Abbildungen aus: Margulis, L., Sagan, D.: Leben – vom Ursprung zur Vielfalt. Spektrum Verlag 1999. S. 75, bearbeitet von T. Hardtmuth.

95 Wir kennen auch Genübertragungen von Bakterien unmittelbar auf den Menschen, so injizieren beispielsweise bestimmte Stämme von *Helicobacter pylori* ihr Genmaterial (das CagA-Gen) direkt in die Zellen der menschlichen Magenschleimhaut, wodurch das Risiko für Geschwüre und Krebs ansteigt. Blaser, M. J.: Antibiotika Overkill – So entstehen die modernen Seuchen. Herder Verlag Freiburg/Breisgau 2017. S. 170 f. Interessanterweise wurden auch in menschlichen Krebszellen vermehrt mikrobielle Gene von Bakterien Viren und Pilzen gefunden, die in gesunden Körperzellen sehr selten sind und über horizontalen Gentransfer übertragen werden.Vgl. Riley, D. R., Sieber, K. B., Robinson, K. M. et al.: Bacteria-human somatic cell lateral gene transfer is enriched in cancer samples. Public Library of Science (PLoS) Computational Biology 2013; 9 (6). e1003107. Siehe auch Narunsky-Haziza, L. Sepich-Poore, G. D., Livyatan, I. et al.: Pan-cancer analyses reveal cancer-type-specific fungal ecologies and bacteriome interactions. Cell 2022; 185. S. 3789-3806.

96 Als Prophagen bezeichnet man Phagen, deren Genom in das Genom von Prokaryonten integriert ist. Hier verhalten sie sich dann still, das heißt das Virus vermehrt sich nicht, sondern sein Genom wird lediglich als Teil des Prokaryontengenoms im Verlauf der Zellteilung mit dupliziert. Wir sprechen von temperenten Phagen oder einem sesshaften Lebensstil. Infolge von Stress – z. B. Strahlung oder Nährstoffmangel, aber auch durch Antibiotika – kehrt der Phage in einen lytischen Lebensstil zurück, d. h. das Virengenom wird freigesetzt (Exzision), vermehrt sich in der Zelle und führt zu ihrer Auflösung und möglichen Folgewirkungen.

97 Zitat aus: Margulis, L., Sagan, D.: Leben – vom Ursprung zur Vielfalt. Spektrum Verlag 1999. S. 74.

98 Simon, M.: Aspekte zu einer goetheanistischen Mikrobiologie. In: Schad, W. (Hrsg.): Naturwissenschaft heute im Ansatz Goethes. Verlag Johannes M. Mayer Stuttgart 2008. S. 149 f.

99 Ebd. S. 145.

100 Giovannoni, S. J., Thrash, C. J., Temperton, B.: Implications of streamlining theory for microbial ecology. ISME Journal 2014; 8. S. 1553–1565.

101 Crisp, A., Boschetti, C., Perry, M. et al.: Expression of multiple horizontally acquired genes is a hallmark of both vertebrate and invertebrate genomes. Genome Biology 2015; 16. e50.

102 Huang, W., Tsai, L., Li, Y. et al.: Widespread of horizontal gene transfer in the human genome. BMC Genomics. 2017; 18. e274.

103 Groussin, M., Poyet, M., Sistiaga, A. et al.: Elevated rates of horizontal gene transfer in the industrialized human microbiome. Cell 2021; 184 (8). S. 2053-2067.e18.

104 Es stellt sich dabei – besonders in der heutigen globalisierten Situation – die interessante Frage, ob in der Art und Weise, wie sich Beziehungskonstellationen unter Menschen herausbilden, nicht unbewusst Anziehungskräfte wirksam sind, die eben gerade nicht das Tradierte, Bewährte und Gewohnte repetieren, sondern die ganz neue Spiel- und Entwicklungsräume suchen.

105 Plasmide sind kleine, in der Regel ringförmige, autonom replizierende, doppelsträngige DNA-Moleküle, die in Bakterien und in Archaeen vorkommen, aber nicht zum Bakterienchromosom zählen, also extrachromosomal vorliegen. Die reverse Transkriptase schreibt Retroplasmide in DNA um. Heute werden allerdings viele Plasmide als zum Genom gehörig gezählt. Denn es hat sich bei vielen Prokaryonten herausgestellt, dass bestimmte Plasmide essentiell zum Genom zählen. Verschiedene essentielle Gene sind auf Plasmide ausgelagert, z. B. Photosynthese-Gene und Signalstoffgene. Einige Bakterien haben bis zu zwölf Plasmide, auf denen sich bis zu ca. 30 % aller Gene befinden (Hinweis M. Simon).

106 Nach Hygnius (Lebensdaten nicht genau bekannt, wohl 1.–2. Jh. n. Chr.), einem römischen Mythographen, waren die „Eltern“ der Gaia Aither oder Aether, Gottheit allen Lebens, und Hemera, die Göttin des Tages.

107 Abbildungen: Links: Foto von Dr. Graham Beards, Lizenz: CC-BY-SA 3.0 Unported, Wikipedia/Virus, Mitte: Foto von www.pdimages.com/web9.htm, unbekannter Autor, lizenzfreies Bild, Wikipedia/Befruchtung, rechts: Foto von NASA/USA, lizenzfreies Bild, Wikipedia FR/Pluie de météores (Abfrage April 2021).

108 Green, R. E., Krause, J., Briggs, A. W. et al.: A Draft Sequence of the Neandertal Genome. Science 2010; 328. S. 710–722.

109 Mendez, F. L., Poznik, G. D., Castellano, S. et al.: The Divergence of Neandertal and Modern Human Y Chromosomes. American Journal of Human Genetics 2016; 98. S. 728–734.

110 Unter Urphänomen verstand Goethe (1749-1832) eine irreduzible Erscheinung, die wir nicht aus etwas anderem herleiten können, ohne dabei das Wesen des Phänomens zu verfremden. Licht beispielsweise ist ein solches Urphänomen; wenn wir es als elektromagnetische Welle deuten, haben wir uns von seiner eigentlichen Natur schon wegbewegt. Wir können das Licht in seinen unzähligen Wirkungen studieren, seinen „Taten und Leiden“, aber wir können es selbst nicht erklären, es gibt keine Begründung für Licht. „*Suche nichts hinter den Phänomenen, sie selbst sind die Lehre*“! (Goethe)

111 Ein zentrales Erkenntnisproblem liegt in der Nicht-Lokalität seelisch-geistiger Qualitäten, wohingegen physikalistisches Denken am Raum orientiert ist; wir können nicht fragen: Welchen Durchmesser hat „Trauer“ oder wo befindet sich „3 x 3 = 9“. Diese Phänomene haben keinen Raumaspekt, sie existieren nicht im physikalischen Raum, wie auch das, was wir als Astralität bezeichnen, rein qualitativ zu betrachten ist, obwohl dieser Begriff etwas mit den räumlich existierenden Himmelskörpern zu tun hat. Insofern sind letztere nur der äußere Ausdruck für das, was hier mit Astralität gemeint ist.

112 Diaminosäuren werden zur Synthese von peptidischen Nukleinsäuren genutzt (daPNA: diamino peptide nucleic acid). Derart künstlich hergestellte peptidische Nukleinsäuren wiederum formen mit individuellen DNA- wie auch RNA-Strängen Duplexe und gelten daher nicht nur als DNA-Analoga, sondern sind auch mögliche Rekonstruktionen des vermutlich ersten genetischen Materials auf der Erde. Die korrespondierenden Diaminosäuren z.B. 2,3–Diaminopropansäure, wurden im Murchison-Meteoriten nachgewiesen. Aus Wikipedia: Diaminosäuren (Abfrage März 2020).

113 Lindhorst, T. K., Quadbeck-Seeger, H. J. (Hrsg.): Unendliche Weiten: Kreuz und quer durchs Chemie-Universum. Wiley-Verlag Weinheim 2017. S. 108 f. Siehe auch https://books.google.de/books?id=EZ-nCDgAAQBAJ&pg=PA108&lpg=PA108&dq=Diaminos%C3%A4uren+Genetik&source=bl&ots=oWIP-86ZYr4&sig=ACfU3U1wBtVK4_TGXLsWMj4-6Ri-EGUCzw&hl=de&sa=X&ved=2ahUKEwjy-syeq-73qAhWNM-wKHcbrDCMQ6AEwBXoECAsQAQ#v=onepage&q=Diaminos%C3%A4uren%20 Genetik&f=false (Abfrage August 2020).

114 Callahan, M. P., Smith, K. E., Cleaves, H. J. et al.: Carbonaceous meteorites contain a wide range of extraterrestrial nucleobases. Proceedings of the National Academy of Sciences of the United States of America (PNAS) 2011; 108. S. 13995–13998.

115 Meierhenrich, U. J., Muñoz Caro, G. M., Bredehöft, J. H. et al.: Identification of diamino acids in the Murchison meteorite. Proceedings of the National Academy of Sciences of the United States of America (PNAS) 2004; 101. S. 9182–9186.

116 McGeoch, M. W., Dikler, S., McGeoch, J. E.: Hemolithin: A Meteoritic Protein containing Iron and Lithium. Astrophysics 2020; arXiv:2002.11688.

117 Zur Ideengeschichte der Entstehung des Lebens siehe auch: Neuberg, A.: Das neue Weltbild der Biologie – In seinen Grundzügen und Hauptergebnisse betrachtet – Das naturwissenschaftliche Weltbild der Gegenwart. Teil 2. Verlag Vandenhoeck Göttingen 1941. Schon 1715 lehrte Benoît de Maillet (1656–1738) die kosmische Panspermie. Nach dem schwedischen Physiker und Elektrochemiker Svante Arrhenius (1859–1927, Nobelpreis 1903) steht die Frage nach der Entstehung der ersten Lebewesen auf derselben Stufe wie die nach der Entstehung der Materie. Hermann Eberhard Richter (1808–1876) vertrat 1865 die Theorie, dass das Leben über organische Keime auf die Erde gekommen sei. Arthur Neuberg (1866–1961) selbst formulierte: „*Mir scheint aber doch der wahre Gedanke zugrunde zu liegen, dass das Leben vielleicht überall vorhanden ist, aber nur dort, wo geeignete Bedingungen sind, sich zu Organismen entfaltet.*“ (Neuberg 1941, S.15. Dankenswerter Hinweis von Wolfgang Schad).

118 Foto: Derivative workfrom, image: Murchison meteorite.jpg, User: Basilicofresco. Lizenz: CC-BY-SA 3.0 Unported, Wikipedia/Murchison meteorite (Abfrage April 2021).

119 Pflug, H. D.: Die Spur des Lebens. Paläontologie – chemisch betrachtet. Springer Verlag Berlin Heidelberg 1984. S. 139.

120 Ebd.

121 Ebd. S. 141.

122 Becker, L., Poreda, R. J., Bunch, T. E.: Fullerenes: an extraterrestrial carbon carrier phase for noble gases. Proceedings of the National Academy of Sciences of the United States of America (PNAS) 2000; 97. S. 2979–2983.

123 Pflug, H. D.: Bioastronomie: Neues zu einer Forschung, die in Gießen begann. In: Spiegel der Forschung 2008; 25 (2). S. 70-72.

124 Cami, J., Bernhard-Salas, J., Peeters, E. et al.: Detection of C60 and C70 in a young planetary nebula. Science 2010; 329. S. 1180–1182.

125 Chistyakov, V. A., Smirnova, Y. O., Prazdnova, E. V. et al.: Possible Mechanisms of Fullerene C60 Antioxidant Action. BioMed Research International 2023. e821498.

126 Abbildungen: a) Grafik anonym, Lizenz: CC-BY-SA 3.0 Unported, Wikipedia/Fullerene, b) Grafik: Sponk, Lizenz: CC-BY-SA 3.0 Unported, Wikipedia/Fullerene, c) Grafik: w:en:User:Cyp, file: Poly.pov; Lizenz: CC-BY-SA 3.0 Unported, Wikipedia/Ikosaederstumpf, d) National Cancer Institute, USA; (Foto: Dr. Richard Feldmann. Lizenzfreies Bild, Wikipedia/Adenovirus (Abfrage April 2021)).

127 Nicht unerwähnt soll in diesem Zusammenhang bleiben, dass sowohl das Hexagramm als auch das Pentagramm uralte Symbole darstellen und im anthroposophischen Kontext dem Astral- bzw. dem Ätherleib zuzuordnen sind. Steiner, R.: Veröffentlichungen zur Geschichte und aus den Inhalten der esoterischen Lehrtätigkeit (GA 264). Rudolf Steiner Verlag Dornach 1996. S. 188–192.

128 „Michael-Schwert-Eisen des Blutes" nach Steiner, R.: Das Miterleben des Jahreslaufes in vier kosmischen Imaginationen (GA 229). Vortrag vom 5.10.1923. Rudolf Steiner Verlag Dornach 1999.

129 Dumke, K.: AIDS – die tödliche Befruchtung. Verlag Freies Geistesleben Stuttgart 1989. S. 112 ff.

130 Interessanterweise kann das Gehirn als Zentralorgan des Nervensystems von einer Vielzahl verschiedener Viren betroffen sein. Zu den Erregern einer Enzephalitis gehören Herpes-, Mumps-, Masern-, Tollwut-, Grippe-, Zytomegalie-, Polio-, FSME-Viren u. a.

131 Yousuf, W., Ibrahim, H., Harfouche, M. et al.: Herpes simplex virus type 1 in Europe: systematic review, meta-analyses and meta-regressions. British Medical Journal Global Health 2020; 5 (7). e002388.

132 Goldmeier, D., Garvey, L., Barton, S.: Does chronic stress lead to increased rates of recurrences genital herpes – a review of the psychoneuroimmunological evidence? International Journal of Sexually Transmitted Infections & AIDS 2008; 6. S. 359–362.

133 Norman, J. M., Handley, S. A., Baldridge, M. T. et al.: Disease-specific alterations in the enteric virome in inflammatory bowel disease. Cell 2015; 160. S. 447–460.

134 Shirtcliff, E. A., Coe, C. L., Pollak, S. D.: Early childhood stress is associated with elevated antibody levels to herpes simplex virus type 1. Proceedings of the National Academy of Sciences of the United States of America (PNAS) 2009; 106. S. 2963–2967.

135 Mölling, K.: Supermacht des Lebens – Reisen in die erstaunliche Welt der Viren. C. H. Beck Verlag München 2015. S. 223.

136 Steiner, R.: Erdenwissen und Himmelserkenntnis (GA 221). Rudolf Steiner Verlag Dornach 1998. S 80.

137 Hardtmuth, T.: Autonomie und Gesundheit. In Rosslenbroich, B. (Hrsg.): Perspektiven zur Biologie der Freiheit. Autonomieentwicklung in Natur, Kultur und Landschaft. Verlag Freies Geistesleben Stuttgart 2020. S. 103–156.

138 Centers for Disease Control and Prevention (CDC): Intussusception among recipients of rotavirus vaccine, United States, 1998-1999. Morbidity and Mortality Weekly Report (MMWR) 1999; 48. S. 577-581.

139 Rott, R.: Von der Infektion zur Krankheit – Strategien pathogener Viren. Leopoldina 2000; 45 (R3). S. 295.

140 Ebd. S. 294.

141 Ebd. S. 296.

142 https://www.gesundheitsindustrie-bw.de/fachbeitrag/dossier/mikrobiom-menschliche-gesundheit-eng-mit-seiner-mikroben-wg-vernetzt (Abfrage August 2023).

143 Reyes A., Haynes, M., Hanson, N. et al.: Viruses in the faecal microbiota of monozygotic twins and their mothers. Nature 2010; 466. S. 334–338.
144 Ott, S. J., Waetzig, G. H., Rehman, A. et al.: Efficacy of sterile fecal filtrate transfer for treating patients with Clostridium difficile infection. Gastroenterology 2017; 152. S. 799–811.
145 Kim, M.-S., Park, E.-J., Roh, S. W. et al.: Diversity and Abundance of Single-Stranded DNA Viruses in Human Feces. Applied and Environmental Microbiology 2011; 77. S. 8062–8070.
146 Mokili, J. L., Rohwer, F., Dutilh, B. E.: Metagenomics and future perspectives in virus discovery. Current Opinion in Virology 2012; 2 (1). S. 63–77.
147 Kristensen, D. M., Mushegian, A. R., Dolja, V. V. et al.: New dimensions of the virus world discovered through metagenomics. Trends in Microbiology 2010; 18. S.11–19.
148 https://www.faz.net/aktuell/wissen/es-regnet-gene-und-viren-17781742.html (Abfrage Oktober 2022).
149 Edgar, R. C., Taylor, J., Lin, V. et al.: Petabase-scale sequence alignment catalyses viral discovery. Nature 2022; 602. S. 142-147.
150 Zayed, A. A., Wainaina, J. M., Dominguez-Huerta, G. et al.: Cryptic and abundant marine viruses at the evolutionary origins of Earth's RNA virome. Science 2022; 376. S. 156-162.
151 Dominguez-Huerta, G., Zayed, A. A., Wainaina, J. M.: et al.: Diversity and ecological footprint of Global Ocean RNA viruses. Science 2022; 376. S. 1202-1208.
152 Carroll, D., Daszak, P., Wolfe, N. D. et al.: The Global Virome Project. Science 2018; 359. S. 872–874.
153 Adiliaghdam, F., Jeffrey, K.L.: Illuminating the human virome in health and disease. Genome Medicine 2020; 12. e6.
154 Moustafa, A., Xie, C., Kirkness, E. et al.: The blood DNA virome in 8,000 humans. Public Library of Science Pathogens 2017; 13 (3). e1006292.
155 Pancaldi, C., Corazzari, V., Maniero, S. et al.: Merkel cell polyomavirus DNA sequences in the buffy coats of healthy blood donors. Blood 2011; 117. S. 7099–7101.
156 Rascovan, N., Duraisamy, R., Desnues, C.: Metagenomics and the Human Virome in 151–155 Asymptomatic Individuals. Annual Review of Microbiology 2016; 70 (1). S. 125–141.
157 Neil, J. A., Cadwell, K.: The Intestinal Virome and Immunity. Journal of Immunology 2018; 201. S. 1615–1624.
158 Minot, S., Bryson, A., Chehoud, C. et al.: Rapid evolution of the human gut virome. Proceedings of the National Academy of Sciences of the United States of America (PNAS) 2013; 110. S. 12450–12455.
159 Mölling, K.: Supermacht des Lebens – Reisen in die erstaunliche Welt der Viren. C. H. Beck Verlag München 2015 . S. 122
160 Neil, J. A., Cadwell, K.: The Intestinal Virome and Immunity. Journal of Immunology 2018; 201. S. 1617–1618.
161 Mölling, K.: Supermacht des Lebens – Reisen in die erstaunliche Welt der Viren. C. H. Beck Verlag München 2015. S. 148.
162 Nguyen, S., Baker, K., Padman, B.S. et al.: Bacteriophage Transcytosis Provides a Mechanism To Cross Epithelial Cell Layers. MBio 2017; 8 (6). e01874-17.
163 Bichet, M. C. , Adderley, J., Avellaneda-Franco, L. et al.: Mammalian cells internalize bacteriophages and use them as a resource to enhance cellular growth and survival. PLoS Biology 2023; 21(10). e3002341.
164 https://ptaforum.pharmazeutische-zeitung.de/bakterio-und-virophagen-128872/ (Abfrage Juli 2022).
165 Nayfach, S., Páez-Espino, D., Call, L. et al.: Metagenomic compendium of 189,680 DNA viruses from the human gut microbiome. Nature Microbiology 2021; 6. S. 960-970.
166 Nickbakhsh, S., Mair, C., Matthews, L. et al.: Virus-virus interactions impact the population dynamics of influenza and the common cold. Proceedings of the National Academy of Sciences of the United States of America (PNAS) 2019; 116. S. 27142-27150.
167 Ljubin-Sternak, S., Meštrović, T., Lukšić, I. et al.: Seasonal Coronaviruses and Other Neglected Respiratory Viruses: A Global Perspective and a Local Snapshot. Frontiers in Public Health 2021; 9. e691163.
168 Hörster, R., Rupp, J.: Das neue Verständnis pulmonaler Infektionen. Pneumologe 2020; 17 (2). e1112.
169 Abbildung nach: Nickbakhsh, S., Mair, C., Matthews, L. et al.: Virus-virus interactions impact the population dynamics of influenza and the common cold. PNAS 2019; 116. S. 27142-27150.

170 Krause, J. C., Panning, M., Hengel, H.: The role of multiplex PCR in respiratory tract infections in children. Deutsches Ärzteblatt International 2014; 111 (38). S. 639-645.

171 Saad, M. H., Badierah, R., Redwan, E. M. et al.: A Comprehensive Insight into the Role of Exosomes in Viral Infection: Dual Faces Bearing Different Functions. Pharmaceutics 2021; 13 (9). e1405.

172 Nolte-'t Hoen, E., Cremer, T., Gallo, R. C. et al.: Extracellular vesicles and viruses: Are they close relatives? Proceedings of the National Academy of Sciences of the United States of America (PNAS) 2016; 113. S. 9155-9161.

173 Hörster, R., Rupp, J.: Das neue Verständnis pulmonaler Infektionen. Pneumologe 2020; 17 (2). e1112.

174 https://www.spektrum.de/news/phagen-viren-koennen-nicht-nur-schaden-sondern-auch-helfen/1809707 (Abfrage März 2022).

175 Toussirot, E., Bereau, M.: Vaccination and Induction of Autoimmune Diseases, Inflammation and Allergy. Drug Targets 2015; 14 (2). S. 94-98.

176 Segal, Y., Shoenfeld, Y.: Vaccine-induced autoimmunity: the role of molecular mimicry and immune crossreaction. Cellular & Molecular Immunology 2018; 15 S. 586–594.

177 Liang, G., Bushman, F. D.: The human virome: assembly, composition and host interactions. Nature Reviews Microbiology 2021; 19 (8). S. 514–527.

178 de Vlaminck, I., Khush, K. K., Strehl, C. et al.: Temporal response of the human virome to immunosuppression and antiviral therapy. Cell 2013; 155. S. 1178-1187.

179 Dinse, G.E., Parks, C.G., Weinberg, C.R. et al.: Increasing Prevalence of Antinuclear Antibodies in the United States. Arthritis & Rheumatology 2020; 72. S. 1026–1035.

180 Lerner, A., Jeremias, P., Matthias, T.: The World Incidence and Prevalence of Autoimmune Diseases is Increasing. International Journal of Celiac Disease 2015; 3 (4). S. 151–155.

181 Murray, C. J. L., Ikuta, K. S., Shahara, F. et al. (Antimicrobial Resistance Collaborators): Global burden of bacterial antimicrobial resistance in 2019: a systematic analysis. The Lancet 2022; 399. S. 629-655.

182 Stein, A.: Rettende Viren. Berliner Zeitung vom 2. Juni 2022. S. 18.

183 Moreno, D. S., Visram, Z., Mutti, M. et al.: ε2-Phages Are Naturally Bred and Have a Vastly Improved Host Range in Staphylococcus aureus over Wild Type Phages. Pharmaceuticals 2021; 14 (4). e325.

184 Classen, A. Y., Würstle, S., Willy, C. et al.: Klinische Anwendung von Bakteriophagen. Pharmakon 2021; 9. S. 469-475.

185 Siehe z.B. Sagona, A. P., Grigonyte, A. M., MacDonald, P. R. et al.: Genetically modified bacteriophages. Integrative Biology 2016; 8 (4). S. 465-474.

186 Fürst, R., Zündorf, I.: Onkolytische Viren. Pharmakon 2022; 10. S. 375-379.

KAPITEL III
Seuchen

1. Ökologische Seuchen

Unsere bisherigen Ausführungen haben gezeigt, dass die viralen und mikrobiellen Sphären geradezu seismografisch den Zustand eines Ökosystems widerspiegeln. Wir wollen dies am Beispiel von einigen Seuchen verdeutlichen.

Dass die modernen Geflügelmästereien mit artgerechter Haltung wenig zu tun haben, braucht man wohl nicht zu betonen. In den letzten Jahren tauchten plötzlich mutierte Virenstämme auf, die zu einem Anstieg der Sterberaten durch Vogelgrippe führten und von denen man befürchtete, sie könnten auf den Menschen überspringen und eine globale Seuche auslösen. Es fanden hauptsächlich Forschungsresultate Erwähnung, wonach dieses neue Virus angeblich von asiatischen Wildvögeln nach Europa importiert worden sei. Das ist eine irreführende Darstellung. Die kommensalen, d.h. die einheimischen, sesshaften Viren gehören zu den Wildvögeln wie die Federn und Schnäbel. Wenn aber ihre Artverwandten in den Geflügelmastbetrieben diese Viren aufnehmen, mutieren sie zu pathologischen Formen, die gleichzeitig auch für den Menschen zur Gefahr werden. Das ist ein ganz wesentliches Faktum. Warum mutieren Vogelviren, die für Menschen normalerweise völlig harmlos sind, in solchen Mastanlagen plötzlich zu humanpathogenen Formen? Es ist ja der Mensch, der solche „kranken" Anlagen baut und sich damit zu einem Teil eines pathologischen Gesamtsystems macht, das auf ihn selbst zurückwirkt. Wie der US-amerikanische Evolutionsbiologe Robert Wallace von der Universität Minnesota in seinem Buch *Big farms make big flu* (Große Farmen machen große Grippewellen) stichhaltig nachwies, stammen die neuen Erreger (*Campylobacter*, Nipah-Virus, Q-Fieber, Hepatitis E und verschiedene neuartige Influenza-Varianten) ausnahmslos aus der industriellen Landwirtschaft. Bei Wildvögeln ließen sich die mutierten Stämme nicht nachweisen.[1]

Die meisten pathogenen Viren wurden ursprünglich von Tieren auf den Menschen übertragen. Warum ist das so? Dieser Frage müssen wir etwas näher auf den Grund gehen.

Die sogenannten „Hotspots" für das Auftreten von großräumigen Infektionsereignissen (EID, Emerging Infectious Diseases) liegen dort, wo die anthropogenen Einflüsse (Bevölkerungsdichte, Industrie, Landwirtschaft, Antibiotikaverbrauch) konzentriert sind (USA, Westeuropa, Japan, Australien). In einer Studie, die global 335 epi- und pandemische Infektionsereignisse von 1940 bis 2004 erfasste, waren allein 20,9% durch arzneimittelresistente Mikroben (multiresistente Tbc, chloroquinresistente Malaria, multiresistenter *Staphylococcus aureus*) verursacht. 60,3% durch Zoonosen, von denen die größte Gefahr für EIDs ausgeht. Die Autoren schlossen daraus, dass die Ökologisierung bzw. Ent-Industrialisierung der Landwirtschaft und Viehzucht sowie die Reduzierung von anthropogenen Aktivitäten in Regionen mit hoher Wildtierdiversität die wirksamsten Schutzfaktoren gegen Pandemien darstellen.[2] Bereits 2010 zeigte eine Analyse, dass die Verminderung der Biodiversität mit der Zunahme der Infektionserkrankungen verbunden ist. Die weltweiten Bestandsaufnahmen ergaben dabei, dass die Populationen von Vögeln, Säugetieren, Amphibien, Reptilien und Fischen seit den 1970er Jahren um etwa 30 % zurückgegangen sind. Inzwischen dürften es deutlich mehr sein; nach aktuellen Daten des WWF wurden in den letzten 50 Jahren weltweit mehr als zwei Drittel der Tierwelt vernichtet.[3] Auf der anderen Seite traten in den letzten 60 Jahren mehr als 300 neue Infektionskrankheiten auf.[4]

Der renommierte Biologe Josef Settele vom Helmholtz-Zentrum für Umweltforschung und Vorsitzende des globalen Weltbiodiversitätsrates warnte schon 2011: „*Wenn wir nicht umsteuern, werden wir mehrere solcher Pandemien haben.*"[5] Um es mit einem Satz zu sagen: Durch Zerstörung von Lebensräumen der Tiere dringen immer mehr Viren in menschliche Lebensbereiche ein und mutieren dort zu Krankheitserregern. Die neuen Seuchen wie SARS, COVID-19, Vogel- und Schweinegrippe sind ein Problem, das wir selbst mit auslösen. Dass der Raubbau an der Natur ein massives Gesundheitsproblem wird, ist ausreichend belegt. Eine nachhaltige präventive Gesundheitspolitik liegt daher ganz wesentlich im Naturschutz.

Der Großteil der für den Menschen pathogenen Viren stammt also aus Tieren, bei denen sie keinerlei Krankheitssymptome erzeugen. Unter bestimmten Bedingungen mutieren diese Viren schon bei den Tieren, gehen dann auf den Menschen über und werden dort zu Krankheitserregern. Was sind das nun für Bedingungen? Halten wir zunächst eine virologische Grundregel fest: In jedem biologischen System, das unter Stress gerät, nimmt die Virenaktivität zu. Nicht nur bei Menschen führt chronisch-negativer Stress zu einer Immunsuppression, die zuvor asymptomatische Viren zu Pathogenen werden lässt.

2003 verendeten Tausende Koikarpfen im Kasumigaurasee bei Tokio an einem Herpesvirus, nachdem man die in Netzkäfigfarmen gehaltenen Fische durch zusätzliche Eingriffe in ihre Umwelt erheblich unter Stress gesetzt hatte; die Bewässerungskanäle zum Hinaufschwimmen wurden verändert durch Uferbegradigungen und durch Schilf-Rodungen ihre Brutplätze zerstört.[6]

Setzt man beispielsweise Schweine einem Dauerstress durch hohe Temperaturen und räumliche Enge aus, steigt die Viruslast im Gewebe bzw. die Infektanfälligkeit an.[7]

Auch bei Pflanzen kennen wir solche Phänomene. Bananen beispielsweise enthalten ein Pararetrovirus im Genom, das unter natürlichen Bedingungen keine Krankheitssymptome erzeugt. Stehen die Pflanzen aber unter Stress durch Temperaturextreme, Dürre, Verwundung oder wenn sie als Klone in Gewebekulturen gehalten werden, kehrt das Virus in den lytischen Lebensstil zurück und die Bananen erkranken.[8] Die wachsenden Umweltbelastungen und der Klimawandel rücken die Pflanzenvirologie zunehmend in den Fokus der Wissenschaft.[9]

Bis ins Neolithikum, als der Mensch sesshaft wurde und Naturräume in landwirtschaftliche Nutzflächen verwandelte, können wir heute die Wechselwirkungen von Umweltveränderungen und Virenaktivität in den Organismen zurückverfolgen. Durch die Eingriffe der Menschen gerieten die Natur und damit auch die Tierwelt unter eine gewisse Stressbelastung. Wir wissen heute, dass die Masern- und Tuberkuloseerreger ursprünglich von Vorfahren der Rinder stammen, der Keuchhusten wurde von Schweinen und die Grippe von Enten auf den Menschen übertragen.[10]

Durch Stammbaumanalysen lassen sich die Vorfahren aller heutigen Influenzaviren auf die chinesische Reisanbaukultur im 17. Jahrhundert zurückführen. Damals wurden Enten auf den bewässerten Reisfeldern angesiedelt, die das Unkraut, Schnecken und andere Parasiten, nicht aber den Reis wegfraßen. Die Tradition der Pekingenten geht auf diese Form der Landwirtschaft zurück. Das Ur-Virus HxNx stammte also von Enten, die in China seit Jahrtausenden domestiziert sind. Das Virus war über lange Zeit kein Krankheitserreger, sondern Teil eines gewachsenen ökologischen Systems aus Mensch, Reisanbau und Enten. *„Dieses wunderschön ausbalancierte Ökosystem führte zu einem permanenten Genpool von Vogelgrippeviren in Südchina (und anderen Teilen Ostasiens) in unmittelbarer Nähe zum Menschen.“*[11] Erst die Einführung industrieller Massentierhaltung nach amerikanischem Vorbild in den achtziger Jahren des 20. Jahrhunderts in der südchinesischen Region Guangdong führte nun zu verschiedenen Mutationen dieses Virus, die sich dann als SARS, Schweine- und Vogelgrippe in regelmäßig wiederkehrenden Wellen über die Welt verbreiteten. In einer einzigen chinesischen Fleischfabrik fanden sich 46 von insgesamt 108 weltweit zirkulierenden Subtypen von HxNx.[12]

Überall, wo der Mensch zerstörerisch in Naturräume eindrang, die über Jahrmillionen der Evolution entstanden sind und höchst komplexe ökologische Gleichgewichtssysteme geschaffen haben, wurden Viren und andere Mikroorganismen, die sich unter gewissen Umständen als menschliche Pathogene erwiesen, aus ihren angestammten Habitaten freigesetzt. Die Mikrobensphären von Böden, Pflanzen, Tieren und Mensch sind funktionell vernetzt, darin liegt eine wesentliche Erkenntnis der Gesundheitsökologie.

Als belgische Kolonialherren im Kongo Eisenbahnen bauten und Straßen in den Urwald hineintrieben, passten sich die in den dort lebenden Affen (Makaken) sesshaften Lentiviren langsam an den Menschen an. Daraus entstanden später die Erreger der AIDS-Erkrankung, die HI-Viren.[13]

Die größten Mangrovenwälder der Erde, die Sundarbans in Indien und Bangladesh, gehören zu den artenreichsten Ökosystemen der Erde. Sie wurden seit der Kolonialzeit rigoros zerstört und erst in den letzten Jahrzehnten unter Naturschutz gestellt. Als die Britische Ostindien-Kompanie im 19. Jahrhundert große Flächen rodete, um Reisanbau zu betreiben, kamen immer mehr Menschen in Kontakt mit dem Brackwasser und den darin lebenden Mikroorganismen – so begann die erste von insgesamt sieben großen Cholerapandemien.

Wo ihre Naturgrundlagen zerstört werden, bleibt den Tieren gar nichts anderes übrig, als in menschliche Lebensräume vorzudringen mit der Folge, dass sich dort auch ihre Viren verbreiten. So findet man auf Fruchtplantagen Speichel und Urin von Fledermäusen oder Flughunden, die ein reiches Reservoir an Viren beherbergen. Das Nipah-Virus, das schwere, zu etwa 50 % tödliche Gehirnentzündungen verursacht, wird auf diese Weise, meist über Schweine als Zwischenwirt, auf Menschen übertragen.[14]

Auch beim Ebolavirus, das eine hochfieberhafte, hämorrhagische Infektion auslöst, an der die meisten Patienten versterben (2014 gab es 11.000 Tote in Westafrika), sind Flughunde das natürliche Reservoir. Über Schweine und Affen als Zwischenwirte, in denen die Viren weiter mutieren, gelangen sie in den Menschen. Eine 2017 veröffentlichte Studie ergab einen signifikanten Zusammenhang zwischen der Regenwaldabholzung und den Ebola-Epidemien in West- und Zentralafrika in den Jahren 1976 bis 2014, wobei die Seuche in der Regel innerhalb eines Jahres dort auftrat, wo vorher gerodet worden war.[15] Infolge der Zerstörung der Lebensräume dringen die Flughunde in menschliche Siedlungen ein und verbreiten dort ihre Viren.

Eine Studie im Amazonas-Regenwald Brasiliens zeigte, dass bereits die Entwaldung von 4,3 % der Fläche in einem bestimmten Gebiet mit einem Anstieg der Malaria-Inzidenz um 48 % verbunden war. Durch die brachliegenden Rodungsflächen bilden sich in dem regenreichen Gebiet unzählige Pfützen, in denen sich die Überträger der Malaria-Plasmodien, die Anopheles-Stechmücken, rasant vermehrten.[16]

Unter der irrtümlichen Annahme, man könne die Anopheles-Mücke ausrotten, versprühte die Rockefeller-Foundation zwischen 1946 und 1950 insgesamt 267 Tonnen DDT über Sardinien, das infolge der Kriegshandlungen von einer Malariaseuche heimgesucht wurde. Die Brutgebiete der Mücken ließ sich zwar weitgehend eradizieren, allerdings zeigt sich in den letzten 60 Jahren ein dramatischer Anstieg der Inzidenz von Multipler Sklerose, die nicht zu dem Konzept des breitengradbezogenen Risikogradienten passt. Für zahlreiche Autoimmunerkrankungen wurde bislang ein Nord-Süd-Gefälle angenommen, das sich zunehmend als weniger genetisch, sondern vielmehr durch Umwelt- bzw. Mikrobiomschädigungen bedingt erweist. Nicht nur DDT, auch zahlreiche andere Pestizide haben in den letzten 70 Jahren neben der Makro- die Mikroökologie und damit die Mikrobiomdiversität mit unabsehbaren Folgen hinsichtlich Tumor- , neurodegenerativer- und Autoimmunerkrankungen negativ beeinflusst.[17]

Die MS-Prävalenz in Sardinien hat nach kontinuierlichem Anstieg mit aktuell 330 Erkrankungen auf 100.000 Einwohner europäische Spitzenwerte erreicht, in einigen Bezirken wie Nuoro/Ogliastra sogar 425/100.000.[18] Zum Vergleich: In den Ländern Südamerikas und Nordafrikas liegen die Werte zwischen 20 und 40.

Eine besonders deutliche Zunahme von Infektionserkrankungen wie Denguefieber, Zika und Gelbfieber zeigt sich dort, wo auf den abgeholzten Regenwaldflächen große Palmöl- und andere Monokulturplantagen entstanden. Bei einer 2019 in Südostasien durchgeführten Meta-Analyse von 34 Studien ergab sich, dass in agroindustriell genutzten Flächen beispielsweise das Risiko einer Fleckfieberinfektion vierfach erhöht ist. Insgesamt ist in solchen Gegenden die Inzidenz von Infektionserkrankungen 1,74 mal höher als in natürlichen Lebensräumen.[19]

Wie komplex die gesundheitsökologischen Zusammenhänge oft sind, zeigt auch das Beispiel der Borreliose, die in den 1990er Jahren in Europa erstmals auftrat. Die Lyme-Disease genannte Krankheit kann nahezu alle Organe, v.a. das Nervensystem, befallen und verläuft meist chronisch. Sie wird von einer schraubenförmigen Bakterienart, den Borrelien, ausgelöst, die Übertragung erfolgt durch Zecken. Die Krankheit brach in den 1980er Jahren in der Stadt Lyme im Nordosten der USA aus. Dort waren die Waldgebiete im 19. Jahrhundert durch die Holzkohleindustrie nahezu komplett abgeholzt worden. Mit dem Wald verschwanden auch die dort lebenden Hirsche und ihre Jäger, die Pumas und Koyoten sowie auch die Opossums, die sich hauptsächlich von Kleininsekten und

v. a. von Zecken ernähren, die wiederum die Hirsche und Rehe zuhauf besiedeln. Nachdem die wenigen verbliebenen Wälder unter Schutz gestellt worden waren, kehrten zwar die Hirsche mit ihren Zecken, nicht aber die Opossums zurück, sodass es zu einer Zeckenplage mit Verbreitung der Borrelien kam.[20]

Auf den sogenannten Wet-Markets in Asien, v.a. in China, sind lebende Tiere im Angebot, die dann unmittelbar vor dem Verkauf geschlachtet werden. Die Tiere stehen hier oft aufgestapelt in engen Käfigen und erleiden einen maximalen Stress, wodurch zahlreiche Viren freigesetzt werden bzw. zwischen den Tieren und Menschen zirkulieren. Als primärer Infektionsort der Covid-19-Pandemie gilt der inzwischen geschlossene „Wuhan Huanan Großhandelsmarkt für Fische und Meeresfrüchte".[21]

2. Landwirtschaft, Massentierhaltung und multiresistente Keime

Die Böden sind neben den Gewässern die Hauptquellen der mikrobiellen Diversität der Erde. Ein Gramm Humus enthält etwa so viele Mikroorganismen wie ein Gramm Stuhl, aber mit zehnfach höherer Artenvielfalt. Bei Naturvölkern sind die Mikrobiome hinsichtlich der Diversität noch stärker den Bodenverhältnissen angeglichen. Über das Trinkwasser und das Wurzelwerk (Rhizosphäre) gelangen sie in die Nahrungskreisläufe und damit verbinden die Bodenmikrobiome die Gesundheit von Pflanzen, Tieren und Menschen im Sinne des One-Health-Konzepts. Sie tragen entscheidend zur Wasser- und Nahrungsqualität bei, regulieren die Stoffkreisläufe und den pH-Wert, einen der zuverlässigsten Indikatoren der Bodengesundheit. Das ökologische Gesetz der Kolonisationsresistenz, nach dem sich Parasiten und Krankheitserreger hauptsächlich dort verbreiten, wo die mikrobielle Vielfalt und deren Gleichgewicht gestört ist, trifft für die Böden wie für die menschlichen Mikrobiome in gleicher Weise zu. Zahlreiche Studien haben gezeigt, dass Pestizide, Mineraldünger, intensive Bodenbearbeitung und der Klimawandel die Mikrobenvielfalt und deren Aktivität erheblich senken.[22]

Ein bislang wenig thematisierter Aspekt sind dabei die seltenen Arten[23], von denen wir heute wissen, dass sie für die Multifunktionalität und Robustheit von Ökosystemen entscheidende Voraussetzungen liefern, in Bodenanalysen aber häufig als funktionell nicht relevant vernachlässigt werden. Unter bestimmten Bedingungen können sich Bakterien von einer scheinbar marginalen Dichte innerhalb eines Tages milliardenfach vermehren, so dass der Gen-Pool von weniger häufigen Arten eine entscheidende Ressource für die Resilienz unter sich schnell verändernden Umweltverhältnissen darstellt. Wir hatten das marine, Erdöl verdauuende Bakterium *Alkanivorax borcumensis* [→ Kapitel I.3] erwähnt, das unter Normalbedingungen kaum nachweisbar ist und somit zur „Rare Biosphere" gehört, aber sich im Falle einer Ölverschmutzung innerhalb kürzester Zeit zur dominierenden Spezies vermehrt und somit für die Reinheit des Meeres unverzichtbar ist. Gerade auch im menschlichen Mikrobiom sind es die seltenen Arten, welche die individuelle Diversität und damit besondere Widerstandsfähigkeit auszeichnen.[24] *Oxalobacter formigenes* beispielsweise ist ein gramnegatives, obligat anaerobes Bakterium, das im Dickdarm von Menschen und Tieren vorkommt und zu den seltenen Taxa gehört. Es besitzt die einzigartige Fähigkeit, Oxalat als Hauptkohlenstoffquelle für sein Wachstum zu nutzen und ist daher an der Oxalat-Homöostase beteiligt. Oxalat widerum ist das Substrat bei der Entstehung von Nierensteinen. Das Risiko für diese Erkrankungen korreliert daher mit der mangelnden Aktivität von Oxalobacter. Seltene Spezies spielen also eine überproportionale Rolle in ökologischen Prozessen. Fatalerweise sind solche „Minderheiten" vom globalen Klimawandel und durch die Eingriffe der industriellen Landwirtschaft durch Pestizide und Antibiotika hauptsächlich betroffen.[25] Von dem umstrittenen Herbizid Glyphosat wissen wir, dass es bereits bei Konzentrationen in Gewässern von 0,1 mg pro Liter – dieser Wert wird in vielen Ländern mehrfach überschritten – bei Kaulquappen zu morphologischen Defekten an Kopf und Augen, zu strukturellen Veränderungen von Hirnnerven und Herzen und zu Veränderungen in der Genexpression führt.[26] Glyphosat scheint bevorzugt gesundheitsfördernde Bakterien abzutöten, so beispielsweise jene, die für Insekten zum Aufbau ihres Chitinpanzers unerlässlich sind.[27] Bei Honigbienen hat Glyphosat einen fatalen Einfluss auf das Darmmikrobiom; indem es bestimmte, für die Eubiose essentielle Bakterien abtötet, kommt es zur Überwucherung des Darms mit *Serratia marcescens*, was eine massive Schwächung des Immunsystems mit entsprechender Anfälligkeit für verschiedene Parasiten zur Folge hat.[28]

Um nur ein weiteres Beispiel aus dem riesigen, weitgehend unbekannten Stoffwechselrepertoire, v. a. der seltenen Mikroorganismen zu nennen: Es gibt Bakterien, die Uran in Gewässern binden können. *Magnetospirillum magnetotacticum* bindet 95 % der Uran-Ionen in einer Uranylnitratlösung. Da diese Mikroben auch winzigste Eisenoxidkristalle enthalten, lassen sie sich samt ihrer giftigen Fracht mit Magneten aus entsprechend kontaminierten Gewässern entfernen.[29] Die Erhaltung der Vielfalt der mikrobiellen Gemeinschaften in Böden und Gewässern, insbesondere der seltenen mikrobiellen Taxa, ist für die nachhaltige Bereitstellung von Ökosystemfunktionen in der Zukunft entscheidend. Die Ökologie der Boden- und Darmmikrobiome kann in Zukunft nicht mehr getrennt betrachtet werden.

2011 kauften die Tierzüchter in den USA 14.000 Tonnen Antibiotika. Das sind 70–80 % des gesamten jährlichen Verbrauchs in den USA, also nur ein Viertel kommt in der Humanmedizin zum Einsatz. (Mittlerweile sind die Verbrauchszahlen angesichts der wachsenden Problematik mit den multiresistenten Keimen deutlich rückläufig.) Solche Verbrauchszahlen gelten für fast alle westlichen Industrienationen. Ohne diesen massiven Antibiotikaeinsatz würde es in den Mästereien zu einem Massensterben durch Seuchen kommen. Das gilt für alle Tiere und auch für Menschen, wenn sie unter solchen naturfernen, eingeengten Stressbedingungen leben müssen. Zudem werden die Antibiotika auch deshalb eingesetzt, weil die Tiere dabei schneller zunehmen und sich mehr „Ertrag" erwirtschaften lässt [→ Kapitel I.5.3.1].

Nun hat jeder Hühnerstall und sogar das einzelne Huhn sein eigenes, ganz individuelles Mikrobiom, das durch die Antibiotikagabe zu großen Teilen zerstört wird. Das hat auf Dauer zwei gravierende Folgen: Zum einen schwindet die Diversität des Mikrobioms, was den Gesundheitszustand der Tiere insgesamt schwächt. Man kann es nicht oft genug wiederholen: Die Diversität eines jeden biologischen Systems ist *der* Indikator für die Gesundheit des Systems. Die Vielfalt der Bakterien hält ein viel größeres Stoffwechselrepertoire und damit ein breiteres Reaktionsspektrum auf veränderte Umweltbedingungen bereit. Ein hoch diverses Darmmikrobiom ist metabolisch flexibler, wenn es um verschiedene Nahrungsstoffe oder um die Abwehr von Parasiten und anderen Pathogenen geht.

Zum zweiten bleiben nach jeder Antibiotikagabe einzelne resistente Keime zurück, die nun die leergewordenen Nischen besiedeln. Es werden also auf Dauer die Resistenten herausselektioniert, sie dominieren zunehmend, und in ihrer Überzahl stören sie das mikrobielle sowie das virale Gleichgewicht weiter und führen zu neuen Krankheitsdispositionen. Denken wir an den horizontalen Gentransfer zwischen den Bakterien und die hohe Mutationsrate bzw. Plastizität der Viren: Die Resistenzgene verbreiten sich, und durch das insgesamt dysbiotische Milieu findet eine Auslese von besonderen, pathogenen Viren statt. Bei der Mehrzahl der Fleischprodukte aus Großmästereien sind heute sowohl multiresistente Keime als auch Antibiotikaspuren nachweisbar, die jetzt in die Nahrungskette gelangen und so das Problem weiter verschärfen.[30] Es ist nur noch eine Frage der Zeit, bis dieses kranke System kollabiert. Wir kommen darauf noch zurück.

Bereits in den 1950er Jahren zeigte sich, dass eine einmalige Antibiotikagabe (Streptomycin oder Penicillin) bei Mäusen ausreichte, um ihre Empfindlichkeit gegenüber Salmonellen massiv zu erhöhen. Gesunden Mäusen musste man 100.000 Salmonellenkeime zuführen, um bei 50 % der Tiere eine Infektion auszulösen. Hatten die Mäuse zuvor ein Antibiotikum erhalten, reichten drei (!) Keime aus, um die Krankheitssymptomatik zu entfachen.[31]

In den Krankenhäusern wächst die Sorge vor der zunehmenden Ausbreitung sogenannter multiresistenter Bakterien, die im Jahr 2015 europaweit zu etwa 670.000 Infektionserkrankungen mit 33.100 Todesfällen führten. Die Zahl der durch Krankheit und Tod verlorenen Lebensjahre, die sogenannten DALYs (disease-adjusted life years), liegt bei über 870.000. Weltweit waren es 2019 1,2 Millionen Todesfälle.[32]

Durch immer raschere Resistenzentwicklung hat sich mittlerweile eine Vielzahl von gefährlichen Bakterien (MRSA: Methicillin-resistenter *Staphylococcus aureus*, ESBL: Extended-Spectrum-Betalactamasen sind bakterielle Enzyme, die von verschiedenen Darmbakterien wie *Escherichia coli*, *Klebsiellen*, *Proteus mirabilis* u. a. gebildet werden und ein erweitertes Spektrum Betalactam-haltiger Antibiotika spalten können, VRE: Vancomycin-resistente Enterokokken) entwickelt, die vor allem für Kranke auf Intensivstationen eine wachsende Gefahr darstellen; im Falle einer schweren, akuten Infektion stehen immer weniger effektive Wirkstoffe zur Verfügung.

Eine Hauptbrutstätte für die tödlichen Bakterien rückt nun zunehmend ins Blickfeld: die Massentierhaltung; auch in Deutschland werden pro Jahr 1700 Tonnen Antibiotika verabreicht, in der Humanmedizin sind es weniger als die Hälfte. Die Bilder von den katastrophalen Lebensverhältnissen von Hühnern, Schweinen und Puten sind im öffentlichen Bewusstsein präsent und obwohl die ethisch-moralische Empörung, ja Beschämung wächst und die allgemeine Gesundheitsgefährdung besorgniserregende Ausmaße annimmt, geschieht von politischer Seite wenig. Im Gegenteil, viele solcher Großbetriebe werden noch immer mit Millionenbeträgen subventioniert. Diese Form der nicht artgerechten Haltung bietet einen idealen Nährboden für verschiedenste Seuchen, an denen die meisten Tiere ohne antibiotische Dauertherapie verenden würden. Nach einer Untersuchung des Bundes für Umwelt- und Naturschutz Deutschland (BUND) sind 90 % des in Discountern erhältlichen Putenfleischs mit MRSA und Antibiotika kontaminiert.

Wir sprechen bereits heute vom Anbruch der post-antibiotischen Ära und meinen damit einen Zustand medizinischer Ohnmacht gegenüber den Infektionserkrankungen, wie er zu Beginn des letzten Jahrhunderts bestand.

Nicht nur der Mensch, auch die Tiere brauchen eine angemessene Autonomiesphäre, sonst werden sie krank. Der Begriff des „Lebensraumes" beinhaltet immer auch eine qualitative, seelisch-atmosphärische Dimension, die wir in der Menschenwelt als Heimat bezeichnen und die auch in der Tierwelt zweifellos ihre Bedeutung hat. Bei der sog. kuhgebundenen Kälberhaltung, bei der die Jungen nicht wie üblich nach der Geburt getrennt und in Mastbetrieben aufgezogen werden, sondern bei der Mutter im Geburtsbetrieb aufwachsen, ist das Risiko einer Belastung mit antibiotikaresistenten Keimen mit 25,2% gegenüber Mastkälberbetrieben mit 58,9% deutlich reduziert, wie das staatliche Zoonose-Monitoring zeigte.[33] Dadurch lässt sich laut Bundeslandwirtschaftsministerium „eines der größten Gesundheitsprobleme unserer Zeit" verringern.[34]

Home field advantage (Vorteil heimischer Felder) nennt sich das Phänomen, dass organische Abfälle dort am schnellsten abgebaut werden, wo sie herkommen. Von Wäldern ist das schon länger bekannt. Ein abgefallener Ast verrottet unter seinem Herkunftsbaum schneller als in einem „fremden" Wald. Wenn der Stallmist von Kühen auf dieselben Felder ausgebracht wird, auf denen die Kühe auch gefressen haben, ist bei einem Eintrag von 200 N kg pro Hektar der Umsatz von Dung und Stickstoff um 20 bzw. 14 % höher als bei Mist von fremden Kühen. Bei 400 N kg pro Hektar erhöht sich der Sticksoffumsatz sogar um 53 %. Das standortspezifische Düngemanagement beeinflusst offensichtlich die Boden-Pflanzen-Interaktionen über das einheimische Mikrobiom.[35] Dass die heutigen, profitorientierten Massenzuchtbetriebe mit natürlichen Lebensräumen nichts mehr zu tun haben, ist überflüssig zu erwähnen, und dass sich hier eine hochpathologische Mikrobenwelt entwickelt, erscheint vor dem Hintergrund einer Wesenserkenntnis dieser Lebensformen nur zwangsläufig. Die Wandlungs- und Anpassungsfähigkeit dieser Ur-Organismen über gewisse Zeiträume hinweg ist so hoch, dass sie eben auch das Pathologische in sich aufnehmen und damit zu Krankheitsvermittlern werden. Erscheinungen wie Vogel- und Schweinegrippe, SARS und die Rinderseuche BSE sind Folgen der Massentierhaltung, die nun immer mehr auf den Menschen zurückwirken.

Noch versuchen wir, das Massensterben mit massivem pharmakologischem Aufwand in Schach zu halten, aber je länger dieser sinnlose Kampf andauert, umso bedrohlicher erscheinen die Folgen. Wir werden in Zukunft mit einem immer größer werdenden Erregerspektrum konfrontiert, dessen Pathogenität wir selbst erzeugt haben. Wie immer im Leben lässt sich die Wahrheit dauerhaft nicht verdrängen. Alles Ungesunde, d. h. jeder langfristige Verstoß gegen natürliche Bedingungen fordert über kurz oder lang seinen Preis.

Die Maßlosigkeit beim Fleischverzehr und im Profitdenken, wie sie sich in diesen „Konzentrationslagern" der Massentierhaltung realisiert hat, wird, wenn nicht aus freier Einsicht, mit naturgesetzlicher Notwendigkeit eine leidvolle Korrektur erfahren; sie hat schon begonnen.

Wir Menschen gestalten die physische Welt, bauen Häuser, Maschinen, Autos u.v.m. Wir beeinflussen auch die lebendige Welt, indem wir Agrar-, Forst- und andere Ökosysteme prägen, Pflanzen und Tiere züchten und mit ihnen arbeiten. Es gibt eine koevolutive Wechselwirkung von Natur und Mensch, über die sich beide langfristig verändern. Man denke beispielsweise nur an die gemeinsame Geschichte von Pferd und Mensch mit ihren vielschichtigen Beziehungen. Mit der Gentechnik stehen wir jetzt an einer Schwelle, wo unser Verhältnis zu Pflanzen und Tieren nicht mehr das Ergebnis von langfristigen, gewachsenen Beziehungen und Erfahrungen – über die ätherische Sphäre – sind, sondern wir versuchen nun einen physischen Eingriff, der den zeitlich-ätherischen Entwicklungsmodus durch ein technologisches Konstruktionsprinzip ablösen will. Leider wird es wohl noch viele schmerzhafte Erfahrungen brauchen, bis die Einsicht reift, dass sich die Ätherleiber nicht gentechnisch umbauen lassen. Das geschieht nur durch eine gemeinsame Entwicklung und Reifung von Mensch und Natur. Nachhaltige Arbeit mit der Natur ist ohne Kenntnis des Ätherischen und seiner Zeit-Gesetzmäßigkeiten nicht möglich. Vor allem die Pflanzenwelt erweist sich in der landwirtschaftlichen Koevolution mit dem Menschen als sehr „entgegenkommend", sie macht vieles mit, solange wir ihre eigene Natur dabei nicht überstrapazieren und durch unsere massiven chemischen Eingriffe die gesamte Ökologie ruinieren. Die Mikrobiomforschung bereitet in Zukunft ein Feld, auf dem ein wissenschaftlich besser fundiertes Verständnis wachsen kann, inwieweit wir durch unser Denken und Handeln kranke oder gesunde biologische Systeme erzeugen. Mikrobiomforschung ist auch Kulturbiologie.

Es wird immer deutlicher, dass unsere Gesundheit eng mit einer ökologischen Ethik zusammenhängt. Wir sprechen ja nicht nur von gesunden Funktionen im biologischen Sinne, sondern auch von gesunden Verhältnissen, gesunden Beziehungen, von einer gesunden Wirtschaft u.v.m. und meinen damit die Angemessenheit, wie das Einzelne zum Ganzen steht. Die globale ökologische Krise, deren Hauptsymptom das dramatische Artensterben ist, hängt in erster Linie mit dem agroindustriellen Komplex und seinen wachsenden Monokulturen zusammen, der auch die weltweite Gefahr von Seuchen ansteigen lässt. Die Mikroökologie des Mikrobioms ist geradezu ein Spiegel der Makroökologie. Die Diversität der Mikroben in uns ist *der* Indikator eines gesunden Systems, und so führt auch der Weg aus der globalen Umweltkrise über eine dezentrale, organismische Landwirtschaft mit ihren hoch diversen Lebensgemeinschaften, wie sie in den biologisch-dynamischen Höfen realisiert werden. Es sind die uniformen Habitatstrukturen, wie sie sich in landwirtschaftlichen Monokulturen immer mehr breit machen, die auch zu mikrobiellen Monokulturen – was Seuchen im Grunde auszeichnet – führen. In einem hundert Hektar großen Kornfeld entwickelt sich zwangsläufig auch eine uniforme Fauna, die bestimmte Zoonosen begünstigen, beispielsweise die Gefahr von Hanta-Virusinfektionen durch eine Mäuseplage.

Die agroindustriellen Großbetriebe werden immer mehr zu einem globalen gesundheitlichen Risikofaktor, auch hinsichtlich der Klimakrise.

„Langfristiger ökologischer Landbau steigerte den Reichtum, verringerte die Uniformität, reduzierte die Dispersion (Ausbreitung, z. B. von Schadstoffen) und veränderte die Struktur der Bodenmikrobiota im Vergleich zu konventionell bewirtschafteten Böden."[36]

Wie im menschlichen Darm die Mikrobiota die Verdauung fördern, so helfen auch Pilze und Bakterien in den Böden den Pflanzen bei der Nährstoffaufnahme, beim Abwehren von Parasiten und Krankheitserregern und beim Überstehen von Dürreperioden. Pflanzen locken die Mikroorganismen gezielt an, indem sie an ihren Wurzeln Aminosäuren, Zucker und andere Substrate abgeben. Andere, nicht erwünschte Bakterien werden durch Abgabe von Phenolen gehemmt. *„Pflanzen investieren teilweise 10 Prozent ihres Energiehaushaltes in solche Absonderungen.“*[37]

Die Böden in der ökologischen Landwirtschaft sind nicht nur reicher an Mikroorganismen; sie enthalten entsprechenden Untersuchungen zufolge 32 bis 84% mehr mikrobiellen Biomassekohlenstoff und -stickstoff, Phospholipid-Fettsäuren sowie Dehydrogenase-, Urease- und Proteaseaktivitäten als herkömmliche Systeme.[38] Einfach ausgedrückt sind diese Böden lebendiger, gesünder und langfristig wirtschaftlicher, weil sich die Humusbildung nicht nur qualitativ, sondern auch quantitativ verbessert. Bezeichnenderweise nehmen solche gesunden Böden probiotisch zugesetzte Mikroorganismen, wie sie zum Versuch der Ertragssteigerung immer öfter Einsatz finden, gar nicht auf, weil sie diese offensichtlich nicht benötigen. Hochgezüchtete Kulturpflanzen werden immer anfälliger für Krankheiten und durch Einsatz von Mikroorganismen lässt sich ihre Resistenz, auch schwierigen Umweltbedingungen gegenüber verbessern.

Ökologisch bewirtschaftete Böden tragen zudem wesentlich zur Reduktion der Treibhausgase bei. Messungen auf biologisch-dynamisch bewirtschafteten Flächen zeigten einen Rückgang von 40,2% bezüglich Lachgas-Emissionen pro Hektar im Vergleich zu konventionell bewirtschafteten Höfen.[39] Lachgas ist ein etwa 200mal stärkeres Treibhausgas als CO_2.

Ein weiteres Problem sind die Stickstoffeinträge aus der Landwirtschaft in die Waldökosysteme; mehr als 5,8 Kilogramm pro Jahr auf einen Hektar Wald schädigen zunehmend die Mykorrhiza-Pilze und damit die Nährstoffaustauschsysteme und Informationsnetzwerke der Böden, was die Resilienz der Wälder insgesamt schwächt [→ Kapitel I.11]. Laut Bundesamt für Naturschutz erreichen Stickstoffeinträge aus der Luft bis zu 60, an Waldrändern sogar 100 Kilogramm pro Jahr und Hektar.[40] Ursächlich spielen hier neben der Landwirtschaft auch Ammoniak-Emissionen aus den Katalysatoren der Autos eine wesentliche Rolle.[41]

Die Wirkungen der biologisch-dynamischen Präparate auf die Bodengesundheit und Fruchtbarkeit wurden immer wieder angezweifelt, weil die wissenschaftlichen Erklärungen dazu fehlen würden. Das Herstellungsverfahren eines Präparates besteht darin, dass Mist in einem Kuhhorn im Boden vergraben und dort über den Winter einer mikrobiellen Verarbeitung ausgesetzt ist. Das so gewonnene Fermentationsprodukt wird im Frühjahr entnommen und als hoch verdünnte Suspension über die Felder ausgesprüht. Die zweite Anwendung besteht aus einem Hornkieselpräparat, das von Frühjahr bis Herbst im Boden „reift“ und dann, ebenfalls hoch verdünnt über die Blätter der noch unreifen Frucht versprüht wird. Jüngste Untersuchungen[42] zeigen nun im Vergleich zu einer lediglich organisch-biologisch Anbauweise zum Teil hoch signifikante Effekte auf das Bodenmikrobiom und seinen Metabolismus. Die biologisch-dynamischen Präparate scheinen die interaktive Vernetzung innerhalb der Mikrobengemeinschaften (Clustering) zu intensivieren, was die Netzwerk-Stabilität und damit ihre Resilienz steigert.[43] Die Hornmist bzw. -kiesel Präparate wirken sich nachweislich auf die Produktion zahlreicher, das Wachstum beeinflussender Phytohormone (Auxin, Gibberellin, Cytokinin) sowie auf die verschiedenen Stress-Adaptationssysteme der Pflanzen aus. Die Untersuchungsergebnisse zeigten in verschiedenen Anbaugebieten eine hohe Übereinstimmung.

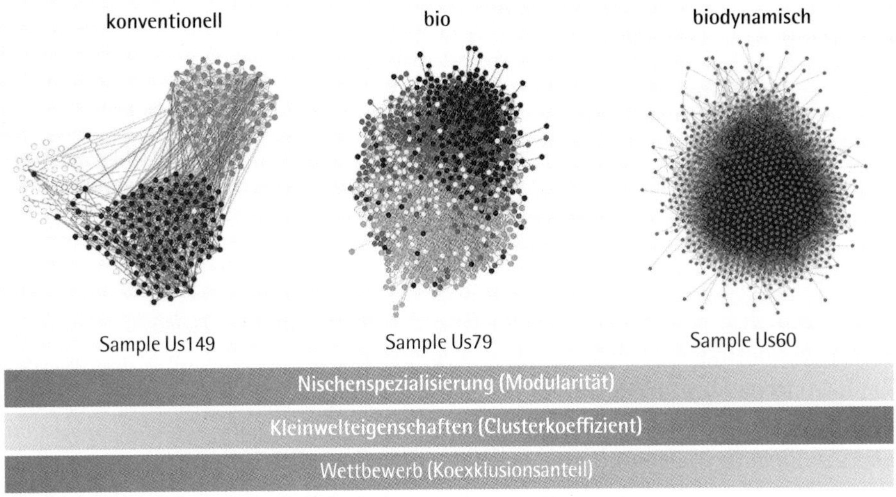

Vergleich der mikrobiellen Aktivität (Lebendigkeit) am Beispiel des „Fungal Network". Biodynamisch bewirtschaftete Böden rechts zeigen ein höheres Maß an interaktiver Vernetzung (Clustering), hingegen weisen die Mikrobengemeinschaften in konventionellen Böden einen mehr nischenspezifischen Selektionsgrad (Modularität) auf.[44]

Die Komplexität solcher systemischen Prozesse ist viel zu hoch, um hier lineare Erklärungsmodelle formulieren zu können. Die Tatsache, dass gerade die seltenen, besonders vulnerablen, d. h. umkreissensiblen und stressanfälligen Mikrobenarten einen entscheidenden Beitrag zur Multifunktionalität von Mikro-Ökosystemen liefern, legt die Vermutung nahe, dass schon winzigste Konzentrationen der durch die biologisch-dynamischen Präparate induzierten Signalmoleküle ausreichen, um solche deutlichen systemischen und qualitativen Effekte auszulösen.

Der Einsatz von Pestiziden in der Landwirtschaft hat für die äußere Natur ein ähnliches Problem geschaffen, wie der unkritische Einsatz von Antibiotika in der Mikrobiosphäre des Menschen, einen Rückgang der Biodiversität mit unzähligen gesundheitlichen Risiken. Mit dem Diversitätsverlust steigt das Risiko für Infektionserkrankungen und damit auch für die Ausbreitung von Seuchen. Auch schwere Verläufe von Covid-19 scheinen mit Mikrobiomstörungen zusammenzuhängen [→ Kapitel I.5.4]. Vor allem in den ersten drei Lebensjahren, in denen sich das individuelle Mikrobiom des Kindes entwickelt, kommt der unkritische Einsatz von Antibiotika einer Organschädigung mit lebenslangen Folgen gleich. In den USA hat ein Kind bereits drei Antibiotikatherapien hinter sich, bevor es das dritte Lebensjahr erreicht. Es besteht der dringende Verdacht, dass nicht nur die Infektanfälligkeit, sondern auch die deutliche Zunahme von Allergien, Adipositas, Asthma und Autoimmunerkrankungen wie der kindliche Typ 1-Diabetes damit in Zusammenhang stehen.[45] In den USA gibt es 60 Millionen Allergiker und 50 Millionen Patienten mit Autoimmunerkrankungen[46], d. h. 30 % der Menschen sind immunologisch nicht gesund [→ Kapitel I.5.3.7].

Rechnen wir die Krebserkrankungen, die ja ganz wesentlich auf einer Schwächung der Immunfunktionen beruhen, mit hinzu, dann darf man die immunologische Krise der Menschen als eine zentrale medizinische Herausforderung der Moderne betrachten.

Seuchen im weitesten Sinne sind keine böse Laune der Natur oder der Mikroorganismen, sondern haben ihren Grund in anthropogenen Dysbalancen und Verwerfungen von gewachsenen Ökosystemen, die sich über lange Zeiträume entwickelt und stabilisiert haben. Das trifft nicht nur für ökologische, sondern auch für humane Lebensformen zu. Ein sensibler Indikator für solche Verwerfungen sind die Mikroorganismen. Die Gesetzmäßigkeiten der äußeren Makroökologie und unseres inneren Mikrobioms als mikroökologisches Pendant scheinen sich in vielerlei Hinsicht auf erstaunliche Weise zu entsprechen. Für eine zukünftige medizinisch-ökologische Systemwissenschaft im Sinne des „One Health-Konzepts" liegt hier ein weites Forschungsgebiet.[47]

„Die menschlichen Aktivitäten im Anthropozän sind ... mit einer erheblichen Verschiebung der Vielfalt, Gleichmäßigkeit und Spezifität der pflanzlichen Mikrobiota verbunden. Darüber hinaus, und das ist sehr wichtig, fehlen viele pflanzliche Symbionten oder sind nicht mehr funktionsfähig. Es wird ein gezieltes Mikrobiom-Management erforderlich sein, um sie zu unterstützen und wieder anzusiedeln. In der zukünftigen Landwirtschaft sollten wir darauf abzielen, schädliche Chemikalien auf dem Feld und nach der Ernte durch präzises Mikrobiom-Engineering zu ersetzen. Denn das pflanzliche Mikrobiom ist systemübergreifend vernetzt und für die Gesundheit des Menschen und des gesamten Planeten entscheidend. Dieser Apell soll zu ganzheitlichen Studien für die Entwicklung von Lösungen für eine nachhaltige Landwirtschaft im Rahmen des One Health- und des Planetary Health-Konzepts anregen."[s]

3. Seuchen und Kriege

Kriege sind ein weiteres ergiebiges Studienfeld für Seuchen. In vielen Kriegen gab es mehr Tote durch Infektionserkrankungen und Seuchen als durch die Kampfhandlungen selbst, so zum Beispiel im Krimkrieg (1853–1856), wo auf beiden Seiten die Opferzahlen durch Cholera höher waren als durch das Kampfgeschehen. Die meisten der insgesamt sieben großen Choleraepidemien traten im Zusammenhang mit Kriegen auf.[48] Eines der ersten historischen Dokumente diesbezüglich ist die Attische Seuche, die von 430–426 v. Chr. während des peloponnesischen Krieges (431–404 v. Chr.) in Athen ausbrach und der etwa ein Viertel der Bevölkerung zum Opfer fiel. Die Stadt war von den Spartanern belagert, man kämpfte nur im Sommer und es schien sich keine Entscheidung abzuzeichnen. Athen war eine See-, Sparta eine Landstreitmacht und man vermied die große Konfrontation auf dem Feld des Gegners. So zog sich der Belagerungszustand hin, es machte sich eine gewisse Sittenlosigkeit breit und in seiner berühmt gewordenen Leichenrede ermahnte der damalige Statthalter Perikles (um 490–429 v. Chr.) die Athener zu mehr Disziplin und Tugendhaftigkeit. Kurz darauf brach die Kriegspest – vermutlich Fleckfieber – aus, die nicht nur die Niederlage Athens, sondern ebenso den Niedergang der klassischen Kultur Griechenlands insgesamt einleitete.[49,50]

Als das napoleonische Heer geschlagen und erschöpft auf dem Rückzug von der Völkerschlacht bei Leipzig 1813 in Mainz sein Lager aufschlug, trat das Fleckfieber auf und kostete über 30.000 Soldaten und Zivilisten das Leben.

Während des russischen Bürgerkriegs (1918–1922), der mit äußerster Brutalität v.a. gegen die Bevölkerung geführt wurde und massenhaft zu Hunger, Armut und Verwahrlosung führte, brach ebenfalls das durch Läuse übertragene Fleckfieber aus – 23 Millionen Menschen erkrankten und 3 Millionen starben. Wladimir Iljitsch Lenin (1870–1924) kommentierte das Geschehen mit dem bekannt gewordenen Zitat: *„Entweder vernichtet der Sozialismus die Laus oder die Laus wird den Sozialismus vernichten.“*

Eine der schwersten Pandemien war die Spanische Grippe 1918, die am Ende des Ersten Weltkrieges ausbrach und zwischen 20 und 50 Millionen Menschenleben forderte. Erstaunlicherweise ist diese verheerende Seuche medizinisch nicht in dem Maße aufgearbeitet worden, wie sie es eigentlich verdient hätte. Eine Art Mantel des Schweigens liegt über diesem Geschehen, wie die US-amerikanische Molekularbiologin und Wissenschaftsjournalistin Gina Kolata in ihrer aufschlussreichen Recherche über die Spanische Grippe schrieb.[51] Danach brach die Seuche nicht in Spanien – das im Ersten Weltkrieg eine weitgehend unzensierte Presse hatte und als erstes über die Erkrankung unter den Soldaten berichtete –, sondern in zahlreichen Militärcamps zeitgleich in verschiedenen Bundesstaaten der USA aus. In der ersten Woche waren neun Camps betroffen, in der zweiten weitere 13. Eine Infektionskette ließ sich nur schwer nachvollziehen, da die Lager zum Teil viele hundert Kilometer voneinander entfernt waren. Um die Infektiosität näher zu klären, führten Militärärzte in Zusammenarbeit mit mehreren Universitäten Ansteckungsversuche mit straffällig gewordenen, inhaftierten Marinesoldaten zunächst in Boston durch. 62 jungen, gesunden Männern, von denen 39 noch keine Grippe hatten, wurde die Begnadigung in Aussicht gestellt, wenn sie sich den Nasenschleim von Schwerkranken in Mund und Rachen sprühen ließen. Sie mussten am Bett der Kranken sitzen, sich anhusten lassen und die Ausatemluft der Kranken einatmen. Diese nach heutigen ethischen Kriterien obsoleten Prozeduren mussten die Testpersonen bis zu zehn Mal wiederholen; überraschenderweise kam es in keinem einzigen Fall zu einer Ansteckung. Die Wiederholung derselben Versuche kurze Zeit später in San Francisco führte zum selben Ergebnis, eine Ansteckung ließ sich nicht provozieren.[52]

Schon ab 1916, also vor Ausbruch der Pandemie, traten in britischen und französischen Militärlagern solche fulminant verlaufenden, mit schwersten Lungenödemen und entsprechenden Zyanosen einhergehenden Pneumonien auf, die meist innerhalb weniger Tage bei den jungen Männern zum Tod führten.

Bis heute konzentriert sich die Forschung nahezu ausschließlich auf die Viren, um diese aggressivste Grippepandemie in der Geschichte der Menschheit zu erklären. Ende der 1990er Jahre gelang Forschern um den US-amerikanischen Virologen Jeffrey Taubenberger die Rekonstruktion bzw. Genomsequenzierung des Virus aus Lungengewebe von im Jahr 1918 Verstorben, deren Leichen im Permafrost von Alaska konserviert waren.[53] Es handelte sich um denselben Stamm von H1N1-Influenzaviren, die wir heute noch in ihren Mutanten bei verschiedenen Grippewellen finden.

„In den Sequenzen gab es einige Auffälligkeiten. Doch die Hauptursache, wie Krieg, Hunger, Angst, Nässe, Kälte, Wunden, mangelnde Hygiene, Gedränge in Schützengräben

und Lazaretten kann man nicht in Sequenzen lesen. Es waren und sind die Bedingungen, die zu solch katastrophalen Virusausbrüchen führen – Wir sind schuld ... Viren allein erklären keine Krankheiten."[54]

Die Herkunft des Virus ließ sich nie eruieren, man darf aber den Verdacht haben, dass die Quelle in der damals größten Fleischfabrik der Welt, den Union Stock Yards in Chicago, gelegen haben mag – einem Schlachthof so groß wie eine ganze Stadt, in dem pro Tag 40.000 Rinder und Schweine unter martialischen Bedingungen geschlachtet und verarbeitet wurden. „*Im Fleischwolf landete auch Dreck, Rattenkadaver, Fingernägel, Rost, fauliges Wasser*", schrieb der Zeitzeuge und damaliger Arbeiter in den Yards, Upton Sinclair (1878–1968), in seinem Buch „Der Dschungel", das später Bertholt Brecht (1898–1956) als Vorlage für das Theaterstück „Die heilige Johanna der Schlachthöfe" diente. Aus dieser Fabrik kamen 82 % des in den USA verbrauchten Fleisches, und vermutlich wurden auch die Militärcamps mit Speck und Wurstwaren von dort versorgt. Dass das Virus aus dieser Fabrik stammte, können wir nicht mehr beweisen, aber nach heutigen Kenntnissen liegt der Verdacht sehr nahe.

Die systemwissenschaftliche Untersuchung einer Pandemie kann sich nicht mit dem Blick auf die Viren begnügen. Ohne die Berücksichtigung ökologischer, immunologischer und psychosozialer Faktoren, die eng zusammenhängen, ist ein Verständnis solcher Ereignisse nicht möglich. Ein weltweiter Krieg führte zu einer weltweiten Seuche.

„*Angst ist mit Abstand das stärkste Gefühl, das über die Aktivierung neuronaler Netzwerke des limbischen Systems, speziell der Amygdala, die im Hirnstamm angelegten Regelsysteme für die integrative Steuerung körperlicher Reaktionen und damit der Selbstheilungskräfte des Organismus zu stören vermag.*"[55]

Versetzen wir uns in die Lage der jungen US-Soldaten, die damals, gerade erwachsen, aus ihren familiären Verhältnissen herausgerissen und in diese riesigen Militärlager rekrutiert wurden. Nach Schilderung von Kolata waren diese mit bis zu 45.000 Mann hoffnungslos überfüllt mit entsprechender Enge, Stress und Angst. Es war ja bekannt, dass in der Schlacht von Verdun bereits 800.000 junge Männer in einem sinnlosen Gemetzel ihr Leben gelassen hatten, und nun stand der Marschbefehl nach Übersee in dieses Inferno bevor. Man braucht kein psychoneuroimmunologisches Fachwissen, um zu verstehen, dass insbesondere vulnerablere Naturen unter den jungen Menschen vor Angst und Einsamkeit dekompensiert sind. „*Chronisch sozialer Stress ... entsteht aus der Gleichzeitigkeit von sozialer Dichte und sozialem Ausschluss und Einsamkeit ... Soziale Isolation gehört zu den wirkstärksten, krankheitsunabhängigen negativen Gesundheitsprädiktoren, die wir kennen.*"[56]

Es ist nicht nur die Influenza, sondern es sind auch andere Infektionserkrankungen wie Typhus und Cholera, die unter den inhumanen Bedingungen von Kriegen einen idealen Nährboden finden. Es gibt Berichte darüber, wie zu Beginn der Spanischen Grippe aus Angst vor einer krankheitsbedingten drastischen Dezimierung der Kämpfenden fragwürdige medikamentöse Präventivmaßnahmen und Impfungen auf breiter Basis verordnet wurden. Nach heutigen Kriterien dürften solche weitgehend ungeprüften Impfstoffkombinationen vermutlich schwere Folgeschäden verursacht haben, die man dann möglicherweise als „zweite Welle" fehlinterpretierte. Den wenigen Quellen[57], die es dazu gibt, ist zu entnehmen, dass einem Großteil der Soldaten, aber auch der Bevölkerung neben zweifelhaften Rachen-Desinfektionsmitteln bis zu 24, z. T. „abenteuerlich“ zusammengesetzte Impfstoffe pro Kopf appliziert wurden.

Ein weiterer wesentlicher Faktor für die hohe Sterblichkeit bzw. für die „zweite Welle“ während der Spanischen Grippe war die Überdosierung von Aspirin. 1917 hatte die Firma Bayer die Markenrechte für das Medikament in den USA verloren und viele, insbesondere amerikanische Hersteller stiegen in den lukrativen Aspirinmarkt ein. Eine 2009 publizierte Studie[58] zeigte, dass Aspirin zur Inzidenz und Schwere der Viruspathologie, der bakteriellen Infektionen und der hohen Letalität beigetragen hat. 1918 empfahlen der US Surgeon General, die US Navy und das Journal of the American Medical Association kurz vor dem Höhepunkt der Todeszahlen im Oktober die Anwendung von Aspirin in Dosierungen, die nach heutiger Einschätzung hoch toxisch sind. Die Ärzte wussten damals nicht, dass Therapien mit 8,0–31,2 g Aspirin pro Tag bei 3 % bzw. 33 % der Empfänger Lungenödeme verursachten. Bei einer Autopsie von 26 Salicylat-vergifteten Erwachsenen fand man bei 46 % ein Lungenödem. Wenn die Dosierungsempfehlungen befolgt wurden, kann ein erheblicher Teil der Todesfälle auf Aspirin zurückzuführen sein.

Man muss den Verdacht haben, dass der von Gina Kolata genannte Mantel des Schweigens, der über dieser Seuche liegt, seinen Grund in fatalen Behandlungsfehlern hat. Heute werden epidemiologische Daten und Sterbezahlen der Spanischen Grippe als Grundlage für Pandemie-Abschätzungen herangezogen, die ohne nähere Kenntnis solcher Umstände zu folgenschweren Fehleinschätzungen führen.

4. Evolutionsbiologische Aspekte der Seuchen

Aus evolutionsbiologischer Sicht bedeutete die Überwindung der Seuchen in der Geschichte immer einen wichtigen Entwicklungsschritt. Die Seuchen haben den Menschen gelehrt, dass sie keine Herdentiere, sondern autonome Wesen sind, die einen gewissen individuellen Freiraum, eine Privatsphäre zu ihrer Entwicklung brauchen. Vor allem die Urbanisierung im Mittelalter brachte es mit sich, dass die Menschen oft in feuchten und dunklen Behausungen auf engstem Raum zusammenlebten. Ganze Großfamilien schliefen nackt in einem Zimmer unter übelsten hygienischen Bedingungen. Trotz Verdammung körperlicher Lüste durch die Kirche war eine Sexualmoral damals kaum vorhanden. In seinem lesenswerten Buch *ICH – eine Kulturgeschichte des Individuums* schrieb der Kulturhistoriker Peter Normann Waage über das Mittelalter:

„Erst im 16. Jahrhundert kamen Nachthemden in Gebrauch, übrigens gleichzeitig mit Taschentüchern. Dem Körperverständnis, das es ermöglichte, nackt im selben Zimmer oder auf der Straße zu sein, entsprach, es für natürlich anzusehen, Rotz, Spucke und andere Körperausscheidungen ungeniert loszuwerden ... ‚Schnäuz nicht die Nase mit derselben Hand, mit der du das Fleisch hältst‘ heißt es in den Benimmbüchern des 14. Jahrhunderts. ‚Spuck nicht über den Tisch‘ lautet eine Ermahnung aus dem Mittelalter. Noch 1520 meinte man darauf hinweisen zu müssen, dass es unpassend sei, seine Bedürfnisse vor anderer Augen zu verrichten, und ‚das Feingefühl verbietet, jemanden, den man in

dieser Lage trifft, zu grüßen.' Und 1589 findet man es nötig, darauf hinzuweisen, dass es sich nicht gehört, sein Bedürfnis auf Treppen und in Zimmerecken zu verrichten."[59]

Bedenkt man auch die damaligen Zustände in der Nahrungsmittelverarbeitung, die ständigen Kontaminationen von Trinkwasser durch quasi nicht vorhandene Müllentsorgungsmaßnahmen, Parasiten überall, Licht- und Vitaminmangel im Winter, Armut, Enge, Überlebensängste, dann wird verständlich, dass in dieser Zeit die Lebenserwartung der Frauen bei 25–30, der Männern bei 32-40 Jahren lag. 40 % der Kinder starben vor der Pubertät. Todesursache Nummer 1 waren mit weitem Abstand die Infektionserkrankungen. Heute liegt die Lebenserwartung der Frauen bei über 80 Jahren, die Kindersterblichkeit unter 1 %. Die Seuchen im Mittelalter haben die Menschen dazu erzogen, auf dem Weg zu einer humanen Gesellschaft gewisse hygienische Standards sowie Autonomie- und Zivilisationsregeln einzuhalten. Heute sind diese Regeln als Selbstverständlichkeit tief verinnerlicht. Der Anteil der Infektionserkrankungen bei den Todesursachen in Mitteleuropa liegt heute unter 3 %.

Bis in die jüngste Vergangenheit kam es immer wieder zu Ausbrüchen der Pest, beispielsweise zwischen 1878 und 1925 in Astrachan im südlichen Ural. Hauptursache waren die unmenschlichen Lebensverhältnisse:

„*10–15 Menschen lebten auf zehn Quadratmetern, sie wuschen sich selten oder nie und wechselten auch die Kleider nicht. Die Pestkranken wurden von vielen Menschen besucht, und die Gäste wischten den Auswurf mit Händen oder Kleidern ab. Dies galt auch für die Pestepidemie von 1910, wo sich als erste die Tarbagan-Jäger bei der Jagd nach Murmeltieren zur Gewinnung der Murmelfelle an den verseuchten Tieren ansteckten. Sie schliefen in besonders kleinen Hütten, bis zu 40 Mann in Kojen, was die Weiterverbreitung begünstigte. Ein weiteres Indiz waren die Verhältnisse an den Bitumen-Gruben am See Dalai Nur. Während der Pestepidemie von 1921 arbeiteten dort 4.000 Chinesen und 2.000 Russen. Von den insgesamt 1.027 Toten waren nur 4 Russen. Die Chinesen lebten zusammengepfercht in kleinen Hütten, halb in die Erde eingegraben, die Russen lebten in oberirdischen Häusern.*"[60]

Als Robert Koch (1843–1910) 1892 die besonders schwer von der Choleraepidemie betroffene Innenstadt von Hamburg besichtigte, bemerkte er: „*Ich habe noch nie solche ungesunden Wohnungen, Pesthöhlen und Brutstätten für jeden Ansteckungskeim angetroffen ... Ich vergesse, dass ich mich in Europa befinde!*"[61]

Die dürftigen Lebensbedingungen und ständige existentielle Not der ärmeren Bevölkerung zu dieser Zeit kann man sich heute kaum noch vorstellen. Von den 8600 Todesopfern in Hamburg kamen über 8000 aus der ärmsten Bevölkerungsgruppe. Wir schreiben die Ursache der Cholera einem kommaförmigen Bakterium namens *Vibrio cholerae* zu, womit aber die Ätiologie nicht vollständig erfasst wird; natürlich kann eine massive Exposition mit Krankheitserregern auch unter heutigen hygienischen und humanen Verhältnissen Krankheitssymptome hervorrufen, aber in aller Regel sind es die Lebensraumbedingungen und die psychobiologische Gesamtverfassung des Menschen (Disposition und Konstitution), die den grundsätzlichen Nährboden der Seuchen darstellen.

Das einseitig auf die Exposition bauende Ansteckungsparadigma beruht ja im Wesentlichen auf historischen Experimenten, bei denen eine gezüchtete *Reinkultur* von

Mikroben meist als Injektion in den Organismus eingebracht und damit eine Krankheitssymptomatik künstlich erzeugt wurde, um die spezifische Ätiologie einer Krankheit durch einen einzelnen Erreger zu beweisen. Dies entspricht aber nicht der Lebenswirklichkeit; weder kommen in der Natur mikrobielle Reinkulturen vor, noch gelangen diese im Allgemeinen über eine Injektion in den Organismus. Die für das Infektionsgeschehen maßgebliche physiologische Immunbarriere bleibt dabei ausgeblendet. Auch das inzwischen eingeführte, ergänzende vierte Henle-Koch-Postulat (siehe unten), das die Infektion in Abhängigkeit von im Blut zirkulierenden Antikörpern beschreibt, berücksichtigt nicht den Tatbestand, dass schon eine erste, oft entscheidende Stufe der Infektabwehr auf unseren Schleimhäuten stattfindet. Dort werden antibakteriell wirksame Lysozyme, antimikrobielle Proteine und IgA-Antikörper sezerniert, die eine Vielzahl von Pathogenen eliminieren, ohne dass es dabei zum nachweisbaren Anstieg von Antikörpern im Blut kommt. Lysozyme finden sich in zahlreichen menschlichen Körperflüssigkeiten, so in den Tränen, dem Speichel und den Sekreten des Atemtrakts.

Ein methodisches Grundproblem in der Epidemiologie neuzeitlicher Viruspandemien liegt in der systematischen Ausblendung salutogenetischer Faktoren. Der Verlauf einer Virusinfektion ist im Wesentlichen vom Zustand des Wirtsorganismus und weniger von der Art der Virusmutanten bestimmt, in die man heute gern unberechenbare Gefahren hineininterpretiert.

„Eine große Schwierigkeit besteht darin, dass die moderne ICD-Klassifikation[62] *keine Nosologie des Wirts und der Wirtskräfte kennt und in der Praxis keine vernünftige Prädiktivität für die Schwere und den Verlauf einer spezifischen Krankheitsdiagnose im Einzelfall besitzt. Sie ist Ausdruck des limitierten und unsensitiven modernen medizinischen Wahrnehmens, und so werden mangelnde Widerstandskräfte mit der ICD-Klassifikation nicht erkannt. Dieser auf Spezifität getrimmten Nosologie fehlt eine ausreichende Sensitivität zum Erfassen wichtiger prognostischer Krankheitsmerkmale, vor allem wenn diese anamnestischer Natur sind ... Eine systematische Betrachtung zeigt auf, dass der Blutzoll von Virusepidemien oder -pandemien nicht einfach vom Virus und seiner Variation abhängt, sondern möglicherweise nur vom gesundheitlichen Vorzustand des Wirts bzw. der Bevölkerung.*“[63]

In intakten humanen Zivilgesellschaften wie Deutschland, Österreich, Schweiz u.a. hat die Angst vor schweren Seuchen, wie sie in der Vergangenheit v.a. in Verbindung mit Kriegen aufgetreten sind, keine realistische Basis. Wir wissen heute, dass die immunologische Widerstandsfähigkeit des Menschen gegenüber Parasiten und Krankheitserregern ganz wesentlich mit der Diversität und der individuellen Komposition unserer inneren Mikrobengemeinschaft vergesellschaftet ist. So ergaben langfristige Mikrobiomanalysen von über 9000 Personen im Alter zwischen 18 und 101 Jahren, dass diejenigen Männer und Frauen am gesündesten waren und die höhere Lebenserwartung hatten, deren Darmflora sich im Laufe der Jahre am stärksten gewandelt bzw. individualisiert hatte. Unsere Ich-Organisation wirkt bis in die Zusammensetzung dieser eigenen, inneren Mikrobiosphäre hinein und bildet hier den wichtigsten Resistenzfaktor gegen die Ausbreitung von pathologischen Keimen, was man auch als Kolonisationsresistenz bezeichnet; je größer die individuelle Vielfalt, umso stabiler das System, im Inneren wie im Äußeren [→ Kapitel II.11]. Eine gesunde natürliche Wiese mit hohem Artenreichtum ist viel robuster gegen Parasiten als ein riesiges überdüngtes Maisfeld. In Monokulturen verbreiten sich Parasiten viel schneller als in bunten Mischkulturen. Seuchen sind nichts anderes als mikrobielle Monokulturen, die sich in unnatürlichen und ungesunden Habitaten ausbreiten.

Menschliche Habitate sind soziale Habitate mit täglicher Durchdringung von mikrobiellen Sphären von Mensch zu Mensch, was eine wesentliche Ouelle der Diversität darstellt. Wir wissen, dass ein möglichst vielfältiger Keimkontakt in der Kindheit Voraussetzung für die Ausbildung eines differenzierten Immunsystems ist. Der seit Jahren zu beobachtende Rückgang der Biodiversität – sowohl in der Makro- wie in der Mikrobiosphäre – wurde durch die drastischen Hygiene- und Abstandsregeln im Rahmen der Coronaproblematik zweifellos weltweit weiter verschärft[64], was die Prävalenz immunologischer Erkrankungen möglicherweise befördert.

5. Ethische Ökologie

Vor diesem Hintergrund können wir fragen, ob es eine Biologie der Humanität gibt. Der philosophisch-anthropologische Begriff der Conditio humana bezeichnet Rahmenbedingungen menschlicher Existenz, deren Nichteinhaltung den Nährboden nicht nur für soziale Krisen, sondern auch für körperliche Krankheiten bereitet. Die zunehmende Irritation der menschlichen Immunsysteme (Allergien, Krebs, Autoimmunerkrankungen) in den Industrieländern sowie der Anstieg der psychischen Leiden sprechen für eine allgemeine Krise des Selbst und unseres Selbstverständnisses im Zusammenhang mit der Natur. Die Frage nach der Conditio humana sollte wieder ins Zentrum der Erkenntnisbemühungen rücken. Es sind nicht die Viren und Bakterien selbst, die uns die Krankheiten erklären, sie sind nur das plastische Medium, das zwischen den psychosozialen und den biologischen Sphären vermittelt.

Es ist ein weitverbreiteter Irrtum, dass der Rückgang der Infektionserkrankungen allein auf den Einsatz von Antibiotika und Impfstoffen zurückzuführen sei; beispielsweise war die Zahl der Tuberkuloseerkrankungen in New York bereits vor Einführung der ersten Antibiotika um 90 % zurückgegangen, nachdem sich die Lebensverhältnisse (angemessener Wohnraum mit Heizung und Licht, warme Kleidung, ausreichende Ernährung, Hygiene, sauberes Wasser, soziale Sicherheit u.v.m.) verbessert hatten.[65] Dies trifft auch für die meisten anderen Infektionserkrankungen zu.[66] Die Grafiken zur Sterblichkeit an Masern, Diphterie, Tbc, Keuchhusten u.v.a. zeigen durchgehend einen ähnlichen Verlauf: Ein Maximum in der zweiten Hälfte des 19. Jahrhunderts, als die Lebensverhältnisse der arbeitenden Bevölkerung am Beginn der industriellen Revolution noch miserabel waren, danach gehen die Kurven steil nach unten mit gewissen kurzfristigen Spitzen während der Weltkriege und nähern sich dann einem Minimum an, wie wir es heute haben. Die Einführung von Antibiotika und Impfstoffen nach dem 2. Weltkrieg hat den Gesamtverlauf der Kurve nicht gravierend beeinflusst.

Überhaupt zeigen immer mehr sozialmedizinische Untersuchungen, dass unsere Gesundheit in weit höherem Maße von psychosozialen, also zwischenmenschlich-humanen Faktoren abhängt, als bislang angenommen.[67, 68]

Es ist die Achtung und Wahrung der Autonomiesphären von Mensch, Tier und Ökosystemen, die eine nachhaltige Gesundheitskultur schaffen. Wir können auch von einem erweiterten ethischen Individualismus sprechen, der sich nicht nur auf den einzelnen Menschen, sondern auf die Einmaligkeit und den individuellen Charakter von kulturellen und biologischen Systemen und Sphären überhaupt erstreckt. Ein Regenwald, ein Korallenriff, eine Heidelandschaft oder ein Alpenhochtal sind über lange Zeit gewachsene ökologische Einmaligkeiten mit individueller Makro- und Mikrobiosphäre. Aber auch die hoch diversen Kulturräume der Menschen mit ihren besonderen sozioökologischen Strukturen und Traditionen bleiben nur solange gesund, wie ihr individueller Charakter lebt.

Wo etwas Eigenes lebt, kann nichts Parasitäres hin – ein gleichermaßen biologisches wie seelisch-geistiges Phänomen.

Die größten Gesundheitsprobleme in unserer globalisierten Zukunft gehen von der Pathologie der Monokulturen aus – ökologisch, ökonomisch, politisch und kulturell.

6. Prävention – wie stärken wir die Immunsysteme?

Was können wir tun, um eine gesunde Entwicklung der Immunsysteme – nicht nur des eigenen, sondern auch das unserer Kinder und Mitmenschen – zu befördern, sie im Lebensalltag zu stärken und damit den Seuchen und Pandemien vorzubeugen? [→ Kapitel I.10] Dieser wichtigen Frage wollen wir hier nachgehen.

6.1 Das Ich und sein Immunsystem

Im Sinne einer systemischen, integrativen Medizin lässt sich das Immunsystem nicht isoliert als „Abwehrmechanismus" betrachten, sondern wir müssen die „Kräfte", die hinter seinen äußerst komplexen Funktionen wirken, in einem größeren Kontext sehen. Wir sprechen von Selbst und Nicht-Selbst, die zu unterscheiden zum wesentlichen Prinzip der Immunkräfte gehört. Im Tierreich ist mit dem Selbst das Eigenwesen jeder Tierart gemeint, das für ein hoch spezifisches Binnenmilieu im Organismus sorgt, wir können auch von Homöostase sprechen, worunter die stabilen Gleichgewichtslagen in allen physiologischen Funktionen zu verstehen sind. Beim Menschen – im anthroposophischen Verständnis stellt jeder einzelne individuelle Mensch eine eigene *Art* dar – sind das die Ich-Kräfte, die für ein einzigartiges Gepräge aller körperlichen, seelischen, geistigen und biografischen Anlagen sorgen. Hier müssten wir eher von Allostase sprechen im Sinne von *Erreichen von Stabilität durch Änderung*, denn der ständig lernende und sich entwickelnde Mensch gewinnt immer wieder neue Ebenen der Homöostase, was bei Tieren nicht in dem Maße der Fall ist. Daher besitzt der Mensch eine seiner neuronalen vergleichbare hohe immunologische Plastizität.

„Wir müssen in unsere Gesinnung aufnehmen, dass der Mensch ein individuelles Wesen ist, dass jeder Mensch anders beschaffen ist als der andere, und dass das, was für den einen heilsam für den anderen schädlich und krankmachend ist, ganz abhängig von seiner individuellen Beschaffenheit.“

Rudolf Steiner[69]

Immunstärkung heißt letztlich Ich-Stärkung. Das Ich hat keinen „Sitz“ im Organismus, sondern wirkt auf verschiedenen Funktionsebenen in unterschiedlicher Weise.

Wahrnehmen, Denken, Kognition
Resilienz
Immunsystem
Verdauung/Mikrobiom

Es sind auf allen vier Ebenen die Kräfte der *Verarbeitung,* die mit den Einflüssen und Einwirkungen der Außenwelt umgehen. Es ist dieselbe „verarbeitende“ Aktivität, die im Denken und in unseren Verständnis- und Erkenntnisbemühungen aktiv ist, die auch längerfristig unser adaptives Immunsystem in seiner spezifischen Tätigkeit impulsiert. Was im oberen Menschen die Aufmerksamkeit, das ist auf der immunologischen Ebene die Sensibilität und Reagibilität der Immunzellen. Interesse für die Welt und Wahrheitsliebe sind immunstärkende Kräfte. Wie durch die Verdauungsorgane und die mikrobielle Tätigkeit in uns, so müssen wir auch auf der seelischen Ebene gewisse Dinge *verdauen,* beispielsweise emotionale Belastungen, Stress-Situationen oder Verlusterlebnisse. Was wir hier als Resilienz bezeichnen, sind im Grunde die Abwehr- und Widerstandskräfte und damit die Immunkräfte der Seele. Auf allen vier Ebenen haben wir es mit Lernprozessen, Aneignung, Einverleibung und mit dem Sich-Zu-Eigen-Machen zu tun.[70] Wie wir in Kapitel II gezeigt haben, ist bei den Viren der Begriff der Einverleibung wörtlich zu nehmen. Ob wir Sinneseindrücke verarbeiten, uns mit geistigen Inhalten auseinandersetzen, ob es die vielen Beziehungen und Erlebnisse sind, die uns beeinflussen, beschäftigen und verändern, es ist immer das „Wie“ im Umgang mit all diesen Erfahrungen, worin das Ich des Menschen wirksam und erlebbar wird.

Und die individuelle Signatur all dieser verarbeitenden Tätigkeiten auf der bewussten Seite ist die gleiche, die auf der mehr unbewussten Seite in den Immun- und Verdauungsprozessen in Erscheinung tritt.

Da diesen Individualkräften unser Ich als real wirksame Instanz zugrunde liegt, hängen auch alle vier Ebenen funktionell eng zusammen. Die Darm-Gehirn-Achse und die zahlreichen Parallelen von psychischen, immunologischen und gastrointestinalen Symptomen weisen auf diesen Zusammenhang hin.

Die Mikrobiomforschung verhilft uns nun zu einem erweiterten Immunitätsbegriff, weil sie den tradierten, eindimensionalen Begriff des Abwehrkampfes überwindet und in einen koevolutiven Entwicklungsgedanken von Mensch und Umwelt überführt. Hinter dem Immunsystem steckt mehr als eine Eliminationsstrategie gegen Fremdes, es hat immer auch mit Wahrnehmung, Lernen und Weiterentwicklung zu tun. Wir führen keinen Krieg gegen die Mikroorganismen, sondern individualisieren sie. Es ist eine ganz wesentliche Einsicht der Mikrobiomforschung, dass das Immunsystem die Mikroorganismen nicht eliminiert, sondern ihre Zusammensetzung komponiert.

Eine der wichtigsten Erkenntnisse für unser Thema liegt nun darin, dass es eben einen evolutionsbiologisch uralt gewachsenen Zusammenhang des Mikrobioms mit dem Immunsystem gibt; unsere Immunfunktionen hängen entscheidend von der ständigen Stimulation durch ein reichhaltiges Angebot an Mikroorganismen ab. Eine mittlerweile unstrittige Tatsache ist, dass Kinder mit einem regen Kontakt zu Menschen, Tieren und der Natur, d.h. mit einer reichen Keimkontamination, ein viel robusteres Immunsystem entwickeln und damit wesentlich gesünder sind, als wenn wir sie „in Watte packen" und durch ständige Infektionsängste ihr Ich und damit ihre Immunsysteme schwächen. Alles nicht Geübte im Leben wird immer schwächer; untätige Immunsysteme erlahmen auf Dauer genauso wie eine nicht benützte Hand oder wie unsere Denkfähigkeiten, wenn sie nicht durch Aufmerksamkeit, Neugier und tätiges Interesse angeregt wird.

Seit den ersten Arbeiten von David Strachan zur Hygienehypothese 1989 gibt es zunehmend Warnungen, dass wir durch leichtfertige Antibiotikagaben, Missbrauch von Desinfektionsmitteln und übertriebene Hygienemaßnahmen für eine breite Schwächung und Irritation der Immunsysteme und damit für eine Vielzahl immunologisch bedingter Erkrankungen sorgen. Vor allem die im Rahmen der Coronakrise verschärften Hygieneregeln haben zu einem weiteren Rückgang der Mikrobiomdiversität bei Menschen geführt, wodurch die Immunsysteme vor allem bei den Kindern regelrecht „eingeschläfert." wurden. Die Folge erlebten wir in rapid ansteigenden kindlichen Infektionen mit dem RS-Virus (Respiratory Syncytial Virus), eine für Kinder weit gefährlichere Erkrankung als Covid-19. *„Diese Kinder waren nach jüngster Auskunft des Gesundheitsministeriums in den vergangenen zwei Jahren in ihrer Umgebung pandemiebedingt stärker geschützt* (hier wäre es sachlich richtiger, statt von geschützt von „isoliert" zu sprechen. Anm. T. H.). *Sie konnten daher nicht die normale und wichtige Entwicklung ihrer Immunabwehr durchlaufen."*[71] Es ist zu befürchten, dass die Kleinkinder der Coronajahre mit erheblichen immunologischen Defiziten und entsprechend erhöhten Krankheitsdispositionen, auch psychischen Instabilitäten aufwachsen, denn das bereits erwähnte pathologische Imprinting, d.h. die Fehlprägungen in der frühen Entwicklungsphase von Mikrobiom und Immunsystem, haben oft lebenslange Auswirkungen.[72]

„Unsere Entstehungsgeschichte ist eng an die ständige Anwesenheit von Mikroben gekoppelt. Offenbar sind daher entwicklungsbiologische Prozesse wie die Differenzierung bestimmter Immunzellen auf die ständige Präsenz von Signalen eingerichtet, die vom Mikrobiom bereitgestellt werden. Fehlen diese Signale, laufen die entsprechenden Entwicklungsschritte unvollständig oder auch falsch ab, es entsteht dann ein Immunsystem, das unvollständig zusammengesetzt, falsch reguliert und potenziell krankmachend ist. Unsere mikrobiellen Mitbewohner sind daher ein ganz wesentlicher Faktor bei der Entwicklung eines funktionsfähigen und effizienten Immunsystems ... Durch Hygienemaßnahmen, Antibiotika und unseren Lifestyle verringert sich die mikrobielle Vielfalt in den letzten Jahrzehnten immer rascher. Die Hygiene-Maßnahmen im Rahmen der Covid 19 Pandemie verstärken diesen jahrzehntelangen Prozess massiv."[73]

Warum suchen und brauchen unsere Kleinkinder körperliche Nähe und Berührung und warum nehmen sie alles in den Mund? Das ist ein evolutionsbiologisch sehr sinnvolles Verhalten zur Ausbildung eines gesunden Immunsystems, weil die Kinder sich durch die vielen Keimkontakte eine hohe Mikrobiomdiversität heranbilden, nach dem Motto „Wie schmeckt die Welt?". Kleinkinder haben im Durchschnitt 15 leichte Infekte pro Jahr, bei Erwachsenen sind es 1,5. Die Rotznase, Ohren-, Hals- und Bauchweh, höhere Körpertemperatur sowie niederschwellige Fieberbereitschaft sind Ausdruck einer ständig lernenden Immunaktivität. Wie alle neuen Fähigkeiten müssen auch die immunologischen mit gewissen Mühen, Schwierigkeiten und Leiden erworben werden, umsonst ist das nicht zu haben.

Selbstverständlich gehören Sauberkeit, Reinlichkeit und auch eine gewisse Ästhetik in der Umgebungsgestaltung zu wichtigen Rahmenbedingungen einer guten Erziehung, Angst vor Viren, Bakterien und Ansteckung dagegen nicht. Hygiene hat nichts mit Sterilität zu tun. Der „Kampf" gegen die Keime mit Desinfektionsmitteln und „antibakteriellen" Produkten hat bislang mehr Schaden als Nutzen gebracht. *„Desinfektionsmittel gehören nicht in den Haushalt!"*[74]

Kinder brauchen für eine gesunde Entwicklung in erster Linie stabile, liebevolle und zuverlässige Beziehungsstrukturen. Welche immunologischen Schwächungen bei entsprechenden Versäumnissen eintreten können, mag das Fallbeispiel eines fünfjährigen Jungen aus der eigenen Berufserfahrung verdeutlichen, der wegen einer Nagelbettentzündung am Finger in die chirurgische Behandlung kam. Das Kind war blass, apathisch und weinerlich. Die Eltern wirkten gestresst, sie waren ein Jahr zuvor aus Russland emigriert und hatten auch den Opa gegen seinen Willen mehr oder weniger zum Mitkommen genötigt, was zu innerfamiliären Konflikten führte. Neben sprachlichen und Integrationsproblemen gab es finanzielle Sorgen. Normalerweise klingt eine solche Nagelbettentzündung unter Behandlung rasch ab, aber der Finger des Jungen wollte einfach nicht heilen und so zog sich die Therapie über viele Wochen hin. Zeitgleich befand sich der Opa, der für den Jungen in der „Fremde" eine wichtige Beziehungsperson war, mit einer außergewöhnlich rasch fortschreitenden und aggressiv metastasierenden Darmkrebserkrankung in stationärer Behandlung und verstarb kurze Zeit später.

Dieses Lehrbeispiel zeigt den immer wieder zu beobachtenden Zusammenbruch der Immunsysteme bei radikalen Veränderungen der Lebensverhältnisse [→ Kapitel III], bei sozialer Isolation und emotionaler Deprivation – der Junge fand kaum Anschluss bei Gleichaltrigen – sowie zahlreichen anderen psychosozialen Stressoren. Auch der Opa fühlte sich völlig entwurzelt und hatte im Grunde jede Lebensmotivation verloren.

Vor diesem Hintergrund wollen wir im Folgenden einige allgemeine Regeln zur Stärkung des Immunsystems aufführen, die selbstverständlich immer den individuellen Lebenssituationen anzupassen sind.

6.2 Durchwärmung und Bewegung

Nicht nur „soziale Wärme" [→ Abschnitt 6.5 und Kap IV.1] aktiviert die Immunfunktionen. Einmal pro Tag mit Freude körperlich warm zu werden gilt als elementare Gesundheitsregel. Wie wir das machen, ob durch Tanzen, Joggen, Schwimmen, Gymnastik, Wandern, Radfahren, Gartenarbeit usw., ist dabei unerheblich und den individuellen Vorlieben überlassen; es sollte aber nicht mit Stress und Leistungsdruck verbunden sein. Aus zahlreichen sportphysiologischen Studien wissen wir heute, dass schon moderate körperliche Aktivität mit einem Anstieg der Körpertemperatur und einer immunologischen Stimulation, v.a. der natürlichen Killerzellen einhergeht. Sport in Verbindung mit einer gesunden Ernährung hat zum Beispiel zur Rezidivprävention nach Brustkrebserkrankungen einen mindestens gleichrangigen Stellenwert wie die Chemotherapie.[75]

Schon allein das Laufen im Wald reicht aus, um unser Immunsystem nachhaltig zu stärken. Im Rahmen einer Studie in Japan wurden Stadtmenschen in den Wald geschickt, wo sie nur entspannt herumspazierten und die Natur genossen. Nach einem Tag waren die natürlichen Killerzellen um 40, nach zwei Tagen um 50 % angestiegen und der Effekt hielt einen Monat an.[76] Den Terpenen, das sind Bestandteile ätherischer Öle aus Bäumen, die den typischen Waldgeruch ausmachen, schreibt man dabei die immunstimulierende Wirkung zu. Regelmäßige Waldspaziergänge gehören zu den wirksamsten Maßnahmen in der Gesundheitsprävention.

Menschen, die ständig kalte Füße und Hände haben, können ihre Durchwärmung auch durch Bäder (Rosmarin), Nierenwickel und Einreibung mit Kupfersalbe anregen.

Die Motivation und das Vergnügen, sich körperlich zu betätigen, hängt auch mit dem Darmmikrobiom zusammen. Offenbar gehen von bestimmten Darmbakterien im Rahmen des Trainings Signale aus, die über das enterische Nervensystem die Motivations- und Belohnungszentren (vorderes Striatum) des Gehirns stimulieren und damit die Lust an der Bewegung und die Leistungsfähigkeit insgesamt steigern.[77] Letztlich „erziehen" wir durch unser Verhalten, also in diesem Fall durch regelmäßige Übung und Training, ein Mikrobiom, das sich an dieses Verhalten adaptiert und es durch die Freisetzung entsprechender Botenstoffe geradezu einfordert. Das trifft auch für die Ernährungsgewohnheiten zu, wie wir noch sehen werden. Gewohnheiten hängen grundsätzlich mit der ätherischen Organisation zusammen, unter deren Einfluss sich die Mikrobiome bilden [→ Kapitel V].

6.3 Ernährung

Das natürliche Ernährungsverhalten der Menschen hat sich über Jahrtausende sinnvoll entwickelt. Die mikrobielle Primärbesiedelung des Darms bei einer normale Geburt, das Stillen und das schrittweise Heranführen der Kinder an die Nahrungsvielfalt sind für die Mikrobiomentwicklung und damit für die Immunreifung essentielle Voraussetzungen. Speziell für die menschliche Ernährung gilt, wie bei so Vielem, das Diversitätsprinzip: Vielfalt ist gesund. Die Kochbücher dieser Welt füllen ganze Bibliotheken, die kulinarische Palette der verschiedenen Kulturen sind, wie die künstlerische Kreativität, unbegrenzt.

Durch Züchtung und Kultivierung hat die Landwirtschaft einerseits zwar eine Vielfalt an Sorten und Nahrungspflanzen geschaffen, andererseits ist aber durch die Industrialisierung viel von der natürlichen Fülle verlorengegangen. Vor 1910 war die Ernährungsvielfalt etwa dreimal so hoch, das gilt auch für moderne Menschen in Subsistenzwirtschaft.[78] Der Reichtum an verschiedenen Nahrungsmitteln ist also trotz überfüllter Supermärkte in den letzten 100 Jahren deutlich zurückgegangen, weil durch die Massenproduktion riesige Monokulturen entstanden sind. Die 7000 Jahre alte Weinanbaukultur in Georgien beispielsweise verfügt durch die kleinbäuerlichen, traditionellen Regionalstrukturen über ein Vielfaches an Rebsorten im Vergleich zu den westlichen Industrieländern.

Nach aktuellen Schätzungen wird sich die Prävalenz allergischer Erkrankungen von derzeit etwa einer Milliarde auf vier Milliarden Menschen bis zum Jahr 2050 erhöhen. Im Sinne der Hygiene-Hypothese hat dies wesentlich mit dem Verlust ländlicher Lebensbedingungen und den damit verbundenen natürlichen Ernährungsgewohnheiten zu tun. Der Verzehr von roher, unverarbeiteter Kuhmilch, deren Qualität von der Mikrobendiversität sowie bestimmten Molkeproteinen abhängt, gilt als einer der wichtigen Faktoren zur Allergieprävention. Aus Angst vor der Übertragung möglicher Krankheitserreger wird aber von behördlicher Seite vom Rohmilchverzehr abgeraten. Es zeigte sich, dass der Genuss von unverarbeiteter, nicht erhitzter Rohmilch vor Asthma und Nahrungsmittelunverträglichkeiten schützt, auch bei Kindern, die bereits auf Kuhmilch allergisch reagieren. Der Effekt ist auf bioaktive Molkeproteine zurückzuführen, die durch Erhitzung zerstört werden.[79] Ähnliches gilt für Rohmilch-Kefir.[80] Die breiteste Mikrobiomdiversität findet sich bei sog. Flexitariern, also bei Menschen, die wenig Fleisch neben einer vielfältigen ausgewogenen Kost zu sich nehmen.[81]

Das Gesundheitsgeheimnis der Diversität liegt in der Schaffung von adaptiven bzw. kreativen Freiräumen. Nahrungsvielfalt erhöht die Mikrobiomdiversität und damit auch das Spektrum der Stoffwechselkompetenzen. Für den Menschen bedeutet dies, dass er seine Ernährung seinen vielfältigsten Tätigkeiten anpassen kann; ob er schwer körperlich arbeitet, künstlerisch tätig ist oder am Schreibtisch sitzt, jede Tätigkeit moduliert auf Dauer sein Mikrobiom, das für diese Anpassungsprozesse offen und daher möglichst divers sein muss. Man kann als biologische Grundregel betrachten: Je komplexer ein lebendiges System, umso höher sind die Freiheitsgrade und Anpassungsmöglichkeiten für individuelles Verhalten; das trifft für die Neurobiologie, die Wärmeregulation, das Immunsystem und für das Mikrobiom zu.

Pandabären in China fressen den ganzen Tag ausschließlich Bambusblätter; nur im Frühjahr bevorzugen sie die frischen proteinreichen Triebe der Pflanze, wodurch sich ihr Darmmikrobiom umstellt. Mit einer anderen Nahrungspflanze würden die Tiere sofort krank werden. Eine solche einseitige Ernährung wäre für den Menschen undenkbar, weil sie im Widerspruch zu seiner hohen körperlichen, seelischen und geistigen Plastizität steht, die wiederum mit dem Mikrobiom zusammenhängt.

Ernährungsvorlieben sind so individuell und vielfältig wie die Mikrobiome und generalisierende Ernährungsempfehlungen daher grundsätzlich mit Vorsicht zu betrachten. Im Krankheitsfall dagegen haben diätetische Richtlinien durchaus ihre Berechtigung. Wie in der äußeren Flora beispielsweise auf stickstoffreichen Böden vermehrt gewisse Pflanzen wie die Brennnessel dominieren, so adaptiert sich das Mikrobiom an bestimmte Einseitigkeiten der Ernährung. Zuviel Zucker, Fette, Salziges schaffen mikrobielle Konstellationen, die an diese Substanzen angepasst sind und sie geradezu einfordern. Wir wissen heute, dass bestimmte Bakterien Signalstoffe produzieren, die Lust auf die gewohnheitsmäßig zugeführten Nahrungsmittel erzeugen. So kommt es beispielsweise durch Alkoholmissbrauch zu einer bakteriellen Überwucherung des Dünndarms (Small Intestine Bacterial Overgroth, SIBO) sowie auch im Dickdarm zu einer Vermehrung von bestimmten Proteo- und Fusobakterien, gleichzeitig sind die Bacteroides-Arten vermindert.[82] Die Alkohol-liebenden Keime sorgen dabei für einen erhöhten Ethanolspiegel im Darm und verdrängen andere Bakterien, die mit Alkohol weniger zurechtkommen. Schon nach einer Woche übermäßigen Alkoholkonsums entwickelt sich dadurch eine Dysbiose, die selbst bei Abstinenz über mehrere Wochen anhalten kann. Wie alle Dysbiosen sorgt auch diese für psychische Instabilitäten. Um die schlechte Stimmung nicht mehr zu spüren, trinken die Betroffenen weiter.[83] Durch alkoholinduzierte Dysbiosen kommt es auch zu Permeabilitätsstörungen der Darmbarriere [→ Kapitel V.1.1] mit der Folge, dass großmolekulare Stoffe wie Endotoxine ins Blut übertreten, die wiederum wesentlich an der Entstehung von Leberzirrhosen beteiligt sind.[84] Auch für andere Angewohnheiten gelten diese Prinzipien. Zucker hat ein hohes Suchtpotential und gilt als „Alkohol der Kinder". Nehmen beispielsweise nicht an Süßigkeiten gewohnte Kinder eine Flasche zuckerhaltige Limonade zu sich, geraten sie regelrecht „aus dem Häuschen" und zeigen rauschartige Symptome.

Wie in der äußeren Flora bestimmte Indikatorpflanzen kranke, schadstoffbelastete Böden anzeigen, so spiegelt auch unsere Darmflora die systemischen Zustände und Ernährungsgewohnheiten in ihrer Zusammensetzung wider. Umgekehrt lassen sich durch Kultivierung bestimmter Pflanzen kranke Böden wieder gesunden, was man als Phytosanierung bezeichnet.[85] Entsprechend verhilft uns eine gesunde, vielfältige Ernährung zu einer eubiotischen inneren Flora mit hoher Diversität, was unser psychisches Befinden verbessert und die Überwindung von schlechten Gewohnheiten erleichtert. Statt Zucker und schlechten Fetten leisten beispielsweise natürliche Bitterstoffe, wie sie in zahlreichen Kräutern und Wurzelgemüsen vorkommen, einen hilfreichen Beitrag; sie regen den Appetit an, fördern den Speichelfluss und die Produktion von Magen- und Gallensaft, was wiederum das Mikrobiom und damit unsere Psyche günstig beeinflusst.

Untersuchungen bei Studentinnen, die unter akademischem Stress standen – der bekanntlich auf Dauer negative Auswirkungen auf das Mikrobiom, das Immunsystem und die psychische Gesundheit hat – konnten zeigen, dass der tägliche Konsum von Walnüssen zahlreiche Parameter verbesserte: Zunahme der Mikrobiomdiversität, Hebung der Stimmung, Senkung von metabolischen und Stressbiomarkern.[86]

Allgemein gehören neben Nüssen auch farbige Beeren wie Him-, Erd- und Brombeeren sowie Granatäpfel zu den hochwertigsten gesunden Nahrungsmitteln. Alles, was das Mikrobiom stärkt, fördert auch die Immunfunktionen; so sind Präbiotika wie Chicorée, Schwarzwurzeln, Topinambur, Yacon- und Yamswurzeln (Lichtwurzel), Artischocken und Pastinaken bei allen Mikrobiom-assoziierten Erkrankungen empfehlenswert, natürlich immer in Abhängigkeit von der individuellen Verträglichkeit. Da wir mit allen Pflanzen deren Mikrobiome zu uns nehmen, die sie zum Hauptteil aus den Böden beziehen, sind Nahrungsmittel aus ökologischem und bio-dynamischem Landbau vorzuziehen. Diese Böden haben durch ihre erhöhte mikrobielle Aktivität und Diversität einen bislang weit unterschätzten Einfluss auf unsere Gesundheit.[87] Ein Apfel enthält, hauptsächlich im Fruchtfleisch, etwa 100 Millionen Bakterien, wie überhaupt Pflanzen ein sehr artenreiches, eigenes Mikrobiom aufweisen. Wir wissen heute, dass bei der Heranbildung der individuellen menschlichen Flora solche pflanzlichen Bakterien dauerhaft integriert werden, die offenbar die spätere Gesundheit mit prägen.[88] Daher ist es gerade für Kleinkinder wichtig, dass sie möglichst hochwertiges Obst und Gemüse aus ökologischem Anbau zu sich nehmen, weil dadurch die funktionelle Vielfalt der Darmmikrobiota gefördert wird. Den seltenen Arten, wie sie für die gesunde, auch psychische Multifunktionalität Voraussetzung sind [→ Kapitel III.2], kommt dabei eine entscheidende Bedeutung zu. Diese vielen sogenannten „unknown Taxa" scheinen geradezu Indikatoren für eine hohe Lebensmittelqualität zu sein.

Sofern wir als Menschen durch eine ungesunde Ernährung nicht verlernt haben, sensibel auf unser inneres (Bauch-)Gefühl zu hören, sagt uns unser „innerer Arzt" meist, was uns gut tut und was nicht. Auch das gesunde Mikrobiom signalisiert seine „Bedürfnisse", wenn wir beispielsweise Lust auf Obst, Saures oder auch Salziges verspüren.

Essen ist mehr als bloße Nahrungszufuhr, es hat spezifisch für den Menschen eine hohe soziokulturelle Bedeutung. Die Freude am gemeinsamen Essen ist einer der ältesten gemeinschafts- und vertrauensbildenden Akte menschlicher Sozialität überhaupt und besitzt daher für die Pflege des Seelenlebens und damit für gesunde Immunfunktionen einen hohen Stellenwert.

6.4 Soziale Beziehungen

Wir wissen heute, dass einer der wirkmächtigsten pathogenen Faktoren für die allgemeine Gesundheit die soziale Isolation darstellt.[89] Nach einer Metaanalyse der Psychologin Julianne Holt-Lunstad[90] wird unsere Lebenserwartung nur zu 5 % durch Gene, dagegen zu je 20 % von gesundem Verhalten und der medizinischen Versorgung sowie zu 55 % von sozialen Beziehungen bestimmt. Dies hat enorme gesundheitspolitische Konsequenzen: In Großbritannien wurde 2018 ein Ministerium für Einsamkeit gegründet und in den USA sprechen die Gesundheitsbehörden mittlerweile von einer Pandemie der Einsamkeit.

Wenn Katzenbabys von der Mutter nicht abgeschleckt werden, sind sie nicht überlebensfähig. Ein Mensch kann blind oder taub zur Welt kommen und trotzdem gesund sein. Fehlt ihm aber der sog. „Social Touch" – im weitesten Sinne dieses Begriffs – geht er zugrunde.

Wenn Menschen zusammensitzen und sich unterhalten, findet auch ein Austausch der individuellen, mikrobiellen „Aura" statt, der nur in seltensten Ausnahmen mit der Übertragung einer Krankheit verbunden ist. Vielmehr umfasst dieser Akt der sozialen Kontamination neben den gesunden mikrobiellen „Atmosphären" [→ Kapitel IV.3] auch lebenswichtige seelische und geistige „Ansteckungen". Im Wesentlichen lebt und entwickelt sich der Mensch für ein gelungenes soziales Miteinander. Demütigung, Ausgrenzung, Bloßstellung und überhaupt die soziale Entwertungserfahrung sind die belastendsten und am stärksten „kränkenden" Erlebnisse, nicht nur für junge Menschen. Für das Verständnis der Immunstärkung durch unsere Beziehungskultur kommt dem Oxytocin – im trivialisierenden Medienjargon auch als „Kuschelhormon" bezeichnet – eine entscheidende Rolle zu [→ Kapitel I.5.1.8]. Es stärkt die Immunfunktionen – z.B. korrelieren niedrige Spiegel mit erhöhter Infektanfälligkeit –, dämpft die Stressparameter, fördert den Schlaf und reduziert Angst und Aggressivität. Singen und Musikhören erhöht den Oxytocinspiegel. Während der kindlichen Entwicklung spielt es eine wichtige Rolle bei der Gehirnentwicklung, v.a. des sog. „Social Brain". Misshandelte Kinder haben oft lebenslang erniedrigte Werte bei gleichzeitig verstärkter Stressbiologie und gestörtem Sozialverhalten. Höhere Spiegel des Hormons finden sich bei Menschen mit guter Sozialkompetenz. Schwere Dysbiosen, wie sie bei psychischen Erkrankungen wie dem Autismus regelhaft auftreten, hängen offenbar mit einem erniedrigten Oxytocin-Spiegel zusammen, da das Hormon auch das Mikrobiom beeinflusst.[91] Nicht nur bei körperlicher Berührung steigt der Oxytocinspiegel, auch bei jeder Erfahrung von Vertrauen, Fairness und Kooperation. Mobbing am Arbeitsplatz ist nicht nur betriebswirtschaftlich dysfunktional, sondern hat auch sozialmedizinisch bzw. psychoneuroimmunologisch eine meist weit unterschätzte Relevanz.

6.5 Rhythmus und Lebenskräfte

Alles Lebendige unterliegt rhythmischen Gesetzmäßigkeiten, ja das Leben ist im Grunde aus Zeitordnungen gewoben. Von den Jahreszeiten, dem Tag-Nacht-Rhythmus über Atmung und Herzschlag bis hin zu den hochfrequenten neuronalen Rhythmen als Korrelate unseres bewussten Erlebens – alle biologischen Funktionen sind in bestimmten zeitlichen Ordnungsstrukturen verankert, aus denen letztlich auch ihre Stabilität und Vitalität hervorgehen. Im Rhythmus liegt die Kraft – diese Erfahrung können wir auf unzähligen Lebensfeldern machen. Auch unser Mikrobiom unterliegt in seiner Zusammensetzung und seiner Aktivität tages- und jahresrhythmischen Schwankungen. Die weltweit grassierenden Erschöpfungszustände des modernen Menschen haben in der Entrhythmisierung des Alltags eine wesentliche Ursache. Nacht- und Schichtarbeit, das naturferne Leben im Büro mit Kunstlicht, Computer und Klimaanlage, ständiges mediales Dauergetöse und digitales Multitasking bis in die Nacht, unregelmäßiges hastiges Essen („Fast-food") nebenher, Jetlags, Dauerstress durch ständige Erreichbarkeit u.v.m. – die vollständige Entkopplung der Tagesabläufe von den natürlichen Verhältnissen hat auf Dauer einen hohen Preis: Burn-out und Depressionen, Schlafstörungen, Angstzustände und andere psychische Erkrankungen erscheinen als logische Folgen einer solch arhythmischen Lebensweise. Herzrhythmusstörungen sind ein klassisches Symptom eines reizüberfluteten und mit negativem Stress überladenen, unrhythmischen Alltags. Selbstverständlich sind wir alle mehr oder weniger hektischen Lebensphasen ausgesetzt, aber auch hier liegt das Problem in den Zeitstrukturen. Es sind immer die dauerhaften, oft mit dem Erlebnis der Sinnlosigkeit verbundenen Stressoren, von denen die krankmachenden Effekte ausgehen. Ein stabiler Hintergrundrhythmus kann problemlos kurzfristige Stressphasen und Unregelmäßigkeiten abpuffern, wenn er ausreichende Phasen der Re-Synchronisation zur Verfügung stehen. Das Aufeinander-Abgestimmt-Sein der verschiedenen Rhythmen – zum Beispiel der Puls-Atem-Quotient in einem Verhältnis von 1 : 4, wie er sich insbesondere im Schlaf immer wieder einstellt – ist das chronobiologische Äquivalent zu dem, was wir als Erholung, Erfrischung und Vitalität erleben.

Im medizinischen Alltag wird das Problem der mangelnden Lebenskräfte gern zugunsten einer allgemein verbreiteten, ja manchmal auch modischen Psychosomatisierung übersehen. Viele Depressionen und Angstzustände haben ihre Ursachen nicht in seelischen Problemen, sondern sind in den heruntergewirtschafteten und ausgedünnten Lebenskräften zu suchen, die in den Lifestyle-Zwängen unserer auf Effizienz, Wachstum und Rationalität getrimmten Turbogesellschaft ihre Wurzeln haben. Eine nachhaltige, wirklich am Menschen orientierte, ganzheitliche Medizin arbeitet hier auf der ätherischen Kräfteebene, individuell und sozialtherapeutisch. Wie finden wir einen gesunden Rhythmus? Die Chronomedizin hat zu dieser Frage bereits wegweisende Perspektiven herausgearbeitet.[92] Die Mikrobiomforschung lehrt uns dabei ein gesamtökologisches Bewusstsein, das auch die Natur und Ökologie der menschlichen Lebenskräfte im Blick hat. Darin liegt ja der sinnvolle Ansatz des One-Health-Konzepts, dass wir die Gesundheit von Mensch und Natur zusammen denken müssen. Die zunehmenden Erschöpfungssymptome des modernen Menschen sind das seelische Korrelat einer insgesamt gefährdeten Ökologie. Auch die Erde braucht dringend eine Erholung!

Und diese Chronomedizin benötigt Zeit! Die kurzsichtige Reparaturlogik, d.h. die Illusion, man könne durch Einnahme von Tabletten die Lebenskräfte wieder „herbeizaubern", hat schon viel Unheil angerichtet. Der Psychoneuroimmunologe Christian Schubert hält den häufig gehörten Satz: „Ich kann mir nicht leisten krank zu sein!" für äußerst gefährlich, weil durch das Ignorieren und die medikamentöse Beseitigung von Krankheitssymptomen der ideale Nährboden für die Entwicklung chronischer Leiden geschaffen wird. Wir müssen ab und zu richtig krank werden, um wieder richtig gesund zu sein. Das Unterdrücken von Fieberschüben durch Antibiotika und Antiphlogistika stört die immunologische Aktivität und verhindert damit die vollständige Gesundung, wodurch die Krankheitsprozesse chronifizieren. Heilungsprozesse haben wie alles im Lebendigen ihre chronobiologischen Gesetzmäßigkeiten, deren Nichteinhaltung grundsätzlich mit negative Folgen verbunden ist. Wie man nach drei Stunden Nachtruhe nicht ausgeschlafen sein kann, so ist beispielsweise die vierwöchige Kur das Mindestzeitmaß einer sinnvollen Erholung nach schweren Krankheiten oder bei chronischen Erschöpfungszuständen.

Die anthroposophische Medizin arbeitet ganz bewusst mit diesen Zeitordnungen, indem sie beispielsweise die stationäre Therapie nach tages- und wochenrhythmischen Aspekten strukturiert und durch die Regelmäßigkeit von verschiedenen kunsttherapeutischen Maßnahmen und äußeren Anwendungen (Wickel, Bäder, Einreibungen usw.) die inneren Rhythmen impulsiert und wieder „in Schwung" bringt.

Im Erleben und Genießen von Musik, die bekanntlich unseren ganzen Organismus innerlich und äußerlich spürbar „bewegt", versenkt sich der Mensch in dieses wundervolle Ineinander-Spielen der Zeitordnungen, die in ihren rhythmischen Strukturen in der Musik wie in unseren Organfunktionen in verwandter Weise wirken. Von diesen Zusammenhängen lebt die Musiktherapie.

Wir werden in Zukunft unsere Behandlungsmaßnahmen auch an immunologischen, Mikrobiom-analytischen und chronobiologischen Langzeitparametern überprüfen müssen, um verlässliche Aussagen über die Nachhaltigkeit von therapeutischen Verfahren machen zu können.

Ein weiterer zentraler krankmachender Faktor für den Menschen ist der dauerhafte negative Stress. Neben den physikalischen (Lärm, Hitze, Kälte, Strahlung) und den biologischen (schlechte Ernährung, Drogen, Hunger, Medikamente usw.) sind es im Wesentlichen die psychosozialen Stressoren wie Zeitdruck, Hektik, chronische Konflikte, Überforderung, negative Gefühle wie Angst, Ohnmacht, Aggressivität, Hilflosigkeit, Einsamkeit u.v.m., die auf Dauer die Immunsysteme schwächen. Die medizinische Relevanz dieser Einflüsse wurde in den letzten Jahren immer deutlicher, weshalb Entspannungstechniken, Meditation, Resilienzstärkung usw. einen größeren Stellenwert in der Prävention bekommen.

Entscheidend für das Verständnis der Zusammenhänge ist nun, dass es im Alltag weniger die objektiv messbaren Stressoren sind, von denen die krankmachenden Wirkungen ausgehen, sondern vor allem die subjektiv erlebte Intensität und Bewertungsqualität der stressigen Situation. Was für den einen zur angstbesetzten, unerträglichen Belastung wird, kann für den anderen eine willkommene Herausforderung sein. Die diesbezügliche Sensibilität und Vulnerabilität sind individuell sehr unterschiedlich. Das subjektive, insbesondere das langfristige seelische Erleben ist unmittelbar mit den Immunfunktionen verbunden. Studien lieferten überzeugende Beweise, dass das emotionale und das immunologische System mehr als nur eine Ähnlichkeit der Funktionen aufweisen. Mittlerweile ist von Affektiver Immunologie die Rede, d.h. von einem Crosstalk zwischen emotionalem und immunologischem System.[93]

Wir wollen dies an einem Beispiel verdeutlichen. In der Psychologie unterscheidet man fünf grundlegende Persönlichkeitsmerkmale, die sog. „Big five": Offenheit für Erfahrung, Gewissenhaftigkeit, Extraversion, Verträglichkeit und Neurotizismus. Diese Grundeigenschaften korrelieren nun mit gewissen immunologischen Funktionen. So lässt sich zeigen, dass Gewissenhaftigkeit mit niedrigen Interleukin 6-Spiegeln (IL 6) und niedrigen Entzündungswerten assoziiert ist.[94] Il 6 ist ein Immunparameter, der kurzfristig das Immunsystem positiv stimuliert, bei langfristiger Überstimulation, d.h. bei Dauerstress, aber einen hoch zuverlässigen Prädiktor für Alterung, Arteriosklerose und frühzeitigen Tod darstellt. Wenn wir also gewissenhaft etwas tun, d.h. mit innerer Ruhe und Konzentration bei einer Sache sind, die uns interessiert, begeistert und unsere ganze Aufmerksamkeit beansprucht, dann ist unser Ich präsent und wir besänftigen damit sozusagen die Stressbiologie, die in den modernen Zeiten immer häufiger anzutreffen ist. Es ist nicht die bloße Schonung im Sinne der gängigen Wellnesskultur, sondern es sind die Besinnungs- und Entfaltungsräume, welche die Lebenskräfte fördern. Aus zahlreichen Untersuchungen wissen wir heute, dass Personen mit einem (Gott-)Vertrauen in die Sinnhaftigkeit des Daseins, Kirchenbesucher, Optimisten und humorvolle, gesellige Menschen eine deutlich bessere Gesundheit und höhere Lebenserwartung haben. Alles, was uns warm werden lässt, wofür wir uns erwärmen, für das wir „brennen", uns „entzünden" oder „fieberhaft" einsetzen – der Sprachgenius hat hierfür zahlreiche Worte – stimuliert unser Immunsystem, ob es körperliche Aktivität, eine begeisternde Tätigkeit oder eine gute menschliche Beziehung ist. Die Wärme hat immer etwas mit unserer Ich-Gegenwärtigkeit zu tun und ist gleichzeitig Ausdruck einer Immunaktivität.

Wahrheitsliebe ist etwas, das nur dem menschlichen Ich zukommt. So wie unser Immunsystem sachgemäß und realistisch arbeiten muss – eine ungerichtete, inadäquat überschießende Immunaktivität haben wir beispielsweise bei der Allergie und bezeichnenderweise lassen sich allergische Symptome wie beim Heuschnupfen durch fokussierte und konzentrierte Aufmerksamkeit oft erstaunlich schnell abmildern –, so gehört zur Wahrheitsliebe eine realistische Selbsteinschätzung. Auch wenn die Selbsterkenntnis oft sehr schmerzhaft ist, verhilft sie uns doch zu einem gesunden, freieren Leben. Wenn das Immunsystem nicht mehr richtig zwischen Selbst und Nicht-Selbst unterscheidet, wenn ihm also die „Selbsterkenntnis" fehlt, führt das unter Umständen zu einem Kampf gegen den eigenen Organismus – und es entstehen die Autoimmunerkrankungen.

Das Erleben der eigenen inneren Freiheit gehört wohl zu den zentralen und bedeutsamsten Erfahrungen unseres Menschseins überhaupt und stellt gleichermaßen das ungeheuerlichste und riskanteste Geschenk dar, das die Schöpfung in den Menschen hineingelegt hat. *„Hätte Gott mich anders gewollt, so hätte er mich anders gebaut."*[95] Dieses „Gewollt-Sein" des menschlichen Individuums durch die Natur, das Johann Wolfgang Goethe (1749-1832) hier anspricht, drückt sich darin aus, dass die Gesundheit, also auch die Natur mit all ihren biologischen Funktionen in uns, von der Authentizität unseres einzigartigen Lebens, unseres Ichs genährt wird – das individuelle Mikrobiom als Gesundheitsindikator ist nur der äußere Befund für dieses zentrale salutogenetische Prinzip. Das tägliche Üben des inneren Freiheitserlebens, das meditative Sich-Vergegenwärtigen seines innersten zeitlosen Wesenskerns – der nichts mit dem Egoismus zu tun hat – ist geradezu die tiefste und ergiebigste Quelle zur Belebung der Immunfunktionen, wir sprechen auch von der Erfahrung der Selbstwirksamkeit. Innere Ruhe, Aufmerksamkeit, Weltinteresse, soziale Offenheit, Wahrheitsliebe und Selbsterkenntnis sind die gleichen Ich-Kräfte in der Innenansicht, die äußerlich in den Immunfunktionen wirken.

Literatur und Anmerkungen

1 Wallace, R.: Big farms Make Big Flu: Dispatches on Influenza, Agribusiness, and the Nature of Science. Verlag Monthly Review Press New York 2016.

2 Jones, K. E., Patel, N. G., Levy, M. A. et al.: Global trends in emerging infectious diseases. Nature 2008; 451 (7181). S. 990–993.

3 https://www.tagesspiegel.de/gesellschaft/panorama/bericht-des-wwf-mehr-als-zwei-drittel-der-tierwelt-in-den-vergangenen-50-jahren-vernichtet/26174770.html (Abfrage September 2020).

4 Le Hir, P.: Moins d'espèces, plus de malades infectieuses. Le Monde vom 15.12.2010. S. 4.

5 Steinle, I.: Abholzung befördert Viren. Krankheiten breiten sich aus, weil die Menschen Urwälder roden. Naturschutz könnte das Risiko von Seuchen verringern. Südwestpresse vom 3.4.2020.

6 https://www.researchgate.net/publication/228513988_The_status_of_koi_herpesvirus_disease_outbreaks_in_Lake_Kasumigaura_and_Kitaura (Abfrage November 2020).

7 Patterson, R., Nevel, A., Diaz, A. V. et al.: Exposure to environmental stressors result in increased viral load and further reduction of production parameters in pigs experimentally infected with PCV2b. Veterinary Microbiology 2015; 177 (3/4). S. 261–269.

8 Roossinck, M. J.: Plants, viruses and the environment: Ecology and mutualism. Virology 2015; 479/480. S. 271–277.

9 van Munster, M.: Impact of Abiotic Stresses on Plant Virus Transmission by Aphids. Viruses 2020; 12 (2). e216.

10 Pearce-Duvet, J. M.: The origin of human pathogens: evaluating the role of agriculture and domestic animals in the evolution of human disease. Biological Reviews of the Cambridge Philosophical Society 2006; 81 (3). S. 369–382.

11 Shortridge, K. F.: Severe Acute Respiratory Syndrome and Influenza Virus Incursions from Southern China. American Journal of Respiratory and Critical Care Medicine 2003; 168 (12). S. 1416–1420.

12 Wallace, R.: Big farms Make Big Flu: Dispatches on Influenza, Agribusiness, and the Nature of Science. Verlag Monthly Review Press New York 2016. S. 65 f.

13 Shah, S.: Woher kommt das Coronavirus? Taz-Archiv vom 12.3.2020, https://taz.de/!5668094/ (Abfrage April 2020).

14 Die ersten Fälle von Gehirnentzündungen durch das Nipah-Virus traten im März 1999 in Singapur und davor schon in Malaysia auf, wobei es sich hauptsächlich um Schlachthofarbeiter handelte. Insgesamt starben 112 Menschen und über eine Million Schweine. Die Tiere, die nur sehr mild erkrankten, keulte das Militär. Seitdem waren nur noch kleinere Ausbrüche zu beobachten, zuletzt 2018 in Südindien. Das ursprüngliche Virenreservoir vermutet man in Flughunden.

15 Olivero, J., Fa, J., Real, R. et al.: Recent loss of closed forests is associated with Ebola virus disease outbreaks. Scientific Reports 2017; 7 (1). e14291.

16 Olson, S. H., Gangnon, R., Abbad Silveira, G. et al.: Deforestation and Malaria in Mâncio Lima County, Brazil. Emerging Infectious Diseases 2010; 16 (7). S. 1108–1115.

17 Giambò, F., Teodoro, M., Costa, C. et al.: Toxicology and Microbiota: How Do Pesticides Influence Gut Microbiota? A Review. International Journal of Environmental Research and Public Health 2021; 18 (11). e5510. Eine ausführliche Darstellung der Pestizid-Problematik findet sich bei: Forster, M., Schümann, C. (Hrsg.): Das Gift und Wir. Westend Verlag Frankfurt/Main 2020.

18 Puthenparampil, M., Perini, P., Bergamaschi, R. et al.: Multiple sclerosis epidemiological trends in Italy highlight the environmental risk factors. Zeitschrift für Neurologie 2022; 269. S. 1817–1824.

19 https://www.berliner-zeitung.de/gesundheit-oekologie/forscher-abholzung-von-waeldern-foerdert-infektionskrankheiten-li.140258 (Abfrage März 2021)

20 Florin, J. M.: Corona und biodynamische Landwirtschaft. In: Hurter, U., Wittich, J. (Hrsg.): Perspektiven und Initiativen zur Coronazeit. Verlag am Goetheanum Dornach 2020. S. 79 f.

21 Die viel diskutierte Laborunfall-Hypothese zum Ursprung des Sars-CoV-2-Virus aus dem Institut für Virologie in Wuhan können wir hier nicht behandeln; die wohl umfassendste Analyse hierzu legten Alina Chan und Matt Ridley vor: Chan, A., Ridley, M.: Viral: The Search for the Origin of Covid-19. Harper Collins Glasgow 2021.

22 Zhou, Z., Wang, C., Luo, Y.: Meta-analysis of the impacts of global change factors on soil microbial diversity and functionality. Nature Communications 2020; 11. S. 1–10.

23 Hardtmuth, T.: Rare Biosphere – eine verborgene Quelle. Elemente der Naturwissenschaft 2023; 119. S. 57–64.

24 Bhute, S., Ghaskadbi, S., Shouche, Y. S.: Rare Biosphere in Human Gut: A Less Explored Component of Human Gut Microbiota and Its Association with Human Health. In: Kalia, V., Shouche, Y., Purohit, H. (Hrsg.): Mining of Microbial Wealth and MetaGenomics. Springer Verlag Singapore 2017. S. 133-142.

25 Jousset, A., Bienhold, C., Chatzinotas, A. et al.: Where less may be more: how the rare biosphere pulls ecosystems strings. ISME Journal 2017; 11. S. 853–862.

26 Flach, H., Dietmann, P., Liess, M. et al.: Glyphosate without Co-formulants affects embryonic development of the south african clawed frog Xenopus laevis. Ecotoxicology and Environmental Safety 2023; 260. e115080.

27 Bosch, T. C. G.: Die Unentbehrlichen – Mikroben, des Körpers verborgene Helfer. Berlin 2022. S. 125-126.

28 Lit.-Hinweis einfügen: Motta, E. V. S, Powell, E., Moran, N. A.: Glyphosat induces immun dysregulation in honey bees. Animal Microbiom 2022; 4 (1). S. 16.

29 Krawczyk-Bärsch, E., Ramtke, J. , Drobot, B. et al.: Peptidoglycan as major binding motif for Uranium bioassociation on Magnetospirillum magneticum AMB-1 in contaminated waters. Journal of Hazardous Materials 2022; 437. e129376.

30 Laut Gesundheitsministerium sterben in deutschen Kliniken 10.000 bis 20.000 Menschen pro Jahr an multiresistenten Keimen. https://www.tagesschau.de/inland/infektionen-101.html (Abfrage Juli 2020).

31 Bohnhoff, M., Drake, B. L., Miller, C. P.: Effect of streptomycin on susceptibility of intestinal tract to experimental Salmonella infection. Proceedings of the Society for Experimental Biology and Medicine 1954; 86 (1). S. 132–137.

32 Cassini, A., Högberg, L. D., Plachouras, D. et al.: Attributable deaths and disability-adjusted life-years caused by infections with antibiotic-resistant bacteria in the EU and the European Economic Area in 2015: a population-level modelling analysis. Lancet Infection Disease 2019; 19 (1). S. 56–66.

33 https://www.bvl.bund.de/SharedDocs/Pressemitteilungen/01_lebensmittel/2022/2022_PM_Zoonosen-monitoring-2021.html?nn=10418114 (Abfrage August 2023).

34 Weniger Stress, weniger resistente Keime? Schrot & Korn vom 2.1.2023. S. 6.

35 Rashid, M. I., de Goede, R. G. M., Brussaard, L. et al.: Home field advantage of cattle manure decomposition affects the apparent nitrogen recovery in production grasslands. Soil Biology & Biochemistry 2013; 57. S. 320-326.

36 Hartmann, M., Frey, B., Mayer, J. et al.: Distinct soil microbial diversity under long-term organic and conventional farming. ISME Journal 2015; 9 (5). S. 1177–1194.

37 Die Mikrobiologin Doreen Babin im Interview mit Richard Knauer. Der Tagesspiegel vom 15. 11. 2022. S. 16.

38 Lori, M., Symnaczik, S., Mäder, P. et al.: Organic farming enhances soil microbial abundance and activity – A meta-analysis and meta-regression. PLoS One 2017; 12 (7). e0180442.

39 Skinner, C., Gattinger, A., Krauss, M. et al.: The impact of long-term organic farming on soil-derived greenhouse gas emissions. Scientific Reports 2019; 9 (1). 31702.

40 https://literatur.thuenen.de/digbib_extern/dn060842.pdf. S. 9 (Abruf April 2022).

41 Frahm, J. P.: Überdüngung und Versalzung durch Katalysatoren? Nitrophile Moose und Flechten nehmen zu. Biologie unserer Zeit 2008; 38 (2) S. 94-101.

42 Milke, F., Rodas-Gaitan, H., Meissner, G. et al.: Enrichment of putative plant growth promoting microorganisms in biodynamic compared to organic agriculture soils. ISME Communications 2024; e021.

43 Ortiz-Álvarez, R., Ortega-Arranz, H., Ontiveros, V. J. et al.: Network Properties of Local Fungal Communities Reveal the Anthropogenic Disturbance Consequences of Farming Practices in Vineyard Soils. MSystems 2021; 6 (3). e00344-21.

44 Nach: Ebd.

45 Eine fundierte Zusammenfassung der Problematik gibt es von Martin J. Blaser, MD, Professor für translationale Medizin, Direktor des NYU Human Microbiome Programms: Antibiotika Overkill – So entstehen die modernen Seuchen. Verlag Herder Freiburg/Breisgau 2017.

46 https://www.cimd.fraunhofer.de/de/projekte/antikoerpervermittelte-mikrobiomkorrektur.html (Abfrage August 2020).

47 Siehe dazu Arvay, C.: Wir können es besser. Warum Umweltzerstörung die Corona-Pandemie auslöste und warum ökologische Medizin unsere Rettung ist. Bastei Lübbe Verlag Bergisch Gladbach 2020.

48 https://de.wikipedia.org/wiki/Cholera (Abfrage August 2020).

49 https://de.wikipedia.org/wiki/Attische_Seuche (Abfrage August 2020).

50 Treichler, M.: Die großen Seuchen in der Geschichte der Menschheit. In: Debus, M., McKeen, T., Schad, W., Treichler, M.: AIDS. Verlag Urachhaus Stuttgart 1989. S. 11–49.

51 Kolata, G.: Influenza. Die Jagd nach dem Virus. Fischer Verlag Frankfurt/Main 2001.

52 Rosenau, M. J., Keegan, W. J., Goldberger, J. et al.: Experiments Upon Volunteers to Determine the Cause and Mode of Spread of Influenza, Boston, November and December, 1918; sowie dies.: Experiments Upon Volunteers to Determine the Cause and Mode of Spread of Influenza, San Francisco, November and December 1918. https://quod.lib.umich.edu/f/flu/3750flu.0016.573/3/--experiments-upon-volunteers-to-determine-the-cause-and-mode?page=root;rgn=full+text;size=100;view=text (Abfrage Februar 2024).

53 Taubenberger, J. K., Hultin, J. V., Morens, D. M.: Discovery and characterization of the 1918 pandemic influenza virus in historical context. Antiviral Therapy 2007; 12 (4 B). S. 581–591.

54 Mölling, K.: Supermacht des Lebens – Reisen in die erstaunliche Welt der Viren. C. H. Beck Verlag München 2015. S. 31.

55 Hüther, G., Fischer, J. E.: Biologische Grundlagen des psychischen Wohlbefindens. In: Badura, B., Schröder, H., Klose, J., Macco, K. (Hrsg.).: Fehlzeiten-Report 2009. Arbeit und Psyche: Belastungen reduzieren – Wohlbefinden fördern. Springer Verlag Berlin 2010. S. 28.

56 Mazda Adli, Psychiater, Stressforscher: https://www.hz.de/panorama/interview-mit-mazda-adli-sozialer-stress-ist-toxisch-fuer-die-psyche_-32087956.html (Abfrage August 2020).

57 Eine Zusammenstellung der verfügbaren Literatur findet sich bei Köhnlein, C., Engelbrecht T.: Virus-Wahn. Corona/Covid-19, Masern, Schweinegrippe, Vogelgrippe (H5N1), SARS, BSE, Hepatitis C, AIDS, Polio. emu-Verlag Lahnstein 2020. S. 245–252.

58 Starko, K. M.: Salicylates and Pandemic Influenza Mortality, 1918–1919 Pharmacology, Pathology, and Historic Evidence. Clinical Infectious Diseases 2009; 49 (9). S. 1405–1410.

59 Waage, P. N.: Ich – eine Kulturgeschichte des Individuums. Verlag Urachhaus Stuttgart 2014. S. 186.

60 https://de.wikipedia.org/wiki/Pest#cite_note-Wu_Lien-Teh-29 (Abfrage Dezember 2020).

61 https://www.hamburg.de/contentblob/111730/a807a2dd5fe86b4b4652c8da43811787/data/grossbuch.pdf (Abfrage Dezember 2020).

62 ICD (International Statistical Classification of Diseases and Related Health Problems) ist das weltweit gültige und anerkannte Klassifikationssystem für medizinische Diagnosen.

63 Ramos F. M. H., Schmidt, J. G: Die Schweinegrippe und die vermeintliche Gefährlichkeit von Virenmutationen. Eine Studie über die Rolle des Wirts als Determinante gefährlicher Pandemien. Schweizerische Zeitschrift für Ganzheitsmedizin 2010; 22 (6). S. 349–353.

64 Bosch, T. C. G.: Die mikrobielle Vielfalt erhalten. Hygienemaßnahmen im Rahmen der Covid-19 Pandemie. Pharmazeutische Zeitung Prisma 2020; 27. S. 207–210.

65 Bereits 1971 bemerkte der damalige Präsident der Infectious Disease Society of America, Edward H. Kass (1908–1990): „*Wir hatten einige Halbwahrheiten akzeptiert und aufgehört, nach den ganzen Wahrheiten zu suchen. Die wichtigste Halbwahrheit war, dass die medizinische Forschung die großen ‚Killer' der Vergangenheit, also Tuberkulose, Diphterie, Lungenentzündung, Wochenbettfieber usw. ausgerottet hatte. In Wahrheit aber zeigen die Daten zur Sterblichkeit bei Tuberkulose, dass diese seit Mitte des 19 Jahrhunderts stetig im Fallen begriffen war und auch bis 1970 nahezu linear zurückgegangen ist … Doch der allgemeine Rückgang der Tuberkulosetodesfälle wurde durch die Entdeckung des Tuberkelbazillus nicht messbar*

beeinflusst und auch nicht durch den Tuberkulosetest, nicht durch die Einführung einer BCG-Impfung, nicht durch die großen Reihenuntersuchungen, nicht durch Anti-Tuberkulose-Kampagnen und auch nicht durch die Entdeckung von Streptomycin ... Und es sind ähnliche Trends in Bezug auf die Todesraten bei Krankheiten wie Diphterie, Scharlach, rheumatisches Fieber, Keuchhusten, Masern und vielen anderen zu beobachten." Zitiert aus Kess, E. H.: Infectious Disease and Social Change. The Journal of Infectious Diseases 1971; 123 (1). S. 110–114.

66 Illich, I.: Die Nemesis der Medizin. Rowohlt Verlag Reinbek bei Hamburg 1987. S. 19–21.

67 Wilkinson, R., Pickett, K.: Gleichheit. Warum gerechte Gesellschaften für alle besser sind. Verlag Haffmans & Tolkemitt Berlin 2016.

68 Spitzer, M.: Einsamkeit. Die unerkannte Krankheit. Droemer & Knaur Verlag München 2018.

69 Steiner, R.: Wo und wie findet man den Geist? (GA 57). Rudolf Steiner Verlag Dornach 1984. S 186.

70 Eine ausführliche Darstellung der Thematik findet sich bei: Fintelmann, V.: Die spirituelle Seite des Immunsystems. Praktische Hilfen zur Stärkung unserer Abwehrkräfte. Verlag Freies Geistesleben Stuttgart 2022.

71 https://www.t-online.de/region/stuttgart/news/id_91229076/stuttgart-immer-mehr-kinder-mit-rs-virus-in-klinikum-mit-schweren-lungenentzuendungen.html (Abruf August 2023).

72 Im Juni 2022 war eine Überlastung der Kinderkliniken durch ein mehr als doppelt so hohes Aufkommen von Infekten, beispielsweise im Olgahospital Stuttgart, zu verzeichnen, wo zu dieser Jahreszeit 180 statt durchschnittlich 80 Kinder pro Tag die Notaufnahme besuchten. Siehe dazu den Beitrag von D. Nau in der Südwestpresse vom 23.6.2022 „Es brennt richtig". Auch bei den Grippefällen sowie Magen-Darm-Infekten durch Noro- und Rotaviren waren in Herbst 2022 laut Südwestpresse vom 17.11.2022 ungewöhnlich hohe Anstiege zu verzeichnen.

73 Bosch, T. C. G.: Die mikrobielle Vielfalt erhalten. Hygienemaßnahmen im Rahmen der Covid-19 Pandemie. Pharmazeutische Zeitung Prisma 2020; 27. S. 207–210.

74 https://www.bfr.bund.de/de/presseinformation/2003/24/desinfektionsmittel_nur_mit_vorsicht_einsetzen_-2336.html (Abfrage Juni 2022).

75 https://www.aerzteblatt.de/archiv/209444/Sport-als-Praevention-Fakten-und-Zahlen-fuer-das-individuelle-Mass-an-Bewegung (Abfrage Juli 2022).

76 Li, Q., Nakadai, A., Matsushima, H. et al.: Phytoncides (wood essential oils) induce human natural killer cell activity. Immunopharmacology and Immunotoxicology 2006; 28 (2). S. 319-333.

77 Dohnalová, L., Lundgren, P., Carty, J. R. E. et al.: A microbiome-dependent gut–brain pathway regulates motivation for exercise. Nature 2022; 612. S. 739-747.

78 Bird, M. I., Crabtree, S. A., Haig, J. et al.: A global carbon and nitrogen isotope perspective on modern and ancient human diet. Proceedings of the National Academy of Sciences of the United States of America (PNAS) 2021; 118 (19). e2024642118.

79 Abbring, S., Kusche, D., Roos, T. C. et al.: Milk processing increases the allergenicity of cow's milk-Preclinical evidence supported by a human proof-of-concept provocation pilot. Clinical & Experimental Allergy 2019; 49 (7). S. 1013-1025.

80 Baars, T., van Esch, B., Luuk van Ooijen, L. et al.: Raw milk kefir: microbiota, bioactive peptides, and immune modulation. Food and Function 2023; 14. S. 1648-1661.

81 Cotillard, A., Cartier-Meheust, A., Litwin, N. S. et al.: A posteriori dietary patterns better explain variations of the gut microbiome than individual markers in the American Gut Project. The American Journal of Clinical Nutrition 2022; 115 (2). S. 432–443.

82 Vassallo, G., Mirijello, A., Ferrulli, A. et al.: Alcohol and gut microbiota - the possible role of gut microbiota modulation in the treatment of alcoholic liver disease. Alimentary Pharmacology and Therapeutics 2015; 41. S. 917-927.

83 Hohmann-Jeddi, C.: Alkoholsucht – Die Rolle des Darmmikrobioms. Pharmazeutische Zeitung 2022; 24. S. 44-45.

84 Vassallo, G., Mirijello, A., Ferrulli, A. et al.: Alcohol and gut microbiota - the possible role of gut microbiota modulation in the treatment of alcoholic liver disease. Alimentary Pharmacology and Therapeutics 2015; 41. S. 917-927.

85 Holst, T.: Pflanzen als natürliche Indikatoren der Bodengesundheit. GRIN Verlag 2017.

86 Herselman, M. F., Bailey, S., Deo, P. et al: The Effects of Walnuts and Academic Stress on Mental Health, General Well-Being and the Gut Microbiota in a Sample of University Students: A Randomised Clinical Trial. Nutrients 2022; 14 (22). e4776.
87 Banerjee, S., van der Heijden, M. G. A.: Soil microbiomes and one health. Nature Review Microbiology 2023; 21 (1). S. 6-20.
88 Wicaksono, W. A., Cernava, T., Wassermann, B. et al.: The edible plant microbiome: evidence for the occurrence of fruit and vegetable bacteria in the human gut. Gut Microbes 2023; 15 (2). e2258565.
89 Holt-Lunstad, J.: Loneliness and Social Isolation as Risk Factors: The Power of Social Connection in Prevention. American Journal of Lifestyle Medicine 2021; 15 (5). S. 567-573.
90 Ebd.
91 Huang, M., Liu, K., Wie, Z. et al.: Serum Oxytocin Level Correlates With Gut Microbiome Dysbiosis in Children With Autism Spectrum Disorder. Frontiers of Neuroscience 2021; 15. e721884.
92 Hildebrandt, G., Moser, M., Lehofer, M.: Chronobiologie und Chronomedizin. Gesundheitsleitsystem Stuttgart 2021.
93 D'Acquisto, F.: Affective immunology: where emotions and the immune response converge. Dialogues in Clinical Neuroscience 2017; 19 (1). S. 9-19.
94 Wagner, E.-Y. N., Ajdacic-Gross, V., Strippoli, M.-P. F. et al.: Associations of Personality Traits With Chronic Low-Grade Inflammation in a Swiss Community Sample. Frontiers in Psychiatry 2019; 10. e819.
95 Goethe, J. W.: Gedichte: Ausgabe letzter Hand 1827. Zenodot Verlagsgesellschaft Berlin 2016. Zahme Xenien 3.

KAPITEL IV
Systemwissenschaft

1. Das Ganze und das Einzelne

„Der Mensch denkt, nicht das Gehirn." Erwin W. Straus (1891–1975)[1]

Die moderne Mikrobiomforschung lehrt uns eine auf ihrem Gebiet unerwartete, ganz neue Methodik, die man früher mit dem mittlerweile etwas antiquierten Begriff der Ganzheitlichkeit bezeichnete. Die wirklich konkrete Form des Ganzheitsdenkens nennen wir heute Systemwissenschaft. Wir gebrauchen hier den Begriff System (von altgriechisch systema „das Gebilde, Zusammengestellte, Verbundene") ausdrücklich nicht in einem technisch-kybernetischen, sondern in einem aristotelischen Sinne; das benennt im Grunde die alte Feststellung, dass das Ganze mehr als die Summe seiner Teile ist. Er steht damit in Opposition zum tradierten wissenschaftlichen Paradigma des Reduktionismus, nach dem ein Ganzes aus seinen Einzelkomponenten vollständig erklärbar sei. Die Mikrobiomforschung lieferte bislang zahlreiche Belege, dass es nicht die Einzelkomponenten sind, die gesundheitliche und psychische Wirkungen ausmachen, sondern die individuelle dynamische Komposition, die ständig aktiv aufrechterhalten wird. *„Denn es ist unmöglich, dass das Ganze eine Wirkung hervorbringe, ohne dass diese Wirkung dem Gesetz des Ganzen gehorche. Das Gesetz des Ganzen muss also ein Wirkendes sein."*[2]

Im anthroposophischen Sinne berühren wir dabei die höheren Organisationsebenen oder Wesensglieder des Menschen [→ Kapitel V]. Wir wollen dies an einigen Beispielen verdeutlichen.

Eine Schwangerschaft ist ein Prozess, der sich nicht nur in der Gebärmutter, sondern im ganzen Organismus abspielt; die Seele, der Darm, die Niere, jede Zelle des gesamten weiblichen Organismus ist „mit schwanger", sie befinden sich genauso in „anderen Umständen" wie die Frau als Ganzes – zeitweise sogar der Vater des werdenden Kindes.

Ein depressiver Mensch hat nicht nur einen Serotoninmangel im Gehirn, sondern auch eine charakteristische Körperhaltung, veränderte Hormonspiegel und Herz-Kreislaufverhältnisse, sein Darmmikrobiom und damit auch die Zusammensetzung seiner T-Lymphozyten ändert sich, er hat traurige Augen, eine verlängerte Darmpassage und reduzierte Stuhlfrequenz, mehr Magensäure, weniger Libido und vieles mehr – der *ganze* Mensch ist depressiv. Deshalb hilft bei einer Depression nicht nur ein Medikament, das den Serotoninspiegel des Gehirns erhöht, sondern wir haben viele Zugangswege zum Gesamtsystem Mensch: Wir können genauso erfolgreich an der Körperhaltung und am Bewegungsmodus arbeiten, es ist möglich, eine Darmsanierung oder eine Diät zu machen, eine Lichttherapie, Schlafentzug, Yoga, Sport, psycho- oder künstlerische Therapie oder eine Meditation anzuwenden. Es ist ein Grundgesetz in allen lebendigen

Systemen, dass alles mit allem in einem funktionalen Zusammenhang bzw. einer Wechselwirkung steht und wir daher über jedes Einzelne Zugang zum Ganzen finden; daher rührt die Vielfalt der Therapiekonzepte in der Medizin.

Gerade das Mikrobiom zeigt uns, dass es unzählige Einflüsse sind, die sich in seiner Zusammensetzung und der metabolischen Dynamik niederschlagen, es *lehrt* uns geradezu den systemischen Blick.[3]

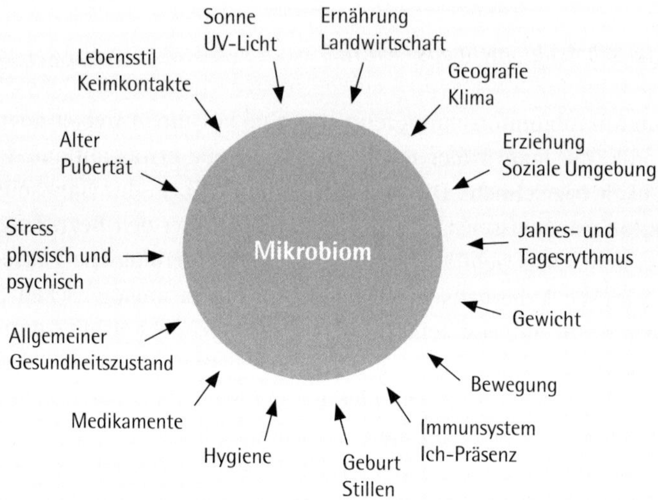

Das Ganze eines Organismus ist nicht nur genetisch im Einzelnen (Zellkern) repräsentiert, die strukturierenden, gestaltbildenden Gesetzmäßigkeiten sind auf der Makro- bzw. der Mikroebene dieselben, sie werden nur unterschiedlich sichtbar. Eine einzelne Muskelzelle unterliegt den gleichen systemischen Regulations- und Ordnungsprinzipien wie unser gesamter Bewegungsorganismus, jede Einzelzelle muss *mitgehen* mit dem Ganzen einer Bewegung, sie ist (zumindest bei gesunden Verhältnissen) weitgehend eingebunden in den gesamten Zusammenhang. Das Pathologische beginnt dort, wo das Einzelne eine Eigengesetzlichkeit gegen das Ganze entwickelt. Auch jede Leberzelle ist integriert in den systemischen Kontext des Organismus; ob er arbeitet, schläft, isst, hungert oder unter Stress steht, jeweils ist die einzelne Zelle bis in ihre genomische Regulation hinein funktionell am Zustand des Ganzen adäquat beteiligt. Die reine *Tätigkeit*, das *Prozessuale* eines Organismus ist nur holistisch, d. h. systemisch zu fassen. Der Zustand des Ganzen zeigt sich in allen Einzelheiten. In jeder Zelle spiegeln sich die Stoffwechsel-, Atmungs-, Zirkulations- und Kommunikationsprozesse des Gesamtorganismus wider.

Vor diesem Hintergrund können wir auch sagen: Was das Genom in der einzelnen Zelle ist, dem entspricht das Zentralnervensystem im Gesamtorganismus, oder anders ausgedrückt: Der Zellkern ist der Kopf der Zelle. Das Genom ist eine Art evolutionäres Archiv, in dem bewährte Gestaltungsprozesse als genetisch kodierte „Informationen" aufbewahrt sind. Die DNA entspricht hier mehr einem phylogenetischen (99,9 % der DNA-Sequenzen sind bei den Menschen identisch), das Epigenom mit den verschiedenen RNA-Steuerungselementen eher einem ontogenetischen Protokoll (die Methylierungsmuster und Histonmodifikationen sind von Mensch zu Mensch, sogar von Zelle zu Zelle sehr unterschiedlich).[4]

In analoger Weise können wir vom Gehirn als einem *leibgewordenen Zeit-Integral* sprechen. Auch hier sind wie in einem Archiv der Evolution Lernprozesse in der Auseinandersetzung mit der Umwelt eingeschrieben bzw. wie in einem Sediment übereinander gelagert, von den ältesten vegetativen Regulationen im Stammhirn über archaische Emotions- und Verhaltensmuster im limbischen System (das wir auch als „Säugergehirn" bezeichnen) bis hin zu unserem biografischen Gedächtnis und unseren aktuellen Erfahrungen und Bewusstseinsinhalten. Das Gehirn ist aus dieser Perspektive wie die DNA eine Art Kompendium unserer phylo- und ontogenetischen Entwicklungszeit.

Sowohl das Genom als auch das Zentralnervensystem verankern uns in einem Zeitkontinuum (Ätherleib) bzw. binden uns an die Erfahrungen und Errungenschaften aus der Vergangenheit. Sowohl im Zentralnervensystem wie auch im Genom sind mehr oder weniger stabile Prozessgestalten als Gedächtnis bzw. Zellgedächtnis fixiert. Beide sind die *Träger der Vergangenheit* im Organismus, zum einen auf der Makro-, zum anderen auf der Mikroebene [→ Kapitel II.8]. In der permanenten Gegenwart lebt die reine Tätigkeit, von der eine Art Sediment zurückbleibt – das sind die Gene und das Gehirn. Dabei sind insbesondere der präfrontale Cortex bzw. der Komplex der RNA-Prozessierung [→ Kapitel II.5] mit dem Epigenom diejenigen Strukturen, die in die Aktualität hineinreichen und das Gewordene mit neuen Impulsen – aus der Zukunft gewissermaßen – immer wieder verbinden und bearbeiten. Jeder Lernprozess verändert unsere neuronalen und synaptischen Strukturen bis in die Gene der Nervenzellen hinein. Man darf vermuten, dass die genetische Plastizität im präfrontalen Cortex am höchsten ist.

„Die Fähigkeit der nicht kodierenden RNA, die molekulare Syntax des genetischen Kodes hinsichtlich unterschiedlicher Bedürfnisse zu bearbeiten, wird durch aktuelle Forschungen über Lern- und Erinnerungsfunktionen in neuronalen Netzwerken von Säugetieren bestätigt. Solche kognitiven Prozesse werden möglich, weil RNA-Bearbeitungen die Transkripte genau jener Sequenzbereiche verändern, welche die Proteine für Nervenzellenidentität kodieren."[5]

Was hier fürs Tier beschrieben ist, gilt in noch höherem Maße für den Menschen: Durch intensive kontemplative und geistig meditative Tätigkeit können wir über das Epigenom und die RNA-Prozessierung direkt Einfluss nicht nur auf die Gehirnaktivität, sondern systemisch auf unseren gesamten Organismus nehmen.

Das Lesen eines interessanten Textes „infiziert" unser Gehirn wie ein Phage ein Bakterium. Ein kognitiver Impuls stimuliert eine genetische Modulation oder Innovation in ähnlicher Weise wie ein neues virales Gen, das einen Organismus genetisch verändert. Prozessual betrachtet sind neuronale und genetische Prozesse eng verwandt; es sind „Befruchtungsvorgänge" auf unterschiedlichen Ebenen.

Dass sich im Lebendigen das Ganze im Einzelnen zeigt, ist ja schon eine tiefe Einsicht Goethes (1749–1832) gewesen: *„Willst du dich am Ganzen erquicken, so musst du das Ganze im Kleinsten erblicken."* Eine einzelne Zelle kann natürlich kein Gehirn haben, dafür hat sie ein Genom, was funktional vergleichbar ist. Wir sprechen auch von fraktalen Ordnungsstrukturen, wo sich Gesetzmäßigkeiten und Formelemente der Makroebene auf der Mikroebene wiederholen. *„Die Untersuchung fraktaler Strukturen in der Medizin beinhaltet eine Abkehr von der fachsystematisch orientierten Forschung, weil der Blick gewissermaßen quer durch alle Disziplinen hindurch auf das Muster gerichtet wird, das die verschiedensten Strukturen sowohl räumlicher als auch zeitlicher Art verbindet.“*[6] Der Psychoneuroimmunologe Christian Schubert beschreibt die strukturelle Homologie beispielsweise von Autoimmunprozessen und unbewussten Psychopathologien; die gleichen Muster werden auf verschiedenen Beschreibungsebenen bzw. in unterschiedlichen Disziplinen anders sichtbar. Daher rührt auch die immer komplexer werdende Vielfalt der neu entdeckten Phänomene in der Molekularbiologie, wo es mittlerweile viel mehr Ausnahmen als Regeln gibt, weil die Genregulation beispielsweise eben nicht einem statischen Biomechanismus, sondern der individuellen Dynamik im Lebenskontext folgt.

Gehirn und Genom sind gleichsam Archive der Evolution, einmal auf der Makro- und einmal auf der Mikroebene.

Ohne eine systemische Orientierung, die den Organismus, die Umwelt und das Gehirn gleichzeitig im Blick hat, macht die Untersuchung von Nervenzellen keinen Sinn. Ein einzelnes Neuron hat im Kontext einer kognitiven Leistung keine spezifische Bedeutung. Es kann an tausend verschiedenen mentalen Prozessen beteiligt sein, wie es auch einzelne Substanzen im Organismus gibt, die viele unterschiedliche Funktionen haben. Täglich sterben hunderttausende Nervenzellen ab, ohne dass es zu neurologischen Ausfällen kommt, die Funktion sucht sich dann eben andere Zellen, d.h. ein und derselbe Ablauf bedient sich verschiedener neuronaler Strukturen. Erst das System macht die Vorgänge in den Einzelheiten verständlich. Dasselbe gilt nun auch für das Genom.

Bis heute gibt es eine heftige Kontroverse über Sinn und Funktion der nichtkodierenden DNA. Die Vertreter der *Junk-DNA*-Hypothese, nach der ein Großteil unserer Erbsubstanz funktionsloser Abfall sei, argumentieren beispielsweise damit, dass Reis, eine Zwiebel oder auch ein Wasserfloh unverhältnismäßig mehr Gene besitzen als der Mensch. Die Gegenseite stützt sich vor allem auf die Ergebnisse des Encode-Projekts[7], bei dem sich zeigte, dass der Großteil (knapp 80%) der nicht kodierenden DNA doch in RNA transkribiert, aber nicht in Proteine umgesetzt (Translation) wird. Das sogenannte RNA-Transkriptom hat übergeordnete Regulations- und Steuerungsfunktionen, die sich in ihrer Komplexität unserem Verständnis weitgehend entziehen. Das Problem liegt darin, dass die zahlreichen RNA-Elemente, wie wir oben bereits gesehen haben [→ Kapitel II.5], zum Teil äußerst kurzlebig, instabil und flüchtig sind und wir sie in ihren Funktionen nicht zu fassen bekommen. Das erinnert an das alte Geist-Gehirn-Problem; auch im Gehirn gibt es zwar Regionen, die relativ spezifisch bestimmte Funktionen repräsentieren, aber der Großteil des menschlichen Kortex weist eben keine festgelegten Funktionsmuster auf, sondern ermöglicht einen *Freiraum* für individuelle kognitive und motorische Leistungen.[8] Die leiblichen Grundlagen für Flexibilität und Plastizität, wodurch sich der Mensch im Besonderen auszeichnet, lassen sich im wahrsten Sinne des Wortes nicht *fest-stellen,* weder im Gehirn, noch im Genom.

Wir sprechen heute beim Zentralnervensystem von neuronalen Netzwerken. In analoger Weise lassen sich die komplexen Zusammenhänge bei der Genregulation als genetische RNA-Netzwerke bezeichnen.[9] Ein einzelnes Gen kodiert nur in den wenigsten Fällen ein bestimmtes Protein, sondern ein und dieselbe Nukleotidsequenz kann in unterschiedlichen Kontexten zahlreiche Funktionen haben. Viele Gene sind sogenannte Transkriptionsfaktoren, die je nach systemischem Zusammenhang ganze Kaskaden von komplexen genetischen Regulationen in Gang setzen. Wir besitzen etwa 1000 Gene für die immunologische Bildung von Antikörpern. Je nach Situation kann der Organismus damit durch genetische Umbauvorgänge und Rekombinationen viele Millionen verschiedener Antikörper herstellen.

Der Zustand des Systems ist in dieser Hinsicht nicht durch die Einzelkomponenten determiniert, sondern diese folgen dem Zustand des Systems – das ist erkenntnistheoretisch ein gewaltiger Unterschied. Die Schwäche von reduktionistischen und deterministischen Positionen, nach denen der Zustand bzw. das Verhalten des Ganzen ausschließlich durch das Einzelne festgelegt sei, liegt darin, dass sie keinen *Tätigkeits*-Begriff haben, ohne den eine Wissenschaft vom Lebendigen nicht auskommt. *Leben* ist immer Tätigkeit aus sich selbst, Leben wird nicht durch etwas außerhalb des Lebens angestoßen. Einzelne Gene und Nervenzellen erklären keine Funktion.

Dasselbe gilt für Viren und Bakterien. Die Entdeckungen Robert Kochs (1843–1910) auf dem Gebiet der Bakteriologie in der zweiten Hälfte des 19. Jahrhunderts waren zwar für die damalige Zeit, in der Infektionserkrankungen das medizinische Denken beherrschten, ein wissenschaftlicher Durchbruch, sind aus heutiger Sicht aber dennoch ein einseitig reduktionistischer Ansatz. Koch hatte einzelne Bakterienstämme als *Reinkulturen* in einer Nährlösung gezüchtet, sie dann in einen Organismus (Mäuse oder Meerschweinchen) übertragen und damit eine Krankheit ausgelöst [→ Kapitel III.4]. Louis Pasteur (1822-1895) wollte die mikrobielle Übertragung von Infektionserkrankungen beweisen, indem er die Gehirne tollwutkranker Hunde zu einer Suspension verarbeitet und diese dann in das Gehirnwasser gesunder Kaninchen injiziert hat, worauf die Tiere „tollwutartige" Symptome zeigten.[10] Nach heutigen Kriterien wäre eine solche Studie in keiner Fachzeitschrift publiziert worden, denn es fehlte die Kontrollgruppe, bei der man zum Vergleich zusätzlich Gehirnsuspensionen von *gesunden* Hunden hätte verabreichen müssen, um nicht-viral bedingte Effekte auszuschließen.

Das Wissen um systemische Zusammenhänge hinsichtlich des Mikrobioms war zu dieser Zeit noch nicht vorhanden, es herrschte in der Charité in Berlin – dem weltweiten Zentrum der medizinischen Forschung im 19. Jahrhundert – eher ein vom Militarismus geprägtes Denken:

„Und so lassen Sie mich diesen Vortrag schließen mit dem Wunsche, dass sich die Kräfte der Nationen auf diesem Arbeitsfelde und im Kriege gegen die kleinsten, aber gefährlichsten Feinde des Menschengeschlechts messen mögen, und dass in diesem Kampfe zum Wohl der gesamten Menschheit eine Nation die andere in ihren Erfolgen immer wieder überflügeln werden."[11]

Dieses Feindbild hat sich bis heute gehalten und die einseitigen Kampfstrategien gegen die Mikroben wissenschaftlich legitimiert, was zum Teil mit fundamentalen Missverständnissen einherging. Bakterielle oder virale Monokulturen gibt es nirgendwo in der Natur.

„Vielmehr ist das Leben, wo immer es in Erscheinung tritt, auf große Vielfalt ausgelegt: eine Vielfalt aus untereinander in Beziehung lebenden Lebewesen, deren Miteinander im jeweiligen Lebensraum umso gesünder ist, je vielfältiger es eben ist. Aus der Vielfalt eines solchen Lebensraumes etwas zu entnehmen, es zu einer Monokultur umzuzüchten und diese Monokultur wieder in einen vielseitigen Lebensraum hineinzugeben, macht schon aufgrund der Methode krank, denn sie bewirkt dort in jedem Fall ein Ungleichgewicht.“[12]

Abgesehen davon, dass bereits das methodische Vorgehen beim Züchten einer Reinkultur die Bakterien verändert – sie werden aus ihrem spezifischen Lebensraum, in dem normalerweise unzählige verschiedene Nährstoffe und andere Qualitäten vorkommen, herausisoliert und mit einer künstlichen Lösung in Glasschalen versetzt, die neben den Nährstoffen zahlreiche Zusatzstoffe (Farbstoffe, Geliermittel, Hemmstoffe, Indikatoren, Puffersubstanzen, Wachstumsfaktoren) enthalten, die nicht dem physiologischen Milieu der Keime entsprechen und damit wiederum einen Einfluss auf die Bakterien ausüben.

Der Lebensraum ist für Mikroben in hohem Maße konstitutiv. Keine Lebensform ist so stark an diesen adaptiert wie die Mikrobengemeinschaften. Der Metabolismus einzelner Bakterienspezies in einer Reinkultur ist daher wenig repräsentativ für ihr systemisches Verhalten innerhalb eines Organismus bzw. in hoch diversen Populationen. Der horizontale Gentransfer in bakteriellen Mischkulturen ist mit entscheidend für ihren Metabolismus unter ständig sich wandelnden Bedingungen – all dies ist bei einer Monokultur in einer Petrischale oder in einem Schüttelkolben unter konstanten Bedingungen nicht gegeben. Es stellt sich die interessante Frage, was den horizontalen Gentransfer (HGT) als Indikator der mikrobiellen Aktivität und Kooperation – wir sprechen auch von Konnektom – steuert. Offensichtlich geht er nicht von den einzelnen Spezies und ihrem Genom bzw. ihrer Phylogenie, sondern vom ökologischen Kontext aus: *„selbst die am weitesten voneinander entfernten Bakterien, die durch Milliarden von Jahren der Evolution getrennt sind, aber dieselbe Ökologie haben, betrieben mehr HGT als die meist eng verwandte Isolate mit unterschiedlicher Ökologie. Somit ist dieser rezente Genaustausch eher durch die Ökologie als durch die Phylogenie strukturiert.”*[13] In der zitierten Studie untersuchten die Forscher die Intensität des horizontalen Gentransfers in Abhängigkeit der Geografie, Phylogenie und Ökologie: *„So beobachten wir beispielsweise 25-mal mehr HGT zwischen Bakterien, die mit dem Menschen assoziiert sind, als zwischen ökologisch unterschiedlichen nicht-menschlichen Isolaten.”*

Halten wir also diesen für unsere Thematik zentralen Punkt fest: Der systemische Kontext ist für die Funktion der Mikroorganismen entscheidend. *„Es wird immer ersichtlicher, dass es unzureichend ist, lediglich die bakterielle Mikrobiota zu untersuchen da es im Hinblick auf die Funktionen des gesamten intestinalen Mikrobioms, welches über die Interaktion aller Bestandteile und dieser mit dem Wirt konstituiert werden, nicht zielführend sein kann den Fokus auf einzelne Komponenten dieses komplexe Systems zu legen. Das Verständnis der Komplexität der Interdependenzen zwischen den verschiedenen Elementen des Gesamtmikrobioms mit dem Wirt scheint vielmehr der Schlüssel zu dessen zukünftiger therapeutischer und diagnostischer Anwendbarkeit zu sein. Für diese Interaktion hat sich in der englischsprachigen Literatur der Begriff der ‚transkingdom-interactions' etabliert.”*[14] Mit „transkingdom-interactions“ ist hier gemeint, dass die drei Domänen (Kingdoms) – Prokaryonten, Archaeen, Eukaryonten – also die zellulären Urformen allen Lebens, grundsätzlich nur in einem funktionalen Zusammenhang auftreten.

Das Isolieren einzelner Mikroorganismen aus ihrem angestammten Milieu verändert langfristig ihren Geno- und Phänotyp. Wir hatten von der habitatspezifischen Mikroevolution gesprochen, nach der sich die einzelnen Spezies dem Wirtsorganismus anpassen. Der Stamm von Tuberkulose-Bakterien, mit dem Robert Koch experimentierte, war neun Jahre alt. Wer die hohe genetische Variabilität bzw. adaptive Mutabilität der Bakterien und ihre „soziologischen" Interdependenzen kennt, kann erahnen, wie wenig realistisch solche Experimente waren. Wenn wir ein einzelnes Bakterium isolieren, in einem Nährmedium vermehren und dann in den Organismus einbringen, kann man bei entsprechend großer Keimzahl natürlich eine Krankheitssymptomatik erzeugen. Laut dem Henle-Koch'schen Postulat gilt das als Beweis für die bakterielle Ursache einer Infektionserkrankung. Die Infektionsdosis ist dabei maßgeblich vom Zustand des Organismus und seinen Immunfunktionen abhängig. Interessant bzw. wissenschaftlich realistischer wäre gewesen, wenn man bei solchen Infektionsexperimenten die sogenannten Pathogene nicht als Monokultur, sondern innerhalb einer Mischkultur mit physiologischen Keimen verbreicht hätte, die Ergebnisse wären vermutlich anders ausgefallen. (Wir hatten im Kapitel II.12 gesehen, dass wir natürlicherweise mit einer Vielzahl potentiell pathogener Viren und Bakterien besiedelt sind.) Ähnliches gilt auch für pflanzliche Heilmittel, bei denen man einen Extrakt aus der ganzen Pflanze oder eine isolierte Mono-Substanz verwenden kann.

Die Mindestzahl von Keimen, die man zuführen muss, um eine Infektion auszulösen, steigt mit der Diversität des Mikrobioms. Je gesünder ein Mensch, umso höher ist seine Bakteriendiversität und damit die Schwellendosis zur Auslösung einer Infektion.

Im Rahmen seines historischen Streits mit Robert Koch um die Rolle der Bakterien als Krankheitserreger schluckte der Begründer der wissenschaftlichen Hygiene, Max von Pettenkofer (1818–1901), am 7. Oktober 1892 eine Kultur von Choleravibrionen, ohne dabei ernsthaft zu erkranken.

Wir sprechen von Kolonisationsresistenz: Wenn alle ökologischen Nischen in einem mikrobiellen System von stabilen, individuellen Populationen besiedelt sind, verhindert dies die Ausbreitung fremder Mikroorganismen. Das lässt sich in gewisser Weise auf den menschlichen Charakter übertragen, der bei eigenen Standpunkten und Haltungen nicht so leicht manipulierbar ist.

Die Pathogenität von Bakterien wird in den meisten Fällen durch virale Elemente (Phagen, Plasmide) verursacht. Cholera, Diphtherie, Botulismus, Ruhr, Scharlach und vieles mehr sind Erkrankungen, die durch Bakterien-Exotoxine entstehen, die wiederum über Phagen in die Bakterien gelangen.[15, 16] Unter gewissen Stressbedingungen wie Sauerstoffmangel werden beispielsweise erst die eigentlich krankmachenden Choleratoxine produziert. Auch hier haben wir das Phänomen, dass die Astralität – Gifte sind „Konzentrate" der Astralität [→ dazu Kapitel V] – über die Viren in die Zelle gelangt. Wichtig ist dabei, dass die Expression dieser Gene bzw. Toxine wesentlich vom Kontext, d.h. vom Zustand des Systems und seiner Stressbelastung abhängt.

Die Pathogenität des Pesterregers (*Yersinia pestis*) zum Beispiel weist erhebliche Schwankungen auf. Das liegt zum einen an genetischen Virulenzfaktoren, die über

Plasmide aufgenommen werden. Andererseits zeigt das Bakterium Besonderheiten, die auf häufige intragenomische Rekombinationen hinweisen. Yersinia kann offenbar in hohem Maße Gene anderer Bakterien und Viren aufnehmen, sodass es sich ständig verändert.[17] In Gegenden Madagaskars mit besonders hoher Pestaktivität isolierte man in den Jahren von 1926 bis 1996 allein 187 verschiedene Stämme.[18] Die Gefährlichkeit des Erregers scheint also von zahlreichen systemischen Kofaktoren abzuhängen [→ Kapitel III.4].

Wir hatten bereits die EHEC-Seuche (Enterohämorrhagischer *E. coli*) genannt [→ Kapitel I.1], an der 2011 in Deutschland über 3000 Menschen erkrankten und 53 Betroffene verstarben. Über eine Phageninfektion erhält der normalerweise physiologische Darmbewohner *E. coli* ein Gen namens Shigatoxin 2, das nun aus dem harmlosen Darmkeim unter gewissen Umständen ein aggressives Pathogen macht, welches blutige Durchfälle und Nierenschädigungen verursacht. Unter stressfreien Bedingungen kann das Virus als sog. Prophage in dem Colibakterium symptomlos überdauern; gerät aber der Mikroorganismus unter Selektionsdruck, z.B. durch Fluorchinolon-Antibiotika[19] oder andere systemische Stressoren, wird der Prophage bzw. die Toxinproduktion aktiviert und die Krankheitssymptomatik setzt ein. Nun identfizierte zwar die Analyse der EHEC-Verbreitungswege als Quelle einen niedersächsischen Biohof, überraschend aber war, dass in 452 Proben, die man in dem Betrieb an verschiedensten Stellen nahm, der Shigatoxin produzierende Keim nicht nachgewiesen werden konnte. In Umweltproben sei der Nachweis von EHEC *„aufgrund der Begleitflora und der komplexen biologischen Hintergrundmatrix“* schwierig, hieß es dazu in einem Bericht des Instituts für Risikobewertung BfR (Nr. 023/2011 vom 5. Juli 2011).[20] Auf dem Biohof selbst mit seinem insgesamt hochdiversen Mikrobiom und damit gesunden Ökosystem traten keinerlei Krankheitszeichen auf – ein weiteres Indiz dafür, dass die Pathogenität der Mikroben entscheidend vom Wirtsorganismus bzw. vom Umweltkontext her bestimmt wird. Die Anregung für die Abschaltung des Toxin-kodierenden Gens kam quasi aus dem Umkreis. In den Fällen, wo das Bakterium zu einer Krankheit führte, hing der Impuls zur Expression des Gens offenbar mit dem Organismus bzw. dem Mikrobiom der Betroffenen als „Hintergrundmatrix“ zusammen. Wie eine zehn Jahre später durchgeführte Analyse von foodwatch zeigte, konnten die Behörden bei gerade einmal 13 % aller EHEC-Erkrankungen eine Verbindung zu den Bockshornkleesamen aus Ägypten nachweisen.[21] Offensichtlich tragen viele Menschen die mit dem Shigatoxin codierenden Phagen besiedelten Colibakterien in sich – wie auch viele andere sesshafte Viren –, die eigentliche Pathogenese ist systembedingt.

In den amerikanischen Massentierhaltungen sind über 50 % der Masttiere mit EHEC infiziert, Keime, die für den Menschen, aber nicht für die Tiere schädlich sind. Durch die industriellen Großbetriebe fallen riesige Mengen an Exkrementen an, die gar nicht mehr auf die Felder ausgebracht werden können und deshalb in großen Jauchegruben abgelagert werden – der ideale Nährboden für EHEC-Erreger. Systembiologisch sind solche Massen von Exkrementen an einem Ort „unphysiologisch“; die riesige Monokultur von *Escherichia coli* wird gleichsam durch den o. g. Phagen – Viren sind an der Regulation der mikrobiellen Populationsdynamik in der Natur beteiligt – herunterreguliert. Über das Trinkwasser gelangen diese als Pathogen in die menschlichen Nahrungskreisläufe und sorgen in den USA für etwa 90.000 EHEC-Erkrankungen pro Jahr.[22]

Ein weiteres Beispiel für die systeminduzierte Aktivierung von Krankheitserregern ist Scrapie, die BSE-Krankheit bei den Schafen. Sie wurde von Deutschland nach Island eingeschleppt, obwohl die deutschen Schafe auf den Weideflächen Nordfrieslands nie krank waren. Aber in Island pferchte man die Schafe zur Schur in engen Gehegen ein, so dass die Tiere unter Stress gerieten und dadurch erst die Krankheit ausbrach.[23] Wie bei den Menschen entstehen auch tierische Seuchen in der Regel nur bei stressinduzierenden bzw. nicht artgerechten Lebensbedingungen. Seuchen in menschlichen Gesellschaften sind nahezu ausschließlich auf soziale Not, Krieg, Angst, Terror, schlechte und unhygienische Wohnverhältnisse, Enge, Armut, d. h. auf *autonomiegefährdende* Lebensumstände zurückzuführen [→ Kapitel III]. Die Mikroben sind Kofaktoren, aber nicht alleinige Ursachen von epidemischen Infektionserkrankungen. In intakten humanen und sozial ausgewogenen Zivilgesellschaften gibt es so gut wie keine Seuchen.[24]

Zu welch folgenschweren Fehleinschätzungen die Außerachtlassung systemwissenschaftlicher Aspekte führt, mag ein Beispiel verdeutlichen. Wir hatten gezeigt, dass die Zusammensetzung des Mikrobioms ein hochsensibler Indikator für den Einfluss von biologischen, psychosozialen und physikalischen Stressoren ist; so führt anhaltender Kältestress zu Veränderungen des Mikrobioms und damit auch zu immunologischen Defiziten.[25] Umgekehrt scheint eine hohe Mikrobiomdiversität die Temperaturtoleranz zu erhöhen, wie Versuche mit Kaulquappen zeigten.[26] Bei solchen Zusammenhängen handelt es sich um vielschichtige Wechselwirkungen von physiologischen, psychischen, immunologischen und mikrobiellen Faktoren.

2013 veröffentlichte die Universität von Atlanta dazu eine bemerkenswerte Studie, bei der es um den Einfluss der Temperatur auf das Krebswachstum bzw. die Immunfunktionen ging.[27] Mäuse mögen es grundsätzlich eher warm. Lässt man ihnen die Wahl, bevorzugen sie eine Umgebungstemperatur von 30 bis 31 °C, schreiben die Forscher um Kathleen Kokolus vom Roswell Park Cancer Institute in Buffalo (US-Staat New York). In den meisten Laboren werden Mäuse bei Temperaturen zwischen 20 und 26 °C gehalten, unter anderem um den Hygiene- und Reinigungsaufwand zu minimieren. Um weiterhin ihre normale Körpertemperatur aufrechtzuerhalten, stellen die Tiere ihren Stoffwechsel um. Dies zehrt viel Energie, die Tiere leiden quasi dauerhaft unter Kältestress. Entsprechende Untersuchungen zeigten nun, dass die Tumorentstehung, das Tumorwachstum und die Metastasierungsrate unter Thermoneutralität (30–31 °C) deutlich verringert war. Es ließ sich auch eine signifikant erhöhte Zahl von aktiven T-Zellen in der Mikroumgebung des Tumors nachweisen. Lässt man die tumorkranken Mäuse zwischen verschieden warmen Räumen wählen, halten sie sich bevorzugt bei 38 °C auf, was ihre immunologische Aktivität offensichtlich instinktiv weiter steigert. Ernüchterndes Fazit dieser Untersuchung: Tausende auf Tierversuchen basierende Studien zur Immunologie und Onkologie hatten im Grunde falsche Daten geliefert, weil elementare Systemkomponenten schlicht unberücksichtigt blieben und somit zur grundsätzlichen Fehleinschätzung des antitumorösen Immunpotentials führten.

Der gleiche immunsuppressive Effekt lässt sich nun auch unter dem Einfluss psychosozialer Stressoren beobachten. Hält man normalerweise „gesellige" Rattenweibchen isoliert in Einzelkäfigen, steigt die Belastung durch Mammatumore auf das 84-fache im Vergleich zu den Tieren, die in Fünfergruppen lebten.[28] Soziale Kälte erhöht also das Krebsrisiko in vergleichbarer Weise wie der physikalische Kältestress. Beim Menschen haben Einsamkeit und soziale Isolation einen ebenso ungünstigen Einfluss auf das Immunsystem und damit auf die Entstehung und den Verlauf von Krebserkrankungen, was durch zahlreiche Untersuchungen belegt ist.[29] Vor diesem Hintergrund ist das langfristige Schaden-Nutzen-Verhältnis von Kontaktbeschränkungen wie beispielsweise im Rahmen der Corona-Maßnahmen kritisch zu prüfen.

Wir hatten bereits gesehen, dass bei Analysen des menschlichen Viroms im Darm sich reichlich Herpes-, Masern- und Noroviren, aber auch Zika- und HI-Viren nachweisen ließen[30], ohne dass dies mit Krankheitserscheinungen einherging.[31] In vielen Fällen zeigt sich sogar, dass Viren in unserem Magendarmtrakt Krankheiten verhindern. So schützen beispielsweise Herpesviren vor bakteriellen Infektionen. In einer 2014 veröffentlichten Studie zeigte sich bei keimfrei aufgezogenen Mäusen, dass ihr Darmepithel, das sich unter den sterilen Bedingungen pathologisch verändert hatte, durch Kontamination mit Noroviren zur Ausheilung kam.[32] Noroviren gelten bekanntlich als Verursacher von schweren Durchfallerkrankungen.

Es kommt bei den Mikroorganismen in unserem Körper weniger auf einzelne Pathogene, sondern auf die Gesamtzusammensetzung an. Die meisten sogenannten Krankheitserreger sind auch unter gesunden Bedingungen in unserem Organismus zu finden, aber eben in einem angemessenen Mengenverhältnis. Wie eine gesunde Seele von der Ausgewogenheit ihrer einzelnen Kräfte lebt, so ist auch unsere körperliche Gesundheit in hohem Maße von der *Eubiose*, d.h. von einem ausgewogenen Gleichgewicht in einem möglichst vielfältigen Mikrobiom getragen. Bei hoher Diversität erscheinen die pathogenen Keime gleichsam neutralisiert, was sich auch in der Praxis zeigt. Durch Zusatz von gesunden Bakteriengesellschaften zu den Reinigungsmitteln lassen sich Infektionen mit multiresistenten Krankenhauskeimen reduzieren [→ Kapitel III.2]. Einige Untersuchungen zeigen, dass zu viel Hygiene das Wachstum von multiresistenten Keimen und damit auch die Infektionsgefahr der Patienten in Krankenhäusern begünstigt.[33] Der übermäßige Einsatz von Desinfektionsmitteln selektiert multiresistente Keime heraus. Die Verwendung mikrobieller Reinigungsmittel, die einen Mix aus natürlichen, apathogenen Keimen enthalten, führte in einer Studie zu einer Reduktion der sogenannten Healthcare-Associated Pathogens (HAIs) um 50 bis 89 %. Dieser Effekt trat nach drei bis vier Wochen auf und die Verringerung der Pathogenbelastung war im Laufe der Zeit stabil.[34] Ähnliche Erfahrungen wurden in den Universitätskliniken Jena und Berlin mit einem probiotischen Reinigungsmittel gemacht, wodurch sich die mikrobielle Diversität steigern und die Zahl der Keime mit Antibiotikaresistenz-Genen deutlich verringern ließ.[35] Wir sprechen auch vom *dilution effect,* wenn eine höhere Artenvielfalt zu einer geringeren Infektionsprävalenz bei Wirten bzw. in Ökosystemen führt.[36]

Systemtheoretisch vergleichen lässt sich das mit einer Stadt, in der normalerweise hunderte verschiedene Berufsgruppen zusammenleben, damit sie gesund funktioniert. Wenn aufgrund von Spekulationen mit Wohnungen und explodierender Mieten ein Großteil dieser Berufsgruppen nicht mehr „überleben" kann und wegzieht, dann erkrankt diese Stadt, weil die verbleibenden Zahnärzte, Rechtsanwälte, Banker und Investoren allein keine gesunde Lebensgemeinschaft bilden. Probleme wie ein Rohrbruch oder eine marode Straße wären nicht mehr behebbar. Monokulturen machen jedes lebendige System krank – das ist die schmerzliche Erfahrung auch der modernen Land- und Forstwirtschaft.

Mikrobiome sind als eine Art Proto-Lebewesen zu verstehen, wie es uns beispielsweise die Myxobakterien zeigten [→ Kapitel I.4], die sich spontan zu pflanzenartigen Metazoen zusammenlagern und wieder auflösen können. Oder auch die Biofilme als *organisierte* Lebensform verschiedenster Bakterienspezies, die sich bilden und lösen, ohne dass wir dabei von einem Lebewesen sprechen, stellen lebendige Systeme dar. Mikrobiome sind Vorstufen von mehrzelligen Organismen in flüssig-plastischer Form, wo jeder einzelne Einzeller ein Teil des Ganzen bleibt. So kann man sich Bakterienschwärme vorstellen, die zwar aus tausenden Einzelindividuen bestehen, aber trotzdem innerhalb eines chemischen Kommunikationsnetzwerks (Quorum sensing) eine funktionelle Ganzheit bilden. Der Begriff Streamlining Theory (Straffungs- oder Rationalisierungstheorie) beschreibt das Phänomen, dass manche marine Prokaryonten im Verbund mit anderen Arten ihre Genome reduzieren im Sinne einer Art Arbeitsteilung, wodurch sie nur noch als Systemkomponenten, aber nicht mehr als Einzelorganismen zu verstehen sind [→ Kapitel II].

Auf ein verwandtes Phänomen wies der Jenaer Mikrobiologe Axel Brakhage hin[37]: *Aspergillus nidulans* ist ein Schimmelpilz, der über 68 Gencluster verfügt, von denen aber lediglich 20 unter verschiedenen, im Labor erzeugten Bedingungen exprimiert wurden. Die Funktion der verbliebenen Gene blieb auf dem Nährmedium unbekannt. Erst durch Zusatz von *Steptomyces rapamycinicus,* ein Bodenbakterium, das sich direkt an die Hyphen anlagert, exprimiert der Pilz Gene bzw. produziert Substanzen, die er zuvor als Monokultur im Labor nie gebildet hatte. Das Genom des Schimmelpilzes wird also erst durch den symbiotischen Zusammenhang mit anderen Mikroorganismen verständlich und verweist uns damit auf einen erweiterten Organismusbegriff.

Weit weniger als ein Prozent aller Prokaryonten ist überhaupt züchtbar als Monokultur. Sie sind offensichtlich nur innerhalb eines Systems verschiedener, funktionell vernetzter Spezies bzw. im Kontext des Organismus lebensfähig. Daher ist die Untersuchung der Mikroorganismen als Einzellebewesen immer mit einer gewissen Problematik bzw. Fehleranfälligkeit behaftet, weil sie natürlicherweise nur als kommunizierendes Kollektiv in einem flüssig-plastischen, umweltoffenen System existieren, was in einer isolierten Petrischale als Nährmedium in einem Brutschrank nicht gegeben ist. Reinkulturen gibt es in der Natur nicht. Deshalb sprechen wir ja vom Mikrobiom als einer systemischen Einheit wie von einem Organ innerhalb eines Organismus.

Wie es im Pflanzenreich einen Zusammenhang zwischen der Bodenbeschaffenheit bzw. Standortqualitäten und dem Vorkommen bestimmter Arten (Zeigerpflanzen) gibt, so lassen sich auch die Mikrobengesellschaften in ihrer Zusammensetzung als hoch sensible Bioindikatoren für Systemzustände auffassen. Wenn in mit Schwermetall belasteten Böden Steinpilze beispielsweise Quecksilber oder Boviste Blei akkumulieren[38], kann man sie hinsichtlich ihres Verzehrs als schädlich bezeichnen, systembiologisch gesehen handelt es sich aber bei ihrem Auftreten im Grunde um Heilungsvorgänge. Ein ungewohnter, aber lohnender Gesichtspunkt ist es, das Vorkommen von Pflanzen oder Mikroorganismen in einem Ökosystem unter Homöostase- bzw. Gesundungsaspekten zu betrachten. Das stabile, gesunde Gleichgewicht in allen biologischen Systemen resultiert nicht aus der bloßen Summe zahlreicher Adaptationsprozesse im Einzelnen, die sich mehr oder weniger passiv ergibt, sondern ist ein aktiver, autopoietischer, d.h. sich selbst hervorbringender Prozess, der für jedes Ökosystem eine individuelle Signatur zeigt. Wie im menschlichen Mikrobiom die einzigartige Komposition der verschiedenen Kleinstlebewesen durch komplexeste Regulationsprozesse gegen den Widerstand störender Umweltstressoren ständig aktiv aufrechterhalten bleibt, so werden auch in der Makroökologie Dysbalancen aktiv korrigiert. Vermehrt sich eine Spezies zu stark, treten beispielsweise virale Infektionen oder gar Seuchen im Sinne eines Dichteregulativs auf, welche die Homöostase wieder herstellen.

Es ist in diesem Zusammenhang ein ungewohnter, aber kein abwegiger Gedanke, wenn wir sagen: Das einzige biologische System, bei dem wir die Realität des *Systems* in seiner Wirksamkeit direkt erleben, ist unser Gehirn; seine neurobiologischen Prozesse im Einzelnen werden erst verständlich, wenn wir die Gedanken bzw. mentalen Zustände des Individuums kennen. Es wäre zwar begrifflich nicht richtig, von einem „Denken" der Natur zu sprechen, um die rätselhafte Choreografie der Gleichgewichts-Dynamik zu beschreiben, aber in den kognitiven Prozessen wird in gewisser Hinsicht immer auch die „Homöostase" gesucht, insofern sind die Dinge systembiologisch verwandt.

Mit der mikroskopischen Analytik, die in der Mitte des 19. Jahrhunderts zur Entdeckung der Krankheitserreger durch Robert Koch u. a. und zur Zellularpathologie durch Rudolf Virchow (1821–1902) führte, trat eine zunehmenden Fokussierung auf das Einzelne in den Vordergrund und der Blick aufs Ganze ging immer mehr verloren. Man suchte die Erklärung von Krankheit in den Zellen und Bakterien. Der Blick ging weg vom Menschen ins Mikroskop, vom Krankenbett ins Labor. Der Krankheitsbegriff reduzierte sich auf ein Tiermodell, und mit dem Feindbild der Mikroorganismen entwickelte sich eine eindimensionale Kampfstrategie mit unzähligen antibakteriellen und -viralen Produkten, die uns inzwischen ein globales Diversitätsproblem beschert haben [→ Kapitel I].

Es war der Beginn der industrialisierten Medizin; auch therapeutisch suchte man die Lösung im Kleinsten, man zerlegte die Heilpflanzen, die zuvor als Ganzes aus einem übergeordneten Naturverständnis verwendet wurden, in ihre Einzelsubstanzen und suchte die Wirkung im isolierten Stoff.[39] Die Konzentration auf molekulare Biomechanismen hatte zwar ihre wissenschaftliche Berechtigung, aber in ihrer Einseitigkeit auch die fatale Folge, dass das Verständnis des Kontexts und der größeren Zusammenhänge zunehmend verloren ging. Man analysierte die Worte und Buchstaben und verstand den Text nicht mehr.

2. Sprache und Genom

> *„Alle Wörter der Molekülsprache sind zu einem sinnvollen Text zusammengesetzt, der sich nach Sätzen gliedern lässt."*
>
> Manfred Eigen (1927–2019)[40]

Oft vergleicht man den genetischen Code, der für alle Organismen dieser Erde einheitlich ist, mit der Sprache. Die Nukleobasen der RNA, Adenin, Uracil, Guanin und Cytosin, die mit A, U, G, und C abgekürzt werden, erscheinen wie Buchstaben, die bereits seit den frühesten Phasen der Evolution vor 3,9 Milliarden Jahren als Kommunikationsstrukturen dienen. Fragen wir uns nach Ursprung und Wesen dieses Prinzips. Sogar die selbsterklärte Atheistin Karin Mölling verwies in diesem Zusammenhang auf den ersten Satz des Johannesevangeliums *„Am Anfang war das Wort"*, weil er mit den heutigen Erkenntnissen über den Anfang des Lebens in sonderbarer Weise übereinzustimmen scheint.[41] Was steckt hinter dieser universellen Ursprache des genetischen Codes?

Günther Witzany stellte Manfred Eigens Modell von der molekularen Syntax und molekularen Semantik, also die Vergleichbarkeit menschlicher und genetischer Sprache, ausführlich dar.[42] *„Die Logik der beschreibenden ... Sprache stimmt mit der Logik des Systems überein."* Er kritisierte aber zu Recht, dass *„Eigens Biologieverständnis letztlich in den Prämissen von Physikalismus und Objektivismus gefangen bleibt"*, weil er in einem mechanistischen Kommunikationsbegriff (Sender-Empfänger-Modell) verhaftet ist. Die zukünftigen Entwicklungen lassen schon an der Wahl der Begrifflichkeiten – Biolinguistik, Bioinformatik, Biosemiotik, Biohermeneutik und Biokommunikation – erkennen, in welche Richtung die Verständnisbemühungen weisen: die erkenntnistheoretisch strikte Trennung zwischen menschlicher Sprache und biologischen Kommunikationsformen zu überwinden und damit eine real begehbare Brücke zwischen Natur- und Geisteswissenschaft denkbar zu machen.

Der seit der cartesianischen Aufklärung tradierte und mittlerweile sehr tief, meist unbewusst in den wissenschaftlichen Denkgewohnheiten verankerte Leib-Seele-Dualismus ist der epistemische Graben, in dem alle Fortschrittsbemühungen letztlich enden, wenn dieser Brückenbau nicht gelingt. Wir haben ein Diversitätsproblem in der Wissenschaft: Hochspezialisierte „Monokulturen" verlieren ihre gesunde Relevanz und auch ihre „Vitalität", wenn sie nicht von der Vielfalt transdisziplinärer Perspektiven neu inspiriert und belebt werden.[43] Gerade auf dem Feld der unendlich komplexen mikrobiologischen Kommunikationsprozesse zeigt sich das immer deutlicher. Die Entschlüsselung der Protein-kodierenden DNA-Abschnitte, die nur 1,5 % unseres Genoms ausmachen, befriedigt unser kausalanalytisches Denken insofern, als jedes Basen-Triplet für eine bestimmte Aminosäure kodiert und wir somit eine lineare Beziehung zwischen genetischem Code und Proteinstruktur finden. Aber die große Mehrzahl der nicht-kodierenden DNA- und RNA-Elemente sind in ihrer umkreisbezogenen Dynamik ohne einen erweiterten Begriff von *Sprache* nicht zu verstehen. Insofern sind solche Ansätze wie derjenige von Günther Witzany[44] äußerst wertvoll und fruchtbar, Biokommunikation mit linguistischen, soziologischen sowie system- und informationstheoretischen Aspekten zu fusionieren und sie dadurch schlicht gesagt um ein Vieles interessanter und auch zukunfts- und entwicklungsfähiger zu machen.

Nehmen wir ein Beispiel, um den sprachpragmatischen Ansatz in der Biokommunikation zu verdeutlichen: In den Neunzigern des vergangenen Jahrhunderts traten bei etwa der Hälfte der Angehörigen einer britischen Familie Sprachprobleme mit erheblichen Störungen im Wortschatz, in der Grammatik und beim Satzbau auf. Auch die Feinmotorik von Lippen und Zunge war beeinträchtigt und die CT-Untersuchung der Gehirne ergab strukturelle Veränderungen in sprachrelevanten Regionen wie dem Broca-Zentrum. Nun untersuchte man die Familie genetisch, und 1998 entdeckten der Genetiker Anthony Monaco und sein Team von der Universität Oxford bei den Betroffenen sowie bei einem weiteren nicht verwandten Patienten eine Mutation des FOXP2-Gens[45] auf dem langen Arm des Chromosoms 7.[46] Dieser als ein „Sprach-Gen" bekannt gewordene Erbfaktor kodiert einen Transkriptionsfaktor, d. h. ein komplexes Protein, das sich an die DNA anlagert und dort die Ablesung von bis zu 1.000 verschiedenen Genen koordiniert und reguliert, je nach Kontext. Dieser Transkriptionsfaktor besteht aus 715 Aminosäuren, und bei der genannten Mutation war nur eine einzige davon ausgetauscht, was aber eine ganze Reihe pathologischer Veränderungen in sprachrelevanten Regionen nach sich zog.

Nun findet sich dieses Gen auch bei zahlreichen Wirbeltieren und steht auch hier mit der Lautbildung im Zusammenhang. Singvögel wie beispielsweise die Zebrafinken exprimieren das Gen besonders stark in der Lernphase der Gesänge.[47] Wird das Gen heruntergedimmt (durch RNAi [→ Kapitel II.7]), lernen sie nachlässiger und vergessen ganze Silben.

Wie paläogenetische Untersuchungen zeigten[48], hat sich das FOX-Protein in den letzten 70 Millionen Jahren nur an drei Aminosäure-Bausteinen verändert. Bei der Maus unterscheidet sich das Protein noch in drei Aminosäuren, beim Schimpansen in zwei und seit etwa 300.000–400.000 Jahren ist in der Evolution von *Homo sapiens* keine Veränderung mehr aufgetreten; also besaßen auch die Neandertaler das identische Sprach-Gen wie der heutige Mensch. Vergleicht man nun die Funktionen von FOXP2 bei Mensch und Schimpanse, dann zeigt sich, dass der winzige Unterschied von nur zwei Aminosäuren eine ganze Kaskade von Veränderungen zur Folge hatte, denn die menschliche Variante aktiviert mindestens 61 Gene und legt 55 andere still, wohingegen das Affen-Gen keinerlei solche Effekte zeigt.[49]

Hier sei nochmals an den Begriff des Gene-Engineering von J. A. Shapiro erinnert: Die Basensequenzen im Genom sind nicht einfach Texte, die abzulesen sind, sondern sie entsprechen mehr oder weniger Worten, die immer wieder zu neuen Texten zusammengesetzt werden, anders lässt sich der Prozess nicht verstehen. Shapiro verglich die einzelnen DNA-Sequenzen mit Lego-Bausteinen, die im Rahmen unterschiedlichster „Konstruktionen" auftreten. Wie eine punktuelle Mutation solch gravierende Entwicklungsschritte wie die menschliche Sprache mit ermöglicht, muss ein Mysterium bleiben, solange man es nicht selbst sprachpragmatisch deutet. Das Verhältnis Sprache – Genom erinnert sofort an die Geist-Gehirn-Beziehung; das Geist-Gehirn-Rätsel lässt sich nie auf der neurobiologischen Ebene allein, sondern nur geistig, *denkend* lösen, das Gehirn selbst gibt uns auf diese wissenschaftliche Zentralfrage keine Antwort! Ebenso bleiben die genomischen Vorgänge ohne kommunikationstheoretische Überlegungen völlig unverständlich.

Nehmen wir einen Satz wie *Frau Maier denkt an sich selbst zuletzt* und fügen nun eine winzige Veränderung hinzu, dann ändert sich die Aussage komplett: *Frau Maier denkt an sich, selbst zuletzt.* Das Komma gibt dem Satz einen ganz anderen Sinn. Oder: *Der Stift liegt auf der Bank* kann bedeuten, dass ein Bleistift im Geldinstitut oder der Lehrling auf der Gartenbank liegt – je nach Kontext. Beim Aussprechen eines Satzes kann sich die Bedeutung allein durch unterschiedliche Pausen ändern: *Herr Müller* (Pause) *sagt der Nachbar* (Pause) *ist ein Betrüger,* oder: *Herr Müller sagt* (Pause) *der Nachbar ist ein Betrüger.* Nur durch eine veränderte Zeit-Choreografie im Lesen und Sprechen kommt es zu ganz anderen Aussagen.[50] Oder die Betonung ergibt bei gleicher Buchstabensequenz verschiedene Bedeutungen: Konstanz bzw. Konstanz. Auch kleine Unterschiede wie Groß- und Kleinschreibung ändern die Aussage komplett: *Er hat liebe Genossen* oder *Er hat Liebe genossen.* Auf die Genetik übertragen erscheint es fraglich, ob solche feinen Differenzierungen im Verhältnis zum Phänotyp – man muss annehmen, dass es sie gibt – überhaupt erfassbar wären.

Es lassen sich drei Teilbereiche der Linguistik unterscheiden: Der erste umfasst die Semantik, die Lehre von der Bedeutung und der Interpretation von Zeichen. Dazu gehört die Semiotik, die Lehre von den Zeichen und Symbolen. Immer wieder wichtig zu betonen ist dabei: Die Zeichen sind nicht die Funktion, wie auch die Noten keine Musik und neuronale Erregungsmuster keine Gedanken sind. Symbole und Zeichen verweisen auf etwas, was sie selbst nicht sind.

Als Zweites verstehen wir unter Syntax allgemein die Systematik, wie elementare Zeichen sich so kombinieren lassen, dass dabei neue Zeichen und Bedeutungen entstehen. Man spricht auch von linguistischer Morphologie.

Eine dritte Teildisziplin der Sprachwissenschaft ist die Pragmatik, die sich mit der Kontextabhängigkeit von Sätzen und Aussagen befasst. Zum Beispiel kann sich das Wort „strapazieren" auf Materialien, auf Gesundheit oder auf die Geduld von jemandem und seine Nerven beziehen, *Überspann den Bogen nicht* hat in verschiedenen Kontexten ganz unterschiedliche Bedeutungen, der Sinn des Satzes ändert sich mit dem situativen Zusammenhang. Die Relevanz eines genetischen Textes für den Phänotyp ist ebenso wie ein Wort oder ein Satz vom Kontext abhängig bzw. der Organismus interpretiert in seiner jeweiligen Umweltsituation den Genotyp immer anders und übersetzt oder *transponiert ihn adäquat.* Die Transposone und andere mobile Nukleotidsequenzen werden, je nach aktueller Situation, wie Worte zu Sätzen oder wie Sätze zu Texten arrangiert. Der Phänotyp lässt sich durch die Anordnung der Basenpaare genauso wenig erschließen, wie uns auch die Betrachtung einzelner Buchstaben nichts über einen Satz erzählt oder eine Häufigkeitsanalyse von Wörtern in einem Roman nichts über seinen Inhalt aussagt. Auch ein neuronales Funktionsmuster kann uns nichts über den damit zusammenhängenden kognitiven Prozess mitteilen. Es sind eben *Zeichen,* die auf Bedeutungen hinweisen, aber die Bedeutung ist nicht mit dem Zeichen identisch. Wir vermögen kausal zu erklären, wie beispielsweise Insulin mit seinen 51 Aminosäuren genetisch kodiert ist, aber die genetischen Korrelate von höheren, komplexen Fähigkeiten wie Sprache, Musikalität und die verschiedenen Talente lassen sich nur semiotisch verstehen.

> *„Die Bezeichnung durch Töne und Striche ist eine bewundernswürdige Abstraktion. Vier Buchstaben bezeichnen mir Gott; einige Striche eine Million Dinge. Wie leicht wird hier die Handhabung des Universums, wie anschaulich die Konzentrizität der Geisterwelt! Ein Kommandowort bewegt Armeen; das Wort Freiheit Nationen."*
>
> Novalis (1772-1801)[51]

Nun ist Sprache ja ein spezifisch menschliches Phänomen, obwohl es zahlreiche Vorstufen in der Tierwelt gibt.[52] Ein prinzipieller Unterschied zur tierischen Lautäußerung scheint in dem zu liegen, was Bernd Rosslenbroich *Entkopplung* nannte.[53] Damit ist gemeint, dass der Mensch sein Denken und damit sein Sprechen aus den Notwendigkeiten des Naturzusammenhangs herauslösen kann. Der Mensch ist in der Lage, sich aus dem Bedingungsgefüge von starren Reiz-Reaktions-Mustern zu entkoppeln. Er kann über Dinge sprechen, die mit der momentanen Lebenssituation bzw. dem aktuellen Umweltkontext keinerlei Zusammenhang haben. Er vermag über etwas zu sprechen, was gar nicht da ist oder noch nicht da ist oder was sein könnte – ja, er kann über Dinge sprechen, die es gar nicht gibt – *und sein Gegenüber versteht ihn trotzdem.* Daher ist seine Sprache frei, sie ist nicht begrenzt, was ihre Inhalte betrifft. Biologisch bildet sich dieses Vermögen beim Menschen einerseits in den sekundären und tertiären Assoziationszentren der Großhirnrinde und andererseits in seinem besonderen Reichtum an nicht kodierender DNA bzw. epigenetischer Ausstattung ab. Genetische und neuronale Flexibilität und Plastizität sind die physiologischen Rahmenbedingungen für gedankliche und damit auch sprachliche Weltoffenheit. Alles in der Welt *spricht* in gewisser Weise zu uns. Die Welterscheinungen finden einen Resonanzraum in der menschlichen Sprache, jede Wissenschaft ist ein Sprachwerk. Selbst das Unsagbare können wir dennoch benennen und umschreiben – wie in diesem Moment mit diesem Satz.

Natürlich ist der Einwand möglich, dass die Verbindung von Sprache und Genetik eine unzulässige Analogie sei, wie überhaupt Analogien wissenschaftlich wenig relevant bzw. beweiskräftig sind. Das mag in anderen Bereichen berechtigt sein, aber die sprachpragmatische Interpretation der genetischen Prozesse verspricht einen viel zu großen und interessanten Verständnisgewinn, als dass man sie vorschnell einem methodischen Paradigma opfern sollte. Genome und Sprache sind natürliche Systeme, die sich über lange Zeiträume entwickelten – *dialogisch!* Beide bildeten sich evolutiv im Wechselspiel zwischen Umwelt und Organismus heraus, zwar auf ganz verschiedenen Ebenen, aber prozessual eng verwandt – und darauf kommt es in den systemischen Wissenschaften an. Begriffe entwickelten sich wie Gene – wenn sie sich einmal bewährten, wurden sie oft über lange Zeiträume konserviert oder haben nur langsame und geringfügige Veränderungen durchgemacht wie ein Fisch, eine Eiweißstruktur oder ein FOXP2-Gen.

Denken wir also die Virosphäre und die Sprachsphäre zusammen, so haben beide denselben plastischen Hintergrund – das, was wir *Leben* nennen.

Wenn wir in der molekularbiologischen Sprache Begriffe benützen wie Gen*ablesung* oder -*übersetzung* (Transkription und Translation), *Lese*raster oder *Lese*rahmen, *Boten*-RNA, *Kodierung, Fehlablesung,* Molekül*sprache,* Zell-Zell-*Kommunikation* usw., dann verweist ja schon die Wahl dieser Begriffe darauf, dass Sprache und lebendige Prozesse eine gemeinsame Abstammung haben.[54]

Woraus schöpfen wir denn unsere Wortwahl, um reale Zusammenhänge wissenschaftlich darzustellen? Wir holen sie aus derselben Realität, aus der auch die genetischen Muster stammen. Entwicklung vollzieht sich immer im Dialog zwischen Umwelt und Organismus. Kommunikationsprozesse auf der biologischen wie auf der menschlich-sprachlichen Ebene sind die Werkstätten der Evolution, der natürlichen wie der kulturellen.

Wenn wir von Steuerungs-, Kontroll- und Regulationsgenen, Reparaturmechanismen usw. sprechen, dann steckt hinter dieser Wortwahl ein technologischer Anthropomorphismus, d.h. beim Versuch einer plausiblen Beschreibung der Vorgänge bedienen wir uns gewohnter Erklärungsmuster, die wir aus der technischen Erfahrungswelt des menschlichen Geistes kennen. Wir übertragen sie auf die molekularen Vorgänge, weil diese dadurch dieselbe Ordnung auf der biologischen Ebene bekommen, wie sie eben in der Begriffsbildung selbst wirkt. Reparatur ist etwas, was ein Bewusstsein vom Wie und Wo des Gestört-Seins des Ganzen voraussetzt. Ein solches Bewusstsein ist von ein paar Molekülbausteinen, aus denen sich ein Reparatur-Gen zusammensetzt, nicht zu erwarten, aber von einem System, das alle Einzelteile nach den gleichen Gesetzmäßigkeiten strukturiert. Der Begriff *Reparatur-Gen* bekommt überhaupt erst einen Sinn und eine Logik, wenn die sprachlich-semantische und mikrobiologische Struktur aus derselben Ordnung gestrickt sind.

Eine konsistente naturwissenschaftliche Theorie lebt ja davon, dass sie in ihrem Denken und in ihrer Sprache dieselbe logische Struktur und Stimmigkeit aufzufinden sich bemüht, wie sie in den Naturvorgängen selbst wirken. Das *Leben* im Denken synchronisiert sich dabei mit den Naturvorgängen, es gleicht sich diesen an in einer Art Resonanzverhältnis. In der menschlichen Denkfähigkeit sind offensichtlich dieselben Gesetzmäßigkeiten und Organisationsprinzipien veranlagt, wie sie in der äußeren Natur selbst wirken. Diese Einsicht liefert das Fundament anthroposophisch orientierter Naturwissenschaft und damit auch einen essenziellen Beitrag zur Lösung des dualistischen Dilemmas. Ein solcher erkenntnistheoretischer Ansatz mag unseren wissenschaftlichen, vom cartesianischen Dualismus geprägten Denkgepflogenheiten zwar kurios erscheinen, ist aber für ein Verständnis der hier behandelten Zusammenhänge unentbehrlich.

Im Urmeer dauerte die Evolution der Einzeller drei Milliarden Jahre, bevor die ersten mehrzelligen Organismen entstanden sind – es gab keine Formen und Farben, keine Bewegung, keine Laute – ein schweigendes Meer, eine stille, unsichtbare Entwicklung, der Geist schwebte sozusagen „über den Wassern". Die Archaeen, Eukaryonten und Bakterien führten über die Virosphäre als genetische Austauschmedien einen stillen, globalen Dialog, aus dem die unendliche Fülle der Stoffwechselprozesse als Grundlage für die Vielfalt des Lebens entstand. Was mit den Phagen als Urbefruchter und ihrem so plastischen Gen-Wortschatz begann, war die Signatur einer dialogisch organisierten Natur.

Die zelluläre Evolution erzählt eine Geschichte der zunehmenden Konnektivität und Interaktivität – vom planktonischen Schwebezustand der Einzeller und ihren ersten flüchtigen Aggregationen zu Biofilmen und anderen Protoorganismen über synzytiale Zellverbünde als erste dauerhafte, aber noch weitgehend amorphe Gewebestrukturen bis hin zu stabil geformten Zellverbänden in den Organen. Wir werden diesen Aspekt im Kapitel V noch näher beleuchten.

Alle Organismen leben von Kommunikationsorchestrierungen mit unzähligen intra- und interzellulären Austauschprozessen und Beziehungsstrukturen, alles Lebendige wird von Signalen, Zeichen und Mitteilungen getragen. Gerade im Zeitalter der rasant wachsenden Informationstechnologien und der globalen digitalen Konnektivität können die Viren nicht nur als Metapher, sondern als natürliche Vorbilder kreativer Vernetzung einerseits und pathologischer, massenhafter Verbreitung andererseits lehrreich sein.[55]

Die ganze Evolution lässt sich unter dem Aspekt kommunikativer Prozesse beleuchten. Beim menschlichen Gehirn mit seinem unendlich komplexen synaptischen Netzwerk sprechen wir heute vom Konnektom – eine moderne Wortschöpfung, die den wesentlichen Punkt trifft: Die interzellulären Beziehungsstrukturen im Lebendigen, die von Anfang an bestanden, werden im menschlichen Gehirn mit seinem synaptischen Wunderwerk aus Axonen und Dendriten zell*morphologisch* realisiert. Das Gehirn ist nicht nur funktionell, sondern auch zellarchitektonisch ein *Beziehungsorgan.*[56] Etwa 50 Millionen Signale huschen pro Sekunde durch ein plastisches Netzwerk von einer Trillion Synapsen. Die Physiologie der zellulären Beziehung verwirklicht sich im menschlichen Gehirn *physisch,* mikroanatomisch, sie wird zur evolutiven Essenz der Biokommunikation, die letztlich die Sprache als weltoffenes, plastisches System ermöglicht.

Alle Systeme bleiben letztlich immer Teil eines universellen lebendigen Systems, das wir als Geist bezeichnen. Aus dieser universellen Sphäre, aus der Welt der Bedeutungen und Zusammenhänge, werden wir als Menschen und als Wissenschaftler nie herauskommen, solange wir als *sprechende Menschen*[57] existieren. Sprache als Werkzeug der Geist-Sphäre ist unser „Habitat". Wie das Wasser zu den Fischen und die Luft zu den Vögeln gehört, so gehören Worte und Begriffe – die Welt der Bedeutungen und des Sinnvollen – zum Lebensraum des Menschen. Die Vögel sind ganz nach den Gesetzen der Luft und der Aerodynamik gebildet – im Menschen sucht sich die Natur ihren eigenen, freien Sinnstifter.

3. Das Mikrobiom zwischen Subjekt und Objekt

Versuchen wir eine angemessene Annäherung an das, was diese vor unserer bewussten Wahrnehmung verborgenen, ätherisch-phantomartigen Lebewesen ausmacht,[58] die wir die Mikrobensphären nennen.

Ein Weinstock, der vielleicht 50 Jahre am gleichen Platz steht – wir haben uns das geradezu meditativ vorzustellen, was es für eine Pflanze bedeutet, immer an derselben Stelle zu stehen, wir müssen gleichsam mit unserem Ich einen weinstockartigen Zustand annehmen, um es mitzuerleben – assimiliert mit der Zeit all die Essenzen aus seiner Umgebung – Licht- und Farbverhältnisse, Charakter der Landschaft und des Klimas, Qualität des Wassers, der Luft, der Mikroorganismen, der Mineralien, der Pflanzen und anderer Vegetationen im Boden mit all ihren verschiedenen Düften und Aromen – und komponiert daraus ein Pan-Aroma, was den erfahrenen Weinkenner nicht nur das Gebiet und die Traube, sondern sogar die Hanglage und den Jahrgang erschmecken lässt. Mit dem sogenannten Bouquet haucht der Wein gewissermaßen die „aromatische Seele" der Landschaft aus.

Mikrobiome sind noch sensiblere, umkreisoffenere Gebilde als der Weinstock, sie spiegeln in ihrer Zusammensetzung das, wofür wir die richtigen Begriffe und Worte erst noch entwickeln müssen. Wir können von „Atmosphären" im weitesten Sinne dieses Begriffs sprechen, deren Essenzen und Stimmungen Leib und Seele gleichermaßen beleben, nähren, kränken oder sogar töten: Pflanzen, die an bestimmten Standorten nicht gedeihen, oder Tiere, die in nicht wesensgemäßen Umwelten erkranken, weil ihnen *etwas fehlt.* Da ist eine fließende Grenze zu dem, was der Mensch ein ungutes Klima, eine vergiftete Atmosphäre oder ein Miasma nennt, die er intuitiv meidet, wie es das Tier instinktiv tut. Daneben gibt es gesunde Plätze, wo Pflanze, Tier und Mensch „aufblühen", wo sie so etwas wie beheimatet sind. Heimat bzw. Lebensraum bedeuten für Mensch und Tier Koevolution von Innen- und Außenwelt.

Reisen wir in ein uns fremdes Land, dann machen wir nicht nur sinnlich, sondern auch mikrobiell neue Erfahrungen. Der Geruch oder Duft einer Landschaft oder eines Ortes färbt unsere Seelenstimmung unmittelbar mit einer gewissen Note, die wir bewusst fühlen. Die mikrobiellen Qualitäten nehmen wir weitgehend unbewusst auf, aber sie *wirken* dennoch in unserem Befinden und Empfinden mehr auf der Kräfteebene, wenn uns die Luft in den Bergen oder am Meer „gut tut"; manchmal auch auf unangenehme Weise, wenn durch die Umstellung des Mikrobioms unser Magen-Darm-Trakt rebelliert („Montezumas Rache").

Es sind dieselben Bildekräfte, die dafür sorgen, dass jeder Ort auf der Erde einen einmaligen, unverwechselbaren Charakter hat, die in noch höherem Maße die Mikrobiome jedes kleinsten Habitats individualisieren. Diese Lebenssphären berühren uns bis in den Stoffwechsel hinein. Duftstoffe lösen nur einen minimalen Stoffwechselprozess am Dach der Nasenhöhle – eigentlich dem Nerven-Sinnes-Pol des Magen-Darm-Trakts – aus. Mikroorganismen dagegen umfluten geradezu unsere gesamten Leibgrenzen und tingieren dort den sensiblen Oberflächenmetabolismus mit Umkreisqualitäten.

Der Philosoph Peter Sloterdijk widmete 1998 solchen und verwandten „Sphären" ein dreibändiges, kulturanthropologisch-philosophisches Werk. Der erste Band der Trilogie mit dem Titel „Blasen" handelt von mikrosphärischen Lebensräumen – oder sagen wir besser *Beseelungsräumen*, in denen das Innen mit dem Außen verschwimmt, wo Innenwelten draußen sind, wo das *Leben* und das *Er-leben* ineinanderfließen in unbewussträumenden, aber dennoch vitalen Erfahrungen. Es sind die Erlebnisse, die wir durch die modernen, hermetischen Grenzziehungen zwischen Subjekt und Objekt und dem damit verbundenen Rationalismus nahezu gänzlich verloren haben:

„*Wir durchqueren, mit der Einsicht in unsere unvermeidliche begriffliche Hilflosigkeit als einzig sicherem Begleiter, Landschaften des präobjektiven Daseins und der vorgängigen Beziehungen. Auf der Durchreise durch die ausweichende Unterwelt der Innenwelt entfaltet sich, wie eine klingende Landkarte, das phantomhafte Bild von einem flüssigen und auratischen Universum – ganz aus Resonanzen und Schwebstoffen gesponnen; in ihm bleibt die Urgeschichte des Seelischen zu suchen.*"[59]

Diese Sphären leben und wirken zwischen Subjekt und Objekt, sie sind ein Amalgam aus beidem. Ein Embryo, aber auch noch der Säugling lebt in einer solchen psycho-biologischen „Blase", wo es keine Grenze zwischen ihm und seiner Mutter gibt – eine vorsprachliche Erlebniswelt zwischen Bios und Logos, der wir uns dem Pränatal-Psychologen Ludwig Janus zufolge nur „imaginativ" nähern können.

Das Mikrobiom des Menschen geht mit unserem Organismus keine direkte physische Verbindung – etwa über Blut, Nerven- oder Lymphbahnen usw. – ein, es bleibt ein organisches Fluidum, eine Erinnerung an die mikrobielle Urbiosphäre an unseren epithelialen Grenzflächen, aber es ist dennoch ein Organ, das sich ganz unserer individuellen Natur einfügt, *es ist außen und innen zugleich*, verwoben mit der äußeren Welt und intimer Begleiter unserer gesamten Physiologie und Psychologie. Unser Magen-Darm-Trakt ist ausgekleidet mit einem sensiblen Epithel, das wahrnehmend und kommunizierend in diese Mikrourbiosphäre der Darmflora hineinfühlt. Da werden Gene, Nährstoffe,

Informationen, ja sogar psychoaktive Substanzen zwischen den Körperzellen und den Mikroben ausgetauscht – ein geheimnisvoller, hochkomplexer Dialog mit einer archaisch-vitalen, tief unbewussten Urwelt.

Interessanterweise benutzte Sloterdijk hier intuitiv Begriffe wie *Resonanzen* und *Schwebstoffe*, die man durchaus mit Viren – als fliegende, genetische Textbausteine oder „Worte", die in Resonanzräumen leben – und Prokaryonten als feinste, schwebende Leiblichkeiten assoziieren kann. Mikrobiome sind lebendige Umgebungsseismografen, die auch das Pathologische einer von Profitgier verseuchten Geflügelmästerei aufnehmen und an Mensch und Tier als Krankheit weitergeben.[60] Mikrobiome haben keine leibliche Grenze wie ein fester Organismus, sie verschmelzen und durchdringen sich mit dem Außen. Täglich nehmen wir sie in uns auf mit der Nahrung und über die Haut. Mit jedem Atemzug gelangen Tausende Mikroorganismen in unsere Lunge und werden dort von immunologisch sensiblen Bronchialepithelien „wahrgenommen" wie ein unbewusster Duft, eine Witterung oder eine homöopathische Essenz, wie die luftigen Leiblichkeiten von ganz feinen Stimmungen, die unmerkliche Resonanzen in uns auslösen. In jedem Moment des Lebens verinnerlichen wir die mikrobiotische Aura von Menschen, Tieren, Pflanzen, aber auch von Landschaften und Lebensräumen. Wir brauchen diese ständigen Kontaminationen, damit unser Immunsystem lebendig und gesund bleibt, wie wir auch seelisch-geistig immer auf Anregungen aus der Umwelt angewiesen sind. Wir atmen infektiöse, belebende und kränkende Qualitäten, die unbewusst und dennoch wirksam, aber in gewohnten Begrifflichkeiten nicht erklärbar sind. Diese „ätherische" Sprache müssen wir erst noch allgemein entwickeln – es wird eine neue, künstlerische Sprache sein.

Mikroorganismen hängen eng mit einer Wirklichkeitsebene zusammen, die wir in der Anthroposophie als Ätherwelt bezeichnen. Sie ist das kaum wahrnehmbare Bindeglied zwischen Leib und Seele, zwischen Subjekt und Objekt.

Im letzten Kapitel versuchen wir eine Annäherung an diese rein lebendig-dynamische Sphäre. Sie baut uns eine Brücke zwischen Natur- und Geisteswissenschaft, die wir heute so dringend brauchen.

Literatur und Anmerkungen

1 Straus, E., zitiert nach: Fuchs, T.: Das Gehirn – ein Beziehungsorgan. Eine phänomenologisch-ökologische Konzeption. Kohlhammer Verlag Stuttgart 2016. S. 66.

2 Heusser, P.: Anthroposophie und Wissenschaft, Verlag am Goetheanum 2016. S. 164. Hier werden erkenntnistheoretische Grundlagen der Systembiologie skizziert.

3 Ein Beispiel mag dies illustrieren: Eine Studie an der Universität Kiel zeigte, dass es einen Zusammenhang von Blutgruppen und dem Darmmikrobiom gibt. Bei einigen Menschen mit den Blutgruppen A, AB oder B werden Blutgruppenantigene nicht nur auf den roten Blutkörperchen gebildet, sondern auch in den Darm abgegeben, wo sie das Wachstum bestimmter Bacteroides-Arten fördern. Menschen mit Blutgruppe 0 tun dies nicht, sie sind besser vor Norovirus-Infektionen geschützt. https://www.uni-kiel.de/de/detailansicht/news/006-ruehlemann-naturegen (Abfrage März 2021).

4 Moderne Sequenzierungstechniken erlauben heute die Bestimmung des Genoms von einzelnen Zellen, wobei sich zeigt, dass deren genetische Differenzierung weit größer ist als bisher angenommen: *„Je genauer die Forscher in das Genom einzelner Zellen hineinschauen, umso mehr entdecken sie. Und sie wundern sich. Das Erbgut ist ständig in Bewegung. Es entstehen Tippfehler, zusätzliche Kopien, dauernd wird umorganisiert – und es gibt unberechenbare Vagabunden im Erbgut, die an Viren erinnern: springende Gene.*“ Insbesondere das Gehirngewebe des Menschen sticht in dieser Beziehung hervor. *„Die genetischen Veränderungen in meinem Gehirn sind einzigartig. Sie treten nur in meinem Gehirn auf, nicht in Ihrem. Sie sind auch nicht im ursprünglichen Sinne genetisch. Ich habe sie nicht von meinen Eltern geerbt und gebe sie nicht an meine Nachkommen weiter. Denn sie entstehen im Gehirn und beeinflussen nicht die Keimzellen.*“ Das Gehirn erwies sich als riesiger genetischer Flickenteppich. Überall fand Fred Gage springende Gene. Keine stillgelegten Überreste, sondern hoch aktive Einheiten: Transposons, die von Viren abstammen und zu einem Teil des menschlichen Genoms geworden waren. Fred Gage vom kalifornischen Salk-Institut im Interview mit dem Deutschlandfunk. Zitiert aus: https://www.deutschlandfunk.de/genom-in-aufruhr-der-mensch-ist-genetisch-instabil.740.de.html?dram:article_id=372348 (Abfrage März 2020).

5 Witzany, G.: Biokommunikation und natürliche Bearbeitung genetischer Texte. Die Anwendung der sprachpragmatischen Philosophie der Biologie. Books on Demand Norderstedt 2010. S. 182.

6 Schubert, C.: Fraktale Geometrie: Eine Möglichkeit der Integration von Unbewusstem und Immunsystem. In: Grill, H. (Hrsg.): Bewusstsein und Immunsystem. Stephan Wunderlich Verlag Sigmaringen 2021. S. 154-159. Siehe auch ders.: Geometrie der Seele. GU-Verlag München 2023.

7 Das Encode-Forschungsprojekt begann 2003 im Anschluss an das Human Genom Projekt, mit dem Ziel, nicht nur die Sequenzen, sondern die Funktionen der Gene zu entschlüsseln.

8 Rosslenbroich, B.: Entwurf einer Biologie der Freiheit. Verlag Freies Geistesleben Stuttgart 2018. S. 150 f.

9 Villarreal, L. P., Witzany, G.: That is life: communicating RNA networks from viruses and cells in continuous interaction Annals of the New York Academy of Science 2019; 1447 (1). S. 5-20.

10 https://www.aerzteblatt.de/archiv/77449/Geschichte-der-Medizin-Louis-Pasteur-Joseph-Mcisd-die Tollwutimpfung (Abfrage März 2021).

11 Robert Koch 1890 in seinem berühmten Vortrag „Über bakteriologische Forschung“ in Berlin (10. Internationaler Medizinischer Kongress) vor zahlreichen Ärzten aus aller Welt. https://edoc.rki.de/bitstream/handle/176904/5173/650-660.pdf?sequence=1&isAllowed=y (Abfrage September 2020).

12 Zschocke, A. K.: Natürlich heilen mit Bakterien. AT Verlag München 2016. S. 27.

13 Smillie, C. S., Smith, M. B., Friedman, J. et al.: Ecology drives a global network of gene exchange connecting the human microbiome. Nature 2011; 480. S. 241-244.

14 Stange, E. F.: Intestinales Mikrobiom und Innere Medizin. UNI-MED Verlag Bremen 2021. S. 30.

15 Boyd, E. F.: Bacteriophage encoded bacterial virulence factors and phage-pathogenicity island interactions. Advances in Virus Research 2012; 82. S. 91–118.

16 Casas, V., Maloy, S.: Role of bacteriophage-encoded exotoxins in the evolution of bacterial pathogens. Future Microbiology 2011; 6 (12). S. 1461–1473.

17 Parkhill, J., Wren, B.W., Barrell, B.G. et al.: Genome sequence of Yersinia pestis, the causative agent of plague. Nature 2001; 413 (6855). S. 523–527

18 Guiyoule, A., Rasoamanana, B., Buchrieser, C. et al.: Recent emergence of new variants of Yersinia pestis in Madagascar. Journal of Clinical Microbiology 1997; 35 (11). S. 2826–2833.

19 Stange, E. F.: Intestinales Mikrobiom und Innere Medizin. UNI-MED Verlag Bremen 2021. S. 31.

20 https://www.bund.bfr.bund.de (Abfrage Juli 2020).

21 https://www.foodwatch.org/de/pressemitteilungen/2021/foodwatch-zu-10-jahren-ehec-der-skandal-wurde-weder-aufgeklaert-noch-wurden-die-schwachstellen-in-der-lebensmittelueberwachung-behoben/zeigte (Abfrage Juni 2022).

22 Venegas-Vargas, C., Henderson, S., Khare, A. et al.: Factors associated with Shiga toxin-producing Escherichia coli shedding by dairy and beef cattle. Applied and Environmental Microbiology 2016; 82 (16). S. 5049–5056.

23 Mölling, K.: Supermacht des Lebens – Reisen in die erstaunliche Welt der Viren. C. H. Beck Verlag München 2015. S. 127.

24 Es werden immer wieder Fälle genannt, wo durch Weiße (Kolonialherren, Eroberer, Missionare) Infektionserkrankungen in Naturvölker eingeschleppt wurden und dort zu einem Massensterben geführt hätten. Das mag in Einzelfällen richtig sein, aber in der Regel waren diese Invasionen mit Gewalt, Angst und Zerstörung der Lebensräume verbunden. Beispielsweise wurden die Erkrankungen der Yanomami-Indianer im venezolanisch-brasilianischen Grenzgebiet im Wesentlichen durch brutal vorgehende Goldsucher verursacht, welche die Frauen vergewaltigten, die Indios ermordeten und ihre Naturgrundlagen zerstörten. In solchen Lebenssituationen brechen die Immunsysteme der betroffenen Menschen zusammen, wofür die psychoneuroimmunologische Stressforschung mittlerweile zahlreiche Belege liefert. Schubert, C.: Psychoneuroimmunologie und Psychotherapie. Schattauer Verlag Stuttgart 2015. Schubert, C., Amberger, M.: Was uns krank macht, was uns heilt. Verlag Fischer & Gann Munderfing 2016.

25 Worthmann, A., John, C., Rühlemann, M. C. et al.: Cold-induced conversion of cholesterol to bile acids in mice shapes the gut microbiome and promotes adaptive thermogenesis. Nature Medicine 2017; 23. S. 839-849.

26 Fontaine, S. S., Mineo, P. M., Kohl, K. D. et al.: Experimental manipulation of micobiota reduces host termal tolerance and fitness under heat stress in a vertebrate ectotherm. Nature Ecology & Evolution 2022; 6. S. 405–417.

27 Kokolus, K. M., Capitano, M. L., Lee, C.-T. et al.: Baseline tumor growth and immune control in laboratory mice are significantly influenced by subthermoneutral housing temperature. Proceedings of the National Academy of Sciences of the United States of America (PNAS) 2013; 110. S. 20176-20181.

28 Hermes, G. L., Delgado, B., Tretiakova, M. et al.: Social isolation dysregulates endocrine and behavioral stress while increasing malignant burden of spontaneous mammary tumors. Proceedings of the National Academy of Sciences of the United States of America (PNAS) 2009; 106. S. 22393-22398.

29 Spitzer, M.: Einsamkeit - die unerkannte Krankheit. Droemer Verlag München 2018. S. 151 f.

30 https://www.spektrum.de/news/wie-viren-unseren-darm-beherrschen/1426006 (Abfrage August 2020).

31 Es liegt ein ernstes Problem bei der Diagnostik von viralen Infektionen wie beispielsweise Sars-CoV-2 darin, dass die verwendete PCR-Test-Methode extrem geringe Mengen von Viren-RNA nachweist, von der wir nicht wissen, ob sie überhaupt eine Krankheitsrelevanz hat. Ein positiver PCR-Test allein sagt über die Gesundheitsgefährdung und Infektiosität nichts aus [→ dazu auch Kapitel II.12].

32 Kernbauer, E., Ding, Y., Cadwell, K.: An enteric virus can replace the beneficial function of commensal bacteria. Nature 2014; 516. S. 94–98.

33 Mahnert, A., Moissl-Eichinger, C., Zojer, M. et al .: Man-made microbial resistances in built environments. Nature 2019; 10 (1). e968.

34 Vandini, A., Temmerman, R., Frabetti, A. et al.: Hard Surface Biocontrol in Hospitals Using Microbial-Based Cleaning Products. Public Library of Science (PLoS) One 2014; 9 (9). e108598.

35 Klassert, T. E., Zubiria-Barrera, C., Neubert, R. et al.: Comparative analysis of surface sanitization protocols on the bacterial community structures in the hospital environment. Clinical Microbiology and Infection 2022; 28 (8). S. 1105-1112.

36 Civitello, D. J., Cohen, J., Fatima, H. et al.: Biodiversity Inhibits Parasites: Broad Evidence for the Dilution Effect. Proceedings of the National Academy of Sciences of the United States of America (PNAS) 2015; 112 (28). S. 8667–8671.

37 Vortrag vom 25.1.2022 im Rahmen eines Mikrobiom-Colloquiums bei der Fa. Zeiss, Oberkochen.

38 https://www.museum-joanneum.at/naturkundemuseum/sammlungen-forschung/botanik-mykologie/nachlese/vortraege/pilze-als-indikatoren-fuer-unsere-umwelt (Abfrage März 2021).

39 Pedersen, P. A., Meyer, U. (Hrsg.): Anthroposophische Pharmazie. Salumed Verlag Berlin 2017. S. 27 f.

40 Witzany, G.: Biokommunikation und natürliche Bearbeitung genetischer Texte. Die Anwendung der sprachpragmatischen Philosophie der Biologie. Books on Demand Norderstedt 2010. S. 5.

41 Mölling, K.: Supermacht des Lebens – Reisen in die erstaunliche Welt der Viren. C. H. Beck Verlag München 2015. S. 178 f.

42 Witzany, G.: Biokommunikation und natürliche Bearbeitung genetischer Texte. Die Anwendung der sprachpragmatischen Philosophie der Biologie. Books on Demand Norderstedt 2010. S. 35 f.

43 Ein lesenswertes Beispiel für eine gelungene Synopsis aus Hirnforschung, Philosophie und Physik veröffentlichte Brigitte Falkenburg: Mythos Determinismus – Wieviel erklärt uns die Hirnforschung? Springer Spektrum Verlag Berlin Heidelberg 2012.

44 Günther Witzany ist ein österreichischer Philosoph und Biokommunikationsforscher, der seit einigen Jahren eng mit dem renommierten Virologen Luis Villarreal zusammenarbeitet.

45 FOX = Forkhead-Box-Proteine, von Fork = Gabel; wird bei Insekten das Gen abgeschaltet, entsteht eine gabelförmige Missbildung am Kopf.

46 Fisher, S. E., Vargha-Khadem F., Monaco, A. P. et al.: Localisation of a gene implicated in a severe speech and language disorder. Nature Genetics 1998; 18 (2). S. 168–170.

47 Haesler, S., Wada, K., Nshdejan, A. et al.: FoxP2 expression in avian vocal learners and non-learners. Journal of Neuroscience 2004; 24 (13). S. 3164–3175.

48 Schreiweis, C., Bornschein, U., Burguière, E. et al.: Humanized Foxp2 accelerates learning by enhancing transitions from declarative to procedural performance. Proceedings of the National Academy of Sciences of the United States of America (PNAS) 2014; 111 (39). S. 14253–14258.

49 Konopka, G., Bomar, J. M., Winden, K. et al.: Human-specific transcriptional regulation of CNS development genes by FOXP2. Nature 2009; 462 (7270). S. 213–217.

50 In seiner Schrift „Zeitbindung in Natur, Kultur und Geist" zeigte der Evolutionsbiologe Wolfgang Schad (1935-2022), wie die Zeit als strukturierendes Element in allen natürlichen Vorgängen wirkt. Mit „Zeit-Choreografie" ist in unserem Zusammenhang gemeint, dass sich die verschiedenen Gestalten von Säugetieren beispielsweise durch die unterschiedlichen Entwicklungstempi ihrer Einzelglieder verstehen lassen. Schad, W.: Zeitbindung in Natur, Kultur und Geist. Verlag Freies Geistesleben Stuttgart 2016.

51 Novalis: Blüthenstaub. Kohlhammer Verlag Stuttgart 1977. S. 4.

52 Kuckenburg, M.: Wer sprach das erste Wort? Die Entstehung von Sprache und Schrift. Theiss Verlag Stuttgart 2010.

53 Rosslenbroich, B.: Entwurf einer Biologie der Freiheit. Verlag Freies Geistesleben Stuttgart 2018. S. 111 f.

54 Vgl. dazu: Witzany, G.: Biokommunikation und natürliche Bearbeitung genetischer Texte. Die Anwendung der sprachpragmatischen Philosophie der Biologie. Books on Demand Norderstedt 2010. S. 7.

55 Ristow, S.: Das Virus als Medium. Virale Interaktionsmodelle in der Kultur des 20. und 21. Jahrhunderts. Dissertation Heinrich Heine Universität Düsseldorf 2018. https://docserv.uni-duesseldorf.de/servlets/DocumentServlet?id=48701 (Abfrage März 2021).

56 Fuchs, T.: Das Gehirn – ein Beziehungsorgan. Eine phänomenologisch-ökologische Konzeption. Kohlhammer Verlag Stuttgart 2016.

57 Mögen die Transhumanisten irgendwann in Computern leben, sie werden aber keine Menschen mehr sein.

58 In der Anthroposophie sprechen wir von Elementarwesen, die als tätige Kräftewesen den vier Naturreichen zugrunde liegen: Gnome im Mineralreich, Undinen im Wässrigen und Feuchten, Sylphen im Luft- und Lichtreich und Salamander im Feurigen. Sie erscheinen in zahlreichen Märchen, Mythen und Fabeln als Zwerge, Kobolde, Nymphen, Nixen, Elfen, Riesen usw. Die Mikroorganismen haben natürlich auch etwas mit diesen Wesenskräften zu tun, insbesondere mit den beiden erstgenannten, sind aber selbstverständlich nicht mit ihnen identisch. Auf die Miteinbeziehung dieser spirituellen Seite der Natur haben wir bewusst verzichtet, weil es den Kontext des hier zu Behandelnden sprengen würde.

59 Sloterdijk, P.: Sphären. Mikrosphärologie Band 1: Blasen. Suhrkamp Verlag Frankfurt/Main 1998 (Deckblatt).

60 Hardtmuth, T.: Tiermast, Mikroorganismen und die Biologie der Moral. Die Drei 2015; 85 (3). S. 11–22.

KAPITEL V
Mikroorganismen aus anthroposophischer Perspektive

Bei dem folgenden Kapitel handelt es sich um einen Versuch, die modernen Erkenntnisse der Mikrobiologie, der Genetik und der Mikrobiomforschung im Rahmen eines geisteswissenschaftlichen Kontexts zu beleuchten. Solche Entwürfe werfen naturgemäß Fragen auf, aber regen dadurch zu weiterführenden Überlegungen an.

1. Erkenntnistheoretische Vorbemerkung

Anthroposophische Naturwissenschaft ist keine andere oder alternative, sondern eine *erweiterte* Wissenschaft. Sie anerkennt in vollem Umfang die analytische Methodik und die dadurch objektiv gefundenen, experimentell belegten wissenschaftlichen Tatsachen und Fakten, integriert sie aber in einen erweiterten Wirklichkeitshorizont. Worin sich dieser von der etablierten Wissenschaft unterscheidet, sei hier kurz skizziert.

Traditionelles naturwissenschaftliches Denken stützt sich auf das physikalistische Paradigma: Die Welt besteht aus Atomen, die nach ehernen chemisch-physikalischen Gesetzen miteinander wechselwirken und so die komplexesten Erscheinungen des Lebens hervorbringen.

Der zentrale erkenntnistheoretische Unterschied zu dieser „Am Anfang war der Stoff"-Hypothese liegt nun darin, dass geisteswissenschaftlich gesehen die fest gewordene „Substanz" nicht an den Beginn, sondern ans Ende einer Entwicklung gehört, die mit etwas anfängt, was wir im weitesten Sinne als *Idee* bezeichnen. Wenn wir tiefer ins Lebendige eindringen, verlieren sich die stabilen, stofflichen Strukturen immer mehr und wir begegnen einer reinen *Aktivität.* Was wir als Stoff-wechsel im wahrsten Sinne des Wortes bezeichnen, beruht auf dieser primären Tätigkeit, aus der heraus das Stoffliche nur dort in Erscheinung tritt, wo der lebendige Prozess zurücktritt. Wenn wir ein lebendiges Zytoplasma beschreiben, in dem zigtausende Stoffwechselprozesse gleichzeitig ablaufen, dann sind unsere chemischen Formeln nur eine Vorstellungshilfe, die diese reine Dynamik des Lebendigen in eine Analogie zu einem *Werk* setzt, in dem aus Bausteinen eben Neues hervorgeht. Die werkschaffende Tätigkeit geht aber nicht von den Bausteinen aus, denn diese sind immer auch Endzustände von primären Prozessgestalten. Der Vorgang liegt also nicht im Stoff – sonst müssten wir statt Stoffwechsel von Wechselstoffen als handelnden Subjekten reden – sondern das Primäre im Lebendigen ist der *Prozess.*

„Wenn man die Frage stellt ‚Was ist Leben?', ist das eine der grundlegendsten Fragen, die man stellen kann, eine der tiefsten, metaphysischen, religiösen und spirituellen Fragen. Das Leben ist nicht eine Ansammlung von Molekülen, denn diese Moleküle allein tun nichts, sie sind tot. Die Frage ist, wie sie miteinander kommunizieren, wie sie interagieren – das Leben ist ein Prozess!" Denis Noble, Physiologe, Oxford[1]

Wenn wir bei unserer Thematik immer wieder von der „Peripherie" im Gegensatz zum materiellen „Punkt" sprechen, ist damit diese lebendige Dynamik gemeint. Für ein Verständnis der Mikroorganismen sind solche erkenntnistheoretischen Grundüberlegungen essentiell.

Nun ist der Ausgangspunkt aller Wissenschaft die vom Menschen erlebte Wirklichkeit. Sie bildet die Grundlage unseres „In-der-Welt-Seins" und schafft damit die Voraussetzung für jegliche Form der Weltdeutung. Dabei stützt sich jede Aussage, die wir über Kosmos, Natur und Mensch machen, ausnahmslos auf Wahrnehmen und Denken. Diese Tätigkeiten sind an das Subjekt des Menschen gebunden. Objektivität ist eine Verfahrenswahl des Subjekts, die Ergebnisse von Wahrnehmung und Denken so darzustellen, dass ihre intersubjektive Übereinstimmung erscheint. Das Subjekt bleibt dabei eine objektive Tatsache (Hans Jonas, 1903–1993)[2], wie andere Welt-Tatsachen auch.

Und hierin liegt nun der Kernpunkt, worin sich die anthroposophische Epistemologie von der der klassischen Naturwissenschaft unterscheidet. Wahrnehmen und Denken als Subjekt- oder sagen wir besser Ich-gebundene Bedingungen zur Erfassung der Wirklichkeit sind einer biochemischen Beschreibung nicht zugänglich. Denken, Bewusstsein, Logik, Begriffe, Selbstreflexion, auch Qualia usw. sind objektive Tatsachen und unabdingbare Voraussetzungen jeder Wissenschaft. Sie lassen sich durch den Physikalismus[3] kategorisch nicht erfassen.

„Wir müssen erst das Denken ganz neutral, ohne Beziehung auf ein denkendes Subjekt oder ein gedachtes Objekt betrachten. Denn in Subjekt und Objekt haben wir bereits Begriffe, die durch das Denken gebildet sind. Es ist nicht zu leugnen: Ehe anderes begriffen werden kann, muss es das Denken werden." Rudolf Steiner[4]

Das Denken als Phänomen gehört zu den Naturerscheinungen, es ist eine Realität, die sich im Zuge zunehmender Autonomisierung in einem langen evolutiven Prozess herausgebildet hat, damit das Begreifen von Welt und Wirklichkeit eigenständig möglich wird. Wie die Entwicklung des Auges Millionen Jahre brauchte, um das Sichtbare der Welt real aufzufassen, so befindet sich auch unser Denkorgan auf dem Weg, immer mehr zum Auffassungsorgan für die Geist-Gesetzmäßigkeiten der Welt zu werden.

Das Denken des Menschen kann die Physik beschreiben, aber nicht die Physik das Denken. Mit der Einsicht in diesen Tatbestand beginnt das Verständnis für Anthroposophie. Ein physikalistisches Weltbild ist kein falsches, sondern ein unvollständiges.

Der moderne Physikalismus muss, um sein eigenes materialistisches Dogma zu retten, unsere Erfahrung von Wirklichkeit zu einem neurobiologischen Konstrukt des Gehirns umdeuten, wodurch wir aber – bei genauer Analyse[5] – die Grundprinzipien bzw. den Boden der Wissenschaftlichkeit bereits zu verlassen drohen; der Versuch, unsere Bewusstseinsinhalte durch neuroelektrische Prozesse kausal zu erklären, setzt magisch-mythische Gedankensprünge voraus, auf deren Überwindung das wissenschaftliche Denken normalerweise den größten Wert legt.

Neurokonstruktivistische Erklärungsmodelle für innermenschliche, geistig-qualitative Erfahrungen sind nicht nur logisch inkonsistent, sie zersetzen auf Dauer unsere integrale Weltbeziehung und treiben die Selbstentfremdung des Menschen voran.

Naturerkenntnis, wie sie hier verstanden wird, knüpft in ihrer Methodik an Goethe (1749–1832) an. Sie arbeitet phänomenologisch, verzichtet auf Definitionen, Theorien, Hypothesen und Modellvorstellungen und sucht im Sinne des Goetheanismus[6] die gleiche lebendige Dynamik und Vielfalt im Denken auszubilden, die uns aus der Natur selbst entgegenkommt.

Anthroposophie ist eine integrale, monistische Wissenschaft, die den tradierten Dualismus von Natur- und Geisteswissenschaften überwindet. Sie geht von einer Geistrealität bzw. von der Teilhabe des Menschen an dieser Geistsphäre aus. Als Geist wird dabei nicht das gehirngebundene Vorstellen mit all seinen Theorien, Hypothesen und Abstraktionen verstanden, sondern das, was als schöpferisch-kreative Tätigkeit in aller Natur waltet, was Wandlungsfähigkeit und Vielfalt erzeugt, auch in der menschlichen Seele. Vereinfacht ausgedrückt: Geist wirkt da, wo etwas Neues entsteht. Gegenwart ist immer neu, einmalig. Nie war die Welt in dem Zustand, wie sie jetzt gerade ist: Das gilt für jeden einzelnen Menschen, für die Natur und den gesamten Kosmos. Alles ist in Entwicklung. Dieses Prinzip, das die Welt zu einer zukunftsoffenen, gestaltbaren und sich entwickelnden Ganzheit macht, können wir Geist nennen. Eine Abgrenzung zum Begriff des Lebens ist kaum möglich, wie überhaupt eine Definition dieser Begriffe naturgemäß immer unvollständig bleibt. Nicht verwechseln darf man diese Auffassung von Geist mit dem „Intelligent Design"-Konzept des Kreationismus; dort wirkt Geist als fertiger Plan aus der Vergangenheit, im hier gemeinten Verständnis ist Geist gerade nicht das Fertige, sondern immer das Werdende.

Die moderne Naturwissenschaft ist mit ihrer, in mancherlei Hinsicht durchaus angebrachten Skepsis hinsichtlich der „Wissenschaftlichkeit" spiritueller Aspekte mittlerweile weit übers Ziel hinausgeschossen. Die reflexartige Abwehr von Begriffen wie „Geist" und „Spiritualität" beruht bei vielen heutigen Naturwissenschaftlern nicht auf einer sachlichen, erkenntnistheoretischen Auseinandersetzung mit dieser Frage, sondern mehr auf einem historisch-psychologisch tradierten Affekt, der in der Einseitigkeit, ja in der „Ideologie" einer rein mechanistischen Weltauffassung seine Ursprünge hat.

Der belgische Psychologe Matthias Desmet beschreibt in seinem lesenswerten Buch „Die Psychologie des Totalitarismus", dass der Ursprung von demokratiefeindlichen, totalitären und kollektivistischen Systemen in der mechanistischen Weltanschauung mit ihrer immanenten Sinnlosigkeit seine eigentlichen Wurzeln hat.[7] In Anlehnung an Hannah Arendt (1906–1975) führt die Verortung des Individuums in einer werte- und planlos ablaufenden Maschinerie des Kosmos zu einer schleichenden „Atomisierung" des Subjekts; die menschliche Seele wird zur mysteriösen, unerklärbaren Ausnahme in einem ansonsten toten, von den Zufälligkeiten materieller Interaktionen beherrschten Universum. Die Folgen sind Einsamkeit, Orientierungslosigkeit, frei flottierende Angst und Verfall echter sozialer Bindungen, die letztlich in Frustration und Aggression münden und damit den Nährboden für totalitäre Regime bereiten.

Anthroposophisch orientierte Wissenschaft ist noch jung und hat dadurch naturgemäß mit dem Gegenwind tradierter und etablierter Denkgewohnheiten zu kämpfen. Nichts desto trotz erschließt sie uns eine Dimension der Wirklichkeit, die ganz neue Sinnzusammenhänge eröffnet und dadurch unser Denken und damit auch die wissenschaftliche Praxis ungemein beleben und befruchten kann, sofern man sich darauf einlassen will und vor dem Aufwand erkenntnistheoretischer Grundlagenarbeit nicht zurückschreckt.

Die Liebe zum Gewohnten bzw. die Angst vor dem Ungewohnten sind meist größer als der Mut zu Neuem.

Die Beschreibungen der früheren Erdenzustände durch Rudolf Steiner sind sehr komplex und ihr Verständnis erfordert ein langwieriges Üben bzw. Studium. Sie widersprechen nicht den Erkenntnissen der modernen Evolutionsforschung, aber sie unterscheiden sich dadurch, dass sie die Vorgänge nicht nur aus der Außen-, sondern vornehmlich aus der *Innenansicht*, aus der Perspektive des *Er-Lebens* beschreiben. Um es an einem einfachen Beispiel zu verdeutlichen: Wir können Töne in ihrer Außenansicht als Schwingungsfrequenzen beschreiben, die uns jedoch nichts über die Erlebnisqualität des Hörens an sich mitteilen – im Hören liegt aber unser Ausgangsphänomen, mit dem wir es zu tun haben. Was in der Philosophie des Geistes als Qualia-Problem bezeichnet wird, nämlich der unerklärbare, subjektive Erlebnisgehalt eines mentalen, d.h. neurobiologischen Zustandes, bleibt ein ewiges Rätsel, solange wir uns in der Wissenschaft einen realen Geistbegriff verbieten. Die Qualia-Erfahrung ist konstitutiv für unsere Wirklichkeitserfahrung überhaupt und damit auch für jede Wissenschaft. Wie es ohne Innen kein Außen gibt – das eine existiert nur durch das andere –, so bleibt die physikalische Beschreibung der Klangwelt als nur äußerliches Frequenzphänomen eine Halbwahrheit, solange sie die Innenansicht der Töne, die Klangerfahrung nicht gleichwertig realisiert. In diesem Sinne ist geisteswissenschaftliche Evolutionsforschung zu verstehen. Sie konkretisiert und behandelt das, was der US-amerikanische Philosoph Thomas Nagel mit seinem berühmt gewordenen Satz „*What is it like to be a bat?*" als Zentralfrage nach der Natur des Erlebens formulierte. Alle Naturwissenschaft gründet auf einer *erlebten* Wirklichkeit und solange sie das Phänomen des Erlebens mit ihren Methoden nicht beschreiben kann, darf sie sich den erkenntnistheoretischen Grundsatzfragen und einer kritischen Selbstreflexion nicht verweigern, sonst ist sie keine Wissenschaft mehr, sondern Dogmatik.

Die wesentliche Intention hinter den folgenden Abschnitten besteht darin, eine Brücke von den mikrobiologischen Phänomenen zu einem geisteswissenschaftlichen Begriff des *rein Lebendigen* zu bauen, das wir im anthroposophischen Kontext das Ätherische nennen. Dieses stellt das „*Missing Link*" zwischen Leben und Erleben, zwischen den biologischen und den seelisch-geistigen Phänomenen dar.

Der universelle genetische Code, der für alle Organismen von Anfang an gültig war, lässt sich als eine Art Schrift interpretieren. Sollte der Satz „Im Anfang war das Wort" wahr sein, dann hätten wir als Wissenschaftler das Problem, diese Aussage zu verifizieren – wie auch? Die Entstehung der Welt aus dem Logos ist schon methodisch schwer nachweisbar. Sie lässt sich wissenschaftlich nicht belegen und ist daher allein von unserer geistigen „Reichweite" abhängig.[8] Der Logos-Gedanke begleitet das philosophische und religiöse Denken schon seit Urzeiten. „Das Wort" kommt im physikalischen Weltbild als Schöpfungsinstanz nicht vor, aber auch der Physikalismus ist ein *Denk*gebäude, das sich aus Begriffen zusammensetzt und damit von der Wirklichkeit des Wortes lebt. Die Physik lebt von *Begriffen*, deren Natur sie aber nicht beschreiben kann. Ohne das Denken als *Naturphänomen* bei der eigenen Weltbeschreibung zu realisieren, bleibt alle Wissenschaft unvollständig. Das Denken selbst als Gegebenes verweist uns auf unsere Teilhabe an der Wirklichkeit des Logos.

Physikalisch können wir nur von einem Urknall sprechen, aber auch dessen Verifizierung bereitet größere Schwierigkeiten als dieser doch etwas triviale Big-Bang-Begriff vermuten lässt. Das allermeiste, was in unserem Kosmos vor sich geht, verstehen wir nicht, weil sich die Materie im Kosmos geradezu anti-physikalisch verhält. Warum beschleunigt sich die Ausdehnung des Universums im Sinne einer Anti-Schwerkraft? Wieso nimmt die Rotationsgeschwindigkeit von Galaxien nach außen nicht in der Weise ab, wie es physikalisch zu erwarten wäre und damit den Gesetzen der Gravitation widerspricht? Die Astrophysik muss hypothetisch eine dunkle Materie und eine dunkle Energie annehmen – danach liegen nur 4,6 % der „Masse" im Kosmos in Form von nachweisbaren Atomen vor, alles andere ist eigentlich dunkles Geheimnis – um die kosmischen Vorgänge im mechanistischen Weltbild einzuordnen.

> *„Schwarze Löcher ... das sind Objekte, die unsere Vorstellungen von einer physikalischen Welt zusammenbrechen lassen."*[9]
>
> Andrea Ghez, Nobelpreis Astrophysik 2020

Die Macht des physikalischen Paradigmas ist heute noch viel zu groß (nicht ganz zu Unrecht, denn die Physik und damit auch die Mathematik lehren uns eine exakte Denkweise, ohne die auch eine geisteswissenschaftliche Naturforschung nicht auskommt), als dass sich Perspektiven aus der Welt des Lebendigen hier ernsthaft mit in die astronomischen Überlegungen einbeziehen ließen. Dass es eben eine Realität der antiphysikalischen Gesetzmäßigkeiten des Lebendigen gibt – jeder Baum folgt in seinem Wachstum nach oben einem Antigravitations-, sprich einem Levitationsgesetz, das wir bei ehrlichem Eingeständnis auf der physikalischen Ebene nicht wirklich verstehen –, darf man angesichts all der offenen Fragen nicht a priori ausschließen.

Das beharrliche Festhalten an tradierten wissenschaftlichen Denkmodellen findet eine kognitionswissenschaftliche Erklärung, die man als Hebbian-Learning bezeichnet: Je öfter wir eine Vorstellung, eine Behauptung oder ein Denkmuster wiederholen, desto tiefer verankert sich ein solches Modell neurobiologisch. Alle liebgewordenen Denkgewohnheiten gehen mit solchen synaptisch fixierten Prozessen einher, die sich bekanntlich schwer korrigieren lassen. In der Psychologie sprechen wir vom Illusion of Truth-Effect; er bedeutet, dass Aussagen, die man zuvor bereits öfters gehört oder gelesen hat, ein größerer Wahrheitsgehalt zugesprochen wird als solchen, die erstmals zu Gehör kommen. Wenn wir seit Generationen den Kindern in der Schule den Urknall lehren, dann ist eben ein solches Denkschema fest (epigenetisch!) im kollektiven Bewusstsein verankert. Die Korrektur des geozentrischen Weltbildes war ein langwieriger, schmerzhafter Prozess gegen die hartnäckigen Widerstände eines trägen Zeitgeistes. Auch das heutige wissenschaftliche Denken ist nicht frei von solchen, vornehmlich materialistischen Dogmen, die gerade bei essentiellen medizinischen Fragen durch ihre „biomechanistische Ideologie“[10] den Blick auf die an Bedeutung orientierte, seelisch-geistige Wirklichkeit der menschlichen Existenz verstellen.

Wissenschaftliche Revolutionen im Sinne eines Paradigmenwechsels beginnen meist durch einen plötzlichen, grundsätzlichen Perspektivenwechsel, der die Phänomene in einem ganz neuen Licht erscheinen lässt.[11] Dabei spielt der intuitive Moment der richtigen Fragestellung die zündende Rolle. In einer guten Frage steckt oft mehr Intelligenz und geistige Lebendigkeit als in der Antwort, sie kann den Blick auf bisher Unbedachtes freigeben und damit ganz neue Denk- und Wirklichkeitsräume eröffnen.

Die vielen Rätsel, welche die Natur, das Leben, der Kosmos und nicht zuletzt das Wesen des menschlichen Geistes selbst uns immer noch aufgeben, lassen zunächst nur eine Feststellung zu: Wir sollten uns immer auch für das Noch-Unvorstellbare bereithalten.

3. Was ist Leben?

> *„Ich denke, dass die Analogie zwischen Zellen und Maschinen irreführend und fehl am Platze ist. Ein solch mechanistischer Ansatz konnte bisher nicht und wird auch in Zukunft nicht helfen, die Komplexität von Lebensprozessen zu verstehen.“*
>
> Thomas C. G. Bosch[12]

Die Frage nach Ursprung und Wesen des Lebens gehört wohl zu den interessantesten in der Wissenschaft überhaupt und ist nach wie vor völlig offen.

Nun hatten wir gesehen, dass die molekularen Spuren von viraler Existenz in dem Murchison-Kometen nahelegen, dass die kosmische Herkunft der Urbausteine des Lebens zumindest nicht ganz abwegig ist.[13] Vor diesem Hintergrund sollte man das Paradigma, Leben sei eine Eigenschaft des Stoffs, immer wieder auf den Prüfstand stellen. Sind Substanzen möglicherweise Endzustände ursprünglich lebendiger Prozesse?[14]

Auch die Entstehung der ersten Einzeller ist mit vielen offenen Fragen verbunden. Als sich im Urmeer die ersten Prokaryonten herausformten, was ist dabei eigentlich geschehen? Warum haben sich in dieser Urflüssigkeit plötzlich kugelige Membranen gebildet und sich damit ein Zellinneres und ein Außen differenziert? Anders ist die Entstehung des zellulären Lebens nicht zu denken, als dass sich im Wässrigen ein Bläschen absondert und damit ein Gesondertes entsteht. Ein zunächst „halbes“ Bläschen oder ein Nach-und-Nach in der Entwicklung eines Bläschens ist hier nicht denkbar, sondern der entscheidende Moment bei der Entstehung des zellulären Lebens ist die Trennung in ein

Innen und ein Außen – ein Prinzip, welches sich durch die gesamte Evolution hindurchzieht und in den selbstbewussten „Weltinnenräumen“ (Rainer Maria Rilke, 1875–1926)[15] des Menschen gipfelt.

Hans Jonas beschrieb in seinem Werk *Das Prinzip Leben* die Stufen der Evolution unter dem Leitgedanken „Organismus und Freiheit“ so, *„dass in ihren Stufen die sinnliche ‚Spiegelung‘ der Welt immer deutlicher und in sich lohnender wird, das ‚Wissen‘ also zunimmt, anfangend mit dem dunkelsten Fühlen irgendwo auf den untersten Sprossen der Tierleiter, ja schon mit der elementarsten Reizung organischer Empfindlichkeit als solcher, in der irgendwie schon Andersheit, Welt und Objekt keimhaft ‚erfahren‘, d. h. subjektiv gemacht und erwidert werden ... In diesem fundamentalen Sinn genommen, kann uns der Begriff der Freiheit in der Tat als Ariadnefaden für die Deutung dessen dienen, was wir Leben nennen. Was das Geheimnis der Anfänge betrifft, so ist es uns verschlossen. Am überzeugendsten für mich ist die Annahme, dass schon der Übergang von unbelebter zu belebter Substanz, die erste Selbstorganisierung der Materie auf das Leben hin, von einer in der Tiefe des Seins arbeitenden Tendenz zu eben den Modi der Freiheit motiviert war, zu denen dieser Übergang das Tor öffnete.“*[16]

„Der Beginn des Lebens war der erste Abfall von Gott“, schrieb der bekannteste Naturphilosoph der Goethezeit, Lorenz Oken (1779–1851).[17] Wie recht er damit haben könnte, mögen zwei bildhafte Beispiele aus der Welt der Mikroorganismen illustrieren. Wie wir oben am Beispiel der Myxobakterien sahen, vollzieht sich die Entstehung mehrzelliger Organismen aus einer gewissen Not heraus.[18] Wenn die „paradiesischen“ Bedingungen eines üppigen Nährstoffangebots schwinden, nötigt dies die Einzeller aus ihrem planktonischen Vitalzustand, in dem sie eigentlich „unsterblich“ sind, zwecks Überlebens in einen Zusammenschluss. Sobald eine stabile Form in der Natur entsteht, haben wir es schon mit Todesprozessen zu tun, denn die Form muss wieder absterben, aber die vitale Urbiosphäre bleibt.

Wenn man bestimmte Viren (Qbeta-Phagen) unter solchen Luxusbedingungen hält, vermehren sie sich immer schneller, werfen nach und nach ihre Gene weg und werden deutlich kleiner. Sie lösen sich gleichsam auf, indem sie in ihre Anfangszustände regredieren. In dem unter Virologen viel diskutierten Versuch von Sol Spiegelman (1914–1983) war das Genom dieser Viren nach hundert Vermehrungsrunden von 4500 Nukleotiden auf 200 geschrumpft.

„Das Unglaublichste daran ist, dass die RNA zur non-coding-RNA wurde. Also, bis hin zu den ersten Anfängen der Evolution lief es im Reagenzglas rückwärts ab, in wenigen Tagen. Erstaunlich. Mit der non-coding-RNA fing doch einmal alles an.“[19]

Die „Vertreibung aus dem Paradies“ bedeutet im mikrobiologischen Kontext: Sobald sich Organismen aus der vitalen Urbiosphäre absondern, kommt das Todeselement mit ins Spiel. Es setzt eine sterbliche Spezialisierung ein, die im universellen Urzustand der Prokaryontenwelt nicht vorhanden war. Je weiter wir in die frühe Evolution zurückgehen, umso unschärfer wird die Grenze zwischen Organismus und Umwelt. Die mikrobielle Besiedelung unserer epithelialen Grenzflächen zur Außenwelt zeugt noch von diesem holistischen Urzustand einer allgemeinen Biosphäre. Das Mikrobiom stellt ein lebendiges Fluidum dar, das zugleich Teil unseres Organismus und der Umwelt ist. Das Gehirn des Menschen als vorläufiges Endprodukt der Entwicklung mit seinen vielen

Hüllen und seiner hermetischen Blut-Hirn-Schranke ist dagegen das am meisten gegen Außenwelteinflüsse isolierte Organ – die biologische Grundlage unserer Eigenständigkeit und Freiheit im Denken, aber auch der Getrenntheit unseres Bewusstseins von der Welt. Diese Heraussonderung aus dem Paradies vollzog sich nicht nur biologisch von einer Universallebendigkeit zu den Einzelorganismen, sondern auch geistig, von der Universal-Geist-Sphäre zum individuellen Geist des Menschen.

Was in der Genesis als Garten Eden geschildert wird, beschreibt im Grunde den paradiesischen Zustand der ätherischen Welt, in der es noch kein isoliertes Leben und damit auch kein eigenes Bewusstsein gab; die „Vertreibung aus dem Paradies" begann mit dem Essen vom Baum der (eigenständigen und damit irrtumsanfälligen) Erkenntnis. Der Überlebenswille, der in unserer heutigen darwinistischen Evolutionslehre als ungerichtete, treibende Entwicklungskraft in der Natur angesehen wird, übersieht diese Wirklichkeitsdimension; einen puren Überlebenswillen ohne Richtung, d. h. ohne ein „wozu und wohin" gibt es nicht. Jeder Organismus dieser Erde sucht nach seiner vollständigen Befriedigung, nach der vollkommenen Homöostase, die er im Grunde nur in der ätherischen Welt – der Urwelt des Lebendigen – findet, die er aber als sterbliches, irdisches Körperwesen nie zur Gänze erreicht. In der menschlichen Psyche sprechen wir von „Seligkeit", wenn wir mit unserem Erleben tief in das Ätherische – die Sphäre der All-Verbundenheit – eintauchen. Auf eine noch ganz archaische Weise tut dies der Mensch im Geschlechtsakt, wo er die Überwindung seines körperlichen Getrenntseins in der Vereinigung, ja möglichst innigen Durchdringung sucht. Alles Wohlgefühl entstammt letztlich der ätherischen Welt und die Heraussonderung aus dem lebendigen Ganzen ist im Grunde der Urschmerz des Menschen auf seinem Weg zur Freiheit. Das meint Hans Jonas mit dem Ariadnefaden, der die Evolution von den ersten Einzellern bis zum menschlichen Innenleben durchzieht. [→ Kapitel V.3]. Kommen wir vor diesem Hintergrund auf die Entstehung der Prokaryonten im Urmeer zurück.

Bei diesen ersten zellulären Bläschen war die Zusammensetzung der intra- bzw. der extrazellularen Flüssigkeit vermutlich noch sehr ähnlich und hat sich erst im Lauf der Entwicklung differenziert.[20]

Eine entscheidende Frage ist nun, ob wir den Begriff „lebendig" nur auf die Zelle selbst und ihren Binnenmetabolismus als organische Funktionseinheit anwenden dürfen. Eine abrupte Trennung zwischen einem lebendigen Innen und einem leblosen Außen ist in dieser Form nicht zulässig. Denn wir wissen heute sehr genau, dass insbesondere das Leben seit seinen frühen Evolutionsstufen, bei den Prokaryonten, einen im Vergleich zu höher entwickelten Organismen sehr vielfältigen Austausch von Botenstoffen, Stoffwechselprodukten und Genen (Horizontaler Gentransfer) zwischen den Einzelzellen besitzt. Die Funktion von einzelnen Prokaryonten und Viren erklärt sich erst innerhalb des Systems. Das Leben der Prokaryonten wird weniger aus ihrer Selbsterhaltung, sondern aus der Stabilisierung ganzer Ökosysteme verständlich, ihre Wirksamkeit ist kontextorientiert [→ Kapitel II.9]. Die hohe funktionelle Verflechtung insbesondere der zellkernlosen Mikrobengemeinschaften legt einen erweiterten Organismus-Begriff nahe.[21]

Die genaue Analyse von Meerwasser zeigt, dass wir es auch außerhalb der Zellen mit einer unüberschaubar großen Anzahl von Viren, Virenpartikeln, stoffwechselaktiven

Makromolekülen, freier DNA bzw. DNA-Fragmenten, Proteinen, Hormonen, Vitaminen und verschiedensten Botenstoffen zu tun haben, die in einem komplexen System von untereinander vernetzten einzelligen Organismen ausgetauscht werden. Stoffwechsel findet also nicht nur innerhalb, sondern auch zwischen den Zellen statt, worauf letztlich die Entstehung von Zellverbänden, Organen, Organismen und ganzen zusammenhängenden Ökosystemen beruht.

Auch die Gene werden, wie wir gesehen haben, (nicht nur) von den Prokaryonten im horizontalen Gentransfer untereinander ausgetauscht. Dabei stellt sich die Frage, ob wir die Viren, die ja das wesentliche Substrat des horizontalen Gentransfers ausmachen, nicht als eine biokommunikative Ursubstanz deuten müssen. Die alte Frage, ob man die Viren überhaupt als Lebewesen betrachten kann, weil sie keinen eigenen Aufbaustoffwechsel besitzen, beantwortet sich von selbst, wenn wir den sinnlosen Versuch der *lokalen* Zuschreibung von *Leben* aufgeben und eben zu einem erweiterten Organismus-Begriff finden.

Leben ist immer da, wo eine Eigenaktivität die Einzelkomponenten zu einer größeren, selbsttätigen Funktionseinheit zusammenschließt. Wir hatten gezeigt, dass zwei verschiedene Bakterien in einer gemeinsamen Nährlösung sich anders als einzeln in getrennten Nährlösungen verhalten [→ Kapitel I.1]. Sie interagieren in einem Wechselursachenverhältnis, weil sich der Stoffwechsel des einzelnen Bakteriums in Gegenwart des anderen verändert.

Wie sich mehrere verschiedene Prokaryonten in einem bestimmten situativen Umweltkontext zueinander verhalten, lässt sich nicht vorhersagen, auch wenn die Genome der einzelnen Organismen bekannt sind, weil dieser Vorgang von unzähligen Faktoren, um es überspitzt auszudrücken: vom Zustand des ganzen Kosmos abhängt, der sich selbst wiederum ständig verändert. Dass das Leben – neben all seinen zweifellos gegebenen Determinanten – sich in seinen spontanen, kreativen Momenten durch diesen nicht fassbaren Indeterminismus – das Freiheitselement im Sinne von Hans Jonas – auszeichnet, scheint gerade sein eigentliches Geheimnis zu sein. Komplexe Lebensprozesse, von den bakteriellen Wechselwirkungen bis zum Gespräch zwischen Menschen, *leben* von der Zukunftsoffenheit und „Unverfügbarkeit“[22], die sich allen deterministischen Denkmustern der Lebenswissenschaft beständig entgegenstellen und über deren Evidenz uns die Wirklichkeit täglich neu belehrt.[23]

Das Leben wirkt nicht nur innerhalb der Bakterien, sondern auch zwischen ihnen. Ein Wald, ein See oder eine Wiese sind mehr als die Summe ihrer einzelnen Organismen, denn sie bilden eben einen Metaorganismus mit unzähligen Wechselwirkungen, was wir dann als Ökosystem bezeichnen. Das Lebendige zeichnet sich ja gerade dadurch aus, dass die Einzelheiten – Moleküle, Gene, Zellen, Organe – in einen funktionellen *Zusammenhang* treten und Mit-Glieder einer übergeordneten, gemeinsamen Organisation werden. Sowohl im Biologischen wie im Sozialen sind individuelle Einzelorganismen immer Glieder eines größeren Zusammenhangs.

Die gegenwärtig sich zuspitzende Klimaproblematik und die zahlreichen globalen ökologischen Probleme schaffen ein zunehmendes Bewusstsein von der Erde als einem hochkomplexen lebendigen Organismus.[24]

Die Grenze zwischen belebt und unbelebt bzw. zwischen innen und außen lässt sich also gerade bei diesen Urorganismen nicht scharf ziehen. Auch was wir als Quorum sensing schilderten, ist ein vielschichtiges intermikrobielles Informationssystem, das eine Vielzahl von Mikroorganismen zu jeweils größeren funktionellen Verbänden bzw. noch losen, fakultativen Protoorganismen zusammenschließt.

Die Verortung des Lebendigen rein intrazellulär widerspricht jedem biologischen Prinzip, denn das „Leben" als Eigenschaft ist schwerlich im Raum an bestimmten Strukturen festzumachen, es lässt sich nur als systemischer Prozess, letztlich als „Tätiges" und „Zusammenhang-Schaffendes" zwischen den Einzelheiten verstehen. Der Begriff des Lebendigen ist nicht auf einen isolierten intrazellulären Binnenmetabolismus reduzierbar.

Der Aspekt, nach dem die einzelnen Organismen sich aus einer allgemeinen Lebenssphäre heraussonderten bzw. bildeten, ist in der Zusammenschau der Phänomene plausibler als die Annahme einer ersten Urzelle.

Wenn wir physikalisch-mechanistisch denken, müssen wir die Entstehung des Lebens vom Punkt aus, zentrifugal denken – ein Molekül hätte demnach, wie auch immer, irgendwann zu *leben* begonnen; eine Vorstellung, die nicht so recht nachvollziehbar ist, denn bislang sind alle Versuche gescheitert, Leben spontan aus Unbelebtem entstehen zu lassen. Wenn wir lebendig denken, müssen wir auch von der Peripherie her denken[25], holistisch: Lebewesen sind herausgesonderte bzw. herausdifferenzierte Erscheinungen aus einer Universallebendigkeit, aus einem größeren Kontext. Ein Lebewesen begreifen, heißt nicht nur Gene und Moleküle zu analysieren, sondern die gesamte Peripherie; ein Apfelbaum ist ohne Sonne, Wind, Regen, Nährstoffe, Mineralien, Bienen, Wetter, Kosmos, Landschaft, Mikroorganismen im Boden und vieles mehr nicht zu verstehen.

Leben ist ubiquitär, allgegenwärtig! Es tritt eben nur dort in die sichtbare Erscheinung, wo entsprechende Bedingungen gegeben sind.

„Darauf beruht ja alle Entwicklung, dass erst aus dem Leben der Umgebung selbständige Wesenheit sich absondert; dann in dem abgesonderten Wesen sich die Umgebung wie durch Spiegelung einprägt und dann dies abgesonderte Wesen sich selbständig weiter entwickelt."[26]

Ein Entwicklungsprinzip alles Lebendigen ist der Weg vom Allgemeinen zum Besonderen; die pluripotente Stammzelle differenziert sich in viele spezialisierte Zellen, aber die spezielle Zelle wird nicht wieder zur Stammzelle.[27] Die Meristemzellen der Pflanze enthalten in Einem, was sich später in Blätter, Blüten, Stängel, Samen und Wurzeln differenziert. Sämtliche Zellen des Blutes leiten sich von einer pluripotenten Stammzelle ab, wie ja der gesamte Mensch von einer universellen Eizelle abstammt. Die Herzmuskelzelle des Embryos beispielsweise ist noch sehr universell, sie zeigt Kontraktilität und die Fähigkeit zur Erregungsbildung, d. h. sie ist Muskel- und Nervenzelle in einem und erst später differenzieren sich die jeweiligen Spezialformen.

Wenn wir das Phänomen des horizontalen Gentransfers und andere symbiotische Stoffwechselleistungen (Biofilme) bei den Bakterien betrachten, dann stellt sich die grundsätzliche Frage, ob es sich bei solchen Mikrobengesellschaften tatsächlich um eine Ansammlung von Einzelorganismen handelt, die miteinander interagieren, oder ob solche Kollektive nicht eher undifferenzierte, plastische Vorstufen mehrzelliger Organismen darstellen, deren übergeordnetem Organisationsprinzip sich die Einzeller einfügen.

Ein Biofilm, der sich aus zahlreichen verschiedenen Mikroorganismen aufbaut, ist aus der Eigengesetzlichkeit seiner Teile nicht verstehbar. Wir sprechen von einem mereologischen Fehlschluss, wenn man bestimmte Eigenschaften des Ganzen fälschlich seinen konstituierenden Teilen zuspricht. Wenn wir sagen, *das Gehirn denkt*, schreiben wir einem Einzelorgan eine Fähigkeit zu, die nur der Person als Ganzem zukommt.[28]

Was geschieht also in dieser Frühphase des Lebens, wenn sich die ersten Zellen herausformen? Die „lebendige Flüssigkeit" differenziert sich in ein Außen und ein Innen und dazwischen liegt eine sensible Grenzmembran, die als Zellwand aktiv einen Milieuunterschied zwischen innen und außen aufrechterhält. Aber diese Abgrenzung ist nie hermetisch, sondern aktiv korrespondierend zwischen innen und außen, d. h. das Geschehen innerhalb der Zelle bleibt immer umkreisabhängig. Eine abgeschlossene, kontextunabhängige Binnenlebendigkeit gibt es nicht, und daran ändert sich im weiteren Verlauf der Evolution nichts; auch die hochentwickelten Nervenzellen der menschlichen Großhirnrinde sind ohne Integration in einen Umwelt- bzw. Organismuskontext weder lebensfähig noch verstehbar. Lebensprozesse, die sich von der Umwelt abschließen, verlöschen wie ein bedecktes Auge, das mit der Zeit erblindet, wenn das Licht es nicht „belebt".

Es gibt keine isolierten Organismen wie es überhaupt keine lokale Zuschreibung für das gibt, was wir Leben nennen. Das Leben liegt nicht im Detail, sondern darin, wie die Details über die Zeit zusammenhängen. Leben ist – wie die Zeit – kein Zustand des Stoffs!

Aber können wir nun etwas Allgemeingültiges darüber sagen, wie und warum sich aus dem Urmeer diese einzelnen zellulären Gebilde heraussonderten? Welcher Impuls führte zu der Trennung und Aufspaltung dieses lebendigen Urwassers in viele einzelne „Bläschen"? Wenn warme feuchte Luft als homogenes Ganzes aufsteigt und in kältere Luftschichten eindringt, dann kondensiert das allgemein Feuchte und zerfällt in einzelne Regentropfen oder gar Schneeflocken. Es gibt also ein Trennendes, was in diesem Fall die Kälte mit ihrer fragmentierenden und erstarrenden Qualität ist, und dem gegenüber steht die Wärme in ihrer verbindenden, Zusammenhang stiftenden Qualität – ohne Wärme gibt es kein Leben, alles bleibt beziehungslos starr, das reicht von den einfachen chemischen Reaktionen bis zu den Beziehungen von Menschen. Im anthroposophischen Verständnis gehört die Wärme an den Anfang aller Entwicklung, sie ist das Urelement, aus dem sich Erde und Mensch in ihren physischen Erscheinungen heraussonderten. Die Wärmequalität repräsentiert die ursprüngliche Verbundenheitssphäre.

4. Vier Evolutionsstufen und ihre zeitliche Integration

Vor diesem Hintergrund wollen wir die mikrobiologischen Phänomene im Zusammenhang mit den geisteswissenschaftlichen Schilderungen Rudolf Steiners hinsichtlich der gemeinsamen Evolution von Erde und Mensch ins Blickfeld rücken. Dazu seien zunächst einige Grundlinien grob skizziert, denn sie dienen für ein vertieftes Verständnis der Viren und Prokaryonten als wichtige Voraussetzung.

Ontologisch unterscheiden wir im anthroposophischen Evolutionsverständnis vier Entwicklungsstufen, die nicht aufeinander reduzierbar oder voneinander ableitbar sind: Physische Welt (Reich der Mineralien), Ätherwelt, die wir mit der Pflanzen-, aber auch mit der Prokaryontenenwelt gemeinsam haben; sie umfasst alles unbewusst Lebendige; als drittes die Astralwelt, auf die das Empfindungsleben gründet, das wir mit den Tieren teilen und letztlich das Ich, das den Menschen als selbstreflektives, kreatives, geist- und freiheitsbefähigtes Wesen auszeichnet.

Entscheidend für das Verständnis ist nun, dass diese Entwicklung *integrativ* verläuft, d.h. die Evolution arbeitet in gewisser Weise additiv: Vorausgehende Entwicklungsstufen sind nicht vorbei, sondern erscheinen im Nachfolgenden integriert und machen dabei eine Metamorphose durch. Neues schließt immer an das Bestehende an und verändert es dadurch. In der Ontogenese des individuellen Menschen gelten verwandte Gesetze; wir durchlaufen unendlich viele Erfahrungen, die sich in die holistische Natur unseres Ichs integrieren und zu der Ganzheit unserer Persönlichkeit verschmelzen.

In einem Weizenkorn sind nahezu sämtliche chemischen Elemente enthalten, die auf der Erde vorkommen. Innerhalb des Korns wirken diese Stoffe aber nicht nach ihren eigenen Gesetzmäßigkeiten, sie bilden keine Salze, Erze oder Kristalle – das würde die Pflanze krank machen –, sondern sie sind in ein neues, übergeordnetes Organisationsprinzip integriert. Die physische Stofflichkeit gehorcht hierbei den Gesetzmäßigkeiten, die wir unter dem Begriff des Ätherischen zusammenfassen. Das Ätherische ist reine Tätigkeit. Es hat mit dem ungerichteten Energiebegriff der Physik nichts zu tun, sondern ist in sich nach ganz bestimmten Gesetzmäßigkeiten strukturiert. In den Ätherleibern der Organismen wirken gewordene Zeit- bzw. Prozessstrukturen, weshalb wir auch vom Zeitleib sprechen (siehe unten).

Dass wir als Menschen Hände haben, ist ursprünglich nicht das Produkt eines genetischen, d.h. stofflichen Programms, sondern organgewordene Tätigkeit. Hände sind das optimale Ergebnis, die geniale Essenz Jahrmillionen alter menschlicher Handlungspraxis. Menschliche Hände vollziehen pro Tag etwa 150.000 Handgriffe, ein Leben lang, seit Tausenden Generationen und was sich im Erbstrom in der Anatomie der Hände realisiert, ist das Ergebnis aus unendlich vielen Taten. Analog verhält es sich mit unserer DNA: Sie ist als eine Art Sediment aus einer hoch dynamischen, genetisch-plastischen Lebenssphäre zu verstehen, die in der Virenwelt ihr ursprüngliches Substrat hat. Doch kommen wir auf das integrative Evolutionsprinzip zurück.

Alle Stoffwechselleistungen der Pflanzen- und vor allem der Prokaryontenwelt erscheinen auf der nächsten Stufe, dem tierischen Organismus – natürlich in unterschiedlichsten Varianten – *zusammengefasst*. Physischer und Ätherleib unterliegen beim Tier einem neuen, übergeordneten Organisationsprinzip, das wir mit dem Begriff des Astralleibes bezeichnen. Das Astralische hat grundsätzlich etwas mit Beseelungsqualitäten zu tun. Auch hier darf sich die Eigengesetzlichkeit des Pflanzlichen bzw. der Prokaryontenwelt nicht zu sehr geltend machen, sonst treten wiederum pathologische Prozesse (Infektionserkrankungen, Wucherungen u.a.) auf. Die Astralwelt „berührt" zwar in den Farben, Blüten und Düften die Pflanzen, aber gewissermaßen nur von außen. Verinnerlicht wirkt die Astralität erst auf der dritten Evolutionsstufe, welche die Tierwelt und die Nervenstrukturen als Organe der inneren Empfindungsfähigkeit hervorbringt.

Letztlich haben wir es in der menschlichen Seele, mit ihrem reichhaltigen Repertoire an Empfindungen und Regungen, mit einer Art Kompendium der Tierwelt zu tun. Die unzähligen Facetten tierischen Verhaltens sind im Menschen als potentielle Fähigkeiten zusammengefasst bzw. veranlagt. Beim Tier ist das Verhalten im Wesentlichen durch seine Organe determiniert – ein Maulwurf *kann* sich nur so verhalten, wie es die Natur in seinen Organen veranlagt hat – , das menschliche Verhalten dagegen zeichnet sich gerade durch eine besonders hohe Flexibilität und Plastizität aus. Die Hand des Menschen ist eben gerade *nicht* auf bestimmte Funktionen festgelegt wie Flügel, Flosse, Huf oder die „Schaufel"-Hand eines Maulwurfs. Das Tier ist ganz in die Empfindungswelt eingebunden, wodurch es all seine speziellen Fähigkeiten und seine Instinktsicherheit bezieht. Aber es hat keine Selbstzweifel, es sucht nicht nach Identität und Selbstverwirklichung, denkt nicht über das Leben nach, weil es kein Ich hat. Der Hund muss aus sich keinen Hund machen, aber der Mensch hat aus sich selbst erst den Menschen zu formen, der er werden will. In ihm verinnerlicht sich das Evolutionsprinzip bis zu einem gewissen Grad, indem der Mensch zur autonomen Entwicklung *aus sich selbst heraus* befähigt ist. Hierin liegen, bei allen biologischen Gemeinsamkeiten, die grundsätzlich verschiedenen Existenzebenen von Mensch und Tier. Alle seelischen Zustände, wie sie sich im Tierreich in gewisser Weise jeweils vereinseitigt und spezialisiert ausleben, erscheinen im Menschen zusammengefasst und in einer neuen Organisationsstufe, dem Ich eingegliedert. Wieder gilt: Das Tierhafte kann sich im Menschen nicht ohne Pathologie auf den verschiedensten Ebenen entfalten. Ein rein instinktives Agieren ist kein menschliches Verhalten. Die Beherrschung der Astralität durch das Ich bildet die Voraussetzung aller menschlichen Zivilisation und Kultur.

Man kann es in seiner Bedeutung nicht überschätzen, dass der Mensch ein Integral, eine Zusammenfassung der gesamten Natur ist. Schon Paracelsus (1493–1541) wusste intuitiv: „*Die Natur besteht aus vielen Buchstaben und das Wort, das sie bezeichnen, ist der Mensch.*"[29]

Wir können also von einem Integrationsprinzip sprechen, nach dem in einer neuen Evolutionsstufe alle vorangegangenen metamorphosiert wiedererscheinen. Diese Tatsache impliziert einen weiteren wichtigen Aspekt der geisteswissenschaftlichen Evolutionsforschung: Das Wesen der Zeit. Im Lebendigen ist die Zeit etwas anderes als das, was in der Physik als linear ablaufender Gleichtakt gilt.[30,31,32,33] Der Zeitbegriff als physikalische Größe ist eine Abstraktion der *erlebten* Zeit. Indem wir über die Zeit ein fixierendes Raster aus Sekunden, Minuten usw. legen und sie damit messbar machen, entsteht die Illusion, sie sei aus Quanten zusammengesetzt und damit im physikalischen Sinne fassbar, was aber nicht der Fall ist. Da sich das eigentliche Wesen der Zeit unserem gewohnten Denken entzieht, erklärt die moderne Physik sie gar zur Illusion.[34]

Rudolf Steiner nannte den Ätherleib auch Zeitleib, weil die reine Zeit etwas Ätherisches ist. Alles Lebendige ist von *strukturierter* Zeit durchsetzt, jeder Organismus ist in seiner Entwicklung an ganz bestimmte Zeitordnungen gebunden. Die Entwicklung einzelner Organe und Glieder sowie ihre proportionalen Verhältnisse hinsichtlich Wachstumsbeginn, -geschwindigkeit, -ende und Größe unterliegen einer Art Choreografie, in der alles aufeinander abgestimmt ist. Die verschiedenen Gestalten der höheren Tiere lassen sich unter diesem Aspekt auf ein gemeinsames plastisch-variables Urmodell (das Goethe den Typus nannte) zurückführen, dessen einzelne Organe artspezifischen Entwicklungsdynamiken und Metamorphosen unterworfen sind. Der Huf des Pferdes entspricht dem Fingernagel des menschlichen Mittelfingers, ist aber aus einer ganz anderen

Wachstums-Choreografie hervorgegangen. Dasselbe gilt für die Pflanzen, ihre spezielle Morphologie ergibt sich aus unterschiedlich komponierten Zeitstrukturen, deren Urmodell im Goetheschen Sinne die Urpflanze darstellt. Sie ist keine feste Form, sondern eine „flüssige" Gesetzmäßigkeit. Der Ätherleib wirkt als Zeitchoreograph. Nicht zuletzt ist unsere gesamte Physiologie von einer Vielzahl von unterschiedlichen Rhythmen getragen, von den circadianen Rhythmen im Stoffwechselbereich über den Herz- und Atemrhythmus im mittleren System bis hin zu den hochfrequenten, neuronalen Synchronisationen[35] im Zentralnervensystem.

Im Lebendigen ist das Vergangene nicht einfach vorbei, wie eine Minute nach einem Zeigerumlauf auf der Uhr, sondern es nimmt die Vergangenheit mit in die Gegenwart hinein, wie auch das Zukünftige *wirksam* in der Gegenwart anwesend ist.[36]
„Alle Entwicklungszustände sind gegenwärtig, so wie der 50-Jährige neben dem Einjährigen steht."[37] *„Jedes Lebewesen trägt nämlich in seiner permanenten Gegenwart aus der Vergangenheit seine gesamte Evolutionsgeschichte als seine Vererbung in jeder seiner lebenden Zellen dauerhaft in sich. Hinzu kommt, dass fortwährend seine Zukunft immer größer ist, als was gegenwärtig verwirklicht ist. Sonst gäbe es keine Selbstregulation und Selbstheilung bei veränderter Umwelt und erst recht keine Vermehrung und Evolution. Jeder lebende Organismus stellt also die Vergegenwärtigung aller drei Zeitmodi in jedem Gegenwartsmoment dar und dadurch entzieht er sich der ausschließlich linearen Zeit. Leben besteht also aus einer permanenten Vergegenwärtigung seiner Vergangenheit und seiner Zukunft."*[38]

Geistig bewegen wir uns durch die Zeit wie durch den Raum.[39] Wie für das Bewusstsein die Zeit perspektivisch erscheint – wir „blicken" zurück oder in die Zukunft – so ist auch unsere physiologisch-ätherische Organisation in diesem Doppelstrom der Zeit verwoben. Das Vergangene bzw. das Zellgedächtnis stützt sich auf die Gene als Vermittler des Erbstroms. Das Zukünftige kommt uns in allen Entwicklungsprozessen und in den Heilungsvorgängen entgegen. Heilungsvorgänge verlaufen intentional, d. h. auf einen zukünftigen Zustand hin orientiert.

Wir müssen uns bewusst sein, dass sich Zeitordnungen nicht genetisch kodieren lassen. Sie liegen überhaupt nicht im Substrat begründet. Wann ein Gen exprimiert wird, entscheidet nicht das Genom, sondern die ätherische Organisation.

Die Kenntnis dieses Zeitleibes und seiner Entwicklungsgesetzmäßigkeiten ermöglicht uns ein biologisches Evolutionsverständnis über große Zeiträume hinweg, weil das Vergangene immer noch in gewisser Weise da ist. Wir können uns aber auch die verschiedenen Bewusstseinsstufen und Seelenzustände in ihrer Entwicklungsdynamik vergegenwärtigen, weil sie ebenso wie die „alten Gene"[40] in uns präsent bleiben, z. B. in Form der Archetypen, wie sie Carl Gustav Jung (1875–1961) beschrieb, aber auch in überlieferten Mythen leben. Im limbischen System unseres Gehirns – auch Säugerhirn genannt – sind alte Affekte, Emotionen und Triebe wie beispielsweise Aggressivität und Angst, die wir mit den Tieren gemein haben, repräsentiert. Mit den Pferden teilen wir etwa 50 % unserer Gene[41], aber diese „Verwandtschaft" betrifft nicht nur die biologische Ebene; wir haben auch seelisch „Pferde-artiges" in uns, sonst würden wir gar nicht diese *natürliche* Beziehung zu ihnen erleben.[42] Für ein Gesamtverständnis der Evolution gehören diese Innenansichten mit dazu, sonst bleibt das Bild unvollständig. Die Realisierung dieser Wirklichkeitsebenen setzt methodisch eine Bewusstseinsschulung bzw. Sensibilisierung voraus, wie sie die Grundlagenwerke der Anthroposophie aufzeigen.[43]

Man muss sich bei solchen Betrachtungen immer vergegenwärtigen: Wissenschaftliche Weltbilder unterliegen genauso einer Entwicklung wie alles andere in der Evolution. Weltbilder sind *geistige* Phänomene, auch ein physikalisches Weltbild, obwohl in ihm das Geistige nicht vorkommt; sie weisen Gesetzmäßigkeiten einer stufenförmigen Entwicklung auf, die sich genauso studieren lassen wie die äußeren Phänomene. Dass wir gegenwärtig die Geistwirklichkeit in unserem wissenschaftlichen Weltbild noch nicht realisiert haben, hängt mit diesen Entwicklungsgesetzmäßigkeiten zusammen. Wie die seelisch-geistige Entwicklung des Kindes gewisse Stufen durchlaufen muss, so liegen auch in der Phylogenese des menschlichen Bewusstseins bestimmte Notwendigkeiten, die auch eine intensive Auseinandersetzung mit der Materie beinhalten. Dort stehen wir heute.

Was sagt nun die geisteswissenschaftliche Evolutionsforschung? Innerhalb der gemeinsamen Entwicklung von Erde und Mensch ist die physische Welt die älteste, sie hat die längste Entwicklung hinter sich und ging aus einem Weltzustand hervor, den Rudolf Steiner als Alten Saturn bezeichnete, wobei diese, für manche vielleicht etwas befremdlich klingende Wortwahl für das Verständnis keine wesentliche Rolle spielt. Wie haben wir uns das vorzustellen? Für die heutige Physik ist die Wärme ein Zustand der Materie, der durch einen gewissen Schwingungszustand der Atome entsteht. Wie die Bewegung der Atome zur Wärme*qualität* bzw. zum *Erlebnis* der Wärme führt, was ja unser primäres Ausgangsphänomen ist, bleibt dabei ungeklärt. Aus der geisteswissenschaftlichen Perspektive ist es umgekehrt. Dort ist die Materie ein Endzustand, der ursprünglich mit der Wärme begann: Alles, was heute an unserem Organismus physisch erscheint, war in diesem Initialzustand des Alten Saturn reiner, in sich strukturierter Wärmezustand, den man sich als eine Art dynamisches Kondensat aus einer rein geistigen Umkreiswirkung vorstellen kann. Im reinen Wärmeerleben, d. h. in der Innenansicht der Wärme unter Ausschluss aller anderen Sinnes- und Bewusstseinsqualitäten, lebt eine Vergegenwärtigung dieses Urzustands.

In den folgenden großen Weltentwicklungsstufen (Alte Sonne, Alter Mond, Erde) verdichteten sich diese Wärmezustände über das Gasförmige (Alte Sonne) und das Flüssige (Alter Mond) bis zur heutigen festen Stofflichkeit der Erde. Nähmen wir von einem Menschen das Stoffliche, das Flüssige und das Luftartige weg, dann bliebe ein reines, in sich differenziertes Wärmegebilde übrig. Mit dem Blut fließt die Wärme durch den Organismus, sie war das Ursprüngliche.

Die heutige Evolutionsforschung zeichnet die Spuren der menschlichen Entwicklung anhand von Knochenfunden nach. Sie setzt dabei voraus, dass der Mensch immer schon ein kalzifiziertes Skelett besaß, das als Fossil erhalten blieb. Aber frühere menschliche Entwicklungszustände auf einer weniger „dichten" Stufe lassen sich damit nicht ausschließen, wie auch die Ossifikationsprozesse während der Embryonalentwicklung erst in einer bestimmten Phase einsetzen.

Bedeutend für unser mikrobiologisches Thema ist nun, dass diese ersten Wärmedifferenzierungen nicht aus sich selbst, sondern vom Umkreis her – aus einer rein geistigen Sphäre – gestaltet wurden und dass *wir diese Verhältnisse heute noch präsent haben.*

Wir können den Alten Saturn studieren, weil seine *Gesetzmäßigkeiten* gegenwärtig sind. Hierin liegt eine Grundlage für das Verständnis der Viren, wie wir noch sehen werden.

Das erste, was sich hinsichtlich des Menschen im Saturnzustand veranlagte, waren seine Sinnesorgane. Sie haben die längste Entwicklung hinter sich, sie sind die am meisten *physisch* gewordenen, die ältesten, ausgereiftesten Organe. Das Auge ist aus physikalisch-optischen Gesetzmäßigkeiten geradezu „konstruiert".

Wollen wir uns bewusstseinsmäßig in diesen Saturnzustand hineinleben, dann können wir uns dem auf folgende Weise annähern: Versuchen Sie einmal ihre Augennetzhaut zu fühlen: Das geht nicht, wir haben von dieser allenfalls nur ein sehr, sehr dumpfes Bewusstsein. Was wir von der Netzhaut erleben, ist nahezu ausschließlich die Peripherie, das, was wir sehen. Im Erleben der Netzhaut haben wir die Bilder der Umwelt, aber keinerlei Bewusstsein von Stäbchen und Zäpfchen. Was in der Retina als wesentlicher Prozess vor sich geht, entstammt nicht der Eigengesetzlichkeit der Netzhautzellen, sondern ist vom Umkreis bestimmt. Vergleichbar wäre das mit der Betrachtung einer Spiegeloberfläche, da können wir den Spiegel selbst nicht sehen, sondern nur das, was er zurückwirft. Die Netzhautzellen sind so betrachtet die Nachfahren dieses Urzustandes[44], sie tragen die Signatur des Alten Saturns an sich.

Alle sensiblen Grenzflächen im Lebendigen, Zellmembranen, Epithelien und Sinneszellen in ihrer Wahrnehmungsfunktion sind Saturn-Abkömmlinge. Alles was an Wahrnehmungsprozessen physisch in uns vorliegt, ist aus den Umkreisgesetzmäßigkeiten heraus organisiert. Das Ohr lässt sich ohne äußere Ton- und Klangwelt gar nicht denken. Das Ohr ist evolutiv sehr alt, in seiner ganzen Organkonzeption wie erstarrt, es ist eines der ersten Organe, die in der Embryonalentwicklung zum Abschluss kommen. Und das Felsenbein, in dem das Innenohr liegt, ist der am dichtesten mineralisierte, härteste Knochen, den wir besitzen. Die drei Gehörknöchelchen können als eine uralte, erstarrte Gliedmaße betrachtet werden, die aber keine Eigenbeweglichkeit besitzt, sondern ganz durch das Tönende aus dem Umkreis bewegt wird.

Epithelien sind ohne das, was auf sie wirkt, d. h. den Umkreis nicht verstehbar. Über die Epithelien prägen sich die Gesetzmäßigkeiten des Umkreises dem Organismus ein. Wir müssen die Physiologie der Sensibilität in einem größeren Zusammenhang betrachten: Das mikrobielle Leben auf der Darmschleimhaut und seine Beziehung zum Immunsystem bzw. zum immunologischen Gedächtnis ist verwandt mit dem „ätherischen Leben des Lichts" auf dem Sinnesepithel des Auges und seiner Beziehung zum Nervensystem bzw. zum Bildergedächtnis des Gehirns. Prozesse im Immun- und Nervensystem sind „Abdrücke" von Außenweltvorgängen. Selbst die exaktesten Kenntnisse der physiologischen Vorgänge auf der Netzhaut und der neuroelektrischen Prozesse im Bereich des visuellen Kortex teilen uns nichts über die Wirklichkeit der Bilder mit, die wir aus der Außenwelt empfangen. Etwas ähnliches gilt für die Viren.

Wie der Kopf als Zentrum des Sinnessystems, so haben alle Sinnesorgane kaum Bezug zum Aufbaustoffwechsel, sie produzieren nichts für den Organismus, keine Proteine, Hormone, Kohlenhydrate usw., sie verbrauchen dagegen in hohem Maße das, was ihnen aus dem Organismus zufließt (v. a. Blut-Nährstoffe, Glucose). Der Sehfarbstoff, der auf der Netzhaut durch die Lichtwirkung zerfällt, d. h. auf ein weniger „lebendiges"

Niveau absinkt, muss in der Leber wieder aufgebaut, d. h. revitalisiert werden und kehrt erst dann zum Auge zurück. Das Auge kann diesen Aufbauprozess nicht leisten.[45]

Der Kopf lebt ganz von der Peripherie, er ist eine Art Spiegel der Außenwelt. Das Gesicht ist eigentlich für die anderen, d. h. für den Umkreis da, erst die Einführung des Spiegels ermöglichte ihm ein „Eigenleben". In der Kopf-Nerven-Sinnes-Organisation, die am meisten physisch ist, lässt sich die Saturnqualität studieren.

Wir können es auch anders ausdrücken: Die Kymatik macht Töne und Klänge sichtbar, indem sich beispielsweise Wasser oder Sand unter dem Einfluss von bestimmten Tonfrequenzen zu hochkomplexen Strukturen formieren, die teilweise an organische Formen und Muster erinnern. Es entsteht dabei eine Art Scheinleben als physische Resonanz auf eine Umkreiswirkung.

Für ein Verständnis der Viren und ihrer Bedeutung in den frühen Phasen der Evolution kann nun die Steinersche Beschreibung des Saturnzustandes äußerst hilfreiche Aspekte liefern. Wir wollen diesen zentral wichtigen Punkt am Beispiel ihrer extrinsischen Qualität noch einmal deutlich machen. Viren sind in hohem Maße von einer Umkreislebendigkeit abhängig. In der Regel ist das der Wirtsorganismus bzw. die Wirtszelle, es findet aber auch unter dem Einfluss des „lebendigen" Sonnenlichts eine Veränderung der Viren statt, die wir oben als sogenannte Multiplizitätsreaktivierung beschrieben. Ohne das „Leben von außen" entfalten Viren keinerlei Wirkung. Die Multiplizitätsreaktivierung in der äußeren Virosphäre entspricht genau dem, was wir innerhalb der Zelle als die DNA- und RNA-Reparaturmechanismen kennen, die ständig in uns ablaufen. Das rein Genetische in der Zelle ist das „Gewordene", das Alte, das am meisten *Physische*. Es hat immer die Tendenz zur Überalterung, es neigt zur Degeneration und zum Zerfall [→ unten bzw. Kapitel II, Anm. 39], den die Lebendigkeit des Zytoplasmas bzw. des Ätherischen ständig aufhält und womit sich die Erbsubstanz „verjüngt". Der Begriff der Reparatur ist daher nicht ganz zutreffend, denn wir müssen davon ausgehen, dass dieser permanent gegen die Alterung wirkende Prozess nicht nur eine Wiederherstellung des vorausgegangenen Zustandes, sondern immer auch eine Art Erneuerung im Sinne eines aktualisierten Entwicklungszustandes bzw. einer Reifung bedeutet.

Viren, die wir ständig in uns aufnehmen und verlebendigen, sind eigentlich rein physischer, „kristalloider" Natur. Wie ein – scheinbar lebloser – Same erst im lebendigen Boden eine Wirksamkeit entfaltet, so bringen Viren eine qualitative Entwicklungsmöglichkeit ins Spiel, die aber ganz davon abhängt, ob und wie sie der Organismus ergreift. Jeden Tag fallen Millionen Samen auf den Erdboden; was aus ihnen wird, ist von der Ökologie des Systems abhängig.

Ein Virus ist in erster Linie das, was der Organismus in seinem Lebenskontext daraus macht. Letztlich sind wir es in gewisser Weise selbst, die mit den Viren in einer ganz individuellen Weise umgehen. Man kann sich ja die Frage stellen, ob die Myriaden von verschiedenen Virenarten [→ Kap. II.12] nicht das Ergebnis von unzähligen, spezifischen Mikroevolutionen sind, welche die Viren im jeweils individuellen Wirtsorganismus oder Habitat durchmachen und somit die Mikrobensphären der Natur von unzähligen individuellen, auch menschlichen „Essenzen" tingiert sind.

Wenn wir davon sprechen, dass Viren – insbesondere die RNA-Viren – mit hoher Geschwindigkeit im Organismus *mutieren*, woher nehmen wir dabei die Gewissheit, dass die Mutation vom Virus ausgeht? Ist seine Mutabilität überhaupt ein intrinsischer Faktor oder nicht vielmehr ein extrinsisches Geschehen, das im Wesentlichen der Organismus induziert? Daher sprechen wir von spezifischen Mikroevolutionen, die sowohl die Viren wie auch die Bakterien im jeweils individuellen Habitat eines Wirtsorganismus durchmachen. Die Wahl unserer Begrifflichkeiten – wenn wir vom *Kampf* des Immunsystems gegen das Virus sprechen – lenkt das Denken hierbei in eine einseitige Richtung. Die Auseinandersetzung der Lebewesen mit ihrer Umwelt hat zweifellos auch eine kämpferische Seite; ihre Generalisierung erzeugt aber einen eingeengten Kontext, solange wir unsere sprachlichen Mittel nicht so wählen, dass sie Spielraum für zahlreiche andere Denkmöglichkeiten lassen. Insbesondere als Menschen sind unsere lebenslangen Lernerfahrungen weniger von Kampfstrategien als vielmehr von Beschäftigungen, von dem Sich-Befassen mit der Welt getragen. Wenn wir die Begegnung von Virus und Zelle nicht mit einem Kriegsvokabular, sondern als einen biokommunikativen, dialogischen Verarbeitungsprozess beschreiben, der immer auch ein Entwicklungspotential bedeutet, dann sind wir vermutlich näher bei der Wirklichkeit.

Wir wollen diesen wichtigen Sachverhalt an einem konkreten Beispiel verdeutlichen. Wenn wir uns in diesem Moment mit dem Thema Viren beschäftigen, wenn also der aufmerksame Leser diesen Text mit Interesse verfolgt und verarbeitet, dann bilden sich in seinem Gehirn nahezu zeitgleich zigtausende neue Synapsen. Dieser plastisch-adaptive, biologische Prozess formt die Mikrostrukturen unseres Gehirns so um, dass wir das in diesem Moment Gelesene und Verarbeitete morgen wieder erinnern und uns weiter damit beschäftigen können. Das Wie dieser Synapsenbildung erfolgt dabei dem thematischen Kontext gemäß, d. h. die neuen Synapsen müssen sich so anordnen, dass sie gewissermaßen zum Resonanzorgan spezifisch für unser Virenthema werden. Was hier in unserem Gehirn biologisch geschieht, muss sich nach einem neuen Sinnkontext formen, der nicht aus dem Gehirn selbst, sondern aus der Bedeutungswelt unseres Themas, mit anderen Worten aus dem Umkreis stammt. Ein noch so akribisches Studium der neurobiologischen Gehirnprozesse wird uns dabei zum Verständnis unserer Virenthematik keinen Beitrag liefern, weil die Ursache des Vorgangs nicht in den Nervenzellen, sondern in der „Peripherie" liegt.

Damit sich nun die Synapsen dem Inhalt unseres Themas gemäß herausbilden, sind in den dabei beteiligten Nervenzellen genetische Umbauvorgänge erforderlich. Wenn wir etwas Neues aufnehmen aus der Außenwelt – in diesem Moment lernt der eine oder andere Leser etwas völlig Neues –, dann muss sich dieser parallel dazu ablaufende, biologische Prozess im Gehirn nach Gesetzmäßigkeiten strukturieren, die in ihm selbst noch gar nicht veranlagt sind. Lernen heißt ja *Neues* aufnehmen. Wir wissen heute, dass die Genexpressionsmuster in jeder einzelnen Nervenzelle des Gehirns individuell hoch unterschiedlich sind, was damit zusammenhängt, dass jeder Mensch seine individuelle Weise hat, wie er Neues verarbeitet. Wenn jemand zum ersten Mal den Satz des Pythagoras hört und ihn versteht, dann ist der neurobiologische Parallelvorgang, d. h. der Weg, wie er zum Verständnis dieses Satzes gelangt, sehr individuell, weil er mit unzähligen Vorerfahrungen zusammenhängt. Das heißt aber nicht, dass jedes Individuum einen eigenen Satz des Pythagoras „erfindet" im Sinne des Konstruktivismus, sondern es bedeutet nur, dass der Weg zur Einsicht in diese objektive Welttatsache, die für alle gleichermaßen gilt, individuell ist.

Kommen wir zu den Genen zurück. Um etwas Neues aufnehmen zu können, findet in den Gehirnzellen eine sogenannte genetische Rekombination, d. h. ein Neu-Arrangement von genetischen Bausteinen statt. Wir sprachen von der RNA-Prozessierung im Sinne einer Aktualisierung des genetischen Codes [→ Kapitel II.5], der die DNA-Information auf die Gegenwart bezieht und damit quasi aktualisiert und verlebendigt. Diese Vorgänge sind nun in hohem Maße extrinsisch, d. h. die Gesetzmäßigkeiten, nach denen dieser genetische Umbauprozess abläuft, lassen sich nicht aus der biochemischen Eigengesetzlichkeit der dabei beteiligten DNA- und RNA-Elemente verstehen, sondern der Sinn dieser Rekombination liegt allein im Bedeutungskontext des Themas. Der *physisch gestaltende Impuls* kommt in diesem Fall aus der Peripherie und nicht aus den Gesetzen des Substrats. Der Versuch, solche Vorgänge intrinsisch zu erklären, wie es beispielsweise der neurobiologische Determinismus tut, hat für die größten Konfusionen und fundamentalsten Missverständnisse gesorgt. Wenn man das Ich ins Gehirn verlegt, wenn man es also biologisch-räumlich verorten will, hat man eine Sackgasse betreten, die im völlig Absurden endet.

Dieser Hintergrund macht nun verständlich, was Viren sind. Sie sind evolutiv sehr alt, sie gehören gewissermaßen vor den Beginn des zellulären Lebens. Viren besitzen keinen abgegrenzten Eigenstoffwechsel und verhalten sich in vielerlei Hinsicht wie unbelebte Substanz. In manchen Fällen können sie sogar kristallisieren. Unter dem Sonnenlicht zerfallen jeden Tag Myriaden von Viren zu einzelnen Gensequenzen, die sich spontan zu neuen Viren zusammenfügen.[46] Auch das lässt an Kristallisationsprozesse denken wie bei Schneeflocken, deren Formenreichtum nur im Groben vom Wasser, in seiner Vielfalt aber von jedem situativen Umkreiskontext herrührt.

„Je kleiner wir es mit organisiertem Leben zu tun haben, desto größer ist seine Oberfläche relativ zum Volumen. Das heißt zugleich: Desto größer ist die Einflussnahme-Möglichkeit der Umwelt. Das heißt zugleich: Desto mehr benötigen wir den peripheren Blick als den zentrischen Blick. In seinem Frühwerk[47] kennzeichnet Steiner, dass eine Gänze, wie sie relativ jeder Organismus besitzt, in der anorganischen Welt erst vorliegt, wenn man den gesamten Kosmos im Blick hat.[48] Deshalb sei das Verständnisziel aller Physik und Chemie die Astronomie. So ist die Gänze jedes Virus, wenn seine Umwelt, die gesamte Biosphäre, ja die ganze planetarische Dynamik in ihrer Evolution mit hinzugenommen wird. So sind alle Viren extrem kontextabhängig, von außen bestimmt. So können sie sich nicht durch sich selbst reproduzieren, wenn sie nicht in den enzymatischen Kontext des lebenden Cytoplasmas von Procyten (Prokaryonten) *oder Eucyten* (Eukaryonten) *gelangen. Sie sind hoch extrinsisch. Das gerade beschreibt Steiner für alle Zustände auf dem Alten Saturn: Was hier geschieht, ist die automatische Folge aus den Einwirkungen des Umkreises ohne Eigentätigkeit des Substrats. Was heute normal in allem Anorganischen der Fall ist, dass eine Masse nur bewegt wird, wenn eine Energie auf sie wirkt etc., das ist charakteristisch für alles Scheinleben auf dem Saturn und heute noch bei allen Viren, Phagen und Viroiden.*

Auf der zweiten Evolutionsstufe, der Alten Sonne beginnt das ‚Leben im Umkreis' als gesamter Kosmos nun einzuziehen in den eigenaktiven *Stoffwechsel des nun vorhandenen Cytoplasmas ... Noch ein neuer Emanzipationsschritt ist die zellinnere Abschnürung und der Einschluss der DNA in die Kernhaut und damit die Entstehung der Zellkerne für alle Eukaryonten. Damit wird ein Astralisches voll internalisiert wie auf dem Alten Mond.*

Erst mit der Bildung echter Mehrzeller unter baldiger Bildung eigener Schalen, Panzern und Waffen wird das organismische Leben erdentüchtig und kann bald an Land gehen (Kambrische Explosion).

Es ergibt sich für die heute vorhandene Biosphäre die bleibende Vergegenwärtigung aller bisherigen Evolutionsstufen ...

- *Viren, Phagen und Viroide als mutativ hochdynamische außengeleitete Erbsubstanz: Eigenart des Alten Saturns.*
- *Erste Zellen mit aktiver Membran und reich an enzymatischem Cytoplasma, insbesondere mit der ersten, ‚lichtverdauenden' Photosynthese der Cyanobakterien am Sonnenlicht: Eigenart der Alten Sonne.*
- *Erste Eukaryonten mit echten Zellkernen bei allen Einzellern mit morphologischen Sinnesorganellen und somit eindeutiger Unterscheidung von Innen und Außen: Eigenart des Alten Mondes.*
- *Alle Mehrzeller bei Pflanze, Tier und Mensch. Permanente Steigerung an Autonomie bis zum Erwachen des menschlichen Ichbewusstseins: Eigenart und Mission der Erde."*

Wolfgang Schad[49]

Wir sehen also, dass die Abformung lebendiger „Bläschen" im Urmeer, mit der das zelluläre Leben begann, zu einem Duktus der zunehmenden *Verinnerlichung und Autonomisierung* des Lebens gehört, wie er die gesamte Evolution bis zur Geburt des menschlichen Ich-Bewusstseins durchzieht.[50] Die Entstehung sensibler Grenzmembranen, die das Leben in ein Innen und ein Außen, in ein Leben und Er-Leben scheiden, ist kein Zufallsprinzip am Beginn des Lebens, sondern Teil eines schöpferischen Weltprinzips, das im Umkreis beginnt und sich letztlich im Menschen verinnerlicht und individualisiert. Wir berühren hier den alten antiken Gedanken von Makro- und Mikrokosmos bzw. den der Gottebenbildlichkeit im christlichen Sinne – der Mensch als individualisiertes Weltwesen.

Rekapitulieren wir die vier Stufen in einfachen Worten. Ein Wassertropfen oder das „Bläschen", in dem sich der gesamte Umkreis spiegelt, repräsentiert den Saturnzustand, wobei hier die Wirkungen aus der Peripherie eine Art kymatischen Prozess auf der Oberfläche induzieren. Das entspricht der hoch plastischen Genetik der heutigen Virosphäre – eine rein extrinsische Dynamik ohne innere Lebendigkeit. Wenn der Tropfen das Licht nicht zurückspiegelt, sondern in sich aufnimmt, und das Licht dabei eine innere Tätigkeit entfaltet, d. h. *verinnerlicht* wird, dann sprechen wir von Photosynthese. Die Cyanobakterien und Prokaryonten nahmen mit ihrem Innenstoffwechsel das Ätherische auf. Dies entspricht dem Zustand der Alten Sonne. In unserem Mikrobiom ist diese Urbiosphäre *vergegenwärtigt*.

Nun zur Eigenart des Alten Mondes. Bei den Prokaryonten ist die auf die Viren zurückgehende Erbsubstanz noch frei im Zytoplasma verteilt. Überhaupt sind die Funktionsbereiche bei den Bakterien noch nicht so stark kompartimentiert. Bei der nächsten Entwicklungsstufe, den Eukaryonten, wird das Genmaterial in einem Zellkern abgesondert und von einer Membran umschlossen, wie auch andere Funktionsbereiche (Mitochondrien, Golgiapparat, erste Sinnesorganellen wie der Augenfleck usw.) räumlich getrennt erscheinen, ähnlich den einzelnen Organen bei der Embryonalentwicklung. Im geisteswissenschaftlichen Kontext hängt das mit der schrittweisen Herausbildung der einzelnen Planeten bzw. der Astralität zusammen. Das Prinzip, das im Makrokosmos zur Abtrennung des Mondes führte, bewirkte in der Zelle die Absonderung des Zellkerns. Dadurch treten erstmals das Vererbungselement in Form eines Art-Gedächtnisses und die geschlechtliche Fortpflanzung in Erscheinung. Die frühesten Prokaryonten waren artspezifisch noch nicht in der Weise spezialisiert wie die Eukaryonten; durch den horizontalen Gentransfer nahmen sie in einer Art Dauerbefruchtung kontextabhängig unterschiedliche Genstrukturen und damit situationsbezogene Eigenschaften an. Sie hatten noch keine funktionelle Beständigkeit und lebten rein in der Gegenwart – ohne Anbindung an einen Erbstrom in einer artspezifischen Entwicklungslinie.

Der Mond ist ein altes, verhärtetes, lebloses Gebilde, das seine Wirksamkeit auf der Erde nur dadurch entfaltet, indem es das lebendige Sonnenlicht zurückstrahlt. Einen ähnlichen Prozess finden wir in der Zelle; die DNA im Zellkern ist das Gewordene, das Alte, ein phylogenetisches Sediment. Die DNA ist im Grunde alt gewordene, zu Ende gekommene Virentätigkeit. Etwa 45.000 teilweise degenerierte Viren sitzen in unserem Erbgut, nach heutigem Kenntnisstand sind zusätzlich ungefähr 1,5 Millionen „verstümmelte" Viren in unserem Genom enthalten.[51] In Urzeiten befanden sich die damit verbundenen Bildekräfte alle noch im lebendigen Außen, was heute quasi als verhärtete, samenartig leblose Form im Zellkern abgeschieden liegt. Und es ist die Stoffwechselkraft des Zytoplasmas (die von der Sonne stammt), v. a. die RNA-Prozessierung, welche die DNA ständig aktualisiert und neu verlebendigt. Im Grunde sind wir es selbst durch unsere Tätigkeiten, durch unser Ich-Sein, die mit diesen ursprünglich äußeren, jetzt aber verinnerlichten und individualisierten Naturkräften umgehen.[52]

Wir hatten oben [→ Kapitel IV.1] ausgeführt, dass das Gehirn auf der Mikroebene sein Äquivalent im Zellkern hat. Wir müssen den Alten Mond, das Gehirn und den Zellkern in einem gemeinsamen evolutiven Duktus betrachten, der mit der Heraussonderung von verfestigten Prozessen zu tun hat – sowohl physisch wie geistig. Auf der Bewusstseinsebene stellt das bloße Gehirndenken eine leblose, hermetisch abgesonderte Binnengeistigkeit dar, die ohne ein der Sonne vergleichbares, kosmisches „Geistes-Licht" nicht lebensfähig wäre. Eine interessante Frage ist dabei, ob es einen verborgenen Zusammenhang der Mondphasen mit der rätselhaften, funktionellen Asymmetrie der beiden Hirnhälften gibt. Haben die spiegelbildlichen Halbmondphasen in ihrer Links-Rechts-Dynamik ein Äquivalent in den verschiedenen Bewusstseinszuständen (westlich-östlich) von linker und rechter Hirnhälfte?[53]

Bedeutsam ist nun, dass stabile, makroskopisch sichtbare, physische *Formen* im Lebendigen und damit auch das Todeselement erst im vierten, dem heutigen Erdenzustand auftreten. Sterblich im eigentlichen Sinne sind nur mehrzellige Organismen. Der sogenannte programmierte Zelltod tritt bei einzelligen Lebensformen nur in seltenen Ausnahmen unter Stress auf, ihre „Lebenserwartung" ist – cum grano salis –

von außen bestimmt.[54] Sterblichkeit schafft die Voraussetzung für die Ich-Bildung des Menschen, in ihr liegt der tiefere Sinn unseres heutigen Planeten Erde und seiner gesamten Entwicklung. Geisteswissenschaftlich ist das Getrennt-Sein, durch das sich alle *physischen* Erscheinungen letztlich auszeichnen, die Rahmenbedingung, innerhalb derer sich dieses individualisierte Weltwesen Mensch herauszubilden vermag. Ohne einen abgesonderten, sterblichen Körper könnten wir keine selbständigen freien Wesen werden, wir blieben in einem Zustand paradiesisch-symbiotischer Weltverschmelzung, wie es uns noch die kleinen Kinder so anschaulich zeigen. Getrennt nebeneinander sind die Dinge nur im Physischen, im Geistigen und Lebendigen wirkt alles „ineinander".

Ich-Bildung und Physis gehören daher ontologisch zusammen. Somit war das Ich-Prinzip schon auf dem Alten Saturn im Umkreis anwesend. Der Wille zur Autonomie als Leitprinzip in aller biologischen Entwicklung wirkte von Anfang an.

Die physiologischen Korrelate der Ich-Organisation und damit die biologischen Erklärungen des individuellen Selbst sieht man heute im Gehirn, im Immunsystem und in den Genen, was auf der rein physischen Beschreibungsebene auch völlig zutreffend ist, denn diese Strukturen ermöglichen uns eine über die Zeit stabile Identität bzw. ein kontinuierliches individuelles Bewusstsein. Das schafft die biologischen Voraussetzungen für Autonomie.

Nun haben wir aber gesehen, dass das Mikrobiom in seiner hoch individuellen Zusammensetzung und seiner engen funktionellen Vernetzung mit Gehirn, Genom und Immunsystem mit zu diesen physiologischen Grundlagen des Selbst zählt.[55] Es lassen sich daher die vier genannten Evolutionsstufen nicht nur in der äußeren zellulären Evolution, sondern auch in ihrer *bleibenden Vergegenwärtigung* innerhalb des Menschen und seiner Biologie und Physiologie des Selbst verfolgen.

Es ergibt sich daraus für unser Thema folgende Gliederung:

Evolutionsstufe	Mikroorganismen	Mensch (Biologisches Selbst)
Alter Saturn	Viren kein Stoffwechsel	Genom physisch, extrinsisch
Alte Sonne	Prokaryonten Innenstoffwechsel	Mikrobiom ätherisch, Urbiosphäre
Alter Mond	Eukaryonten Zellkern, Kompartimentierung	Immunsystem astralisch, Abbau
Erde	Metazoen sterbliche Form	Gehirn Ich, Autonomie, Tod

Alle vorangegangenen Stufen sind in den nachfolgenden integriert.

Die vierstufige Entwicklungsreihe der Mikroorganismen verläuft integrativ, indem die vorangehenden Stufen in die nachfolgenden aufgenommen werden; die Gene der Prokaryonten sind über den horizontalen Gentransfer verinnerlichte Viren. Die Organellen der Eukaryonten sind internalisierte Prokaryonten, wie die Endosymbiontentheorie beschreibt. Die Metazoen sind „Integrale" von einzelnen eukaryontischen Zellen, die einer drei Milliarden Jahre währenden mikrobiellen Evolution entstammen.

Das Genom des Menschen ist eine Art Sediment aus der äußeren Virosphäre und stabilisiert uns in der Zeit bzw. verankert uns in der Kontinuität des leiblichen Erbstroms. Es ist ein Garant für die Beständigkeit unserer Physis über die Generationen hinweg.

Das Mikrobiom als ein von außen aufgenommenes, stoffwechselaktives Vitalorgan mit noch gleichsam extrinsischer wie intrinsischer Physiologie hängt mit unserem individualisierten Ätherleib zusammen. Der Ätherleib wirkt als Vermittler von Subjekt und Objekt, von Seele und Leib, von Organismus und Umwelt. Das Mikrobiom ist Teil der Umwelt und Teil des Organismus zugleich.

Das Immunsystem mit seinen mobilen, einzelligen Elementen entwickelt sich geradezu komplementär zum Mikrobiom und ist in seiner Funktion als Bewahrer der biologischen Identität und dem damit verbundenen Abbau von Fremdleben (Phagozytose) ein Organ, das schon mehr unter dem intrinsischen Einfluss des Astralleibes steht. Die Immunfunktionen hängen eng mit unserer langfristigen seelischen Verfassung zusammen – das lehrt uns die Psychoneuroimmunologie [→ Kapitel III.6]. Das Immunsystem kann man sich als ein nach innen fortgesetztes, weiterentwickeltes, mikrobielles Verdauungssystem denken. Die Werkzeuge des Immunsystems bauen sich im Wesentlichen aus internalisierten Viren auf [→ Kapitel II.3]. Was die Amöben und andere zur Phagozytose befähigte Protisten in der Darmflora sind, entspricht im Inneren des Organismus den Fresszellen des Immunsystems. Astralisierung bedeutet entwicklungsbiologisch letztlich immer empfindende Verinnerlichung.

Das Gehirn als organische Grundlage unseres individuellen Ich-Bewusstseins kann man unter einem bestimmten Gesichtspunkt als ein weiterentwickeltes Immunorgan betrachten[56], wobei die Gliazellen, v. a. die Mikroglia, eine Art Zwischenstufe darstellen.[57] Die Neurophysiologin Magdalena Götz konnte sogar zeigen, dass die Neuentstehung von Nervenzellen (Neurogenese) aus Gliazellen möglich ist.[58]

Noch bis vor kurzem galt die Auffassung, dass die Mikrogliazellen, die mesodermalen Ursprungs sind und embryonal erst sekundär als Abkömmlinge des Immunsystems in das Zentralnervensystem einwandern, nur immunologische bzw. phagozytierende Fähigkeiten hätten. Heute wissen wir, dass die Gliazellen wichtige Funktionen bei der Synapsenbildung und damit bei den Lernprozessen ausüben [→ Kapitel I.5.1.2].

Die psychoneuroimmunologische Forschung brachte erst in den letzten Jahren die vielschichtigen Verflechtungen von Nerven- und Immunsystem ans Licht. Man denke nur an die gemeinsame Gedächtnisfunktion von Gehirn und Lymphozyten. Eine zukünftige, systemisch orientierte Medizin wird die Verfassung unserer seelischen Innenwelt funktionell mit der Immunologie zusammen denken müssen. Sowohl bei den immunologischen Homöostasen innerhalb des Organismus wie bei den seelischen Gleichgewichtszuständen handelt sich um jeweils geschützte Autonomiesphären, einmal auf der biologischen und andererseits auf der psychischen Ebene.

Die obengenannten vier Entwicklungsstufen sind funktionell eng verflochten und daher nicht scharf abgrenzbar. Man kann sagen, sie gehören zu einer fraktalen Weltordnung, bei der sich die Entwicklungsgesetzmäßigkeiten im Großen auf der Mikroebene immer wieder neu zeigen bzw. repetieren. *„In den ersten sieben Tagen der Embryonalentwicklung wiederholen wir gewissermaßen den Saturnzustand,“*[59] schrieb der Anatom Johannes W. Rohen (1921-2022), dem wir wichtige Erkenntnisse zur funktionellen Anatomie und Embryologie verdanken. Jeder Same zeigt uns eine Saturn-Signatur; er ist in seiner Weiterentwicklung ganz von einer Umkreislebendigkeit abhängig – wie ein Virus.

Nun ist es für das anthroposophische Evolutionsverständnis von zentraler Bedeutung, dass die lebendigen Formprinzipien und Gesetzmäßigkeiten, die seit Urzeiten an der Gestaltung von Erde, Natur und Mensch wirken, in die Organisation der Denkfähigkeit des Menschen integriert und damit immer gegenwärtig sind. Darin liegt die Voraussetzung, dass wir zu *Allem* in Natur, Kultur und Kosmos in eine denkende, fühlende und handelnde Beziehung treten können – ja, dass hier ein Resonanzverhältnis möglich ist, das auf eine innere ontologische Verwandtschaft der menschlichen Seele mit dem Weltganzen hinweist. *„Denn diese menschliche Organisation beruht eben einfach darauf, daß gewisse Prozesse, die in der ganzen Natur peripherisch zerstreut sind, zentral verinnerlicht werden.“*[60] Auch wenn diese geistigen Potentiale noch ganz am Anfang ihrer Entwicklung stehen, versetzen sie uns doch in die Lage, ein neues, erweitertes und vertieftes Verständnis für das Leben und die Evolution zu entwickeln, in das sich auch die seelischen und geistigen Phänomene kohärent integrieren lassen.

Wir wollen deshalb diesen essentiellen Aspekt aus dem Blickwinkel der Mikrobiomforschung beleuchten.

5. „Wir nehmen der Darmflora die Gedanken weg" – Mikrobiom und Ätherleib

Der menschliche Organismus ist nicht nur auf seinen äußeren Oberflächen und inneren Epithelien von Mikroben besiedelt. Vereinzelt wurden diese entgegen früherer Vermutungen in nahezu jedem Organ – zum Beispiel im Blut, im Gehirn und sogar in der Plazenta – nachgewiesen, ohne dass dabei Krankheitserscheinungen vorliegen müssen. Wir tragen den Zustand der mikrobiellen Urbiosphäre wie ein Erbe immer noch in uns.

Unsere Gesundheit ist davon abhängig, dass die mutualistische Symbiose von Prokaryonten und Organismus in einem ausgewogenen Wechselverhältnis so erhalten bleibt, dass die Passung von leiblich-seelischer Verfassung, Umwelt und individuellem Mikrobiom stimmt. Wird diese Passung durch die überhandnehmende Eigengesetzlichkeit einer der drei Faktoren zu sehr verändert, kommt es zu Krankheitsprozessen.

Bei bakteriell entzündlichen Vorgängen machen sich die Mikroorganismen in ihrer Eigenaktivität zu stark geltend und es entstehen Biofilm-Bildungen im Organismus, was bei gesunden Verhältnissen das Immunsystem verhindert. Bei Infektionen mit eitrig-bakteriellen Belägen wie Pneumonien, Bronchitis, Angina, Mittelohrentzündung bis hin zu schweren Infekten im Magen-Darm-Trakt wie Appendizitis, Divertikulitis, Colitis u.a. handelt es sich im Grunde um Biofilm-Bildungen an den falschen Stellen. Auch bei Harnwegsinfekten, abszedierenden Hauterkrankungen und Knochenvereiterungen organisieren sich Mikrobengesellschaften zu Biofilmen. Dadurch emanzipieren sie sich von den Einflüssen des Immunsystems und treiben gleichsam ihre eigene Evolution voran. Mit anderen Worten: Bei den Infektionskrankheiten werden die Mikrobiome nicht mehr richtig durchindividualisiert und nehmen zu stark die Bildetendenzen der äußeren Natur in sich auf.

Der gesunde Organismus lässt dies normalerweise nicht zu, er verhindert die autonome Organisation dieser potenziell pathogenen Bakterien. Was wir die latente Neigung zur Bildung vielzelliger Organismen oder Gestaltpotenzialität [→ Kapitel I.4] genannt haben, weist uns nun auf einen bislang nur wenig beachteten, aber menschenkundlich fundamental wichtigen Zusammenhang hin. „*Wir nehmen der Darmflora die Gedanken weg*" – diese Bemerkung Rudolf Steiners vor einem Kreis von Ärzten und Medizinstudenten am 24. März 1920 in Dornach berührt einen zentralen Aspekt der medizinischen und biologischen Epistemologie, ohne den ein tieferes Verständnis der hier behandelten Zusammenhänge kaum möglich ist.

Es geht um das Verständnis des Ätherischen, um die Frage nach den spezifischen Gesetzmäßigkeiten des Lebendigen, die aus physikalisch-chemischen Kausalbeziehungen allein nicht annähernd zu beantworten sind: Was macht einen Organismus zu einer kohärenten, über die Zeit stabilen Identität? Was organisiert die 80 Billionen Zellen eines menschlichen Körpers, in denen tausende verschiedene Stoffwechselprozesse gleichzeitig ablaufen, zu einer sinnvollen Ganzheit? Was geschieht bei einem Sterbeprozess, wenn die Gesetzmäßigkeiten des Lebendigen plötzlich unwirksam werden und das Ganze in die Eigengesetzlichkeit seiner Teile auseinanderfällt? Was stellt die systemischen, umweltkorrelierten Zusammenhänge und Wechselbeziehungen her? Dass diese Fragen sich mit einem mechanistischen Denken nicht befriedigend beantworten lassen, ist eine auch außerhalb anthroposophischer Wissenschaft immer plausibler werdende Annahme.

„*Nachdem die Theorie des Organismus für viele Jahrzehnte durch die Herrschaft der molekularbiologischen Genetik und der Evolutionstheorie scheinbar obsolet geworden war, erfährt sie gegenwärtig in der Biologie eine nicht zu übersehende Renaissance. Dies hängt zum Teil damit zusammen, dass der Begriff des Organismus nicht auf den der Evolution reduzierbar ist, da dieser jenen voraussetzt. Diese neuere Entwicklung geht aber vor allem auf eine Vielzahl von Erkenntnissen innerhalb der Genetik zurück, die seit den Anfängen der sechziger Jahre des letzten Jahrhunderts das frühere Verständnis von Genen und ihrer Beziehung zum Organismus umgestürzt haben. Die Erkenntnis, dass der Organismus kein passives Produkt seiner Gene ist, sondern ein autonomes Agens, dass die Aktivität dieser zweckmäßig reguliert, trifft auf eine immer breitere Akzeptanz bei führenden Biowissenschaftlern.*"[61]

Es besteht die Gefahr, dass wir angesichts der Komplexität der Wechselwirkungen und Zusammenhänge in der Mikrobenwelt in einer riesigen Datenflut von Detailaspekten untergehen, solange wir nicht das Organismusprinzip bzw. das Lebendige überhaupt als eigene, ontologisch irreduzible Wirklichkeitsebene in den Blick bekommen. Die Erfassung des Ätherischen gehört wohl zu den wichtigsten Fragen der Gegenwart. Ohne diese Perspektive auf die nicht physikalische Wirklichkeitsebene des Lebendigen ist auch die Bedeutung der Mikroorganismen im menschlichen Organismus nicht zu verstehen. Wir müssen an dieser Stelle etwas weiter ausholen, um den Sinnkontext nicht zu verlieren.

Als 1665, am Beginn der Aufklärung, Isaac Newton (1643–1727) der Legende nach in seinem Garten zu Woolsthorpe Manor saß – er befand sich in Quarantäne wegen der Pest-Epidemie[62] – und beobachtete, wie ein Apfel vom Baum fiel, kam ihm die entscheidende Frage, die später zur Aufstellung des Gravitationsgesetzes und damit zur Begründung des bis heute geltenden, mechanistischen Weltbildes führte. Die zweite, gleichermaßen naheliegende Frage, wie der Apfel eigentlich dort hinaufkommt, hat Newton dabei nicht gestellt, obwohl sie wissenschaftlich von ebensolcher Tragweite gewesen wäre, denn für das in der Pflanzenwelt wirksame Levitationsprinzip gibt es bis heute keine dem Gravitationsgesetz analoge „Formel".

Auch René Descartes (1596–1650), ebenfalls ein entscheidender Wegbereiter der Aufklärung, hatte die Frage nach dem Lebendigen nicht konkret im Visier seiner Überlegungen. Daher dividierte er das Seelisch-Geistige und das Physische in einem dualistischen Weltbild auseinander, was im Prinzip eine Art abstrakte Notlösung darstellte, denn seine zentrale Frage nach dem Leib-Seele-Zusammenhang war damit ja nicht gelöst, sondern nur die Schwierigkeit der Erkenntnis des Ätherischen zu einer Welttatsache umformuliert. Für Descartes gab es die Objekte des Geistes, die „res cogitans", und daneben nur die „res extensae", die äußeren materiellen Dinge der Welt, die im Gegensatz zu den res cogitans als Körper eine Ausdehnung im Raum haben. Ein wirkliches Bindeglied zwischen Leib und Seele bzw. zwischen Geist und Körper – was wir das Ätherische nennen – konnte er nicht entdecken. Daher waren für Descartes alle belebten Erscheinungen der Welt, Pflanzen, Tiere und auch der menschliche Organismus, reine Maschinen, die bis in die Zellen und Moleküle hinein den mechanistischen Gesetzen der Physik folgen: Eine erkenntnistheoretische Grundeinstellung, die bis heute das naturwissenschaftliche Denken bestimmt, obwohl sich die meisten modernen Forscher nicht bewusst sind, dass die methodischen Grundlagen ihrer Arbeit auf die fragwürdigen Descartes'schen Denkoperationen aus dem 17. Jahrhundert zurückgehen. Ohne ein Verständnis des Ätherischen kann man das Lebendige nur mechanistisch denken.

So revolutionär und befreiend das cartesianische Weltbild für das Geistesleben der damaligen, vom Mief dekadenter, aristokratischer und klerikaler Machteliten betäubten Zeit und für die Entwicklung der technischen Errungenschaften auch war, so überholt ist es heute hinsichtlich der entscheidenden Fragen in den Lebenswissenschaften, der Medizin und Biologie.[63, 64] Erstaunlicherweise waren es auch und gerade Physiker, welche die Gesetzmäßigkeiten der Materie soweit durchdachten und durchdrangen, dass sie in den Grenzbereich zur ätherischen Welt eintraten.

„*... die Natur ist, das war meine Überzeugung, so gemacht, dass sie verstanden werden kann. Oder vielleicht sollte ich richtiger umgekehrt sagen, unser Denkvermögen ist so gemacht, dass es die Natur verstehen kann ... Es sind die gleichen ordnenden Kräfte, die die Natur in allen ihren Formen gebildet haben und die für die Struktur unserer Seele, also auch unseres Denkvermögens verantwortlich sind.*"[65]

Was Werner Heisenberg (1901–1976) 1969 in seiner autobiografischen Schrift aus der Sicht des Physikers formulierte, ist eine Perspektive auf das Ätherische.

Rudolf Steiner betonte immer wieder die Wichtigkeit der Erkenntnis, dass in unserem Gedankenorganismus Gesetzmäßigkeiten wirken, die eben nicht getrennt von der äußeren Natur im Sinne des Dualismus sind:

„Es ist von der allergrößten Bedeutung zu wissen, dass die gewöhnlichen Denkkräfte des Menschen die verfeinerten Gestaltungs- und Wachstumskräfte sind.“[66]

Es ist hier nicht der Rahmen, die Dimensionen des Ätherischen auch nur annähernd auszuleuchten; dies ist eine ganze Wissenschaft für sich, aber die für unser Thema relevanten Aspekte seien hier stichpunktartig skizziert. Definieren lässt sich das Lebendige nicht, es lässt sich nur erleben, weil es reiner Prozess, reine Tätigkeit ist.

Das Ätherische verhält sich grundsätzlich polar-komplementär zu den physischen Gesetzmäßigkeiten. Auch das Ätherische basiert auf Gesetzmäßigkeiten, die aber nicht in den Substanzen selbst liegen; das Lebendige ist keine Eigenschaft der Materie. Das Leben überwindet vielmehr fortwährend die Eigengesetzlichkeit der „toten“ Stoffe, weil sonst die Organismen krank würden. Erst im Todesprozess fallen die Substanzen aus der ätherischen Gesetzmäßigkeit heraus und gliedern sich letztlich der unbelebten, mineralischen Natur wieder ein. Die Mikroorganismen überführen die individualisierte Eiweißsubstanz eines sterbenden Organismus wieder in die allgemeine Äthersphäre der Erde. Das Ätherische ist antiphysikalisch. Der zentrifugal zur Peripherie des Kosmos hinstrebende Wachstumsgestus der Pflanzen setzt dies ins Bild, er wirkt der physischen Gravitationskraft entgegengesetzt.

Wie in der physischen Welt alle Dinge im Raum *getrennt* sind, so ist das Ätherische grundsätzlich das „tätige Dazwischen“, was den Zusammenhang der getrennten Dinge wieder herstellt bzw. immer schon bewahrte. Ein lebendiger Organismus ist in erster Linie ein hochkomplexer *Zusammenhang* von unzähligen Einzelheiten.

Wir sind uns meist nicht bewusst, dass unsere alltäglichen Wahrnehmungen von Ganzheiten – eine Landschaft, ein Musikstück oder eine Erzählung, die alle aus einer Fülle von „Einzelinformationen“ aufgebaut sind – keine physikalischen, sondern ätherische Vorgänge darstellen, welche die Neurowissenschaften bei ehrlichem Eingeständnis bis heute nicht annähernd erklären können [Bindungsproblem, → Anmerkung 34], wie überhaupt das Geist-Gehirn-Problem ohne Berücksichtigung des Ätherischen ein ewiges Mysterium bleibt. Das Zentralrätsel in der Philosophie des Geistes sind die Qualia, die Frage, wie aus einer bestimmten Wellenlänge des Lichts das subjektive Erleben von „rot“ hervorgeht. Das Licht ist von ätherischer Qualität, es erscheint nicht selbst, sondern verbindet die Dinge der Welt zu einer Ganzheit, zu einem Bild. Was das Licht über eine elektromagnetische Welle hinaus ist, was wir vom Licht *erleben* und seine *lebendige Wirksamkeit* in der Natur, das ist das Ätherische – die „Substanz“, aus der alles Leben und Er-Leben gewoben ist.

Die konkrete Realisierung der ätherischen Wirklichkeitsebene beginnt dort, wo wir unseren eigenen Gedankenorganismus nicht mehr aus dem Kontext der (wissenschaftlichen) Weltbeschreibung eliminieren, wie das bis heute – als Erblast des Cartesianismus – der Fall ist. Die Weltbeschreibung bleibt dadurch unvollständig und damit „halb wahr“, weil man dabei übersieht, dass es ja unsere Gedanken sind, die den Kontext von Wirklichkeit herstellen.

Wenn wir Sand in einen Eimer füllen, ist er irgendwann voll. Das ist *physisches* Gesetz. Im Ätherischen ist es umgekehrt: je mehr wir aufnehmen in unseren Ätherleib, desto mehr passt dort hinein. Je mehr wir lernen und verstehen von der Welt, umso größere Verständnishorizonte gehen auf. Der Ätherleib wird nicht voller, sondern fülliger, reicher, lebendiger, weltoffener. Damit hängt auch die Altersweisheit zusammen – der Ätherleib wird im Alter jünger, er verhält sich immer gegenläufig zu den physischen Prozessen.

Wer das Ätherische bewusst erfahren will, muss versuchen, die reine Zeit zu erleben. Das kann nicht abstrakt geschehen, indem man über Sekunden und Jahre nachdenkt, sondern das gelingt nur, indem man in allem Erlebten sich nicht auf das spezielle Inhaltliche des jeweiligen Erlebnisses konzentriert, sondern auf das, was dieses zu einer Ganzheit macht. Dass wir in einem alles verbindenden Zeitstrom mit so tiefer, unterbewusster Selbstverständlichkeit beheimatet sind, wird uns erst schmerzlich bewusst, wenn wir beispielsweise die Erinnerung und die Orientierung in der Zeit verlieren, wie z. B. bei einer Demenzerkrankung.

Das Ätherische ist grundsätzlich das Zusammenhang schaffende in der Zeit. Unsere Gedanken „bestehen" aus Äther, sie sind *Zusammenhang-schaffende* Gebilde. Jeder Gedanke ist eine Integrationsleistung, die verschiedene Aspekte verknüpft, wie auch im Organismus die Einzelheiten über das Ätherische in Beziehung treten. Eine Krankheit wie die Alzheimer-Demenz lässt sich ohne Ätherbegriff nicht verstehen, weil es die Zusammenhang stiftenden Kräfte hinsichtlich Raum, Zeit und Bedeutung sind, die sich bei dieser Krankheit vorzeitig erschöpfen.[67] *„Meine Welt um mich zerbröselt in Stücke"*, dieses Zitat eines Demenzpatienten bringt es gewissermaßen auf den Punkt.[68] Der Demenzpatient *erlebt,* wie sich die Ätherkräfte seines Gehirns erschöpfen, das physische Pendant dazu ist der Synapsenschwund und die Atrophie des Cortex.

Wir hatten gesehen, dass zahlreiche psychische Phänomene bzw. neurodegenerative Erkrankungen mit dem Mikrobiom zusammenhängen [→ Kapitel I.5.1]. Die Prozesse, die sich innerhalb des Mikrobioms vollziehen, korrelieren in ihrer Dynamik unmittelbar mit dem Ätherischen. Alles, was über die Zeit wirkt, alle langfristigen Einflüsse (Ernährung, Verhalten, Psyche, Sport, Stress u.v.m.) schlagen sich im Mikrobiom nieder. Der „Zeitleib" vergisst nichts.[69] Erinnerungsbilder haben zwar ihre Spuren im Gehirn hinterlassen, aber wir holen sie aus dem Ätherleib hervor, der mit dem gesamten Organismus zusammenhängt. Wie ein Erinnerungsbild in einem neuronalen Netzwerk „kodiert" sein soll, muss ohne Kenntnis der ätherischen Wirklichkeitsebene ein unlösbares Rätsel bleiben.

Wenn wir Mikrobiome durch einen Stuhltransfer übertragen, gehen dabei auch Eigenschaften wie Angst oder Depressivität in einer gewissen Weise auf den Empfänger über. Dasselbe Phänomen gibt es auch bei Organtransplantationen, wo bei den Patienten Vorlieben, Gewohnheiten und Neigungen des Spenders auftauchen.[70]

Aufschlussreich sind in diesem Zusammenhang Versuche mit Mäusen, die in einem Käfig gehalten und auf klassische Weise Angst-konditioniert wurden. Nach einem Tonsignal erfolgte ein leichter Stromschlag über den Metallboden. Nach wenigen Tagen verfielen die Mäuse nach dem Signalton in eine gewisse Schockstarre, obwohl auf den Ton jetzt kein Stromschlag mehr folgte. Nach weiteren drei Tagen ohne Stromschlag hatten sie ihre Angst nach dem Tonsignal wieder verloren und zeigten keinerlei Schreckreaktion. Interessant war nun, dass bei keimfrei aufgezogenen Mäusen bzw. bei solchen, die mit einem Antibiotikum vorbehandelt waren, die Angstreaktion bestehen blieb und sie weiterhin eine Schockstarre nach dem Signalton zeigten, auch wenn über drei Tage hinaus kein Stromschlag mehr verabreicht worden war. Bei den normalen Mäusen, welche die Angstreaktion wieder verloren hatten, waren in der Amygdala, dem Angstzentrum des Gehirns, entsprechende Umbauprozesse in der neuronalen Verknüpfung nachweisbar, mit entsprechend verändertem Genexpressionsmuster. Auch die Mikroglia-Zellen, die beim Auf- und Abbau der Synapsen eine wichtige Rolle spielen [→ Kapitel I.5.1.2], blieben bei den keimfreien Mäusen unreif und zeigten eine veränderte Genaktivität.[71, 72]

Solche Phänomene hängen mit dem Ätherleib zusammen, der zwar bei einem Stuhltransfer oder einer Transplantation nicht mitübertragen wird, aber die „Engramme" bzw. das Epigenom des Spendergewebes „ausliest" [→ Kapitel II.7]. Der Ätherleib steht sowohl mit dem Gehirn als auch mit dem Mikrobiom in unmittelbarer Wechselwirkung. Was wir als die hohe Gehirnplastizität des Menschen bezeichnen, basiert weniger auf neurobiologischen Besonderheiten, als vielmehr der Universalität und Umkreisoffenheit des menschlichen Ätherleibes. In ähnlicher Weise modulieren wir unser Mikrobiom ständig durch den jeweiligen Lebenskontext, den wir schaffen und in den wir uns integrieren.

Im Grunde ist die Darm-Gehirn-Achse etwas Ätherisches. Wir müssen immer unterscheiden, wenn wir über die komplexen physiologischen Zusammenhänge der Phänomene sprechen, ob wir uns auf der physischen Ebene der Beschreibung (Neurotransmitter, Zytokine, Hormone usw.) oder auf der ätherischen Ebene des Erfahrens von *Kräften* bzw. ihres Fehlens befinden. Das Erlebnis der Frische, des „Ausgeschlafen-Seins", der Vitalität und Leistungsfähigkeit ist eine Wahrnehmung der ätherischen Kräfte.

Versuchen wir uns diesem Zeitleib weiter anzunähern. Das Ätherische *ist* die lebendige Zeit. Wir hatten erwähnt, dass die moderne Physik versucht ist, die Zeit zu einer Illusion zu erklären, weil sie dieses Ätherische so schwer zu fassen bekommt; es ist weder physikalischer noch seelisch-intentionaler Natur. Seelisches und Körperliches erleben wir sehr konkret – eine Wut oder Angst nehmen wir genauso real wahr wie einen physischen Gegenstand, aber das Ätherische an sich zu erleben ist genauso schwierig, wie die reine Zeit ohne ihre räumliche Verankerung (Tag und Nacht, Jahreszeiten, Älterwerden usw.) im Bewusstsein zu halten.[73] Auch das Licht nehmen wir nur dadurch wahr, dass die Gegenstände im Raum es reflektieren. Das Erlebnis des reinen Lichts ohne seine Wirkung im Physischen ist im Grunde eine unsichtbare ätherische Erfahrung.

Alle Funktionen, Regulationen und Fähigkeiten, die ohne unser bewusstes Zutun ablaufen, stützen sich auf den Ätherleib. Das Gedächtnis, Gewohnheiten (auch Denkgewohnheiten), das Temperament und eingespielte, routinierte Bewegungsabläufe – alles was man stetig wiederholt, einübt und „im Schlaf" beherrscht, ist an den Ätherleib gebunden. Wir verorten diese Dinge heute im Gehirn, sie hängen aber über den gesamten Organismus mit dem Ätherleib zusammen. Das Gehirn hebt dieses Ätherische nur soweit in die Sphäre der Wahrnehmung, dass wir bewusst damit umgehen können. Im Gehirn wird das Ätherische quasi angehalten, zu einer festen Form (Fest-stellung) mehr oder weniger abgetötet.

Ohne „Ätherwissenschaft" bleiben die Gedanken völlig unverständlich. Wenn wir in der Wissenschaft nach Prinzipien suchen, tun wir eigentlich nichts anderes, als die äußeren Gesetzmäßigkeiten der Welt in unserem eigenen, individuellen Ätherleib vermittels unserer Gedanken aufzusuchen, weil sie dort ebenso gelten bzw. eingeschrieben sind. Vor allem bei den mathematisch formulierbaren Naturgesetzen können wir eigentlich nicht sagen, ob diese Gesetze in der Natur draußen oder in unserem Ätherleib anwesend sind – sie sind es sowohl als auch! Wenn wir einen äußeren Naturzusammenhang erfasst haben, dann entnehmen wir die Erfahrung des Wahren, der Stimmigkeit und Fruchtbarkeit eines Gedankens aus unserem *„gescheiten"* Ätherleib.

„Und sobald man beim Menschen vom physischen Leib zum Ätherleib vordringt, so ist dieser Ätherleib durch und durch aus Gedanken bestehend, aber die Gedanken wirken als Kräfte. Wir sind ganz durchzogen von Gedanken, überall durchsetzt von Gedanken, aber die Gedanken wirken als Kräfte. Der Ätherleib ist voller Gedanken. Er ist eine Art Auszug, eine Art Extrakt aus dem Äther der Welt, und der Äther der Welt ist wirksame Gedankenwelt. Und daher gilt es, dass tatsächlich der Ätherleib des Menschen etwas außerordentlich Gescheites ist, wenn ich mich so ausdrücken darf, voller lichtvoller und widerspruchsloser Gedanken ist."[74]

Unsere Gedanken haben also die gleiche ätherische „Grundsubstanz", die auch in allen anderen Lebensprozessen organisierend wirkt, nur mit dem Unterschied, dass unsere Gedanken primär von uns selbst und nicht von der äußeren Natur geformt sind und im gewöhnlichen Sinne einen Abbildcharakter als reine Vorstellung zeigen. In unseren Gedanken ist das Ätherische weitgehend entbunden von der Tätigkeit am Substrat und unterliegt mehr oder weniger der Freiheit des Ichs. Das ermöglicht zwar einerseits Irrtum, andererseits aber auch die Möglichkeit objektiver Erkenntnis. Die gehirngebundenen Vorstellungen verhalten sich zum Ätherischen der äußeren Natur wie ein Spiegelbild zu einem realen Gegenstand, wie das Foto eines Baumes zu einer echten, lebendigen Eiche. Das bloße Gehirndenken hat keine wirkliche Kraft. Wären wir in unserem Bewusstsein den Ätherkräften der äußeren Natur unvorbereitet ausgesetzt, würde uns die Intensität der Bilder und des Erlebens rauschartig überwältigen, sodass wir nicht mehr selbständig klar und objektiv denken könnten. Das weitgehend avitale Myelin, das die biologische Voraussetzung für jeden autonomen Bewusstseinsprozess darstellt, schirmt uns gegen die äußeren, organischen Stoffwechselkräfte ab, dadurch haben unsere eigenen Gedanken nicht die Kraft der Gefühle, die bekanntlich viel stärker mit dem Organismus verbunden sind: Alle Emotionen (Lachen, Weinen, Herzklopfen, Erröten, Gänsehaut usw.) sind von körperlichen Reaktionen begleitet, auch unsere Immunfunktionen gehen mit den Gefühlen mit! Unsere Gedanken dagegen sind frei, aber um den Preis verminderter Lebenskraft. Hätte jeder Gedanke eine sichtbare, körperliche Reaktion zur Folge, wären wir keine freien Wesen mehr. Die primäre Distanziertheit im Denken bildet die Voraussetzung für *eigenes* Denken. Nähern sich unsere Gedanken durch eine entsprechende Übung und Intensivierung sowie durch ein immer höheres Maß an Übereinstimmung mit den Lebensgesetzmäßigkeiten der äußeren Welt, der Ebene der „Kräfte", wie sie R. Steiner oben beschrieb, dann haben wir es mit höheren Bewusstseinsstufen zu tun. Es ist letztlich der Wille im Denken, auf dem die Vitalität des geistigen Erlebens wächst. Wie alles, was wir regelmäßig und rhythmisch üben, sich in unsere ätherische Lebenskräfte, ja bis in die Leibesorganisation einmodelliert, so wachsen auch im bewusst übenden Denken Kräfte heran, die uns in der geistigen Erfahrung eine zuvor nicht gekannte Wirklichkeitsfülle zurückgeben. Höheres Bewusstsein ist nicht ein entferntes Bewusstsein im Sinne von hoch oben, sondern ein Zustand intensiverer geistiger Lebendigkeit, eine wirklichkeitsgemäße, geistige Kräfteerfahrung.

Kommen wir vor diesem Hintergrund auf die Mikroorganismen zurück. Was bedeutet nun dieser etwas seltsame Satz Steiners, wir würden der Darmflora die Gedanken wegnehmen? Bedenken wir den oben genannten wichtigen Punkt: Der Ätherleib des Menschen ist ein „Extrakt" aus dem Äther der Welt. Nur diese Tatsache macht die Umweltoffenheit und phänomenale Gehirnplastizität des Menschen verständlich. Dass wir ausnahmslos zu allem in der Welt in eine gedankliche und fühlende Beziehung, in einen lebendigen Zusammenhang treten können, verdanken wir (mit) unserem Ätherleib, der eine Essenz der Weltgesetzmäßigkeiten enthält, wodurch unsere Gedankenwelt so voraussetzungslos offen ist. Im Bewusstsein des Menschen hat quasi die ganze Welt Platz. Es gibt nichts, worüber wir uns keine Gedanken machen könnten. Im Sinne des oben beschriebenen Integrationsprinzips stellt der menschliche Ätherleib eine Art Kompendium der Gesetzmäßigkeiten dar, die sich während der Evolution nach und nach entwickelten[75], d. h. unser Zeitleib enthält in gewisser Weise alles in der Zeit ausgebreitete.

„... *der Ätherleib wird erlebt als ein Zusammenfluss der allumfassenden Gesetzmäßigkeit des Makrokosmos ... Der Ätherleib ist nichts anderes als ein zusammengedrängtes, die Weltgesetzlichkeit in sich spiegelndes Bild der kosmischen Gesetzmäßigkeit.*"[76]

Damit hängt nun zusammen, dass die Darmflora komplementär dazu in uns eine Art Extrakt der Urbiosphäre, einen individualisierten Auszug aus dem ursprünglichen „Prokaryonten-Organismus"[77] der Erde darstellt. Mit dem Mikrobiom tragen wir die „bleibende Vergegenwärtigung" der Urbiosphäre in uns. Wir hatten von der „rare biosphere" gesprochen [→ Kapitel III.2], die in den Mikroökosystemen die Multifunktionalität garantiert. Dies gilt nicht nur für Böden und Gewässer, sondern auch für das menschliche Mikrobiom: „*Studien haben zur Entdeckung des Vorhandenseins und der Persistenz von mikrobiellen Gemeinschaften geführt, die extrem selten vorkommen. Diese seltenen mikrobiellen Taxa im Boden und in der Meeresumwelt sind dafür bekannt, dass sie als Samenbank für Organismen dienen, die auf günstige Bedingungen warten, um sich zu entwickeln. Der menschliche Körper ist eines der vielfältigsten uns bekannten Ökosysteme, das das Wachstum von Myriaden von Mikroben in oder auf unserem Körper unterstützt.*"[78] Was hier auf der genetischen Ebene als „Samenbank" beschrieben wird, meint letztlich das biologische Korrelat eines unbegrenzten, lebendig-kreativen Potentials, das in den Mikrobensphären keimhaft veranlagt ist.

Die Gestaltungsprozesse, die im Laufe der Evolution aus diesem Urleben die ganze Vielfalt der Lebensformen hervorbrachten, sind in uns ebenso veranlagt, nur werden sie nicht zu Pflanzen und Tieren, sondern fließen in die Gedanken hinein: Ein zunächst vielleicht sehr befremdlich anmutender Gedankengang, weil er für die normale Vorstellungswelt eine völlig ungewohnte Beziehung herstellt.

Was wir der Darmflora wegnehmen, ist die Gestaltpotenzialität der Mikroorganismen [→ Kapitel I.4], die ständig nach den vielzelligen Formen hinstrebt. Im Mikrobiom besteht die permanente Neigung, sich weiter zu entwickeln, was aber der Mensch als ein denkendes und empfindendes Wesen verhindert. Die Kraft, die unser Mikrobiom ständig individualisiert, ist dieselbe, die sein Eigenleben, das es aus der äußeren Natur bezieht, fortwährend verwandelt. Diese latenten Wachstums- und Entwicklungstendenzen innerhalb des mikrobiellen Lebens lässt unser Organismus (außer im Krankheitsfall) nicht zu. Indem unser Immunsystem die biologische Entfaltung dieser plastisch-ätherischen

Kräfte auf der physischen Ebene in einer Art Stauung zurückdrängt, tauchen sie metamorphosiert als Bildeprinzipien bzw. als Gesetzmäßigkeiten innerhalb der Gedankengestaltung wieder auf. Daher rührt der Zusammenhang von mikrobieller und psychischer Physiologie und Pathologie.

Wir wollen diesen wichtigen Punkt verdeutlichen. Wenn wir einen Apfel verdauen oder unser Immunsystem spezifische Antikörper gegen einen fremden Mikroorganismus oder ein Fremdeiweiß bildet, dann ist das nicht eine pauschale Zerstörung des Fremden, sondern es bildet sich ätherisch betrachtet ein *spezifisches Gegen-Leben* aus. Alle Kräfte, die aus der Welt auf uns einwirken, gleicht der Ätherleib durch eine Gegenkraft aus, weil er grundsätzlich die gesunde Homöostase anstrebt. Das heißt, wenn wir einen Apfel verdauen, entfalten sich in unserem Ätherleib Kräfte, die zunächst anti-apfelartig sind. Der gescheite Ätherleib, dieser Extrakt aus dem Weltäther, erkennt den Apfel wie ein Antikörper das Antigen – spezifisch! Das Immunsystem verhält sich nicht zerstörend, das wäre ein viel zu eng gefasster Begriff, sondern komplementär zu der Qualität, die von außen kommt. Einfach ausgedrückt: Wenn wir die Zahl fünf aufnehmen, entsteht in unserem Ätherleib minus 5, um das Gleichgewicht wiederherzustellen. Wenn uns fröstelt, tut der Ätherleib alles, damit wir warm werden. Nochmal anders formuliert: Wenn wir den Apfel aufnehmen, sind wir ein ganz klein wenig „apfelkrank"! Der Ätherleib, der große Arzt in unserem Organismus, heilt diese Krankheit, indem er etwas komplementär-gegengesetzlich zu dem Apfel entstehen lässt, damit der Ausgleich erfolgt, die Homöostase sich wieder einstellt. Resistenzentwicklung gegen Antibiotika und andere Medikamente beruhen auf diesem Prinzip des lebendigen Gegengewichts. Jeder Bewusstseins- bzw. Nervenprozess geht zellbiologisch mit dem Zusammenbruch des Membranpotentials – einem angedeuteten Zelltod – einher. Die unbewusste Tätigkeit des Ätherleibes bewirkt die Repolarisation, d. h. die Wiederherstellung des Ausgangszustandes. Wenn unsere Augennetzhaut von rotem Licht „verletzt" wird, erscheint das ätherische Grün als Nachbild komplementär im Sinne eines ausgleichenden „Heilungsprozesses". Wenn wir eine Stunde durch den Wald gelaufen sind und plötzlich stehen bleiben, dann entsteht beim Blick in die Bäume der Eindruck, als ob sie sich von uns wegbewegen, diese Beobachtung kann jeder machen. Beim Vorwärtsgehen „läuft" der Ätherleib „rückwärts" und wenn das über längere Zeit geschieht, wirkt dieser Effekt stärker nach und diesen „rückwärtslaufenden Ätherleib" erfahren wir als das sich von uns Wegbewegen der Bäume. Bei allen polaren Qualitäten, die wir erleben, erzeugt der Ätherleib den Gegenpol als „heilenden" Ausgleich, der Schlaf heilt die Wachheit, die Ausatmung die Einatmung, die Freude den Ernst – und umgekehrt. Bei einem Leichenschmaus wird oft viel gelacht, weil der Ätherleib nach der langen Trauer eine heilsame Gegenwirkung einfordert.

Alles, was rhythmisch repetitiv über die Zeit geschieht, prägt sich dem Ätherleib ein. Bei einem sogenannten Ohrwurm läuft quasi die Musik im Ätherleib weiter. Dieser bildet die Grundlage aller Übung und allen Lernens, aber auch von Manipulation, Werbung und Propaganda. Das mächtigste Mittel der Suggestion ist die permanente Wiederholung; ein Prinzip, das im Zeitalter immer raffinierter werdender medialer Psychotechniken nicht genug bewusst zu machen ist, denn diese Dinge beeinflussen über den Ätherleib unsere Gesundheit. Vor allem bei den Kindern wirken solche immer wiederkehrenden Einflüsse konstitutiv, d. h. wir verankern beispielsweise durch sich stetig wiederholende Angstmuster psychisch und somatisch eine pathologische Veranlagung, die sich später nur sehr schwer korrigieren lässt.

Alles was wir heute als Physiologie vorfinden, war ursprünglich reiner Prozess, im Lebendigen kommt die Funktion immer vor der Form.

Im Darm sind Mikrobiom und Immunsystem komplementäre Prozesse, die in einem gewissen Spannungsverhältnis zueinander stehen und sich in wechselseitiger Abhängigkeit entwickeln. Das Immunsystem „bekämpft“ nicht das Mikrobiom, sondern beide ergänzen sich zu einer funktionellen Einheit an der Grenze zwischen Organismus und Umwelt, zwischen Subjekt und Objekt – wie unsere Gedanken durch Erkenntnis wieder eine „heile“ Ganzheit von Welt und Mensch erzeugen (können). Mikrobiom und Immunsystem verhalten sich zueinander wie Bild und Nachbild im Auge.

In dem Wechselverhältnis zwischen Mikrobiom und Immunsystem lebt ein weitgehend unbewusster Wahrnehmungsprozess, der unser Erleben und Befinden – z. B. das Sich-Gesund-Fühlen oder das „Gestimmt-Sein“ in unserem Weltverhältnis – vielschichtig beeinflusst. Alle Epithelien haben Wahrnehmungsfunktionen [→ vgl. Kapitel I.5.1.1]. Die Darmschleimhaut „fühlt“ gleichsam in das Mikrobiom hinein und vermittelt uns dabei ein ganz unspezifisches Befinden auf einem niederen Bewusstseinsniveau. Vergleichbar ist das mit einem Geruch beispielsweise in einem Schreibwarenladen; dort herrscht eine typische geruchliche Atmosphäre, aber wir können nicht differenzieren, ob es die Bleistifte, Hefte, Kulis oder Radiergummis sind, die hier riechen. Der Geruchssinn ist ein evolutionsbiologisch „archaischer“ Sinn, der vor allem beim Menschen nicht die hohe Differenzierungsfähigkeit hat wie das Auge und das Ohr. Noch urzeitlicher sind die Wahrnehmungsfunktionen auf unserer Darmschleimhaut.

In dem Verhältnis von Mikrobiom und Immunsystem lebt sozusagen etwas von den archaischen Zeiten. Die Weltbeziehung des Menschen war auf früheren Entwicklungsstufen nicht von klaren, objektiven Gedanken getragen, sondern mehr von dumpfen Sympathie-Antipathie-Erlebnissen, wie wir sie heute noch beispielsweise beim Verzehr von Lebensmitteln haben. Die bewusste Wahrnehmung und das Ausspucken von verdorbenen Speisen ist eine „Immunreaktion“, die sich auf einem höheren Bewusstseinsniveau – nämlich der Antipathie – abspielt. Nimmt erst das Immunsystem des Darmes die schlechte Qualität der Nahrung wahr, entstehen lediglich ein dumpfes Unwohlsein und Übelkeit auf einem viel tieferen Bewusstseinsniveau. Im Übergang von den diffusen Wahrnehmungen des Unwohlseins zu den mehr bewussten im oberen Menschen sehen wir den fließenden Übergang von immunologischen zu neurologischen Prozessen. 80% der Immunzellen des Menschen sitzen im unbewussten Darm. Je weiter wir vom Darm zum Mund aufsteigen, desto mehr lösen die Nerven- die Immunfunktionen ab, die unbewusst immunologische Tätigkeit transformiert sich ins Nervenartige und wandelt sich zu einer bewussten Wahrnehmung. Das Gehirn ist ein sogenanntes immunprivilegiertes Organ, das beispielsweise transplantiertes Fremdgewebe kaum oder nur sehr langsam abstößt. Somit ist die Immunkompetenz des Gehirns zugunsten der Nerventätigkeit weitgehend erloschen. Wenn wir von der Verdauung des Stofflichen durch den Darm zur „Verdauung“ des Nicht-Stofflichen im Gehirn aufsteigen, zeigt sich darin ein Bild für die verschiedenen evolutiven Bewusstseinsstufen – vom Instinktiven zum Objektiven.

Was nehmen wir also der Darmflora weg? In der Flora lebt permanent die Tendenz, höhere Lebensformen hervorzubringen. Das darf aber nicht sein, denn der Anfang davon wären die bakteriellen Infektionserkrankungen. Die dort auftretenden Biofilme sind weiterentwickelte Mikrobenpopulationen. Die immunologisch-neurologische Wahrnehmungstätigkeit hält diese Tendenzen in Schach, indem wir durch hoch komplexe Regulationsprozesse das Mikrobiom in seiner latenten, äußeren Naturgesetzlichkeit bezwingen, es uns „aneignen" und individualisieren. Wir nehmen dem Mikrobiom die äußere Naturgesetzlichkeit weg und bilden daraus „natürliche", lebensnahe und stimmige Gedanken, die mit den äußeren Naturgesetzen übereinstimmen. Wir formen die Gestaltungspotentiale einer gesunden Darmflora in gesunde Gedanken um. In der Regel wird uns der Verlust dieser Kräfte nur in der Krankheit schmerzlich bewusst, wenn uns die Lebenskräfte fehlen, bei Erschöpfungszuständen, Burn-out oder bei einer Depression, im Extrem bei der Alzheimer-Krankheit, wenn die Zusammenhang schaffenden, Lebendigkeit stiftenden Ätherwirkungen das erschöpfte Gehirn nicht mehr ergreifen und die Welt „in Stücke zerfällt".

Das Kränkelnde und Schwächelnde ist immer anfällig für das Parasitäre. Wenn unsere Ich-Organisation als übergeordnete Entwicklungsstufe mit ihren biologischen Autonomiefunktionen in ihrer Aktivität nachlässt oder äußere Umstände sie in ihrer Entfaltung hindern, wie es bei den meisten Seuchen infolge von Krieg, Angst, Armut, Not und Elend der Fall ist, dann findet ein pathologischer Regress in frühere, prä-autonome Evolutionsstufen statt und das mikrobielle Leben emanzipiert sich in Form der genannten Krankheiten. Wir hatten gezeigt, dass es die Ich-Kräfte sind, die in der hoch individuellen Zusammensetzung und Diversität unseres Mikrobioms wirken und dadurch die eigentliche Schutzfunktion vor parasitären Erkrankungen darstellen, wie es auch der Begriff der Kolonisationsresistenz beschreibt. Seuchenabwehr bedeutet daher in erster Linie Schutz der Autonomiesphären von menschlichen und auch ökologischen Lebensräumen. Die individuellen, mikrobiellen Homöostasen als Ausdruck einmaliger, charakteristischer Äthersphären sind Grundlage der Gesundheit bei Mensch und Natur.

Die wichtigsten „Hotspots" für Ansteckungen im Rahmen großräumiger Infektionsereignisse sind Massenveranstaltungen, bei denen die Ich-Kräfte in euphorischen Wir-Gefühlen verschwimmen. Alle Formen von Rauschzuständen, in denen sich der Mensch in symbiotischen Verschmelzungsambitionen zu verlieren droht, wie beispielsweise bei einer „schunkelnden" Karnevalsversammlung oder in einer „bierseligen" Fan-Kurve eines Fußballstadions, schaffen im Organismus die Neigung zur Ent-Individualisierung – auch des Mikrobioms und damit zur kollektiven Angleichung der mikrobiellen Sphären. Das sind die Ansteckungen – nicht nur im biologischen, auch im psychologischen Sinn (siehe unten).

Die Mikrobenwelt und das Gehirn stellen eine Art Alpha und Omega der Evolution dar. Die Polaritäten verbindet ein evolutiver Prozess, der einer Umstülpung gleicht. Wenden wir eine Kugel um wie einen Handschuh, dann wird geometrisch betrachtet der unendlich weite Umkreis, die letztlich aus dem Kosmos beeinflusste Urbiosphäre zum Mittel-Punkt, das Leben im Umkreis wird zum Er-leben im Ich. Die Galaxien im Kosmos liefern dafür ein symbolisches Bild; aus dem Umkreis strömt etwas zusammen und entschwindet im schwarzen Loch des Zentrums in einer anderen Daseinsform.[79]

6. Umstülpung – Punkt und Umkreis

> *„Wir müssen uns gewöhnen an dieses Umstülpen. Wenn wir uns nicht daran gewöhnen, so bekommen wir nie eine richtige Vorstellung von dem, wie sich eigentlich die hiesige physische Welt zu der geistigen Welt verhält.“* Rudolf Steiner[80]

Die rätselhafte Darm-Gehirn-Beziehung berührt im Grunde das traditionelle Leib-Seele-Problem. Erkenntnisse der Mikrobiomforschung aktualisieren diese Frage, und unter Einbeziehung geisteswissenschaftlicher Perspektiven lassen sich hier ganz neue Erkenntnisansätze gewinnen.

Wie wir sahen, sind die Prokaryonten im höchsten Maße umweltadaptiv [→ Kapitel I.3]. Bis in die extremsten Lebensräume hinein bilden sie optimal angepasste Populationen. Sogar innerhalb desselben Habitats organisieren sich ortstypische, stabile Kollektive, wie wir sie beispielsweise auf der Haut oder in Gewässern finden. Das Leben der Prokaryonten ist also in hohem Maße sensibel umkreisoffen wie unser Bewusstsein. Die spezifische Eigenart mikrobieller Populationen ergibt sich weniger aus den Genstrukturen der einzelnen Spezies, sondern ihr Verhalten hängt vom Umweltkontext ab, in den sie eingebettet sind. Das gleiche gilt für die Nervenzellen des Gehirns [→ Kapitel IV.1]. Wir wollen auf diesen für das Verständnis der Mikroorganismen zentralen Aspekt der umkreisinduzierten, extrinsischen Lebensprozesse noch einmal eingehen.

Wir hatten beschrieben, dass jeder Entwicklungsschritt, den der Mensch macht, sein Korrelat in genetischen Umbauprozessen findet, denn alles ist in Entwicklung, auch unsere Gene und damit unser physischer Körper. Die Evolution ist noch nicht zu Ende. Wenn wir also Neues aufnehmen aus der Welt und etwas lernen, kommt es nicht nur zu entsprechenden Umstrukturierungen der Synapsen des Gehirns, sondern unser ganzer Organismus verändert sich in mehr oder weniger feiner Weise, weil wir als *ganzer* Mensch eine neue Erfahrung und damit einen Entwicklungsschritt machen.

Prozesse, die mit der umkreisinduzierten Synapsenbildung enge Verwandtschaft zeigen, sind die spezifischen Antikörperbildungen innerhalb des Immunsystems. Es gibt Milliarden verschiedener organischer Verbindungen auf der Erde. Wenn wir in ein weit entferntes Land reisen und uns dort ein Insekt sticht, dessen Gift für uns völlig unbekannte chemische Verbindungen enthält, dann findet unser Immunsystem (meist) dennoch den richtigen Antikörper, der zu dem Gift passt wie ein Schlüssel in ein Schloss. Wie in den Nervenzellen im Rahmen von Lernprozessen, so findet auch in den Zellen des Immunsystems eine sogenannte genetische Rekombination [→ Kapitel V.3] statt, das heißt, das Genom der Immunzellen wird (von der „Intelligenz“ des Ätherleibes) so transformiert, dass die passende Reaktion auf das erfolgt, was aus der Umwelt eindringt. Nicht nur der Phänotyp, sondern auch der Genotyp der Immun- oder der Nervenzelle wird also aus dem Umkreis beeinflusst und mit geformt. Auch hier bewahren wir im immunologischen Gedächtnis eine „Erinnerung“ an das neu Aufgenommene, wobei aber diese Vorgänge unterhalb der Bewusstseinsschwelle verbleiben. Biologisch sind mentales und immunologisches Gedächtnis eng verwandt. Die Antikörperbildung ist eine Intelligenzleistung auf der unbewusst-ätherischen Ebene – die Lösung eines bislang unbekannten Problems. Im kognitiven Bereich heben wir diese Tätigkeit in die Bewusstseinsebene, das Gehirn bringt die nötigen ätherischen Prozesse nicht selbst hervor, sondern übersetzt sie lediglich in die körperlichen Ausdrucksmöglichkeiten durch Sprache, Gestik, Schrift usw., damit wir das Gedachte überhaupt zum Ausdruck, zur Erscheinung bringen können.

Der „gescheite Ätherleib" lässt sich auch an der Stoffwechselintelligenz der Bakterien erkennen: Eine Arbeit über „Basale Kognition" bei Mikroben und niederen Organismen beschrieb elementare Fähigkeiten wie Orientierungsreaktion, Empfindung/ Wahrnehmung, Unterscheidung, Gedächtnis, Entscheidungsfindung, Verhalten, Problemlösung, Fehlererkennung, Motivation, Lernen, Antizipation und Kommunikation, die offensichtlich auch ohne neuronale Strukturen – die traditionell als biologische Grundlage kognitiver Leistungen gelten – möglich sind.[81] Interessant und unerwartet war dabei, dass etwa 30 % der Gene, die mit dem Nervensystem von Planarien (Strudelwürmer) zusammenhängen, homologe Sequenzen in der Pflanze Arabidopsis und bei Hefen haben, die kein Nervensystem besitzen. Die Autoren gestehen ein, dass wir im Grunde nicht wissen, was Kognition eigentlich ist. In der drei Milliarden Jahre währenden Urbiosphäre der mikrobiellen Evolution wurde im Grunde schon alles (ätherisch) veranlagt, was sich später erst zu den neuronalen Strukturen bei höheren Lebensformen weiterentwickelte. Mit den Spiegelfunktionen der Nukleinsäuren – DNA-Doppelstrang, DNA-RNA-Transkription, Selbstkopien der RNA, Sequenz-Repeats u.v.m. – sind im Grunde die ersten biologischen Korrelate für bewusstes Leben veranlagt worden, Akte der Selbstreferenz durch reversible Bildung komplementärer Strukturen mit ganzen Kaskaden übergeordneter rückgekoppelter Steuerungsprozessen, die selbst wiederum gesteuert, moduliert und reguliert werden, sodass immer höhere Freiheitsgrade des Verhaltens entstehen. Was sich später beim Menschen im selbstreferentiellen Prozess von Handlung und Handlungsreflexion bis hin zur Selbstbespiegelung des Bewusstseins als höchste Form der Autonomie zeigt, sind keine zufällig entstandenen Eigenschaften, sondern immanente Potentiale in allen Lebensprozessen. Mikro- und Makroebene lassen sich nicht trennen, der reine Prozess ist derselbe, er wird auf den verschiedenen Beschreibungsebenen nur unterschiedlich sichtbar; wenn wir musizieren, spielt alles mit, auch Ribosomen, mRNAs, Transkriptionsfaktoren und sogar die Mikroorganismen! Analysen des Blatt-Mikrobioms von Reben in einem südafrikanischen Weingut, die man über Jahre mit Barockmusik beschallte, zeigen im Vergleich zu nicht beschallten Stöcken ein deutlich verändertes Mikrobiom mit Betonung derjenigen Arten, die eine wirtsfördernde, pathogen-antagonistische Wirkung haben und daneben auch solche, die für die Produktion von ganz bestimmte Duftmolekülen verantwortlich sind.[82]

Mikrobielle Intelligenz entfaltet ihre Wirkung unmittelbar in adaptiven, innovativen, reparativen und symbiotischen Stoffwechselleistungen.

Der US-amerikanische Biologe James A. Shapiro und der Biophysiker Eshel Ben-Jacob von der Universität Tel Aviv führten Experimente mit Bakterienkolonien durch und setzten sie einem gewissen Selektionsdruck aus. Dabei erhielten Bakterien ein Nährmedium, dessen Substrate für diese Spezies unverdaulich waren. Dies führte nun zu einem genetischen Umbauprozess innerhalb der Kolonie. Shapiro sprach von bakteriellen Gen-Ingenieuren, die mit demselben Instrumentarium, wie es in modernen gentechnischen Laboren Verwendung findet (Plasmide, Bakteriophagen, Transposone), ihr eigenes Genom soweit neu strukturierten, dass sie innerhalb von zwei Tagen einen Weg fanden, die Nährstoffe nun doch zu verdauen. Zahlreiche weitere Experimente konnten diese intelligent-adaptiven Mutationen der Bakterien nachweisen.[83]

Solche Experimente erfolgten in der Regel an isolierten Bakterienstämmen. In komplexen, „kooperativen" Mikrobengesellschaften wie der Darmflora nehmen mit der Höhe ihrer Diversität nicht nur unsere Vitalkräfte und die Gesundheit zu [→ Kapitel I.5], sondern auch die „intelligenten" Stoffwechselpotentiale, die insgesamt das Reaktionsspektrum auf veränderte Bedingungen und pathogene Einflüsse erhöhen. Das Stoffwechselrepertoire des Mikrobioms mit seinen Millionen verschiedenen Genen übersteigt das der Leber um ein Vielfaches. Ein Beispiel zur Verdeutlichung: Wenn wir Sushi zu uns nehmen, sind darin oft Kohlenhydrate aus Meeres-Rotalgen enthalten, die wir normalerweise nicht verdauen könnten, weil uns das entsprechende Enzym bzw. Gen dazu fehlt. Dass es uns dennoch gelingt, verdanken wir einem Darmbakterium (*Bacteroides plebeius*), welches ein entsprechendes Gen aufweist, das es wahrscheinlich über den horizontalen Gentransfer von einem marinen Bakterium erhielt.[84]

Darin liegt ein wesentlicher Punkt zum Verständnis des Mikrobioms überhaupt, dass die kommensalen Mikroorganismen Gene aus der äußeren Natur aufnehmen und sie in den Stoffwechsel ihres Wirtsorganismus integrieren. Über das mikrobielle Genom, das etwa das hundertfache unseres vererbten Genoms ausmacht, ist der Mensch gleichsam mit dieser „Naturintelligenz" physiologisch verbunden – eine bedenkenswerte Tatsache, auf die wir im Folgenden noch zurückkommen.

Durch Mutation und Selektion sind die von Shapiro und Ben-Jacob geschilderten Vorgänge nicht beschreibbar, denn es handelt sich um ein gezieltes, adaptiv-intelligentes Verhalten.

Über die Darm-Gehirn-Achse beeinflussen diese intelligenten Prozesse auch unsere geistige Lebendigkeit. Der Ätherleib reguliert und impulsiert systemische Prozesse auf einer übergeordneten Organisationsebene, die aus einer Art plastisch-adaptivem Funktionsgedächtnis besteht. Die Tätigkeit der Bakterien und Viren steht unmittelbar unter dem Einfluss dieser regulativen Sphäre.

Das Verhältnis eines gewöhnlichen, nach außen abgegrenzten Lebewesens zur ursprünglichen Prokaryontensphäre der Erde kann man mit dem Kreisflächenverhältnis von umgrenzter Innen- zur unbegrenzten Außenfläche vergleichen. Der Stoffwechsel eines höheren, tierischen oder pflanzlichen Organismus ist weitgehend binnenzentriert, er richtet sich im Wesentlichen auf die Erhaltung der eigenen Gestalt aus – das entspräche der Innenfläche des Kreises. Die unendliche Außenfläche des Kreises bei den höher entwickelten Organismen entspräche den vielschichtigen, bis ins Kosmische reichenden Umweltbeziehungen und den komplexen Wechselwirkungen und Kommunikationsprozessen innerhalb von Lebensgemeinschaften.[85]

Bei den Prokaryonten herrscht der Außenstoffwechsel vor, indem sie die Homöostasen von ganzen Ökosystemen – Flüsse, Meere Böden, Wälder, Atmosphäre – beeinflussen bzw. stabil erhalten [→ Kapitel II.9]. Das Wirkungsfeld hinsichtlich des Stoffwechsels ist

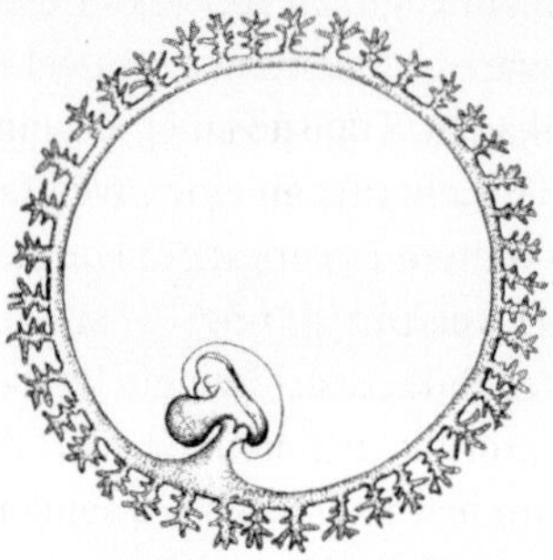

Embryo (24. Tag) mit umgebender Plazenta (Chorion frondosum)[85]

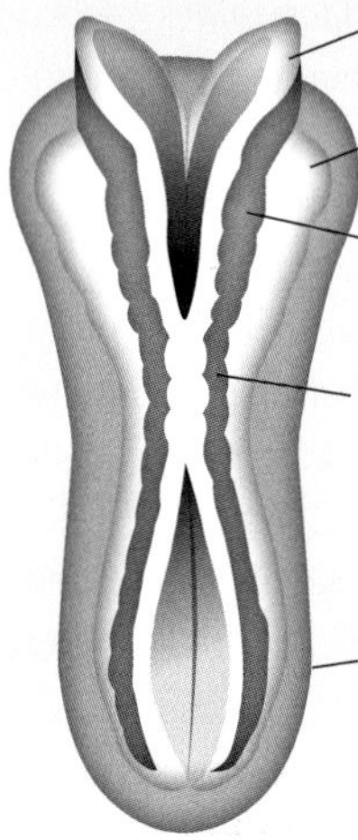

Rückenansicht eines 22 Tage alten Embryos

also bei den Prokaryonten ganz in die Umgebung verlagert. Das ist der ursprüngliche Zustand des Lebens.

Evolution bis zum Menschen bedeutet im weitesten Sinne die Hereinnahme und Individualisierung der makrokosmischen Lebenskräfte.
Ein sprechendes Bild hierfür finden wir in dem Verhältnis des Embryos zur Plazenta als einem Umkreisorgan, aus dem die Kräfte in den Embryo in einem Umstülpungsprozess zusammenfließen (siehe Abb.). Die Urmikrobiosphäre mit ihrer Stoffwechselweisheit erscheint in der Plazenta als Universalorgan wieder (siehe unten). Dieselbe Umstülpungsdynamik sehen wir in der funktionellen Morphologie des Zentralnervensystems. Wie im Gliedmaßenbereich die Knochen innen liegen und im Gegensatz dazu der Kopf ein Außenskelett aufweist, so liegt im Rückenmark die graue Substanz zentral, die weiße Substanz außen. Im Gehirn ist es umgekehrt; die grauen Zellen finden sich hier an der Oberfläche, die myelinhaltige weiße Hirnmasse dagegen innen. Verbunden ist beides über einen Umstülpungsprozess. Auf der unteren der beiden Abbildungen sieht man, wie sich das Innere des Rückenmarks nach oben zur künftigen Gehirnoberfläche umwendet. Das Grau im Inneren des Rückenmarks wird zu Oberfläche des Gehirns. Nach unten schließt sich der Kanal. Die Ohranlage (Ohrplakode) als oberster Somit macht diesen Umstülpungsprozess mit; aus den Somiten gehen die Bewegungsorgane (Wirbel, Rippen, Gliedmaßen, Muskulatur) hervor. Das Mittelohr mit seinen drei Gehörknöchelchen kann man als eine umgestülpte, nach innen gerichtete „Gliedmaße" auffassen, die aber keine Eigenbewegung von innen zeigt, sondern von außen durch die Töne und Klänge passiv bewegt wird. Was im Tanz die Gliedmaßenbewegungen von innen impulsiert, bewegt die Gehörknöchelchen von außen durch die Schwingungen.

Die funktionelle Anatomie des Menschen zeigt grundsätzlich die Polarität einer zentrifugal organisierten Stoffwechsel-Gliedmaßen-Gestaltung einerseits als Ausdruck unserer tätigen Weltverbundenheit und andererseits den zentripetal organisierten Nerven-Sinnes-Kopfpol mit seinem Außenskelett, der uns ein weltabgegrenztes, individuelles Eigenleben ermöglicht. Die menschliche Hand erscheint insofern als umgestülptes „Negativ" des Kopfes, weil sie die einzige Gliedmaße in der Natur ist, die eine Kugel (Kopf) von allen Seiten berühren kann, ohne dass sich dabei die Körperposition ändern muss. Die Hand ist auf die Peripherie dessen hin organisiert, wovon der Kopf das Zentrum darstellt; Hand und Kopf verhalten sich wie Außen- und Innenfläche des Kreises. Entsprechend „verströmen" sich auch das vegetative und das periphere Nervensystem in der Peripherie des Stoffwechsel-Gliedmaßen-Systems nach außen; Rudolf Steiner sprach von Sympathiekräften, die in der Gliedmaßengestaltung und in den Sexualorganen wirken, wo der Mensch den Weltkontakt, d.h. eine möglichst große „Berührungsfläche" sucht. Die extremste Ausbreitung bzw. die intensivste Berührung und Durchdringung mit den Qualitäten der äußeren Natur erfährt das enterische Nervengeflecht des Darmes, dessen Schleimhautoberfläche sich auf über hundert Quadratmeter ausdehnt. Polar dazu findet zentral eine Konzentration der Nervenmasse im Gehirn mit einer Umstülpung statt. In die ätherisch-funktionelle Sprache übersetzt bedeutet dies: Der Lebenskräftefluss aus dem Vegetativum bzw. dem Mikrobiom strömt aus der Peripherie zusammen und metamorphosiert sich über einen Umstülpungsprozess in einen ätherischen Bewusstseins-Raum. Das Mikrobiom als Ausdruck der Urbiosphäre, als eine im Grunde „embryonal" gebliebene, noch weitgehend plastisch-dynamische Form der äußeren Flora und Fauna, sprich der äußeren Lebendigkeit, repräsentiert diese ätherische Kräftewelt, in die unser vegetatives Nervensystem in seiner filigranen Verzweigung hinein „fühlt".

Die Gestaltpotentialität des Mikrobioms, das gewissermaßen einen Extrakt der urbiosphärischen Stoffwechselweisheit enthält, stellt einen Möglichkeitsraum für eine nahezu unbegrenzte Stoffwechselvielfalt und -dynamik dar, die nun im Gehirn bzw. in unserer Denk-Organisation als ebenso unbeschränkter Möglichkeitsraum der Gedankenbildung, als unbegrenzter Horizont des Denkbaren wieder erscheint – eine Metamorphose der Ätherkräfte vom Leben zum Er-Leben über einen Umstülpungsprozess. Der im Ur-Meer „über den Wassern schwebende Geist" (1. Moses 1.2), d.h. drei Milliarden Jahre währende mikrobielle Evolution, schuf die physisch-ätherische Voraussetzung für die phänomenale Gehirnplastizität des Menschen.

Es gilt, den Umstülpungsprozess tatsächlich zu erleben; im Darm befindet sich die Flüssigkeit innen mit einem intensiven mikrobiellen Leben, wie es sonst in der Natur in dieser Konzentration kaum zu finden ist. Im Gehirn bleibt die Flüssigkeit außen; der Liquor außerhalb der „Windungen" ist die klarste, nahezu zellfreie Flüssigkeit des Organismus – ja der ganzen Natur; im Darm erscheinen die ätherischen Kräfte im mikrobiellen Substrat ganz gebunden, im Gehirn und seinem klaren Wasser tritt diese Stoffwechselintelligenz vollständig zurück und steht uns als freie Potentialität in der Gedankenformung zur Verfügung. Am klaren Liquor spiegelt sich gleichsam das Gedankenleben wie die Landschaft in einem ruhenden See.

Um den ganzen phylogenetischen Prozess der Menschwerdung in ein Bild zu fassen: Das periphere „Erden-Ich" stülpt sich um in ein individuelles Menschen-Ich. Die Gastrulation als Urbild des beseelten Lebens setzt die Verinnerlichung der Umwelt ins Bild. Die Plazenta, die das „periphere Ich" repräsentiert, wurde schon im alten Ägypten als „höheres" Organ verehrt. Bis heute bestattet man in zahlreichen Kulturen die Plazenten mit einem kleinen Ritual[87], weil man noch intuitiv diese Zusammenhänge von Mikro- und Makrokosmos fühlte.

Es bedarf einer gewissen gedanklichen Übung, diesen Umstülpungsprozess im Innern nachzuvollziehen, nicht nur morphologisch, sondern auch funktionell. Im Abschnitt über die Depression hatten wir die zwei Seiten der Hormone beschrieben, Leben und Er-Leben, Befund und Befinden. Eine Substanz innerlich umzustülpen bedeutet, den punktuell vorliegenden Stoff zum Umkreis, d.h. zu einer von peripher wirkenden Qualität umzuwenden, die jetzt nicht mehr im dreidimensionalen Raum, sondern in dem ätherischen Gegenraum, wie Steiner das nannte, also aus der Peripherie wirkt. Wir können nicht fragen: Wo befinden sich meine Depression, mein Gefühl, meine Gedanken oder meine Gesundheit, diese Qualitäten haben keine Raumdimension. Wenn wir Vertrauen, Kooperation und freundschaftliche Bindung erfahren, ist dieses Erlebnis mit dem Hormon Oxytocin verbunden, das gleichzeitig zahlreiche biologische Funktionen hat; es dämpft die Stressbiologie, stimuliert das Immunsystem und wirkt als Schwangerschaftshormon. Die Intelligenz, die in diesen physiologischen Prozessen waltet, übersteigt unser Vorstellungsvermögen, doch die Qualität dieser Kräfte, die sich im Biologischen entfalten, erleben wir als vertrauensbildende Wirkungen im Sinne einer ätherischen Kräfteerfahrung.

Das Wirkprinzip eines potenzierten Heilmittels müssen wir im Prinzip in diesem Umstülpungsprozess suchen; durch das Potenzieren entsteht das, was Samuel Hahnemann (1755-1843) die „geistige Arznei" nannte. Eine solche „Ätherisierung" der Substanz geschieht in unserem Organismus ständig. Viele Stoffe in unserem Blut oder Zytoplasma sind so fein konzentriert und kurzlebig (manche RNA-Moleküle haben eine Halbwertszeit von nur zwei Minuten, Zytokine wie beispielsweise Interleukin 6 sind äußerst flüchtig und liegen in Plasmakonzentrationen von nur einem Billionstel Gramm vor, was einer D12-Potenzierung entspricht), dass sie kaum nachweisbar sind. Nichtmessbar bedeutet aber nicht Nicht-existent. In einer Blutprobe in einem Plastikröhrchen ist die Dynamik des Lebendigen oft nicht mehr vorhanden, da sind viele feinste Substrate schon verfallen und entziehen sich der Analyse. Die Kritik an der Homöopathie übersieht dieses grundsätzliche Prinzip, dass das Lebendige sich in erster Linie durch „Tätigkeit" auszeichnet. Die moderne biologische Theorie spricht von „Agency" im Sinne einer Eigenaktivität, um die Kerneigenschaft des Lebendigen zu beschreiben.[88] Mit anderen Worten bedeutet dies, dass das Primäre des rein Lebendigen der Prozess und nicht die Substanz ist. Substanz (= das Darunter-Stehende) als stabil Beständiges und fest Geformtes tritt aus dieser Perspektive nur dort in Erscheinung, wo die Tätigkeit schwindet. Lebendiges Substrat erscheint so als zur Ruhe gekommener Prozess. In den Denkprozessen des Menschen haben wir es beispielsweise mit reinen Tätigkeiten zu tun, deren metabolische Korrelate sich im Bereich von nicht nachweisbaren „Hochpotenzen" bewegen dürften.

Um uns wirklich mit dem für das Alltagsbewusstsein ungewöhnlichen, aber für das Verständnis der Darm-/Mikrobiom-Hirn-Achse essentiellen Umstülpungsgedanken vertrauter zu machen, wollen wir diesen zentralen Punkt an einem weiteren Beispiel verdeutlichen. Betrachten wir den Sehvorgang: Das Licht wird im Auge fokussiert, es geht gewissermaßen durch ein „schwarzes Loch", durch den Brennpunkt hinter der Pupille, hindurch und verschwindet im Augapfel in eine andere Dimension wie die Sterne im Zentrum einer Galaxie – ein Umstülpungsprozess, der im Bild vergleichbar wäre der Hörschnecke des Innenohrs, welche die physikalischen Frequenzen in die „Qualia", d.h. das Erlebnis der Töne umstülpt. Wie im kosmischen schwarzen Loch alle unsere physikalischen Vorstellungen quasi zerstäuben (s.o. Zitat Andrea Ghez), so führt die Weiterverfolgung der physikalischen Lichtspuren im Auge ins völlige Nichts, denn wie wir es auch immer drehen und wenden mögen, das bioelektrische Geflimmer auf unserer Hirnrinde teilt uns über das Erlebnis des Sehens nichts mit, weil dieses bereits aus ätherischer „Substanz“ gewoben ist. Unser Seh-Raum verliert im Grunde die Innen-Außen-Dichotomie; das was ich sehe ist innen und außen zugleich. In dem Erlebnis- oder Bedeutungsraum des Sehens – die reine Lichtwirkung von außen verschmilzt mit dem „inneren Licht“ der Begriffsbildung – sind wir nicht mehr in der physikalischen Dimension der getrennten Dinge, sondern im ätherischen Gegenraum der (bildschaffenden) Zusammenhänge anwesend. In der Subjekt-Objekt-Durchdringung des Mikrobioms, d. h. in der Verschmelzung von Umwelt und Organismus an unseren Leibgrenzen wirkt ein verwandter ätherische Prozess.

Wir können das Phänomen auch aus einem anderen Blickwinkel beschreiben. Unser Sehraum – oder sprechen wir besser vom Raum des Erlebens – reicht von den Sternen über die äußere Natur bis hin zu unserem eigenen Organismus; wir können die ganze Welt, auch unsere Arme und Beine und zumindest zeitweise unsere inneren Organe erleben. Doch dieser Raum des Erlebens hat eine hermetische Grenze – unser Gehirn! Absolut nichts erleben wir von diesem Organ, man kann am offenen Gehirn ohne Betäubung operieren, es zeigt keinerlei Schmerz oder Immunreaktion, beides ist im Gehirn zu Bewusstsein und Denken weiterentwickelt.[89] Wir können den Erlebnisraum eines auf der Erde stehenden Menschen als Halbkugel betrachten. Wir sind von einem kreisförmigen Horizont umgeben, über dem sich das Himmelsgewölbe ausspannt. Unsere halbkugelförmige Gehirnkammer ist das komplementäre Gegenbild dazu – ein Organ, das zwar die Welt zurückspiegelt, aber nicht sich selbst.

Kopfschmerzen gehen nicht vom Gehirn, sondern von seinen Häuten aus. Vom Organ selbst empfinden wir nichts. Metaphorisch gesprochen lässt sich das Gehirn als das „schwarze Loch“ im seelischen Erlebnisraum des Menschen betrachten. In den schwarzen Löchern des Kosmos, d. h. hinter dem sog. Ereignishorizont, können wir keine Wahrnehmungen mehr machen. Sie gehören wie das Gehirn zu den größten Rätseln der Wissenschaft, dort „verendet“ nicht nur die Materie, sondern auch das Licht wie in einer Pupille und „stirbt“ – in eine andere Daseinsform hinein.

Was wir in der Geometrie als mathematische Gesetzmäßigkeiten in Zeichnungen und Konstruktionen zur fixierten Darstellung bringen, wirkt als lebendig-dynamisches Formprinzip in aller Natur; der Umstülpungsprozess durch die Unendlichkeit hindurch ist Teil dieser Bildckräfte. Wir hatten nach diesem rätselhaften Moment gefragt, in dem sich die erste Zelle aus der lebendigen Urbiosphäre heraus formte. Auch hier haben wir es im Grunde mit einem Umstülpungsprozess zu tun; das Außen des Meerwassers wird zu einem Innen des Zytoplasmas und damit beginnt die erste Subjekthaftigkeit, das erste „dunkelste Fühlen irgendwo auf den untersten Sprossen der Tierleiter”, nach Hans Jonas [→ Kapitel Kapitel V.3]. Im Grunde sind in jeder Zelle schon alle kosmischen Gesetzmäßigkeiten des Lebendigen veranlagt (vgl. obigen Abschnitt über „Basale Kognition“), bildhaft gesprochen ist der Zellkern der verinnerlichte Mond. *„Die Kräfte, die im Makrokosmos zu beobachten sind, wirken bis in das Zellige hinein. Und das, was in den Zellen wirkt, ist im Grunde genommen nichts anderes als ein Abbild dieser makrokosmischen Wirkung.“*[90]

Betrachten wir dazu als Nächstes die Evolution rein aus zellmorphologischer Sicht, wie sich das Leben von den freischwebenden Einzellern im Meer über die verschiedenen Gewebe und Zellverbände bis zur hochkomplexen Architektur des Gehirns mit seinen netzwerkartigen Verbindungsstrukturen (Konnektom, siehe oben) entwickelte.

7. Evolution aus zellmorphologischer Sicht – von der Prokaryontenwelt zum Gehirn

„Das Allgemeine und Besondere fallen zusammen: Das Besondere ist das Allgemeine, unter verschiedenen Bedingungen erscheinend." J. W. von Goethe (1749-1832)[91]

Ein Kernelement goetheanistisch orientierter Wissenschaft ist die Metamorphosenlehre. Sie bedeutet, einen Organismus nicht nur für sich zu analysieren unter anatomischen, physiologischen und biochemischen Aspekten, sondern ihn in eine Reihe zu stellen, um das Woher und das Wohin in der Entwicklungsdynamik zu erfassen. Vergleichende Morphologie und Physiologie finden das Besondere im Allgemeinen.

Verfolgen wir aus diesem Blickwinkel die evolutive Entwicklungsreihe der Gewebe von der mikrobiellen Urbiosphäre zum Gehirn aus zellmorphologischer Sicht.

Gehen wir von der „Virus First-Hypothese" bzw. von der frühesten RNA-Welt der Evolution aus [→ Kapitel II. 5], dann waren die Ribozyme das „Ur-Molekül", eine Art Dipol, bestehend aus einer Nukleinsäure als Informationsträger (Kopfpol) und einem Enzym als Stoffwechselaktivität (Stoffwechsel-Gliedmaßen-Pol), wie sie heute noch tausendfach in unserem Zytoplasma als Elemente der Plastizität (Splicing) zu finden sind. Eine erste „Leiblichkeit" im Meer des rein extrinsischen Stoffwechsels der RNA-Welt stellen die kristallartigen flüchtigen Virenkapside dar, die sich noch ohne Stoffwechselaufwand selbst assemblieren und wieder lösen, bevor sich die ersten lebendigen Zellmembranen herausformten und ein erstes zartes „Innenleben" in der Welt der Prokaryonten ermöglichten.

Dem planktonischen Urzustand der Bakterien im Meer verwandte Erscheinungen sind das lymphatische Protoplasma als gemeinsames Medium aller Körperzellen sowie das Blutserum als „flüssig-strömendes Synzytium" der kernlosen Erythrozyten. Auch die mobilen Einzeller (Makrophagen, Lymphozyten) des Immunsystems gehören hierher.

Die nächste Verdichtungsstufe in dieser Entwicklungsreihe der Zellgewebe zeigt sich als Synzytium, ein jetzt nicht mehr flüssiges, sondern beginnend geformtes Gewebe, wie wir es in der Muskulatur als „geronnene Strömungsgestalt des Blutes" finden. Auch die Plazenta als halbflüssiges, wenig geformtes, noch „peripheres" Organ zeigt den synzytialen Gewebetyp, also ein Gewebe, in dem die einzelnen Zellen nicht durch Membranen getrennt sind, sondern die Zellkerne in einem gemeinsamen Zytoplasma existieren. Wie die Lymphe und das Blut erscheint die Plazenta als eine Art Proto-Organ, das noch näher am vitalen, plastisch-ätherischen Urzustand der Prokaryontensphäre angesiedelt ist. Was sich innerhalb des Embryos später in die verschiedenen Organtätigkeiten differenziert, vereinigt die Plazenta als peripheres Universalorgan; sie ist Lunge, Niere, Leber, Darm und endokrines Organ in einem.

Sie hat einen der Prokaryontenwelt analogen Universalstoffwechsel und zeigt damit die Signatur der umkreisbetonten Urbiosphäre. Die von Hüllen umgebene Embryogenese als plastisch-dynamischer Vorgang setzt diesen Verinnerlichungsprozess, die „Hereinnahme der Welt“, ins Bild.[92]

In einem nächsten Schritt erscheinen dann die verschiedenen, gegeneinander abgegrenzten Organgewebe, wo die einzelnen Zellen durch Membranen und Wandstrukturen ihre eigene Binnensphäre mehr und mehr abschließen, aber immer noch über den Extrazellularraum als Kommunikations- und Stoffaustauschmedium verbunden bleiben. Der Extrazellularraum ist als primäres Wirkungsfeld des Ätherischen zu verstehen. Feste Strukturen wie Zellwände und vor allem die Gene unterliegen tendenziell eher den physischen Kräften, indem sie mehr bleibende, relativ stabile Strukturen schaffen. Die Gene im Zellkern haben die Tendenz zur degenerativen Verfestigung; je länger beispielsweise die Endogenisierung von Retroviren evolutiv zurückliegt, umso inaktiver werden sie. Sie zeigen die Neigung zur „Verknöcherung“, weshalb die DNA als „Fossil“ sich so lange erhalten kann. Diese Verhärtungskräfte haben etwas mit dem „Mondaustritt“ zu tun (s.o.).

Vor diesem Hintergrund finden wir auf dem weiteren Weg zur festeren Formgebung im Gehirngewebe eine Vorstufe zur Knochenbildung: *„Man wird das Gehirn des Menschen nur begreifen, wenn man in ihm die knochenbildende Tendenz sehen kann, die im allerersten Entstehen unterbrochen wird.“*[93]

Laut dem Anatomen Johannes W. Rohen besitzt das Gehirngewebe keinen Extrazellularraum im gewöhnlichen Sinne.[94] Dessen Aufgabe übernehmen im Gehirn die Astrozyten, die den Stoffaustausch zwischen Blut und Nervenzelle streng regulieren, der normalerweise über den Extrazellularraum „offener“ verläuft. Der flüssige Extrazellulärraum wird im Gehirn „physischer“, er gewinnt Dichte, indem an seine Stelle feste, „zelluläre“ Strukturen treten. Der evolutionsbiologisch ursprüngliche Extrazellularraum war das Meer mit seiner Prokaryontenwelt, der gemeinsame Raum, in dem der Außenstoffwechsel mit dem Austausch von Metaboliten unter ganz verschiedenen Prokaryonten, das „Quorum sensing“, der horizontale Gentransfer sowie noch unzählige weitere Signalstoffe zwischen den Zellen vermittelten. Das Meer ist das Ur-Synzytium, die Prokaryonten sind seine Zellkerne. Dieses „Dazwischen“ als Wirkungsfeld des Ätherischen verdichtet sich nun im Gehirngewebe so weit, wird gleichsam in Richtung Knochenbildung verfestigt, dass es sich als Zusammenhang schaffendes Prinzip *anatomisch-strukturell realisiert*. Der ursprünglich flüssige „kommunikative Zwischenraum“ erscheint jetzt *physisch geformt* als dynamisches, neuronales Verbindungsnetzwerk und bildet die physische Grundlage der Gedankenbildung. Das menschliche Großhirn baut sich aus etwa 100 Milliarden Nervenzellen auf, wobei jede einzelne bis zu 20.000 variable synaptische Verbindungen mit anderen Neuronen herstellen kann. Dadurch ergibt sich eine Zahl von möglichen flexiblen „Verschaltungszuständen“ des Gehirns, die rein mathematisch die Anzahl der Atome des gesamten Universums bei Weitem übersteigt. Hierin liegt die neurobiologische Voraussetzung für die weltoffene Plastizität der Gedankenbildung.

Das Beziehungsgefüge der Axone, Dendriten und Synapsen des Gehirns muss man sich vorstellen als einen „auskristallisierten“ Extrazellularraum:

„Das Gehirn ist gleichsam herauskristallisiert aus dem ätherischen Leibe und in demselben so darin, dass man es vergleichen könnte mit einer Wassermenge und einem Stück Eis, das darin schwimmt, wenn man das Wasser mit dem ätherischen Leibe vergleichen wollte und das Eis mit dem aus dem ätherischen Leibe herauskristallisierten physischen Leibe.“[95]

Form und Funktion sind ätherisch gesehen dasselbe. Um es bildhaft auszudrücken: Wenn wir denken, schneit es in uns! Gedanken sind aus dem flüssig strömenden Äther heraus abgeformte Strukturen wie die Schneekristalle, die aus dem „ätherischen Himmelsblau“[96] als fest Geformtes in ihrer nahezu unbegrenzten Formenvielfalt herausfallen.

Die „Schatten“ des Ätherischen realisiert das Gehirn soweit mikroanatomisch konkret als dynamisches, synaptisches Beziehungsmuster, dass die immateriellen Gedanken leiblich geboren werden, dass wir sie mit unseren Mundwerkzeugen aussprechen können, damit sie sich physisch überhaupt in der Welt realisieren. Dazu brauchen wir das Gehirn; es bringt die Gedanken nicht hervor, es macht sie *leibfähig*. Seine bioelektrischen Erregungsmuster stellen gleichsam einen physischen Komplementär der Gedankentätigkeit dar, vergleichbar dem neuronalen Netzwerk der Retina (interessanterweise ist die Netzhaut des Auges ein während der frühen Embryonalentwicklung nach außen gestülpter Teil der Hirnrinde), deren Funktionen das Licht anregt. Die Verarbeitung von Umwelteinflüssen durch das Denken steht ätherisch betrachtet zum Gehirn in derselben komplementären Beziehung, wie die verarbeitende Tätigkeit der Darmmikroorganismen zum Immunsystem. Das Verhältnis Mikrobiom – Immunsystem ist eine Art evolutive Vorstufe der Geist-Gehirn-Beziehung. Kleine Kinder, die alles in den Mund nehmen, um sich ein reiches Mikrobiom und damit gesundes Immunsystem heranzubilden, denken quasi mit dem Immunsystem – eine Art flüssiges Gehirn.

Wie die Prokaryontensphäre als Empfängerfeld für Gestaltimpulse aus der Peripherie offen ist, so ist das Gehirn eine Art Resonanzkörper der Ätherwelt, der das Lebendig-Dynamische des Ätherischen quasi gerinnen lässt und gleichsam zu einzelnen Fest-Stellungen abformt. Der Äther verhält sich zum Gehirn wie das Licht zum Auge. Wie sich das Auge aus den Gesetzmäßigkeiten des Umkreislichts bildet[97], so ist das Gehirn aus dem Ätherischen *„herauskristallisiert“*.

Die neurobiologische Forschung brachte in den letzten Jahren zahlreiche Belege hervor, wie die Grundstrukturen, insbesondere der kindlichen Gehirnarchitektur, sich weniger aus den Genen als vielmehr aus dem Umfeld konstituieren.[98, 99] Vieles, was wir heute im wissenschaftlichen Sprachgebrauch dem Gehirn zuschreiben, ist eigentlich eine Äußerung des Ätherleibes. Alle unbewusst ablaufenden Fähigkeiten und Gewohnheiten, alles was sich im Schlafzustand des Selbstverständlichen befindet, ruht sozusagen im Ätherleib.

Nervenzellen sind genauso unspezifisch wie einzelne Mikroben innerhalb eines Kollektivs. Ein Neuron kann an der Repräsentation tausender Bewusstseinsinhalte beteiligt sein, wie auch ein einzelner Mikroorganismus innerhalb verschiedenster Biotope in ganz unterschiedlichen Funktionszusammenhängen steht. Was wir in der Mikroökologie das System nennen, d. h. die Konzertierung und Orchestrierung der mikrobiellen Funktions-Komponenten, das entspricht im Gehirn der Vernetzung der Gedanken.

An einer Stelle sprach R. Steiner vom Gehirn als einem weiterentwickelten Darminhalt: *„Was ist Hirnmasse? Die Hirnmasse ist einfach zu Ende geführte Darmmasse ... Der Darminhalt ist seinen Prozessen nach durchaus verwandt dem Hirninhalt.“*[100]

Diese oft missverstandene und von vielen als irritierend erlebte Aussage klärt sich, wenn man die Darmmasse als Resultat eines noch nicht ganz zu Ende gekommenen Verarbeitungsprozesses versteht. Metaphorisch kann man das Gehirn auch als ein gealtertes, sklerosiertes, ja sterbendes, d. h. „zu Ende geführtes“ Mikrobiom bezeichnen, das sein Leben in unsere Gedankenwelt hinein aushaucht. Was die Mikroorganismen in ihrer „intelligenten“ Tätigkeit aus der Prozessierung der Nahrungsstoffe – Verdauung ist nicht nur Abbau, sondern auch (unbewusste) Wahrnehmung der zu verdauenden Substanz – herausziehen, sind die Gestaltungskräfte, welche die Natur ursprünglich in den Aufbau beispielsweise der Pflanzen hineinwob. Das „Darmgehirn“ nimmt von dem Apfel viel mehr wahr, als uns in seinem bloßen Geschmack zu Bewusstsein kommt. Die Verdauung eines Apfels bringt ätherisch komplementäre Kräfte und Gesetzmäßigkeiten zur Entfaltung, die im Wachstum der Frucht wirkten. Verdauung ist ätherisch betrachtet nicht Zerstörung – das ist sie nur im Physischen –, sondern der Prozess der Apfelentwicklung läuft ätherisch in gewisser Weise rückwärts; die lebendige Tätigkeit, aus welcher der Apfel hervorging, löst sich im jeweiligen Ätherleib des Menschen gleichsam auf und steht damit der individuellen Tätigkeit kräftemäßig zur Verfügung. Was in der Natur als Prozessgestaltung sich biologisch auslebt, erscheint metamorphosiert in der menschlichen Denktätigkeit wieder.

Der Vergleich der Hirn- mit der Darmmasse bedeutet in diesem Zusammenhang, dass das organische Substrat, das diese Ätherkräfte freisetzt, dem Zerfall anheimfällt und im unteren Menschen ausgeschieden wird, weil es nun organisch unbrauchbar ist. Das Gehirn konserviert dieses eigentlich Auszuscheidende physisch-physiologisch, wir scheiden sozusagen nur die Gedanken aus, zurück bleibt eine vollständig zu Ende verstoffwechselte Masse, hauptsächlich das Myelin. Man darf bei dem Vergleich nicht das Physisch-Stoffliche zu sehr im Blick haben! Rudolf Steiner sprach hier von der ätherischen Ebene, wo die Dinge *ihren Prozessen nach durchaus verwandt* erscheinen. Im Vergleich zur Darmmasse sind die Ätherkräfte im Gehirn nahezu vollständig aus dem organischen Substrat entbunden, wodurch rein biologisch betrachtet ein latent sterbendes Organ zurückbleibt. Das Gehirn muss daher aus dem Organismus ständig mit vitalisierenden Substanzen (Blut, Glucose, Sauerstoff) geradezu überflutet werden, um nicht vollends zum Leichnam zu erstarren, was es seinem Wesen nach tendenziell ist.[101] Der Vitalstrom, der aus der Peripherie des Nervensystem zusammenströmt, „verendet“ gleichsam im Gehirn wie das Licht in der Pupille und wird in den ätherischen Bewusstseinsraum umgestülpt. Vom Darmmikrobiom zum Hirn – da ist gleichsam die gesamte Evolution in uns repräsentiert.

Für ein Verständnis des Ätherischen müssen wir auch die Physiologie multiperspektivisch lebendig-beweglich beschreiben, oder wie es der Kinderarzt Georg Soldner im Zusammenhang der Mikrobiologie einmal formulierte: *„Wenn wir differenziert denken wollen, brauchen wir eine differenzierte Darmflora.“*[102]

Wir hatten das Gehirn als Verdauungsorgan des Unwägbaren, der Imponderabilien bezeichnet [→ Kapitel I.5.1]. Wie die Bakterien an der Feinverdauung der substantiellen Nahrung beteiligt sind, so verarbeiten wir im Gehirn die nicht-stofflichen Dinge wie Klänge, Farben, Bilder, Worte usw. Das Gehirn mit seinen darmartigen Windungen als „Verdauungsorgan“ ist evolutiv älter und damit aus einer gewissen Perspektive stärker fortgeschritten, es verdaut die feineren Qualitäten der Welt, es erscheint höher differenziert und weiter entwickelt. Was Rudolf Steiner als *zu Ende geführte Darmmasse* bezeichnete, sind Endzustände organischer Tätigkeit. Die Hauptmasse des Gehirns besteht aus Myelin, der weißen Substanz, die auf einem weitgehend avitalen, wachsartigen Abscheidungsprodukt basiert, das nur noch marginale Reste von Stoffwechselaktivität zeigt. Das Myelin wird aus mikrobiell erzeugten Lipiden aufgebaut, es ist der Endzustand dessen, was mit den kurzkettigen Fettsäuren als für die Gehirnentwicklung essentiell wichtigen Bausteinen beginnt; die vom Mikrobiom erzeugten Fettsäuren sind das lebendige, das Myelin ist das zu Ende geführte, tote Fett. Funktion und Pathologie der Myelin produzierenden Neuroglia (Oligodendrozyten) sind Mikrobiom-abhängig [→ Kapitel I.5.1.2].

Je älter etwas wird in den irdischen Verhältnissen, desto mehr sklerosierende Tendenz nimmt es auf der physischen Ebene an. Im Ätherischen ist der Prozess gegenläufig; mit der Alterung lösen sich diese Kräfte aus den Wachstums- und Regenerationsvorgängen und erfüllen das Er-Leben des alten Menschen mit innerer Weite und größerem Weltverständnis in individualisierter Form.

„Das, was im unteren Menschen geschieht, ist ein Vorgang, der auf halbem Wege stehenbleibt in Bezug auf seine physische Entwickelung. Es wird ausgeschieden, weil die Sache ins Geistige übergeht. Oben wird der Prozess vollendet. Da bildet sich physisch das herein, was da unten nur geistig ist. Oben haben wir physisches Gehirn, unten ein geistiges Gehirn. Und wenn man das, was unten ausgeschieden wird, einem weiteren Prozess unterwerfen würde, wenn man fortfahren würde, es umzubilden, dann würde die letzte Metamorphose vorläufig sein das menschliche Gehirn.“[103]

Die „Intelligenz“ der Verarbeitung der Außenwelt-„Dinge“ durch unser Darmmikrobiom ist die gleiche wie im Gehirn, nur eben *im Stoffwechsel* wirkend. Die reine, ätherische Tätigkeit lebt im „unteren, geistigen Gehirn“ im Stoffumsatz, im oberen „physischen Gehirn“ hat sich diese Tätigkeit aus dem Metabolismus rein emanzipiert und steht als Grundlage der Gedankenbildung unter dem Einfluss der Ich-Organisation.

Zwischen Darm und Gehirn steht das Immunsystem als mittleres Organ der „Verdauung“, das gleichermaßen mit dem Mikrobiom und unserer langfristigen seelischen Verfassung funktionell verbunden ist. Es gilt, die Verwandtschaft von Gehirn und Mikrobiom hinsichtlich der umkreisoffenen Plastizität zu verstehen, die unmittelbar mit dem Ätherleib zusammenhängt. In der ursprünglichen Prokaryontenwelt gab es noch keine individualisierten Ätherleiber als Organe des subjektiven Er-Lebens, noch keine Trennung zwischen Innen und Außen, alles war ein homogenes Allgemein-Lebendiges. Ein abgesondertes, physisches Gehirn mit einer Binnengeistigkeit war dort nicht vorhanden. Wir können da noch nicht von Organismen sprechen, die einer Umwelt gegenüberstehen in einem dualen Subjekt-Objekt-Verhältnis. Dieses plastische Urmedium des Lebendigen erscheint im Menschen metamorphosiert verinnerlicht als voraussetzungslos umkreisoffene Gedankenorganisation. Nach Rudolf Steiners Darstellung ist der Ätherleib des Menschen ein Extrakt aus dem Äther der Welt [→ Kapitel V.5], wie unser Mikrobiom ein Extrakt aus der biologischen Urbiosphäre darstellt. Die Universalität der Gedankenbildung und das universelle Stoffwechselpotential der drei Milliarden Jahre währenden, rein mikrobiellen Evolution stammen aus derselben ätherischen Quelle. Evolutionsbiologisch interessant ist dabei, dass die zehntausenden verschiedenen Metaboliten, die das Darmmikrobiom freisetzt, ihre entsprechenden Rezeptoren im Organismus – ja auch im Gehirn des Menschen – haben. *„Die evolutionäre Erklärung für diese regulatorische Kontrolle durch Mikroben auf die kognitive Funktion ihres Wirts ist rätselhaft. Die Billionen von Mikroben im Darm regulieren bzw. setzen ein riesiges Repertoire an Molekülen frei, die mit funktionell verschiedenen Klassen von Rezeptoren des Wirts interagieren können.*“[104] (Übersetzung T. H.) Also sind die biologischen Grundlagen für das Denken über das Mikrobiom mit der plastischen Urbiosphäre verbunden. Die Millionen mikrobiellen Gene gehören zur umkreisoffenen, plastischen Physiologie des Menschen.

Aus zellmorphologischer Sicht kommt also die ursprüngliche Prokaryontensphäre über zahlreiche evolutive Zwischenstufen im Gehirn in gewisser Weise zu einem Ende, wird zum Leichnam im „kristall-artigen“ Hirnbildeprozess und erwacht neu als plastische Kraft im menschlichen Gedankenorganismus. Durch den Menschen beginnt eine neue Stufe von Evolution in der freien Denktätigkeit eines individualisierten Weltwesens.

Das menschliche Gehirn als evolutionsbiologischer Kontrapunkt zur Urbiosphäre ist das physisch am meisten gegen die Umwelt abgegrenzte Organ; kein Organ zeigt anatomisch so viele Hüllen und physiologische Immunbarrieren (Blut-Hirn-Schranke, Myelinschichtung) wie das Gehirn. Es ist gleichsam von einer Todeszone umgeben. Hierin liegt die Voraussetzung für die Autonomie und potentielle Umweltunabhängigkeit unseres Gedankenlebens. Kompensatorisch zu dieser isolierten Natur des Gehirns steht die reintegrierende, ätherische Qualität der Gedanken. Sie bilden das Zusammenhang-schaffende Element zwischen Subjekt und Objekt. Wir überwinden – oder sagen wir besser heilen – dieses Abgetrennt-Sein von der Welt ständig durch unsere Denktätigkeit.

Das Ich des Menschen muss durch einen Todesprozess gehen, um ein freies Wesen zu werden. *„Alles, was in den Bereich der Ich-Organisation kommt, erstirbt.*“[105]

8. Psychobiosphäre – Empfindungsseele und Empfindungsleib

Dass es eine Interaktion des Mikrobioms des Menschen mit seinen seelischen Zuständen gibt, ist heute unbestritten. Diese Wechselwirkungen verlaufen bidirektional, d. h. auch seelische Zustände verändern das Mikrobiom, insbesondere der chronische Stress. Wie steht es aber mit den Mikrobiosphären außerhalb des Menschen? Gibt es auch seelische Konstellationen im Äußeren, die sich im Sinne des alten Miasma-Begriffs in der äußeren Mikrobensphäre niederschlagen?

Wir können davon ausgehen, dass nicht nur jeder natürliche Lebensraum ein geografisch spezifisches Mikrobiom beherbergt, sondern dass auch jeder zivilisatorische Raum wie beispielsweise ein Kaufhaus, ein Museum, ein Finanzamt oder eine Zahnarztpraxis ein Habitat mit jeweils ganz eigener Mikrobenzusammensetzung darstellt – ja, wir müssen die naheliegende, aber experimentell wohl kaum zu beweisende Vermutung aussprechen, dass die spezifische Zusammensetzung des Mikrobioms eine Art Bioresonanz dessen darstellt, was wir als eine ganz bestimmte Atmosphäre im weitesten Sinne bezeichnen.[106] Erinnern wir uns: Jedes „Plätzchen" auf der Erde, jede Wohnung einer Familie und jedes noch so kleine Ökosystem, ja jeder einzelne Zahn hat sein individuelles Mikrobiom [→ Kapitel I.3 und I.6].

In der Komposition der Mikroorganismen findet gewissermaßen das seelisch Charakteristische bzw. die atmosphärische Einmaligkeit eines natürlichen oder kulturellen Lebensraums ihren qualitativ-lebendigen Abdruck. Solange wir uns den Qualitätsbegriff im biologischen Denken nicht verbieten, können wir eben auch von einer Psychobiosphäre sprechen.

An jedem Ort haben wir als Menschen gewisse Empfindungen, die nicht nur subjektiv sind, denn wir können diese mit anderen teilen; in unzähligen Werken der Malerei, Literatur, Poesie und Musik verarbeitet der Mensch solche Eindrücke und steigert, ja idealisiert sie im Kunstwerk. Wälder, Berge, Wüsten und das Meer „berühren" uns immer wieder neu und sind unerschöpfliche Inspirationsquellen für jeden künstlerisch gesinnten Menschen. Also *lebt* auch etwas Seelisches in der äußeren Natur, mit dem wir uns koevolutiv entwickelten, sonst hätten wir nicht diese reiche Fülle an verschiedenen Empfindungen. Wir tragen nicht nur Gene von Mikroorganismen, Pflanzen und Tieren in uns, sondern auch die Innen-Ansichten dieser biologisch-genetischen Außenseite. Wenn wir sagen, *das Meer in mir,* fühlt jeder sofort, was das bedeutet, weil unsere gesamte Entwicklung, die biologische wie die seelische, mit diesem Meer zutiefst verbunden ist. Je weiter wir in der menschlichen Kulturgeschichte zurückgehen, umso selbstverständlicher war die Realität von beseelten Naturwesen. Auch heute haben die Menschen noch eine empfindende Beziehung zu dieser Welt, die aber von der harten Rationalität des modernen Alltags meist überrauscht wird. Dass es eine Beziehung von Mikro- und Makrokosmos gibt, war und bleibt uraltes Menschheitswissen. Der Mensch ist ein Geschöpf der Erde und im Grunde stammt alles, was wir am Menschen vorfinden, von der Erde ab – auch seine seelischen und geistigen Kräfte [→ Anmerkung 47].

Im anthroposophischen Sprachgebrauch nennen wir dies die Empfindungsseele, ihren organischen Wirkungsbereich den Empfindungsleib, beides zusammen den Astralleib.

Die qualitativen Aspekte der mikrobiellen Sphären können uns nun einen ganz neuen Zugang zu dieser seelischen Welt verschaffen. Haben diese flüchtig-luftigen Leiblichkeiten der Mikrobensphären vielleicht einen Wesensaspekt? Sind sie in ihrer hohen Differenziertheit und Einzigartigkeit ein feines Substrat für das, was uns in den Empfindungen entgegenkommt?

Wie unsere Darmflora in einer engen Wechselbeziehung mit seelischen und sozialen Faktoren steht – man denke nur an die vielen psychosomatisch beeinflussten Darmerkrankungen, die eng mit dem Mikrobiom und seinen vielfältigen, psychoaktiven Stoffwechselprodukten zusammenhängen [→ Kapitel I.5.1] –, so bleibt auch die äußere Flora nicht unbeeinflusst von qualitativen atmosphärischen Faktoren, die sich gleichermaßen im „äußeren Vegetativum" niederschlagen. Der hippokratische Miasma-Begriff bezog sich nicht nur auf pathologische Ausdünstungen im mikrobiellen Sinne, sondern auch auf die krankmachenden, seelischen Milieus. Dass wir jemanden „nicht riechen können", dass es unter Menschen „dicke Luft" oder in Wohnungen gute, schlechte oder infektiöse Atmosphären gibt, auf die wir unbewusst emotional oder allergisch reagieren und die sogar auf das Wachstum von Zimmerpflanzen einen Einfluss haben, all dies scheint mit der unsichtbaren, noch weitgehend unerforschten Psychobiosphäre auf Grundlage der Mikroorganismen zusammenzuhängen. Etwas „liegt in der Luft", ein „seltsames Klima", es „riecht nach ..." – solche Wortschöpfungen kreisen um diese halbbewusste Sphäre [→ Kapitel IV.3].

Wir sahen, dass die Plastizität und Anpassungsfähigkeit der Urlebewesen so hoch ist, dass sie sich mit feinster Sensibilität jedem auch noch so spezifischen Milieu einfügen, dass sie die unmittelbare Umgebung in ihrer qualitativen Zusammensetzung lebendig widerspiegeln. Jeder kleinste Lebensraum ist mit einer charakteristischen Mikrobenflora besiedelt, ebenso jeder individuelle Mensch. Dazu gehören auch pathologische Lebensverhältnisse, wie sie beispielsweise in der Massentierhaltung vorliegen. Wo Menschen in „nicht artgerechten" Verhältnissen zu leben gezwungen sind, in Massenlagern, Ghettos, in Notstands- oder Katastrophengebieten, unter Armut, Enge, Kälte und dauerhaftem Stress, dort machen sich Seuchen wie Typhus, Cholera und Fleckfieber breit, dort finden die Krankheitserreger Lebensbedingungen vor, die sie unter gesunden, humanen Verhältnissen nicht haben. Viele Kriege haben mehr Todesopfer durch Infektionen gefordert als durch Kampfhandlungen. 90 % der Kriegstoten in vorindustriellen Zeiten kamen nicht durch Waffengewalt um.[107] Hass, Angst, Gewalt, Lügen, Unmenschlichkeit, Leid und Schmerz prägen sich ein in diese Psychobiosphäre. Aber nicht nur kurzfristig. Es gehört zu den Grunderkenntnissen der Wissenschaft vom Ätherischen, dass seelisch-geistige Zustände, die über längere Zeit auftreten, sich über den Zeitleib ins Organische und damit auch in die Mikrobensphären einschreiben.[108] Der Übergang von unseren Empfindungen zu den weitgehend unbewussten ätherischen Sphären ist fließend [→ Kapitel IV.3].

Halten wir ein zentrales Element unserer Ausführungen nochmals fest: Die Mikroorganismen des Menschen sind ein Teil seines Selbst und der Umwelt zugleich. Man kann sogar sagen, dass über die Mikrobiome alle Lebewesen miteinander verbunden sind und dies eine hohe gesundheitliche Relevanz hat. Die Arbeiten zum One-Health-Konzept zeigten ja in den letzten Jahren, dass die Gesundheit von Böden, Pflanzen, Tieren und Menschen zusammenhängt und auf der biologischen Ebene der Mikrobensphäre eine entscheidende Vermittlerrolle zukommt. Das Medium unserer Weltverbundenheit ist auf der übergeordneten Ebene der Ätherleib. Er schafft den Zusammenhang von Leib und Seele schlechthin. Insofern bildet er auch die Brücke zum Verständnis dafür, wie das Seelisch-Geistige und das Biologische im Äußeren zusammenhängen, wie psychosoziale, gesellschaftliche Prozesse sich in dem niederschlagen, was wir beispielsweise als Zeitkrankheiten bezeichnen. Jede Zeit und jede Kultur hat ihre charakteristischen Krankheitsprofile. Auf der ätherischen Beschreibungsebene lässt sich das äußere Leben und das innere Erleben nicht trennen. Unser Zeitleib schafft erst die Grundlage psychosomatischer Wechselwirkungen. Längerfristige seelische Pathologien prägen sich den biologischen Prozessen ein und umgekehrt.

„Vor allen Dingen wird Ihnen die Erfahrung den merkwürdigen Zusammenhang des ätherischen Leibes mit dem Astralleib dann ergeben, wenn Sie beobachten, wie im Menschen Sorge, Kümmernisse und so weiter fortwirken. Sie dürfen da nicht etwa bloß beobachten die Sorge und die Kümmernisse, die sich am letzten Tage oder in der letzten Woche

abgespielt haben, die sind schließlich das allerwenigst Bedeutsame, sondern diejenigen, die weiter zurückliegen. Denn es muss immer eine gewisse Periode verfließen von der Zeit, wo Sorgen und Bekümmernisse auf einen Menschen wirken, bis zu der Zeit, wo sie gewissermaßen organisch geworden sind, wo sie in das Wirken des Organismus übergegangen sind. Sorgen und Kümmernisse, wenn sie einen gewissen Grad erreichen, sind immer so, dass sie in einer späteren Zeit erscheinen als Anomalien im organischen Wirken. Sie gehen bis zur Verunregelmäßigung des Rhythmusorganismus, und erst dann können sie weiter wirken auf den Stoffwechselorganismus und so weiter. Das müssen wir als eine Grundtatsache ins Auge fassen."[109]

Dies trifft nun nicht nur für den Einzelmenschen, sondern ebenso für größere Gemeinschaften zu. Es gibt eine soziale Psychosomatik, die sich in kollektiven Krankheiten, zu denen ja die Seuchen gehören, ausspricht. So wies Rudolf Steiner darauf hin, dass die Lepra-Epidemie des Mittelalters zusammenhing mit langanhaltenden Angstzuständen der mitteleuropäischen Bevölkerung, welche die Hunnenstürme unter Attila (gestorben 453) ausgelöst hatten.[110]

Es existiert auch eine soziale Neurotik, wie sie beispielsweise bei den derzeit regelmäßig wiederkehrenden, medial aufgeheizten Angstepidemien beobachtbar ist.

Der Arzt, Soziologe und Psychologe Gustav Le Bon (1841–1931), der als Begründer der Massenpsychologie gilt, schrieb:

„*Wenn eine Behauptung oft genug und einstimmig wiederholt wurde, ... so bildet sich das, was man eine geistige Strömung ... nennt, und der mächtige Mechanismus der Ansteckung kommt dazu. Unter den Massen übertragen sich Ideen, Gefühle, Erregungen, Glaubenslehren mit ebenso starker Ansteckungskraft wie Mikroben. Diese Erscheinung beobachtet man auch bei Tieren, wenn sie in Scharen zusammen sind ... Ein Schreck, die wirre Bewegung einiger Schafe greift bald auf die ganze Herde über. Die Übertragung der Gefühle erklärt die plötzlichen Paniken. Gehirnstörungen, wie der Wahnsinn, verbreiten sich gleichfalls durch Übertragung.*"[111]

Insbesondere die Angst hat eine hoch infektiöse Qualität und verbreitet sich oft rasant unter Außerkraftsetzung jeder realistischen Vernunft. Wenn Menschen und hier insbesondere die Kinder einer regelmäßigen, gebetsmühlenartigen Angstpropaganda ausgesetzt sind, dann schreiben sich solche Muster in den Zeitleib ein und treten oft erst in größeren zeitlichen Abständen als somatische Pathologien in Erscheinung, ein Phänomen, auf das der Neurobiologe Gerald Hüther[112] und auch der Notfallpädagoge Bernd Ruf[113] im Rahmen der Coronakrise hinwiesen.

Solche psychologischen Dynamiken scheinen sich in einer Extremform in demjenigen geradezu bildhaft „inkarniert" zu haben, was wir bei der Tollwut beobachten. Schon immer assoziierte man diese Krankheit mit einer dämonischen Kraft[114], die in einem tödlichen Wutexzess endet; ein winziges Virus mit gerade einmal fünf Genen verwandelt einen ganzen Organismus in einen rasenden Wahnsinn, der nur noch von der Verbreitung seiner tödlichen Krankheit besessen ist: Das Tier kann den infektiösen Speichel nicht mehr verschlucken und schäumt aus dem Maul. Die Tiere sind furchtlos beißwütig, wodurch sich das Virus verbreitet (wie ein „Gerücht"). Sie haben panische Angst vor Wasser (Hydrophobie), weil dadurch der Speichel verdünnt und damit die Infektiosität verloren gehen würde.

Die virulente Verbreitung einer Massenpsychose erscheint hier wie im Bild. Das soziale Gift von Wahn, Angst und Besessenheit somatisiert sich im äußeren Genom, was die Viren ja letztlich sind. Wie jedes über längere Zeiträume eingespielte Verhalten einen Einfluss auf unsere Gene hat[115], so muss man davon ausgehen, dass auch eine länger andauernde psychosoziale Pathologie in die externe Genetik der Viren hinein „kondensiert" und auf den Menschen als Krankheit zurückschlägt. Der über Jahrhunderte gebräuchliche Miasma-Begriff beschreibt im Grunde dieses Phänomen, auch ohne Kenntnis der Viren und Bakterien.

Warum wurde Albert Camus' (1913–1960) Roman „Die Pest" zu einem der meistgelesenen Bücher weltweit? Weil er einen intuitiv gefühlten Zusammenhang zwischen einer psychopathischen Seuche wie dem Nationalsozialismus und einer biologischen Epidemie thematisiert. Der Roman zeigt auf, wie der Weg aus der Seuche nur über die Humanität und Nächstenliebe führt und aktualisiert damit die älteste psychosomatische Heilslehre, die mit der christlichen Botschaft ihren Anfang nahm. Wenn der Mensch zurückfällt ins Unmenschliche, in faschistische, totalitäre und kollektivistische Zustände, wenn er zum Massewesen wird, führt das zur Wiederbelebung vorindividueller, animalischer Entwicklungszustände und das Risiko für Zooanthroponosen steigt an, Krankheiten also, bei denen sich der Mensch anfällig macht für pathogene Einflüsse aus dem Tierreich. Flöhe und Ratten übertragen den Pesterreger auf den Menschen.

Seuchen überrauschen die ganz individuelle, mikrobielle „Aura" des Menschen mit ihrer gesunderweise hohen Diversität durch die Monokultur eines „totalitären" Mikrobioms. Eine Mikrobenart dominiert. In die Sprache des Ätherischen übersetzt: Eine kranke Uniformität überwältigt die über lange Zeit gewachsenen ökologischen und kulturellen Strukturen, die *Einheit in der Vielfalt der Individualsphären* schwindet.

Der Mensch als Massewesen ist immer gefährlich. Im Rausch des Kollektiven und Totalitären lebt eine prähumane, präindividuelle Psychologie auf. Beim Tier ist die Herde physiologisch, beim Menschen pathologisch. Das Menschliche lebt zwischen dem Ich und dem Du, nicht in der Herde. Das „Böse" beginnt beim Menschen dort, wo er das Ich verleugnet, das ist das Un-Menschliche.[116]

Literatur und Anmerkungen

1 https://www.youtube.com/watch?v=ug2ESBHalm4 (Abfrage August 2023), Übersetzung T.H.

2 Jonas, H.: Macht oder Ohnmacht der Subjektivität? Das Leib-Seele-Problem im Vorfeld des Prinzips Verantwortung. Insel Verlag Frankfurt/Main 1981.

3 Der Begriff „Physikalismus“ ist hier nicht im Sinne von physikalisch gemeint, sondern als Terminus, wie er in der Philosophie des Geistes für eine grundsätzlich materialistische Denkart verwendet wird.

4 Steiner, R.: Die Philosophie der Freiheit (GA 4). Rudolf Steiner Verlag Dornach 1995. S. 52–53.

5 Siehe dazu Fuchs, T.: Das Gehirn – ein Beziehungsorgan. Eine phänomenologisch-ökologische Konzeption. Kohlhammer Verlag Stuttgart 2017. S. 51–91.

6 Schad, W.: Was bewegt den anthroposophisch orientierten Naturwissenschaftler? In: Freie Hochschule Stuttgart (Hrsg.): Jahrbuch für Goetheanismus 2019. Verlag Pädagogische Forschungsstelle Stuttgart 2019. S. 7–48.

7 Desmet, M.: Die Psychologie des Totalitarismus. Europa-Verlag München 2023. S. 120-129.

8 Die Schwierigkeit, den vieldeutigen Begriff des Logos zu fassen, charakterisierte schon Goethe (1749–1832) in seinem Faust:

„Geschrieben steht: ‚Im Anfang war das Wort!‘
Hier stock ich schon! Wer hilft mir weiter fort?
Ich kann das Wort so hoch unmöglich schätzen,
Ich muss es anders übersetzen,
Wenn ich vom Geiste recht erleuchtet bin.
Geschrieben steht: Im Anfang war der Sinn.
Bedenke wohl die erste Zeile,
Dass deine Feder sich nicht übereile!
Ist es der Sinn, der alles wirkt und schafft?
Es sollte stehn: Im Anfang war die Kraft!
Doch, auch indem ich dieses niederschreibe,
Schon warnt mich was, dass ich dabei nicht bleibe.
Mir hilft der Geist! Auf einmal seh ich Rat
Und schreibe getrost: Im Anfang war die Tat!“

9 Andrea Ghez, Nobelpreisträgerin für Physik 2020, im Interview. Heute-Journal vom 6.10.2020.

10 Christian Schubert in einem Vortrag bei der Evangelischen Stadtakademie München am 20.5.2018. https://www.youtube.com/watch?v=W2sXj7xnEgM (Abfrage April 2021).

11 Kuhn, T. S.: Die Struktur wissenschaftlicher Revolutionen. Suhrkamp Verlag Frankfurt/Main 2003.

12 Bosch, T. C. G.: Der Mensch als Holobiont. Mikroben als Schlüssel zu einem Verständnis von Leben und Gesundheit. Verlag Ludwig Kiel 2017. S. 20. Zur Maschinen-Metapher des Lebens siehe auch: Bongard, J., Levin, M.: Living Things Are Not (20th Century) Machines: Updating Mechanism Metaphors in Light of the Modern Science of Machine Behavior. Frontiers in Ecology and Evolution 2021; 9. e650 726.

13 Astronomische Analysen wiesen in einem 444 Lichtjahre entfernten, jungen Stern Dimethylether nach. Dieser Stoff zählt zu den Vorläufern von Aminosäuren und Zucker – Molekülen, die für die Entwicklung von Leben von größter Bedeutung sind. Lossau, N.: Keime für Leben im Universum. Die Welt vom 9.3.2022. S. 8. Die Analysen der Raumsonde Rosetta auf dem Kometen Tschurjumow Gerassimenko ergaben, dass dieser über 4 Milliarden Jahre alte Himmelskörper zu 40 % aus organischem Material besteht. https://phys.org/news/2017-09-material-comets-predate-solar.html (Abfrage März 2024).

14 Einen gewichtigen Hinweis auf die weit frühere Entstehung des Lebens als bisher angenommen, ergab die Analyse des Isua-Gneis am Rande des Grönländischen Eisschildes. In diesen zu den ältesten Gesteinen (Archaikum, 3,8 Mrd. Jahre) gehörenden Schichten fanden sich in Graphiten ungewöhnlich niedrige Werte des Kohlenstoff-Isotops ^{13}C. Diese Verarmung an ^{13}C ist typisch für Material, das aus biologischen Prozessen entsteht, da bei der Photosynthese eine Anreicherung von ^{12}C-Isotopen stattfindet und somit der Anteil von ^{13}C absinkt.

15 Aus dem Gedicht: Es winkt zu Fühlung fast aus allen Dingen, 1914. https://www.textlog.de/22437.html (Abfrage August 2020).

16 Jonas, H.: Das Prinzip Leben. Insel Verlag Frankfurt/Main 1994. S. 17 f.

17 Persönliche Mitteilung von Wolfgang Schad (2020).

18 Warum es nach Milliarden Jahren ausschließlich einzelliger Lebensformen im Urmeer vor etwa 600 Millionen Jahren (Kambrische Explosion) zur Entstehung der Metazoen kam, ist eine ungelöste Frage. Lange galt die Hypothese, es hinge mit der zur selben Zeit entstandenen Sauerstoffatmosphäre zusammen. Dagegen spricht, dass urtümliche Metazoen wie die Schwämme auch bei 0,5% des normalen O_2-Gehalts wachsen. https://www.scinexx.de/news/biowissen/evolution-erste-tiere-geben-raetsel-auf/ (Abfrage November 2020).

19 Mölling, K.: Supermacht des Lebens – Reisen in die erstaunliche Welt der Viren. C. H. Beck Verlag München 2015. S. 286 ff.

20 Bis heute zeigt die extrazelluläre Flüssigkeit im Menschen ähnliche Ionenkonzentrationsverhältnisse wie das Meer: Das Mengenverhältnis von Natrium, Kalium, Calcium und Chlorid im Meer beträgt 94:2:2:100, im Blutplasma bzw. dem Extrazellulärraum 94:3:2:70. Die intrazellulären Ionenkonzentrationen unterscheiden sich dagegen erheblich. Im Zellinneren ist Kalium 30-fach erhöht, der Natriumgehalt beträgt hier nur ein Zehntel gegenüber der äußeren Konzentration.

21 Hardtmuth, T.: Mikrobiom und erweiterter Organismusbegriff. In: Freie Hochschule Stuttgart (Hrsg.): Jahrbuch für Goetheanismus 2017. Tycho Brahe Verlag Niefern-Öschelbronn 2017. S. 35–70.

22 Rosa, H.: Unverfügbarkeit. Residenz Verlag Wien Salzburg 2018.

23 Der Begriff des Zufalls gehört zwar in diesen Kontext, es fehlt ihm aber die nötige Bedeutungstiefe.

24 Schad, W.: Der Geist der Erde - Unsere Welt als lebendiges Wesen. Birnbach Verlag Birnbach 2023.

25 Schad, W.: Der periphere Blick – Die Vervollständigung der Aufklärung. Verlag Freies Geistesleben Stuttgart 2014.

26 Steiner, R.: Geheimwissenschaft im Umriss (GA 13). Rudolf Steiner Verlag Dornach 2020. S. 143.

27 Wir können zwar heute durch gewisse biotechnologische Eingriffe differenzierte Zellen zu Stammzellen zurückdressieren, das ist aber ein Prozess, der in der Natur so nicht vorkommt.

28 Ein konkretes Beispiel mag solche Fehlschlüsse verdeutlichen: Die pharmakologisch orientierte medizinische Forschung versucht die Ursachen der Alzheimer-Krankheit in gestörten molekularbiologischen und genetischen Prozessen innerhalb der einzelnen Nervenzellen zu finden, die medikamentös korrigierbar wären. Das zeigt aber offenbar wenig Aussicht auf Erfolg, solange wir nicht den Menschen als Ganzes und seine Lebenszusammenhänge mitberücksichtigen. Die systemisch orientierte Demenzforschung bringt immer mehr ans Licht, dass bei der Entstehung der Alzheimererkrankung biografische und psychosoziale Entwertungserfahrungen die zentrale Rolle spielen (Hardtmuth, T.: In der Dämmerung des Lebendigen – Hintergründe zu Demenz, Depression und Krebs. Amthor Verlag Heidenheim 2011), wir also von der Peripherie und nicht nur von der Nervenzelle her denken müssen. Auch hinsichtlich des immer noch nicht gelösten Krebsproblems betonte der englische Radioonkologe David Smithers (1908–1995) schon 1962, dass der Versuch, die Krebsursachen innerhalb der Zellen zu finden, demjenigen gleiche, die Motoren der Autos zu untersuchen, um dem Verkehrschaos in einer Stadt auf den Grund zu kommen.

29 Sinngemäß zitiert aus Steiner, R.: Die Welträtsel und die Anthroposophie (GA 54). Rudolf Steiner Verlag Dornach 1985. Vortrag vom 26.4.1906.

30 Schad, W.: Was ist Zeit – Die Welt zwischen Wesen und Erscheinung. Verlag Freies Geistesleben Stuttgart 2020.

31 Neider, A.: Der Mensch und das Geheimnis der Zeit. Zum Verständnis der Zeit im Werk Rudolf Steiners. Verlag Freies Geistesleben Stuttgart 2016.

32 Hardtmuth, T.: In der Dämmerung des Lebendigen – Hintergründe zu Demenz, Depression und Krebs. Amthor Verlag Heidenheim 2011. S. 28 f.

33 Kniebe, G. (Hrsg.): Was ist Zeit? Die Welt zwischen Wesen und Erscheinung. Verlag Freies Geistesleben Stuttgart 2000.

34 https://www.wissenschaft.de/umwelt-natur/gestern-und-morgen-sind-eins/#:~:text=Die%20moderne%20Physik%20schockiert%20mit,ist%20sie%20rein%20gar%20nichts (Abfrage August 2020).

35 Als Bindungsproblem gilt in der Hirnforschung die ungelöste Frage, wie aus verschiedenen Sinneseindrücken von Eigenschaften (etwa Form, Farbe, Härte, Gewicht, Geruch) der Eindruck der Wahrnehmung eines einheitlichen Objekts zustande kommt. Das Gehirn ist distributiv organisiert, d.h. es zerlegt beispielsweise das Bild eines Baumes in zahlreiche optische Einzelqualitäten wie horizontal, spitz, krumm,

senkrecht, rund, rau, grün usw. Alle diese Merkmale verarbeiten kleine Hirnareale jeweils isoliert, es fehlt aber ein sogenanntes Konvergenzzentrum, das diese Einzelheiten zu dem Ganzen eines Baumes zusammenfügt. Dabei spielen Synchronisationen der verschiedenen Neuronenverbände, d. h. ein gemeinsamer Schwingungsrhythmus von Nervenzellen, die an der Repräsentation dieses Erlebnisses beteiligt sind, eine Rolle. Danach entsteht Bewusstsein auf der Grundlage eines neurobiologisch synchronen Rhythmus- bzw. Zeitphänomens, also auf Grundlage des Ätherleibes. https://idw-online.de/en/news35531 (Abfrage Oktober 2020). Das Bindungsproblem als vermeintlich exklusive neurobiologische Detailfrage ist für unser gesamtes Welt- und Menschenbild essentiell.

36 Ein Beispiel kann das Gemeinte erläutern: Der Anatom Johannes Rohen wies darauf hin, dass die Überkreuzung von Luft- und Nahrungswegen beim Übergang von den Fischen zu den Amphibien eine für die damalige Gegenwart wenig sinnvolle evolutive Innovation darstellte, denn diese Umstellung machte die aufwendige Entwicklung von komplexen Verschluss- und Reflexmechanismen nötig, damit Nahrung nicht in die Luftwege gelangt. Nach der Selektionstheorie wäre eine solche „Mutante" sofort ausgemerzt worden. Sinn bekam diese Entwicklung erst durch Sprachentwicklung, die viel später einsetzte.
Rohen, J.: Morphologie des menschlichen Organismus. Verlag Freies Geistesleben Stuttgart 2000. S. 224.

37 Steiner, R.: Die Geheimwissenschaft im Umriss (GA 13). Rudolf Steiner Verlag Dornach 1979. S. 109.

38 Schad, W.: Die positive Resignation. Entwerden und Werden. Verlag Freies Geistesleben Stuttgart 2019. S. 54.

39 Das informationstheoretische Paradigma der Neurowissenschaften erschwerte die Einsicht in diesen Tatbestand: Wenn wir uns erinnern oder vorausschauen und planen, uns also im Bewusstsein in der Zeit bewegen, dann findet das zweifellos sein neurobiologisches Korrelat, aber die neuronalen Prozesse sind nicht der Bewusstseinsinhalt, wie uns auch die Physiologie der Augennetzhaut nichts über die Bilder der Außenwelt mitteilt. Eine geisteswissenschaftliche Forschung muss auf dieses erkenntnistheoretische Kernproblem immer wieder nachdrücklich hinweisen: Information und Informationsträger sind nicht identisch!

40 Man kann sich das menschliche Genom als eine Art Extrakt aus den Genen der Natur vorstellen. 37% der Gene in unserem Genom lassen sich auf unsere bakterielle Vergangenheit zurückführen, 28% auf eukaryotische Einzeller, 16% auf wirbellose Tiere, 13% auf Vertebraten und 6% auf Primaten. Bosch, T. C. G.: Der Mensch als Holobiont. Verlag Ludwig Kiel 2017. S. 37.

41 Wade, C. M., Giulotto, E., Sigurdsson, S.: Genome sequence, comparative analysis and population genetics of the domestic horse. Science 2009; 326. S. 865-867.

42 Hardtmuth, T.: Ist ein Pferd ein Kunstwerk? In: Rosslenbroich, B. (Hrsg.): Perspektiven zur Biologie der Freiheit. Autonomieentwicklung in Natur, Kultur und Landschaft. Verlag Freies Geistesleben Stuttgart 2020. S. 398 ff.

43 Zu den Grundlagen der geisteswissenschaftlichen Evolutionsforschung siehe Steiner, R.: Geheimwissenschaft im Umriss (GA 13). Rudolf Steiner Verlag Dornach 1979. S. 103 ff. Steiner, R.: Theosophie des Rosenkreuzers (GA 99). Rudolf Steiner Verlag Dornach 1985. 9. Vortrag. S. 93 ff.

44 Auf dem „Alten Saturn" gab es natürlich keine Netzhäute, sondern nur dynamische Wärmestrukturen, die der Umkreis induzierte. Die physisch-anatomischen Strukturen entstanden erst auf der Erde, aber wir können uns ihre Veranlagung in der Rekapitulationsphase des Saturns auf Erden denken, die als polarische Zeit bezeichnet wird.

45 Rohen, J. W.: Morphologie des menschlichen Organismus. Verlag Freies Geistesleben Stuttgart 2000. S. 288–289.

46 Es entstehen dabei nicht nur neue Viren bzw. Mutanten, sondern wir müssen davon ausgehen, dass es in Analogie zur DNA-Reparatur im lebendigen Zytoplasma auch unter dem „ätherischen" Sonnenlicht zu Restitutionsprozessen, ja zu Heilungsvorgängen in der Virosphäre kommt.

47 Steiner, R.: Grundlinien einer Erkenntnistheorie der Goetheanischen Weltanschauung (GA 2). Rudolf Steiner Verlag Dornach 1979. S. 95.

48 Was hier gemeint ist, kann ein Beispiel illustrieren, wie es der Physiker Hans-Peter Dürr (1929–2014) gerne gebrauchte: Brächten wir einen langen, dünnen Eisenstab mit einer Spitze auf einer exakt waagerechten Fläche in eine exakt senkrechte Position, dann fiele er dennoch um. Die Richtung, in die er dabei fällt, wäre in dem Moment des Beginns der Fallbewegung vom Zustand des gesamten Universums abhängig.

49 Persönliche Mitteilung von Wolfgang Schad (2020).

50 Rosslenbroich, B.: Autonomiezunahme als Modus der Makroevolution. Martina Galunder Verlag Nümbrecht 2007.

51 Karin Mölling im Interview mit Marco Meyer. https://www.youtube.com/watch?v=8ZV5eF_M_Bk (Abfrage Januar 2021).

52 Es ist für das anthroposophische Evolutionsverständnis grundlegend, dass alles, was wir heute am Menschen und seinen Organen und Fähigkeiten vorfinden, in früheren Zuständen der Erdentwicklung äußere Prozesse waren. „*Wir sind heute umstellt mit der physischen Wirklichkeit, mit Sonne, Mond und Sternen. Was im alten Mondendasein den Menschen von außen umgab, das hat er heute in sich. Die Kräfte des Mondes leben heute im Menschen selbst. Wäre der Mensch nicht auf dem Monde gewesen, so hätte er diese Kräfte nicht. Deshalb nennt die ägyptische Geheimlehre im Esoterischen den Mond die Isis, die Göttin aller Fruchtbarkeit. Die Isis ist die Seele des Mondes, die Vorgängerin der Erde. Da lebten rundherum alle die Kräfte, die jetzt in den Pflanzen und Tieren leben zum Zwecke der Fortpflanzung. So wie jetzt Feuer, chemische Kräfte, Magnetismus und so weiter um uns herum sind und die Erde umgeben, so umgaben den Mond die Kräfte, die im Menschen, in Tieren und Pflanzen jetzt Fortpflanzungskräfte sind. Die jetzigen die Erde umgebenden Kräfte werden in Zukunft eine gesonderte Rolle spielen im Menschen. Was heute zwischen Mann und Weib wirkt, waren damals auf dem Monde äußere physische Kräfte wie heute Eruptionen von Vulkanen. Diese Kräfte umgaben den Menschen während des Mondendaseins und er sog sie ein durch seine Mondensinne, um sie jetzt zu evolvieren. Was der Mensch auf dem Monde involviert hatte, kam auf der Erde als Evolution heraus. Was der Mensch nach der lemurischen Zeit als sexuelle Kraft herausgegliedert hat, das ist Isis, die Seele des Mondes, die jetzt im Menschen weiterlebt. Das ist die Verwandtschaft zwischen dem Menschen und dem heutigen Monde. Er hat bei dem Menschen seine Seele gelassen und ist deshalb selbst zur Schlacke geworden.*“ Steiner, R.: Grundelemente der Esoterik (GA 93a). Rudolf Steiner Verlag Dornach 1987. S. 108 f.

Der horizontale Gentransfer in der Prokaryontenwelt als Urbild der Befruchtung [→ Kapitel II.9] und die schrittweise Herausformung des Zellkerns sind ein evolutiver Verinnerlichungsprozess, der zur Eigenart des Mondes gehört.

53 Springer, S. P., Deutsch, G.: Linkes / Rechtes Gehirn. Funktionelle Asymmetrien. Spektrum Akademischer Verlag Heidelberg Berlin New York 1993. S. 207 f.

54 https://www.spektrum.de/news/programmierter-zelltod-auch-bei-bakterien/909625 (Abfrage September 2020).

55 Rees, T., Bosch, T., Douglas, A. E.: How the microbiome challenges our concept of self. Public Library of Science (PLoS) Biology 2018; 16 (2). e2005358.

56 „*Wenn ich nämlich das machen würde, dass ich einem Menschen, ohne dass ich ihn dabei töten würde, alle weißen Blutkörperchen wegnehmen könnte und die nun so hübsch, nachdem ich ihm zuerst das Gehirn herausgenommen habe, in die Schädeldecke hineintun könnte, dann hätte ich ihm aus seinen weißen Blutkörperchen ein Gehirn gemacht.*“ Steiner, R.: Die Erkenntnis des Menschenwesens nach Leib, Seele und Geist. Über frühe Erdzustände (GA 347). Rudolf Steiner Verlag Dornach 1995. S. 33. Hier formulierte Steiner eigentlich die Grundlage der modernen Psychoneuroimmunologie in einem einfachen Satz (der Vortrag fand vor einer Gruppe von Arbeitern statt), die enge funktionelle Verbindung und Wechselwirkungen von Psyche, Nerven- und Immunsystem, wie sie erst in jüngster Zeit detailliert erforscht wurden. Dass wir (als Erbe des cartesischen Dualismus) die immunologischen und kognitiven Verarbeitungsprozesse von Umwelteinflüssen methodisch immer noch kategorisch trennen (wie man auch das Gehirn und das Immunsystem in verschiedenen Disziplinen behandelt), wirkt sich bis heute hemmend auf den medizinischen Fortschritt aus.

57 Siehe dazu auch: Hardtmuth, T.: Immunität und Individualität - Was Kinder für ihre gesunde Entwicklung brauchen. Verlag am Goetheanum Dornach 2023. S. 19-26.

58 https://www.genom.physiol.med.uni-muenchen.de/research_gr/goetz_group/index.html (Abfrage August 2023).

59 Rohen, J. W.: Eine funktionelle und spirituelle Anthropologie. Verlag Freies Geistesleben Stuttgart 2009. S. 174. Siehe dazu auch Appenzeller, K.: Die Genesis im Lichte der menschlichen Embryonalentwicklung. Zbinden Verlag Basel 1989.

60 Steiner, R.: Geisteswissenschaft und Medizin (GA 312). Rudolf Steiner Verlag Dornach 2000. Vortrag vom 3.4.1920.

61 Koutroufinis, S. A.: Organismus als Prozess. Begründung einer neuen Biophilosophie. Verlag Karl Alber Freiburg München 2019. S. 25.

62 https://de.wikipedia.org/wiki/Isaac_Newton (Abfrage Januar 2021).

63 Rosslenbroich, B., Heusser, P.: Entwurf einer organismischen Systembiologie. In: Freie Hochschule Stuttgart (Hrsg.): Jahrbuch für Goetheanismus 2010. Tycho Brahe Verlag Niefern-Öschelbronn 2010. S. 7–39.

64 Heusser, P.: Anthroposophie und Wissenschaft. Eine Einführung. Verlag am Goetheanum Dornach 2016. S. 110 f.

65 Heisenberg, W.: Der Teil und das Ganze. Gespräche im Umkreis der Atomphysik. Piper Verlag München 1969. S. 123 f.

66 Wegman, I., Steiner, R.: Grundlegendes für eine Erweiterung der Heilkunst (GA 27). Rudolf Steiner Verlag Dornach 1991. S. 12.

67 Hardtmuth, T.: In der Dämmerung des Lebendigen – Hintergründe zu Demenz, Depression und Krebs. Amthor Verlag Heidenheim 2011.

68 Baer, U.: Innenwelten der Demenz. Das SMEI-Konzept. Verlag Affenkönig Neukirchen-Vluyn 2007. S. 67.

69 Es gibt sogenannte Inselbegabungen (Savant-Syndrom), bei denen es, meist bei behinderten Menschen, zu phänomenalen Gedächtnisleistungen kommt. So beispielsweise bei dem US-Amerikaner Kim Peek (1951–2009), dessen Geschichte als Vorlage für den Film „Rain Man" diente. Er konnte tausende Bücher auswendig, wobei er pro Doppelseite nur sieben Sekunden benötigte, um sie sich dauerhaft einzuprägen. Zu einer eigenständigen denkerischen Beurteilung des Gelesenen war er aber nicht in der Lage. Die „Pathologie" besteht in diesem Fall neben einer nur schwach entwickelten Verbindung der beiden Hirnhälften auf der biologischen Ebene in einer mangelnden Durchdringung des Ätherleibes durch die höheren Wesensglieder; daher auch die gleichzeitige geistige Behinderung. Sein Zeitleib arbeitete gleichsam unbeeinflusst durch eigenständige Denkleistungen und konnte daher seine fast unbegrenzten Aufnahmefähigkeit darleben wie ein kleines Kind, das alles aus seinem Umkreis gleichsam aufsaugt.

70 Der US-amerikanische Neuropsychologe Paul Pearsall hat dazu zahlreiche Fälle zusammengetragen und ausgewertet. Pearsall, P., Schwartz, G. E., Russek, L. G.: Changes in heart transplant recipients that parallel the personalities of their donors. Integrative Medicine 2000; 2 (2). S. 65–72. Diese Erfahrungen beschrieben auch betroffene Patienten in Büchern: Sylvia, C., Novak, W.: Herzensfremd. Wie ein Spenderherz mein Selbst veränderte. Hoffmann und Campe Verlag Hamburg 1998. Valandrey, C.: Mein fremdes Herz. Piper Verlag München 2012.

71 Hoban, A. E., Stilling, R. M., Moloney, G. et al.: The microbiome regulates amygdala-dependent fear recall. Molecular Psychiatry 2018; 23. S. 1134–1144.

72 Eine lesenswerte und detaillierte Darstellung der Gehirn-Mikrobiom-Beziehung aus neurologischer Sicht findet sich bei Fitger, R.: Mikrobiom und Gehirn. Der Merkurstab 2021; 74. S. 130–148.

73 Hardtmuth, T.: In der Dämmerung des Lebendigen – Hintergründe zu Demenz, Depression und Krebs. Amthor Verlag Heidenheim 2011. S. 13 ff.

74 Steiner, R.: Die menschliche Seele in ihrem Zusammenhang mit göttlich-geistigen Individualitäten. Die Verinnerlichung der Jahresfeste (GA 224). Rudolf Steiner Verlag Dornach 1992. S. 98.

75 Dieses Integrationsprinzip gilt im Grunde nicht nur für den Ätherleib, sondern auch für die anderen Wesensglieder. Wir hatten im Kapitel IV.1 über die Gifte als „Konzentrate der Astralität" gesprochen. „*Unser astralischer Leib trägt Kräfte in sich, die, wenn sie in die Pflanze kommen, als Gift sich darstellen. – Und so muss man auch das Gift auffassen. Nur dadurch kommt man zu einer innerlichen Erkenntnis des Giftes, dass man weiß, normalerweise hat man als Mensch in seinem astralischen Leib eigentlich die Kräfte aller Gifte in sich, die es gibt, denn das gehört zum Wesen des Menschen.*" Steiner, R.: Das Initiaten-Bewusstsein (GA 243). Rudolf Steiner Verlag Dornach 1993. S. 160. Die Bewusstseinsprozesse im Menschen beruhen auf biologischen Abbau- bzw. Sterbeprozessen, wozu wir im Grunde Giftstoffe brauchen. Die Neurotransmitter, die Botenstoffe des Gehirns, sind den Giften verwandt; Histamin, Serotonin, Dopamin, Noradrenalin, Adrenalin und Acetylcholin sind beispielsweise alle im Gift der Hornisse enthalten. (https://de.wikipedia.org/wiki/Hornissengift (Abfrage Januar 2021)). Der Mensch als universelles Weltwesen kann in sich potentiell sämtliche Empfindungen erzeugen, gleichsam „mit Allem mitfühlen", daher trägt er die

„Kräfte aller Gifte“ in sich, wie Rudolf Steiner es ausdrückte. Das betrifft nun auch die Viren als physisches Ursubstrat von Umkreiswirkungen und damit zugleich von astralisierenden Kräften. Wir tragen einen „Extrakt“ des globalen Viroms in uns. So ließen sich bislang auch zahlreiche pathogene Viren beim gesunden Menschen nachweisen [→ Kapitel II.12 und IV.1], es werden in Zukunft noch viel mehr werden. Natürlich beherbergt der Mensch nicht alle Viren nachweisbar in sich, aber die Kräfte, die jedes Virus erzeugen kann, sind in ihm veranlagt, weil unser Astralleib ein Kompendium der Welt-Astralität ist.

76 Steiner, R.: Philosophie und Anthroposophie (GA 35). Rudolf Steiner Verlag Dornach 1984. S. 126 f.

77 Simon, M.: Aspekte zu einer goetheanistischen Mikrobiologie. In: Schad, W. (Hrsg.): Naturwissenschaft heute im Ansatz Goethes. Verlag Johannes M. Mayer Stuttgart 2008. S. 134 ff.

78 Bhute, S. S., Ghaskadbi, S. S., Shouche, Y. S.: Rare Biosphere in Human Gut: A Less Explored Component of Human Gut Microbiota and Its Association with Human Health. In: Kalia, V., Shouche, Y., Purohit, H., Rahi, P. (Hrsg.): Mining of Microbial Wealth and MetaGenomics. Springer Singapur 2017. S. 133.

79 Rudolf Steiner schilderte den Umstülpungsvorgang in vielen verschiedenen Zusammenhängen. Das bietet für den Zusammenhang der physischen und der ätherischen Kräfte ein ergiebiges Anschauungsbild. Siehe dazu https://anthrowiki.at/Umst%C3%BClpung (Abfrage November 2020).

80 Steiner, R.: Das Geheimnis der Trinität. Der Mensch und sein Verhältnis zur Geistwelt im Wandel der Zeiten (GA 214). Rudolf Steiner Verlag Dornach 1999. S. 157.

81 Lyon, P., Keijzer, F., Arendt, D. et al.: Reframing cognition: getting down to biological basics. Philosophical Transactions. Royal Society B 2021; 376. e20190750.

82 Wassermann, B., Korsten, L., Berg, G.: Plant Health and Sound Vibration: Analyzing Implications of the Microbiome in Grape Wine Leaves. Pathogens 2021; 10 (1). S. 63.

83 Shapiro, J. A.: Natural genetic engineering in evolution. Genetica 1992; 86 (1–3). S. 99–111.

84 Hehemann, J. H., Kelly, A. G., Pudlo, N. A. et al.: Bacteria of the human gut microbiome catabolize red seaweed glycans with carbohydrate-active enzyme updates from extrinsic microbes. Proceedings of the National Academy of Science of the USA (PNAS) 2012; 109. S. 19786–19791.

85 Wir können die interorganismischen Zusammenhänge an einem Beispiel verdeutlichen: Wird eine Bohnenpflanze von einem Parasiten befallen, dann produziert sie in einem ersten Schritt ein Toxin, das diesen Schädling abwehrt. Gleichzeitig sendet sie ein Signal an benachbarte Bohnenpflanzen als Warnung vor dieser Gefahr. Diese Botschaft kann über die Luft durch einen Signalstoff, aber auch über den Boden bzw. das Wurzelwerk weitergeleitet werden, so dass in diesen Pflanzen das Toxin schon vorsorglich entsteht. In einem zweiten Schritt kann die Pflanze – beispielsweise indem sie den Speichel einer Milbe wahrnimmt – den Schädling erkennen und einen entsprechenden spezifischen Duftstoff aussenden, der nun wiederum einen anderen Fressfeind (z. B. eine Raubmilbe, eine Wespe oder auch einen Vogel) anlockt, der nun genau diese Milbe frisst, aber die Bohne nicht schädigt. Koechlin, F.: Schwatzhafte Tomate, wehrhafter Tabak: Pflanzen neu entdeckt. Lenos Verlag Basel 2019.

86 Quelle: Schad, W.: Der periphere Blick. Die Vervollständigung der Aufklärung. Verlag Freies Geistesleben Stuttgart 2014. S. 21.

87 Schad, W.: Die verlorene Hälfte des Menschen. Die Plazenta vor und nach der Geburt in Medizin, Anthroposophie und Ethnologie. Verlag Freies Geistesleben Stuttgart 2005. Siehe dazu auch: Sloterdijk, P.: Der Urbegleiter – Requiem für ein verworfenes Organ. In: Sphären, Band 1, Blasen. Suhrkamp Verlag Frankfurt/Main 1998. S. 347-401.

88 Walsh, D. M.: Organisms, Agency and Evolution. Cambridge University Press 2015.

89 Schmerz ist die älteste und „primitivste“ Form von bewusster Wahrnehmung. Bei einem Blindgeborenen die Augen zu operieren, schenkt ihm nicht allein das Sehen, sondern fügt ihm enorme Schmerzen zu, weil er die für ihn völlig „fremde“ Lichtwirkung nicht verarbeiten kann. Die Nervenfasern, die uns den Schmerz vermitteln, sind die am wenigsten entwickelten Strukturen des Nerven-Sinnes-Systems überhaupt, blind in der Haut endende Fasern ohne organische Differenzierung. Alle Weiterentwicklung im Auffassen-Können der Welt, d. h. die zunehmende Differenzierung der Wahrnehmungsorgane muss durch einen gewissen Schmerz hindurch. In diesem Sinne sprach Rudolf Steiner vom Auge als einer uralten Wunde, die sich heute immer noch „öffnet und schließt“ und die beim Weinen nässt, wenn der Schmerz zu groß wird. Dieser Schmerz hat sich im Laufe von Äonen in die Sehkraft umgewandelt. Das isolierte, von der Welt völlig abgetrennte Bewusstsein, das uns das Gehirn ermöglicht, ist im Grunde ein metamorphosierter Schmerz,

die Genesis hüllt dies in das Bild der „Vergiftung", die mit dem Essen vom Baum der Erkenntnis und der Vertreibung aus dem Paradies verbunden war.

90 Steiner, R.: Geisteswissenschaft und Medizin (GA 312). Rudolf Steiner Verlag Dornach 1999. S. 109.

91 Goethe, J. W.: Wilhelm Meisters Wanderjahre II. Reclam Verlag Stuttgart 1982. Betrachtungen im Sinne der Wanderer.

92 In diesem Zusammenhang sei nochmals auf das lesenswerte Buch von Thomas C. G. Bosch über den Menschen als Holobiont hingewiesen [→ Anmerkungen 10 und 36]. Es beschreibt, *„dass sich alle vielzelligen Organismen von einfach gebauten Vielzellern bis zum Menschen aus einer Vielzahl von mikrobiellen und eukaryotischen Arten zusammensetzen, die sich während der Stammesgeschichte sehr wahrscheinlich auch zusammen entwickelt haben. Ein Entfernen der Bakteriengemeinschaft, eine Reduktion der Vielfalt der Bakterien und auch jede Störung der Kommunikation zwischen dem Wirtsorganismus und den Bakterien wird für das rapide Ansteigen von einer Fülle von komplexen, meist chronisch entzündlichen Erkrankungen verantwortlich gemacht*" (S. 8).

93 Steiner, R., Wegman, I.: Grundlegendes für eine Erweiterung der Heilkunst (GA 27). Rudolf Steiner Verlag Dornach 1991. S. 42.

94 Rohen, J. W.: Morphologie des menschlichen Organismus. Verlag Freies Geistesleben Stuttgart 2000. S. 152.

95 Steiner, R.: Von der Initiation. Von Ewigkeit und Augenblick. Von Geisteslicht und Lebensdunkel (GA 138). Rudolf Steiner Verlag Dornach 1986. S. 32.

96 Das Wort Äther kommt aus dem Griechischen Aither für Himmelsblau.

97 Einen eindrucksvollen Beleg für diese Tatsache lieferte die in jüngerer Zeit erschreckend zunehmende Kurzsichtigkeit bei jungen Menschen. In manchen Regionen Asiens liegt der Anteil bei 80 %. Man suchte jahrelang nach den genetischen und anderen Ursachen und erprobte verschiedene Therapien ohne großen Erfolg, bis sich herausstellte, dass das Problem schlicht in einem Mangel an Sonnenlicht lag, weil die Kinder sich immer mehr in geschlossenen Räumen bei Kunstlicht mit digitalen Medien aufhielten. Seit man in Taiwan die Schulpausen erheblich verlängert und auch den Unterricht zum Teil ins Freie verlegt hat, ist das Problem stark rückläufig.

98 Speck, O.: Hirnforschung und Erziehung. Eine pädagogische Auseinandersetzung mit neurobiologischen Erkenntnissen. Ernst Reinhardt Verlag München 2008.

99 Hüther, G.: Mit Freude lernen – ein Leben lang. Verlag Vandenhoeck & Ruprecht Göttingen 2016.

100 Steiner, R.: Geisteswissenschaftliche Grundlagen zum Gedeihen der Landwirtschaft (GA 327). Rudolf Steiner Verlag Dornach 2011. S. 306.

101 Bekanntlich ist das Gehirn das Organ mit der geringsten Ischämietoleranz; schon nach einer fünfminütigen Unterbrechung der Blutzufuhr treten erste irreparable Schäden auf, nach 10–15 Minuten setzt in der Regel der Hirntod ein. Andere Organe wie Leber und Niere tolerieren dies wesentlich länger. Zur „Physiologie des Todes" im Gehirn: Das elementare Funktionsprinzip der Nervenzellen sind die Aktionspotentiale; im Grunde handelt es sich dabei um einen Zusammenbruch des Membranpotentials, wie er bei jedem Zelltod einsetzt. Die Hirnphysiologie beruht aus dieser Perspektive in einem ständigen, energieaufwendigen „Reanimations-Prozess" der latent absterbenden Nervenzellen. Hardtmuth, T.: Denkfehler – das Dilemma der Hirnforschung. Amthor Verlag Heidenheim 2011. S. 211–213 [→ Kapitel 1.11].

102 Der Kinderarzt Georg Soldner bei einem Vortrag am 9.12.2020 im Rudolf Steiner Haus Stuttgart zum Thema Entwicklung des Immunsystems und Persönlichkeitsentwicklung. https://www.youtube.com/watch?v=2BImlD8W-lQ (Abfrage April 2021).

103 Steiner, R.: Der Mensch als Zusammenklang des schaffenden, bildenden und gestaltenden Weltenwortes (GA 230). Rudolf Steiner Verlag Dornach 1993. S. 137 f.

104 Agirman, G., Hsiao, E.Y.: Gut microbes shape athletic motivation. Nature 2022; 612. S. 634.

105 Steiner, R., Wegman, I.: Grundlegendes für eine Erweiterung der Heilkunst (GA 27). Rudolf Steiner Online Archiv 2010. S. 43. http://anthroposophie.byu.edu/schriften/027.pdf (Abfrage Januar 2021).

106 Zu den vielschichtigen Dimensionen des Begriffs „Atmosphäre" siehe auch: Coccia, E.: Die Wurzeln der Welt, eine Philosophie der Pflanzen. Hanser Verlag München 2021. S. 53f. und 149f.

107 Harari, Y. N.: Eine kurze Geschichte der Menschheit. Verlagsgruppe Random House München 2015. S. 81.

108 Die vier Wesensglieder des Menschen sind nicht wie die verschiedenen Organe in einem funktionell-räumlichen Sinne zu trennen, sie wirken nicht neben-, sondern ineinander. Die Gefühle des Menschen zeichnen sich ja dadurch aus, dass sie im Gegensatz zum reinen Denken und Vorstellen stärker mit den leiblichen Funktionen verbunden sind; Lachen, Weinen, Herzklopfen, Zittern, Erröten, Sexualität u. v. m. sind körperliche und seelische Erscheinungen zugleich. Was wir als Astralleib bezeichnen, repräsentiert diese Ebene der leiblich-seelischen Wechselwirkungen, die aber immer durch Vermittlung des Ätherleibes zustande kommen. Wird diese Vermittlung zu schwach, was sich beispielsweise in einer Dysbiose des Mikrobioms zeigt, dann treten gewisse Krankheitstendenzen auf wie Krämpfe, Spastiken, Asthma, Bluthochdruck, Zustände von Wahn und Übererregung u. v. m. Dabei wirkt das Empfindungsleben zu stark, weil der geschwächte Ätherleib es nicht richtig abpuffert bzw. gesund verarbeitet. Der Astralleib steht quasi nackt da, wir werden „dünnhäutig" und überempfindlich, weil uns die ätherische Hülle der Vitalität fehlt. Andererseits können solche Wirkungen natürlich auch durch zu starke äußere seelische Einflüsse wie Stress auftreten.

109 Steiner, R.: Geisteswissenschaftliche Gesichtspunkte zur Therapie (GA 313). Rudolf Steiner Verlag Dornach 2001. S. 53.

110 Steiner, R.: Christus und die menschliche Seele. Über den Sinn des Lebens, Theosophische Moral, Anthroposophie und Christentum (GA 155). Rudolf Steiner Verlag Dornach 1994. S. 93 f.

111 Le Bon, G.: Psychologie der Massen. Alfred Kröner Verlag Stuttgart 1982. S. 89.

112 https://www.youtube.com/watch?v=w-2yyjPRv9g (Abfrage Januar 2021).

113 Ruf, B.: Das Corona-Trauma – Die Coronakrise und die therapeutischen Möglichkeiten der Notfallpädagogik. In: Glöckler, M., Neider, A. (Hrsg.): Corona und das Rätsel der Immunität. Akanthos Akademie Stuttgart 2020. S. 95–160.

114 Wasik, B., Murphy, M.: Rabid: A Cultural History of the World's Most Diabolical Virus. Penguin Books New York 2012.

115 Neuere Studien an der Universität Freiburg zeigten, dass traumatische, angstbesetzte Erfahrungen zu einem Umbau der epigenetischen Muster und damit zur Veränderung der genetischen Stoffwechselregulation führen, die sich durch entsprechende psychotherapeutische Maßnahmen korrigieren lassen. Gottschalk, M. G., Domschke, K.: Genetische Aspekte in der Ätiologie und Therapie von Angsterkrankungen. In: Zwanzger, P. (Hrsg.): Angst: Medizin. Psychologie. Gesellschaft. Medizinisch-Wissenschaftliche Verlagsgesellschaft Berlin 2018. S. 119-129.

116 *„Das größte begangene Böse ist das Böse, das von Niemandem getan wurde, das heißt, von menschlichen Wesen, die sich weigern, Personen zu sein."* Arendt, H.: Über das Böse. Eine Vorlesung zu Fragen der Ethik. Piper Verlag München 2006. S. 101.

Zusammenfassung und Ausblick

Seitdem die modernen Verfahren der Genomsequenzierung einer breiten Forschung zur Verfügung stehen, haben sich die Kenntnisse über das mikrobielle Leben im menschlichen Organismus und in der freien Natur enorm erweitert. Gleichzeitig ergeben sich neue Fragestellungen und Perspektiven, die gerade im medizinischen Denken einen Paradigmenwechsel andeuten. Hier sind es vor allem die physiologischen Wechselwirkungen von Gehirn, Immunsystem und Darmmikrobiom, die auf zahlreiche, auch psychische Erkrankungen ein ganz neues Licht werfen. Zum Verständnis der „modernen" Krankheiten (Krebs, Allergien, Demenz, stress-assoziierte Autoimmunerkrankungen u.v.m.) reicht der zellularpathologisch zentrierte Blick nicht mehr aus. Mikrobiomforschung lehrt uns den „peripheren Blick".[1] Es zeigt sich, dass die gängigen Methoden genetischer und biochemischer Analyse die Komplexität der Zusammenhänge von Mikrobenwelt und Organismus nicht mehr ausreichend erfassen können und diese nur durch ein erweitertes, umkreisorientiertes Systemdenken verständlich werden.

In den letzten Jahren erwies sich, dass unsere bisherige, einseitige Vorstellung von den Viren als parasitäre, krankmachende „Giftwesen" grundlegend zu korrigieren ist. Aus systemwissenschaftlicher Perspektive stellen die Viren in ihrer Gesamtheit (Virosphäre) das vermittelnde Medium einer globalen genetischen Kommunikation unter den Organismen dar. Die Genome einzelner Lebewesen sind daher weniger das Ergebnis zufälliger Mutationen und deren Selektion, sondern lassen sich als umkreis- und kontextabhängige Neuarrangements aus einem grundsätzlich dialogisch integrativ organisierten System des Lebendigen verstehen.

Immer mehr deutet darauf hin, dass die Strukturelemente der Viren möglicherweise extraterrestrischen Ursprungs sind und sie damit die physischen Grundlagen für das Leben aus dem Kosmos auf die Erde brachten.

Die hohe genetische Plastizität, Adaptivität und Mutabilität der Viren wurde über unzählige Entwicklungsschritte in den hochkomplexen, intrazellulären RNA-Elementen der genetischen „Textbearbeitung" aller Lebewesen internalisiert und konserviert. Die sogenannte RNA-Prozessierung und die epigenetischen Vorgänge vermitteln als Regulativ zwischen Umwelt und Organismus und schaffen damit die biologische Voraussetzung für Weiterentwicklung und Artenvielfalt. Viren sind in erster Linie genetische Impulsgeber, die Entwicklungsmöglichkeiten für den Wirtsorganismus eröffnen. Ihr nahezu unbegrenzter Überschuss an Vielfalt schafft erst die nötigen Freiräume für die so unerschöpflich kreativen Naturprozesse. Die Pathogenität der Viren erscheint aus diesem Blickwinkel eher als die Ausnahme im Sinne einer stressinduzierten Stör- und Krisenanfälligkeit jeder innovativen, lebendigen Entwicklung.

Vor dem Hintergrund der aktuellen virologischen Befunde reicht die synthetische Theorie von Mutation und Selektion (Neodarwinismus) für ein modernes Evolutionsverständnis nicht mehr aus. Die vielfältigen und komplexen genetischen Austauschprozesse im Sinne eines lebendigen „Dazwischen" unter den Organismen lassen sich nur unter dem Aspekt einer grundsätzlich kommunikativ, koevolutiv und symbiotisch organisierten Natur verstehen. Die einseitige Überbetonung des Überlebenskampfes in der darwinistischen Selektionstheorie erweist sich angesichts der neuen Erkenntnisse als ein vom militaristischen Denkstil des 19. Jahrhunderts eingeengtes Naturverständnis. Die Übertragung dieser Theorie auf die menschliche Lebenswelt prägte das 20. Jahrhundert nachhaltig und war mitverantwortlich für Kriege, Rassenwahn und Völkermord – bis hin zu aktuellen Handelskriegen im weltweiten, immer aggressiver werdenden Konkurrenzkampf.[2,3,4,5] Auch die Kampfstrategien gegen die Mikroorganismen und Kleinstlebewesen durch unverhältnismäßigen Einsatz von Antibiotika und Pestiziden fallen nun als gesundheitliche und ökologische Krisen auf uns zurück.

Moderne Seuchen und Pandemien sind in diesem Sinne keine böse Laune der Natur, sondern die logische Folge von globalen ökologischen Verwerfungen bzw. mikrobiellen Dysbalancen durch die Zerstörung unserer Naturgrundlagen. Auch dauerhafte psychosoziale Stressoren schlagen sich in mikrobiellen Dysbiosen nieder, die wiederum über Fehlprägungen der Immunsysteme zu kollektiven Pathologien führen. Im Zusammenhang mit den modernen Erkenntnissen der Psychoneuroimmunologie verweist uns die Mikrobiomforschung auf eine dringend notwendige Erweiterung des medizinischen Denkens. Der tradierte bio-mechanistische Reduktionismus wird der Komplexität der Zusammenhänge schon lange nicht mehr gerecht, ja versperrt sogar vielfach den Weg zu einem zukunftsfähigen, ganzheitlichen Gesundheitsbegriff.

Das Paradigma der spezifischen Ätiologie der Infektionserkrankungen, nach dem ein einzelner Erreger als Pathogen verantwortlich zu machen ist, muss man vor dem Hintergrund jüngster Analysen des Mikrobioms und des Viroms gründlich revidieren. Offensichtlich gehören auch zahlreiche, bisher als Pathogene deklarierte Bakterien und Viren zur physiologischen Flora und treten nur im Rahmen von systembedingten Dysbiosen als Monokulturen krankhaft in den Vordergrund. Die Erkenntnis, dass unser Immunsystem im Wesentlichen die Mikroben nicht eliminiert, sondern ihre Zusammensetzung reguliert, deutet auf einen Paradigmenwechsel im Verständnis der Infektionserkrankungen hin.

Die Mikrobiomforschung untermauert die bereits in der Makroökologie gewonnene Einsicht, dass die Biodiversität einer der zuverlässigsten Indikatoren bzw. die Grundlage für die Gesundheit von Mensch und Ökosystemen darstellt. Der makrobiosphärische Artenschwund mit seinen unabsehbaren ökologischen Folgen findet sein Pendant im Diversitätsverlust des menschlichen Mikrobioms mit der Folge zahlreicher Krankheitsdispositionen.

Von unserer Ich Organisation geht eine fortwährend individualisierende und dynamisierende Wirkung auf das Mikrobiom aus, worin ein wesentlicher Schutzfaktor vor Infektions- und anderen Erkrankungen begründet liegt. Der Erhalt der Autonomiesphären von Mensch, Tier und Ökosystemen bildet eine tragende Säule des salutogenetischen Denkens.

Die Pathologie der Monokulturen – nicht nur im biologischen, sondern auch im kulturellen und psychologischen Sinne – ist ein ergiebiges Forschungsfeld für eine zukünftige, systemisch orientierte Wissenschaft. Eine nachhaltige Gesundheitskultur überwindet das antiquierte Feindbild der Mikroben und zeigt einen Weg, der die Angst und das Misstrauen diesen verborgenen Lebensformen gegenüber durch ein integrales, gesundheitsökologisches Naturverständnis ersetzt.

Die neue Sicht auf die Viren als Organe einer externen Genetik regen grundsätzliche Überlegungen zur Bedeutung und Ontologie des genetischen Codes an. Das Zusammendenken von genetischen und sprachlichen Entwicklungsprozessen eröffnet interessante und vielversprechende Perspektiven für eine zukünftige, transdisziplinäre Wissenschaft und kann dabei den tiefen Erkenntnisgraben, den der Dualismus aufgerissen hat, überbrücken helfen.

Die Grundsatzfrage nach dem Lebendigen bekommt durch die Mikrobiomforschung eine ganz neue Relevanz und aktualisiert die alte Kritik am cartesianischen Dualismus-Paradigma, das bis heute, wenn auch meist unbewusst, die erkenntnistheoretischen Grundlagen moderner Naturwissenschaft liefert.[6] Die anthroposophische Evolutionsforschung überwindet den physikalisch-chemischen Reduktionismus und kommt zu einem ontologisch irreduziblen Begriff des Lebendigen. Mit Hilfe des geisteswissenschaftlichen Begriffs des Ätherischen lassen sich methodische Brücken bauen, die nicht nur die vielschichtige Wechselwirkung von Darm und Gehirn erhellen können, sondern bis ins Leib-Seele-Problem hinein ein tieferes Verständnis ermöglichen.

Ein Schlüssel zum Ätherischen und damit auch zum Mikrobiom liegt in einem lebendigen, qualitativen Zeitbegriff, der mehr beinhaltet, als nur eine abstrakte, physikalische Maßeinheit. Dem Lebendigen ist die Zeit als strukturierende Eigenschaft einverwoben. Das umfasst die ganze Palette chronobiologischer Aspekte: unterschiedliche Dauer und Geschwindigkeit von Wachstum generell (Heterochronie), die verschiedenen Lebenszeiten von Zellen und Organismen, die „Choreografie“ und Dynamik von ineinandergreifenden Entwicklungsprozessen und ihre rhythmische Abstimmung. Die Zeit gehört zum Leben wie der Raum zum Stoff, das Lebendige ist letztlich von „wirksamer Zeit“ getragen und arbeitet Zeit-integrativ, d. h. es vergegenwärtigt Vergangenheit und Zukunft. Das Mikrobiom in seiner qualitativ vielfältigen Zusammensetzung stellt eine Art Integral dar, in dem sich langfristige Einflüsse von Kultur, Verhalten, Ernährung, emotionaler Verfassung und Umwelt widerspiegeln.

Das Mikrobiom zeigt uns ganz deutlich, dass man das Lebendige in seiner grundsätzlich integrierenden Funktion nicht mehr als „Eigenschaft der Materie“ betrachten kann. Die wissenschaftlich praktizierte zentrifugale Denkbewegung vom Molekül zum Organismus, d.h. vom Einzelnen zum Ganzen, bleibt inkohärent, wenn eine gegenläufige, zentripetale Erkenntnis sie nicht vervollständigt. Hierin liegt der Beitrag goetheanistisch-anthroposophisch inspirierter Wissenschaft. Ohne eine holistische, integrale Perspektive bleibt Naturwissenschaft ein Sammelsurium zusammenhangloser Einzelheiten. Daher ist Mikrobiomforschung auch ein geisteswissenschaftlicher Auftrag. Sie liefert einen essentiellen Beitrag, die Brücke zwischen Natur und Geist und damit den verlorenen Kontext wiederzufinden.

Erst das Verständnis des Menschen als Holobiont im biologischen und als individualisiertes Weltwesen im geisteswissenschaftlichen Sinne schafft einen umfassenden Bezugsrahmen, in den sich die Vorgänge von den frühesten Evolutionsprozessen bis zur Geist-Fähigkeit sinnhaft einordnen lassen.

Vertiefen wir abschließend noch einmal den wesentlichen Aspekt unserer Ausführungen. Nach anthroposophischem Verständnis war in der gesamten Evolution der Erde das Prinzip Mensch immer schon anwesend. In der Entwicklung eines *freien Wesens* liegt der tiefe Sinn der Schöpfung. Der Mensch ist aus der Erde herausgewoben als individualisiertes Weltwesen in einem plastischen Prozess der zunehmenden Verinnerlichung und Autonomisierung von Kräften und Gesetzmäßigkeiten, die ursprünglich im Umkreis des gesamten Erdorganismus wirkten. Es sind nicht nur die Viren und Prokaryonten in der Urbiosphäre selbst, die sich als Genom- und Stoffwechselorganisation im Menschen verinnerlicht und neu konfiguriert haben. Mit ihnen sind ebenso Lebendigkeit, Plastizität, Indeterminiertheit und Umkreis-Offenheit in den Gestaltungsprozessen in den Menschen eingezogen und verhalfen ihm zu einem Wesen, durch das Freiheit und damit eine *menschliche* Evolution möglich wird. Wir können beim Erd-Organismus von einem Umkreis-Ich, von einem Erden-Ich ausgehen, aus dem sich das Menschen-Ich mit seinem individuellen Organismus herausbildete. Daher steht hinter den Mikroorganismen und ihren natürlichen Homöostasefunktionen im Grunde nicht nur eine globale Stoffwechselintelligenz, sondern ein hohes geistiges Prinzip, das im Verborgenen, ja im Unmerklichen reguliert, vitalisiert, koordiniert, genetisch impulsiert und unsere Lebenssphäre immer wieder heilsam erneuert.

Literatur und Anmerkungen

1 Schad, W.: Der periphere Blick – Die Vervollständigung der Aufklärung, Verlag Freies Geistesleben Stuttgart 2014.

2 Rifkin, J.: Was macht euch so ängstlich? Amerikas Kraft ist Amerikas Leitkultur: Eine Anfrage an die Deutschen. Frankfurter Allgemeine Zeitung vom 18.11.2000. S. 41.

3 Schirrmacher, F.: Ego – das Spiel des Lebens. Karl Blessing Verlag München 2013.

4 Husemann, A. J.: Form, Leben und Bewusstsein. Verlag Freies Geistesleben Stuttgart 2015. S. 317 ff.

5 Schad, W.: Darwinismus und Anthroposophie – ihr Wert für die Onkologie. Der Merkurstab 2018; 71. S. 4–12.

6 Eine ausführliche Darstellung der Dualismus-Kritik findet sich bei Jonas, H.: Das Prinzip Leben. Suhrkamp Verlag Berlin 2011. S. 15–49.

Danksagung

Jedes Buch hat eine längere Vorgeschichte, an der viel mehr Menschen beteiligt sind, als man im Bewusstsein haben und nennen kann.

Danken möchte ich den Teilnehmern am Mikrobiologischen Arbeitskreis in Dornach, den Freunden und Kollegen vom Qualitätszirkel Anthroposophische Medizin in Heidenheim, der Künstlerin Gabriele Schneeweiß für ihre inspirierenden Arbeiten und Gesprächsbeiträge. Gedankt sei auch Bernd Rosslenbroich und Roselies Gehlig vom Arbeitskreis Goetheanistische Naturwissenschaft in Öschelbronn, die die Vorarbeiten mit Korrekturen und guten Hinweisen begleiteten. Großer Dank gilt Wolfgang Schad (1935-2022) für seine engagierte Teilnahme an der Thematik und seine wertvollen und wegweisenden Gedanken, vor allem zum 5. Kapitel des Buches. Mein besonderer Dank gilt Meinhard Simon, an dessen reichem Erfahrungsschatz als Meeresmikrobiologe ich immer gern teilhaben durfte und dem ich so manch gute Idee, wichtige Hinweise und Korrekturen sowie erhellende und motivierende Gespräche verdanke. Ein großer Dank gilt Ulrich Meyer für seine professionelle Begleitung und die zahlreichen Anregungen sowie Jette Anders und Caterina Schneider vom Salumed Verlag für das sorgfältige Lektorat. Nina Polumsky besorgte dankenswerterweise Satz und grafische Gestaltung.

Nicht zuletzt danke ich meiner Familie und den Freunden, die meine Mikroben-Erzählungen stets geduldig mit Interesse und Nachsicht verfolgt haben.

Index

A

B

C

D

E

F

G

H

I

N

O

P

Q

R

S

T

U

V

W

Y

Z

Über den Autor

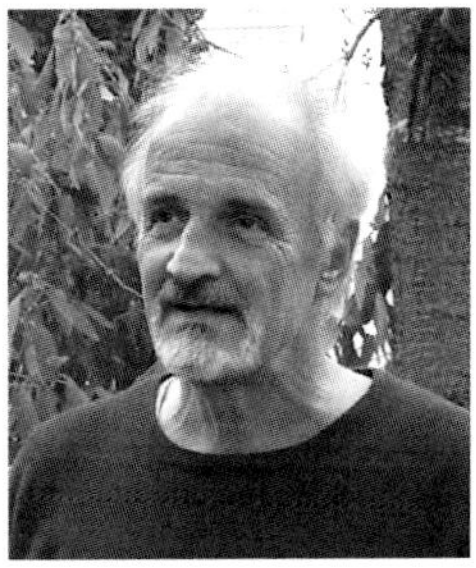

Dr. med. Thomas Hardtmuth, 1956 in Heidenheim geboren. Studium der Humanmedizin an der TU und LMU München von 1978-1985. Ausbildung zum Facharzt für Chirurgie am Klinikum Heidenheim und Thoraxchirurgie an der Universitätsklinik Ulm. 1996-2016 Oberarzt am Klinikum Heidenheim. Von 2011-2020 Dozent für Gesundheitswissenschaften, Epidemiologie und Sozialmedizin an der Dualen Hochschule Baden-Württemberg. Langjährige Mitwirkung im Arbeitskreis „Projekte Goetheanistischer Naturwissenschaft“ am Carl Gustav Carus Institut Öschelbronn sowie im Arbeitskreis Mikrobiologie am Goetheanum in Dornach/Schweiz. Weitere Schwerpunkte der Forschungsinteressen sind Neurobiologie, Onkologie, Gesundheitsökonomie und das Autonomie-Prinzip in der Salutogenese.

Regelmäßige Vorträge, Seminare und Veröffentlichungen auf dem Gebiet der medizinisch-anthroposophischen Menschenkunde.

Buchveröffentlichungen

- Das verborgene Ich – Aspekte zum Verständnis der Krebskrankheit. Amthor Verlag Heidenheim 2003.
- Denkfehler – das Dilemma der Hirnforschung. Amthor Verlag Heidenheim 2006.
- In der Dämmerung des Lebendigen – Hintergründe zu Demenz, Depression und Krebs. Amthor Verlag Heidenheim 2011.
- Medizin im Würgegriff des Profits – die Gefährdung der Heilkunst durch die Gesetze der Ökonomie. Amthor Verlag Heidenheim 2017.
- Mikrobiom und erweiterter Organismusbegriff. In: Jahrbuch für Goetheanismus 2017. Tycho Brahe Verlag Niefern-Öschelbronn 2017.
- Die Rolle der Viren in Evolution und Medizin – Versuch einer systemischen Perspektive. In: Jahrbuch für Goetheanismus 2019. Tycho Brahe Verlag Niefern-Öschelbronn 2019.
- Autonomie und Gesundheit. In: Rosslenbroich, B. (Hrsg.): Perspektiven zur Biologie der Freiheit. Verlag Freies Geistesleben Stuttgart 2020.
- Ist ein Pferd ein Kunstwerk? – Über das Ästhetische in der Evolution. In: Rosslenbroich, B. (Hrsg.): Perspektiven zur Biologie der Freiheit. Verlag Freies Geistesleben Stuttgart 2020.
- Das Corona-Syndrom – Warum die Angst gefährlicher ist als das Virus. In: Eisenstein, C., Hardtmuth, T., Hueck, C., Neider, A.: Corona und die Überwindung der Getrenntheit. Akanthos Verlag Stuttgart 2020.
- Gesunder Menschenverstand oder Angst im Umgang mit Covid-19. In: Glöckler, M., Neider, A. (Hrsg.): Corona und das Rätsel der Immunität. Akanthos Verlag Stuttgart 2020.

- Das Virom des Menschen – Systembiologische Argumente gegen ein altes Feindbild sowie Medienpsychologische Aspekte zur Coronakrise. In: Glöckler, M., Neider, A. (Hrsg.): Corona – was uns die Pandemie lehren kann. BoD Stuttgart 2022.
- Hardtmuth, T., House, R.: Verständigung – ein medizinisch-psychologischer Dialog über natürliche Immunität. Amthor Verlag Heidenheim 2022.
- Immunität und Individualität. Was Kinder für ihre gesunde Entwicklung brauchen. Verlag am Goetheanum Dornach 2023.

Zeitschriftenbeiträge

Mehrere Artikel in der Kulturzeitschrift „die Drei" (siehe http://diedrei.org/autoren-anzeigen/autor/hardtmuth-thomas.html) sowie in „Elemente der Naturwissenschaft" (http://elementedernaturwissenschaft.org/en).

STAND DER PREISE [D]: 2024

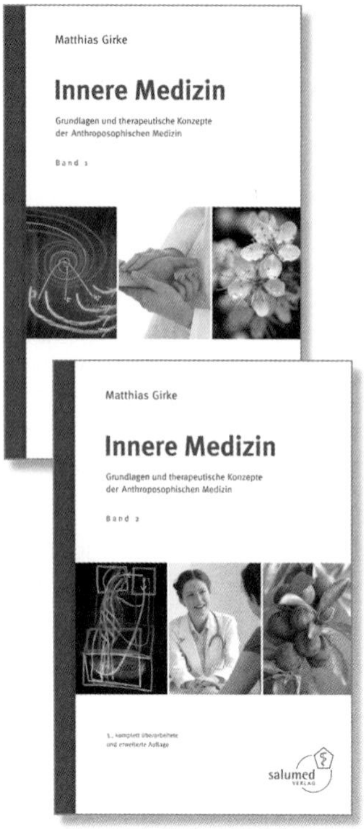

1865 Seiten in zwei Bänden
(nur gemeinsam zu beziehen)
gebunden · 198 €
ISBN: 978-3-928914-32-1

MATTHIAS GIRKE

Innere Medizin

3. AUFLAGE! Komplett überarbeitet und erweitert. Jetzt in zwei Bänden!

Grundlagen und therapeutische Konzepte der Anthroposophischen Medizin

Band 1 und 2

Matthias Girke erläutert umfassend alle wichtigen Subdisziplinen der Inneren Medizin unter dem Gesichtspunkt des ganzheitlichen Menschenverständnisses der Anthroposophischen Medizin. Ob Pneumologie oder Gastroenterologie, Onkologie oder Diabetologie – jedes Themengebiet wird systematisch und praxisnah erschlossen. Das Fachbuch führt grundlegend in die anthroposophische Menschenkunde, Krankheits- und Arzneimittellehre ein.

Innere Medizin aus anthroposophischer Sicht – das Standardwerk für Klinik, Praxis und Studium in dritter, komplett überarbeiteter und erweiterter Auflage. Mit neuen Kapiteln zu den Fachgebieten Hämatologie, Hämostaseologie, Heileurythmie und Kunsttherapie.

Pressestimme zur 2. Auflage:
„Für jeden Arzt, Internisten, Kliniker, aber auch Medizinstudierenden ist das Buch eine Fundgrube an Anregungen für eine den Kranken umfassend in den Blick nehmende ärztliche Praxis."

Deutsches Ärzteblatt 17/2014
PROF. DR. MED. PETER F. MATTHIESSEN

Autor:
Dr. med. Matthias Girke, Internist,
Gemeinschaftskrankenhaus Havelhöhe Berlin

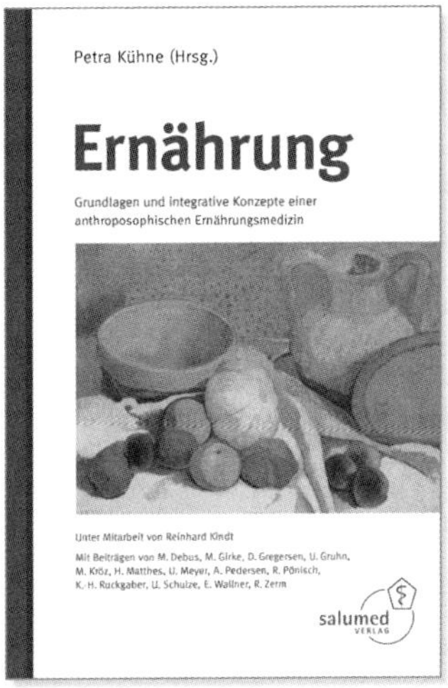

689 Seiten · gebunden · 98 €
ISBN: 978-3-928914-47-5

PETRA KÜHNE (HRSG.)

Ernährung

Grundlagen und integrative Konzepte einer anthroposophischen Ernährungsmedizin

„Nicht allein in der Anthroposophischen Medizin finden Ernährung, Verdauung und Mikrobiom immer breitere Beachtung und Berücksichtigung. In einer Zeit, in der in Europa etwa 25–40 % der Erwachsenen annehmen, unter einer Nahrungsmittelunverträglichkeit zu leiden, ist dieses Buch von großer Bedeutung und Wichtigkeit. Die Entwicklungsfähigkeit des Menschen und vielleicht sogar die Geschichte von Erde und Menschheit ließen sich positiver gestalten, wenn wir dem, was die Natur uns schenkt und wie wir uns damit ernähren, mehr Achtsamkeit entgegenbringen."

DR. MED. KARIN MICHAEL, Fachärztin für Kinder- und Jugendmedizin
Gemeinschaftskrankenhaus Herdecke /
von Tessin-Zentrum für Gesundheit & Pädagogik Stuttgart

Autorin: Dr. Petra Kühne, Leitung des Arbeitskreises für Ernährungsforschung e. V. (AKE), Bad Vilbel, Seminarleitung der AKE-Fortbildung "Anthroposophische Ernährung"

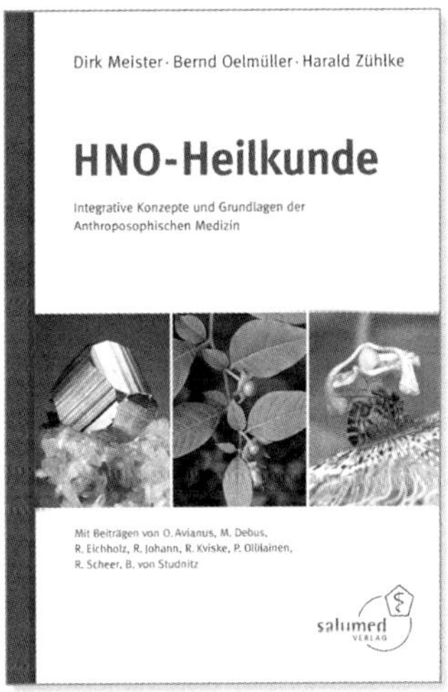

432 Seiten · gebunden · 78 €
ISBN: 978-3-928914-43-7

DIRK MEISTER · BERND OELMÜLLER
HARALD ZÜHLKE

HNO-Heilkunde

Integrative Konzepte und Grundlagen der Anthroposophischen Medizin

"Das Buch überrascht in vielen Details. Es gibt sehr viel zu lernen, weil der Mensch in seiner leiblich-seelisch-geistigen Dimension betrachtet und diese Aspekte eingehend beleuchtet werden ... Es ist nicht nur für HNO-Ärzt:innen, Allgemeinärzt:innen, Internist:innen und Kinderärzt:innen lesenswert, sondern auch für andere Kolleginnen und Kollegen mit fachlichen Überschneidungen zur HNO-Heilkunde. Mit seiner umfassenden Darstellung ist es ein Buch, das es verdient hat, nicht nur gelesen, sondern auch studiert zu werden."

Der Merkurstab 2/2022,
DR. MED. GOETZ LINDNER, HNO-Facharzt

Autoren: Dr. med. Dirk Meister, Bernd Oelmüller, Dr. med. Harald Zühlke; Fachärzte für Hals-Nasen-Ohrenheilkunde

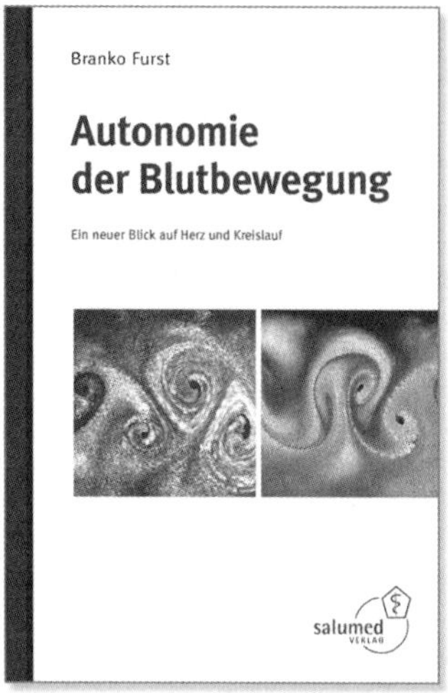

433 Seiten · gebunden · 78 €
ISBN: 978-3-928914-33-8

BRANKO FURST

Autonomie der Blutbewegung

Ein neuer Blick auf Herz und Kreislauf

„Dr. Branko Furst hat eine bemerkenswerte Monographie ... verfasst, die ich mit wachsender Begeisterung gelesen und bei deren Lektüre ich viel gelernt habe ... In jedem Fall ist die von Herrn Dr. Furst verfolgte Theorie von erheblicher Bedeutung für die moderne Interpretation der Physiologie des Blutkreislaufs und sollte von jedem, der sich mit dieser Physiologie und seiner Pathologie befasst, also Ärzten, Grundlagenphysiologen und auch interessierten Kardiotechnikern, gelesen werden. Die Lektüre wird für alle ein erheblicher Kenntnisgewinn sein. Herrn Dr. Furst gebührt für diese Monographie großer Dank."

PROF. DR. MED. DR. H. C. ROLAND HETZER, ehem. Ärztlicher Direktor und Direktor der Klinik für Herz-, Thorax- und Gefäßchirurgie am Deutschen Herzzentrum Berlin

Autor: Prof. Dr. med. Branko Furst, MD, FFARCSI, Professor für Anästhesiologie, Albany Medical College, Albany, NY (USA)

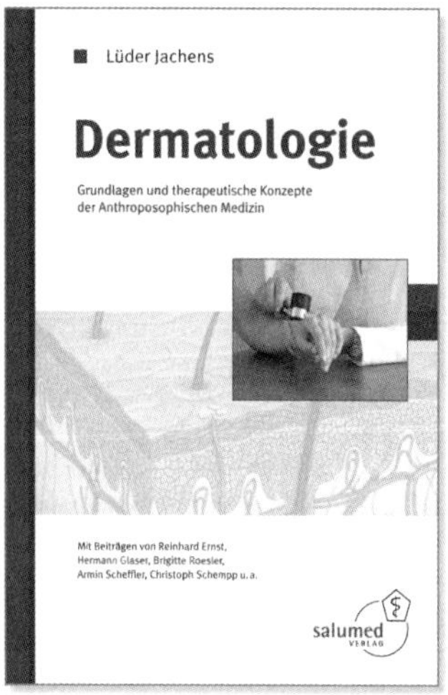

528 Seiten · gebunden · 78 €
ISBN: 978-3-928914-28-4

LÜDER JACHENS

Dermatologie

Grundlagen und therapeutische Konzepte der Anthroposophischen Medizin

Die Phänomene der gesunden und kranken Haut beleuchtet dieses Fachbuch der Dermatologie. Als Praxis- und Lehrbuch ermöglicht es einen schnellen Zugriff auf Therapieangebote sowie vertiefendes Grundlagenwissen. Sowohl für die Anamnese als auch für die Therapie bietet das Buch konkrete Informationen in Verbindung von konventionellen und komplementärmedizinischen Ansätzen. Das Buch präsentiert zentrale Themen der dermatologischen Praxis aus anthroposophisch-menschenkundlicher Sicht. Daneben werden Charakter und Wirkung dermatologischer Heilmittel der Anthroposophischen Medizin erläutert.

Autor: Dr. med. Lüder Jachens, niedergelassener Arzt für Haut- und Geschlechtskrankheiten, Allergologie, Naturheilverfahren und Anthroposophische Medizin (GAÄD)

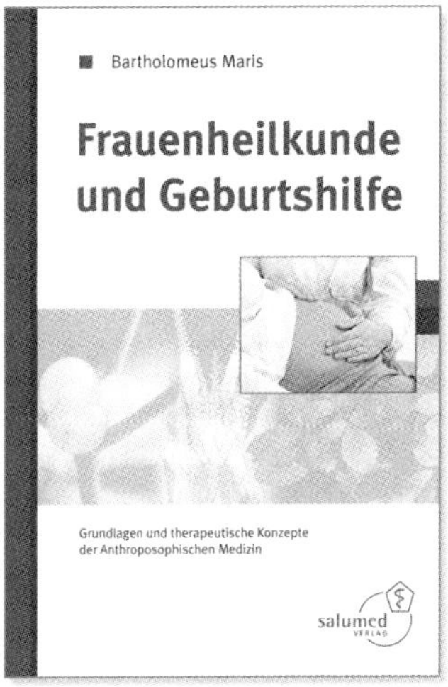

264 Seiten · gebunden · 48 €
ISBN: 978-3-928914-26-0

BARTHOLOMEUS MARIS

Frauenheilkunde und Geburtshilfe

Grundlagen und therapeutische Konzepte der Anthroposophischen Medizin

Dieses Fachbuch vermittelt die grundlegenden Zusammenhänge der Frauenheilkunde und Geburtshilfe und gibt mit konkreten Therapieempfehlungen Antworten auf Fragen aus der täglichen Praxis. Aufbauend auf dem anthroposophischen Menschenbild wendet es sich generellen Themen wie dem weiblichen Zyklus, dem Klimakterium sowie Sexualität, Verhütung, Schwangerschaft und Geburt genauso zu wie einzelnen Krankheitsbildern, etwa der Endometriose, dem polyzystischen Ovarialsyndrom oder dem Lichen sclerosus.

Autor: Dr. med. Bartholomeus Maris, Facharzt für Frauenheilkunde und Anthroposophische Medizin (GAÄD)

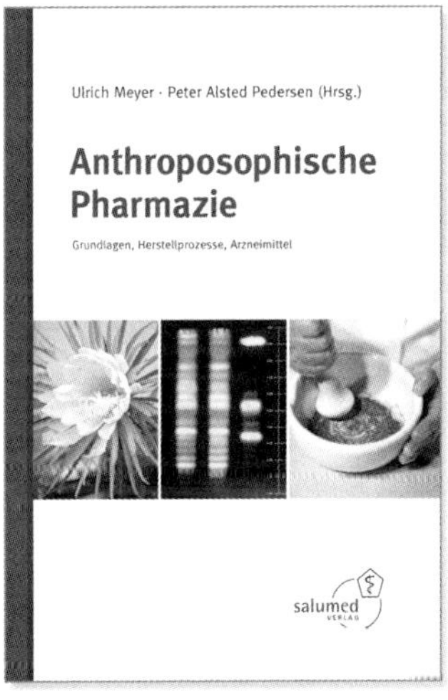

807 Seiten · gebunden · 98 €
ISBN: 978-3-928914-31-4

ULRICH MEYER · PETER A. PEDERSEN (HRSG.)

Anthroposophische Pharmazie

Für Ärzte & Pharmazeuten

Grundlagen, Herstellprozesse, Arzneimittel

„Das vorliegende Lehrbuch ‚Anthroposophische Pharmazie' ist ein erster, aus meiner Sicht sehr gut gelungener Ansatz, vielschichtige Aspekte strukturiert zusammenzuführen. Denjenigen, die mit der Entwicklung, Zusammensetzung und Herstellung, aber auch der Zulassung von anthroposophischen Arzneimitteln befasst sind, sowie natürlich allen anderen an der Thematik Interessierten werden hier Zusatzinformationen an die Hand gegeben, die in klassischen pharmazeutischen Lehrbüchern und den gültigen Arzneibüchern nicht zu finden sind."

PROF. DR. ROLF DANIELS,
Lehrstuhl für Pharmazeutische Technologie,
Eberhard Karls Universität Tübingen

Herausgeber: Prof. Dr. Ulrich Meyer, Apotheker, Salumed Verlag; Dr. Peter A. Pedersen, Apotheker

c/o Gemeinschaftskrankenhaus Havelhöhe
Kladower Damm 221 · 14089 Berlin
Tel +49(0)30/364 313 85 · info@salumed-verlag.de

salumed VERLAG

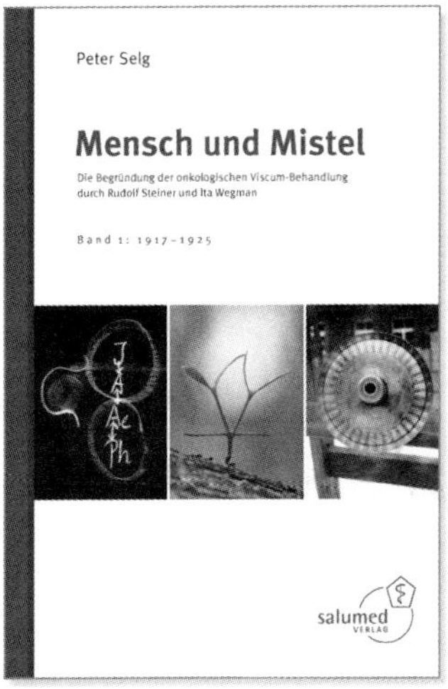

467 Seiten · gebunden · 68 €

ISBN: 978-3-9815535-7-4

P E T E R   S E L G

Mensch und Mistel

Die Begründung der onkologischen Viscum-Behandlung durch Rudolf Steiner und Ita Wegman
Band 1: 1917–1925

„Peter Selg legt in diesem Buch die erste umfassende historische Studie über die Begründung der anthroposophischen Misteltherapie der Krebskrankheit durch Rudolf Steiner und Ita Wegman vor. Damit leistet er eine Aufgabe, die schon seit langer Zeit fällig gewesen ist… Die Arbeit zeichnet sich dadurch aus, dass sie sich auf ein gründliches und umfassendes Quellen und Dokumentenstudium stützt, das in diesem Format erst- und einmalig ist."

PROF. DR. MED. PETER HEUSSER

Autor: Prof. Dr. med. Peter Selg, Leiter des Ita Wegman Instituts für anthroposophische Grundlagenforschung in Arlesheim/Schweiz

---

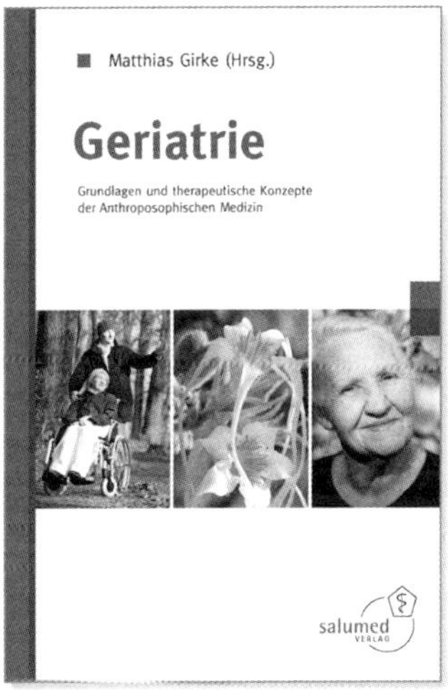

664 Seiten · gebunden · 98 €

ISBN: 978-3-9815535-2-9

M A T T H I A S   G I R K E   (H R S G .)

Geriatrie

Grundlagen und therapeutische Konzepte der Anthroposophischen Medizin

Das Buch erläutert umfassend die Therapie wichtiger Krankheitsbilder, Aspekte der anthroposophischen Krankenpflege sowie Physio- und künstlerische Therapien: Arthrose, Augenheilkunde, Demenz, Dermatologie, Diabetologie, Ernährung, Gastroenterologie, Gesangstherapie, Glaukom, Heileurythmie, HNO-Heilkunde, Hypertonie, Inkontinenz, Kardiologie, Kunsttherapie, Mammakarzinom, Onkologie, Orthopädie, Osteoporose, Palliativpflege, Physiotherapie, Pneumologie, Prostatahyperplasie, Prostatakarzinom, Schlafstörungen, Schwindel, Sprachgestaltung, Tinnitus, Urologie, Zahnheilkunde.

Herausgeber: Dr. med. Matthias Girke, Internist, Gemeinschaftskrankenhaus Havelhöhe, Berlin

c/o Gemeinschaftskrankenhaus Havelhöhe
Kladower Damm 221 · 14089 Berlin
Tel +49(0)30/364 313 85 · info@salumed-verlag.de

salumed VERLAG